FORMER AU JUGEMENT CLINIQUE PAR LA SIMULATION

Approches et résultats en science infirmière au Cameroun

Collection Etudes Eurafricaines

Dirigée par André Julien Mbem

Le Sahara et la Méditerranée, frontières entre l'Afrique et l'Europe, sont aussi des passerelles par lesquelles, depuis des siècles, au-delà des tragédies et des drames, se rapprochent et se remodèlent ces deux ensembles géographiques et leurs civilisations. La collection « Etudes Eurafricaines » encourage la diffusion d'études historiques et prospectives sur les symbioses dont cette partie du monde est l'antique théâtre.

Déjà parus

NZOKO Anselme, *Vers une nouvelle éthique de l'enseignement supérieur au Cameroun,* 2026/

OBAH Yvan Hyannick, *Terrorisme et sécurité en mutation. Les dynamiques de Boko Haram et la transformation de l'Etat du Cameroun*, 2026.

ZIGABE WANI Grace, *Rentabiliser l'aide humanitaire en République démocratique du Congo. Étude de cas par l'approche Nexus en Ituri,* 2026.

PADARÉ Jean-Bernard, *Le Conseil constitutionnel du Tchad. Historique, attributions et fonctionnement*, 2025.

LOE Louise Renée, *Alimentation pour diabétiques en contexte camerounais*, 2025.

MATABISHI NAMASHUNJU Samuel, *Réalités linguistiques et défis du développement durable en République Démocratique du Congo. Méthodologie de recherche et enquêtes de terrain, 2025.*

EMANE Augustin, BENDOME-EMANE Thelma, *Le Code du travail gabonais commenté*, 2025.

IDRISS A. KARAMA Amine, *Le Paradoxe CEMAC. Entre extractivisme et informalité, repenser l'économie politique d'une région en mutation*, 2025

YOUSSOUF Youssouf Mahamat, *L'administration électronique et la modernisation de l'État en Afrique subsaharienne francophone*, 2025.

YAOUBA Abdoul-Aziz- et TASSE Rodrigue (dir.), *La francophonie 50 ans après. Bilans et perspectives*, 2025.

BOAFO Rodrigue Komikuma, *Pour un humanisme intégral. Voyage dans les temps avec les papes Jean-Paul II, Benoît XVI et François*, 2025.

MAWUSI WAYIKPO Kuamivi, *La place des savoirs locaux et du patrimoine culturel immatériel dans les systèmes éducatifs togolais et marocains. Approche Comparative, 2025.*

AMOR NNANGOMO Diane Monique, *La contribution des partenaires internationaux au développement du volontariat national au Cameroun,* 2025.

EFFOSSOU Yannick, *Mercenariat et conflits armés en Afrique. Le cas de la guerre civile angolaise (1975-2002)*, 2024.

Anne-Marie Christine MOUDIO KOUNOU

FORMER AU JUGEMENT CLINIQUE PAR LA SIMULATION

Approches et résultats en science infirmière au Cameroun

Préface de Benjamin Alexandre NKOUM

L'Harmattan

5-7, rue de l'École-Polytechnique – 75005 Paris

www.editions-harmattan.fr

ISBN : 978-2-336-60639-2
EAN : 9782336606392
Dépôt légal : mars 2026

REMERCIEMENTS

J'adresse un remerciement ému et compassé au Pr Benjamin Alexandre Nkoum, de vénérable mémoire, décédé tragiquement le 29 décembre 2025 des suites d'un accident sur la voie publique. Auteur de plusieurs ouvrages scientifiques de référence, il aura été pour plusieurs générations d'étudiants et d'enseignants une référence académique distinguée et un mentor, comme en témoigne la préface du présent ouvrage qu'il a bien voulu généreusement rédiger. Ce fut d'ailleurs l'un de ses derniers actes académiques et scientifique. Qu'il repose en paix !

PREFACE

Cet ouvrage intitulé "*Former au jugement clinique par la simulation : Approches et résultats en Science infirmière*", est l'aboutissement des résultats de la recherche menée par Docteur Anne-Marie Christine MOUDIO KOUNOU dans le cadre de sa thèse de doctorat en Sciences de la Santé, option Science infirmière de l'Université Catholique d'Afrique Centrale. C'est donc pour moi un réel plaisir et un devoir de rédiger la préface de cette production, car j'ai moi-même eu le privilège d'avoir été associé de bout en bout à la réalisation de la ladite recherche qui a généré le présent ouvrage dont l'intérêt heuristique et didactique n'est plus à démontrer dans le champ de la formation dans les métiers de santé en général, et singulièrement dans le domaine de la pratique des soins infirmiers en Afrique ; d'où son originalité et sa pertinence.

Institutionnellement, le champ de la discipline infirmière recouvre quatre grands domaines d'intervention : les prestations des soins ; la formation ; la recherche et le management. Le présent ouvrage s'intéresse ainsi particulièrement à deux de ces domaines, à savoir : la formation et les prestations des soins. L'objet de cette production porte alors sur les stratégies d'enseignement et le développement du jugement clinique chez les apprenants en Science Infirmière, plus particulièrement à travers l'approche pédagogique par la ***simulation.***

En effet, dans l'exercice des pratiques infirmières dans les soins, le jugement clinique est considéré comme la matérialisation de la deuxième norme, parmi les six qui caractérisent ces pratiques professionnelles, et qui détermine de ce fait la qualité de soins dispensés aux patients. Le jugement clinique constitue ainsi l'une des compétences fondamentales requises à la pratique des soins de qualité. En ce sens, le jugement clinique encore appelé raisonnement clinique, est un processus intellectuel et mental mobilisé par le professionnel de santé en général, et infirmier en particulier, pour dispenser des soins réfléchis et de qualité.

Dans cette logique, l'utilisation du jugement clinique par les professionnels infirmiers inscrit ainsi leurs pratiques non seulement dans une perspective de professionnalité, mais aussi et surtout dans celle du professionnalisme, consacrant alors l'identité de la profession infirmière. L'identité ici est de l'ordre de l'existentiel et de l'organisation, en tant que culture commune au champ disciplinaire. Celle-ci permet ainsi de distinguer et de caractériser les pratiques infirmières au sein d'un ensemble socioprofessionnel (Nkoum, 2015).

La formation professionnelle se définit comme une action portant généralement sur le développement des compétences chez les formés. Elle favorise en ce sens le processus d'apprentissage de l'apprenant (Nkoum, 2017). C'est dans cette logique que la formation en tant que l'une des dimensions du champ d'intervention de la discipline infirmière met l'accent sur l'acquisition par l'apprenant du jugement clinique qui est l'une des compétences majeures à la pratique des soins infirmiers. Cette formation s'opère à travers l'utilisation des moyens pédagogiques appropriés à l'appropriation non seulement de savoirs théoriques, mais également des savoir-faire et savoir-être. Ainsi, l'un des moyens pédagogiques le plus adapté à l'acquisition des compétences en matière de jugement clinique est la ***Simulation***.

En effet, la ***Simulation*** en matière d'apprentissage dans le cadre des pratiques des soins infirmiers est définie comme une approche didactique sous-tendue sous le prisme de la méthode pédagogique active et innovante, basée sur l'apprentissage expérientielle et la pratique réflexive. Elle s'appuie généralement sur l'utilisation d'un matériel tel que le mannequin ou simulateur d'intervention d'une réalité virtuelle ou alors d'un patient standardisé, pour recréer des situations ou des milieux de soins (HAS, 2012).

Bien évidemment, le choix de l'une ou l'autre approche se fait en fonction du niveau de formation et d'habileté des apprenants. En ce sens, l'utilisation des simulations dans l'apprentissage en santé favorise ainsi, non seulement le transfert des apprentissages dans le champ clinique et professionnel, mais également, l'appropriation par l'apprenant des compétences acquises. Cette appropriation est indispensable pour le transfert des apprentissages sur le terrain professionnel. Cet ouvrage montre à suffisance, le lien inextricable entre la simulation clinique en tant que stratégie pédagogique, et le développement du jugement clinique.

En cela, le jugement clinique est alors la mise en œuvre du raisonnement clinique ou de la démarche des soins infirmiers, mobilisée par le professionnel infirmier dans sa pratique. L'importance de cette compétence revêt un caractère particulier chez le professionnel infirmier. C'est pour cette raison que sa maîtrise semble être une nécessité absolue dans la prestation des soins infirmiers de qualité. Ainsi, la nécessité de l'acquisition du jugement clinique pendant la formation par les futurs professionnels infirmiers devient un impératif, pour une meilleure pratique de soins de qualité (Dallaire, 2008 ; Lasater, 2017 ; Tanner, 2009).

Cependant, force est de constater qu'il existe encore une insuffisance certaine dans la mise en exergue des stratégies et méthodes d'enseignement à utiliser pour son développement chez les apprenants.

En effet, les observations faites depuis une dizaine d'années à travers plusieurs études relèvent que l'appropriation de l'utilisation du raisonnement clinique devant permettre à l'infirmier de poser les jugements cliniques pour la prise en soins des patients semble ne pas toujours être effective chez les anciens apprenants. Allant dans le même sens, l'auteure relève que les infirmiers rencontrés en clinique semblent ignorer cet outil pourtant indispensable pour une prise en soin de qualité respectant les normes de la pratique infirmière. Il ressort ainsi que c'est dans ce contexte qu'émerge le questionnement qui a sous-tendu la réalisation de cette recherche, et au bout du compte, la rédaction de cet ouvrage didactique.
Pour plus d'intelligibilité dans le processus d'élaboration de ce travail, Dr Anne-Marie Christine MOUDIO KOUNOU a analysé les différents modèles théoriques du jugement clinique, non sans avoir exposé l'approche définitionnelle et conceptuelle du développement clinique et du raisonnement clinique aboutissant au jugement clinique. En ce sens, les différentes stratégies d'enseignement pour le développement du jugement clinique ont été décrites de manière exhaustive.

Cet ouvrage s'articule ainsi en deux grandes parties composées chacune de trois chapitres. Ainsi, la première partie questionne les fondements du jugement clinique en science infirmière, en tant que compétence fondamentale permettant aux professionnels infirmiers d'analyser les diverses situations cliniques rencontrées, en vue d'une prise de décision éclairée et réfléchie. En ce sens, le premier chapitre explore le contexte du développement du jugement clinique, non sans avoir scruté l'évolution des savoirs aux compétences, ainsi que les liens inextricables entre jugement clinique et qualité des soins. Dans le deuxième chapitre, l'auteure développe les bases théoriques du raisonnement et du jugement clinique, définissant ainsi un cadre conceptuel rigoureux de sa recherche. Le troisième chapitre pour sa part examine plus particulièrement le développement du jugement clinique, en tant que compétence spécifique chez les apprenants en science infirmière, non sans avoir caractérisé la simulation clinique en tant que stratégie d'enseignement adaptée à l'appropriation par les apprenants en science infirmière, de cette compétence qu'est le jugement clinique. Bien évidemment, cette construction théorique a permis à l'auteure de constituer un socle nécessaire lui permettant de mieux aborder la seconde partie de son ouvrage.

Quant à la deuxième partie de ce livre, elle comprend également trois chapitres. Elle a permis à l'auteure de dévoiler l'enseignement du jugement clinique par la simulation. C'est ici que Dr Anne-Marie Christine MOUDIO KOUNOU présente les résultats d'une recherche empirique en trois phases complémentaires. Ainsi, le quatrième chapitre de cet ouvrage lui permet de dévoiler l'état de l'enseignement du jugement clinique infirmier en Afrique Centrale, à travers une étude qualitative exhaustive. Cette étude lui a donné l'occasion d'identifier les stratégies pédagogiques déployées dans ce contexte. Le cinquième chapitre pour sa part analyse de façon scientifique et rigoureuse les liens entre les stratégies d'enseignement et le développement effectif du jugement clinique chez les infirmiers, en mettant bien entendu en évidence les forces et les limites de ces différentes stratégies. Enfin, dans le sixième et dernier chapitre de cet ouvrage, l'auteure présente les résultats d'une étude quasi-expérimentale, évaluant plus précisément l'impact de la simulation clinique sur le développement du jugement clinique chez les apprenants en science infirmière. Cette démarche empirique a aussi permis de confirmer et d'enrichir les concepts théoriques explorés dans la première partie par l'auteure.

Prenant argument de tout ce qui précède, sans pour autant être une panacée, Dr Anne-Marie Christine MOUDIO KOUNOU a montré la valeur ajoutée de la simulation clinique, en tant que méthode pédagogique privilégiée pour l'acquisition de cette compétence essentielle qu'est le jugement clinique, même dans un contexte déficitaire en ressources.

Au total, cet ouvrage est rédigé dans un style assez simple et suffisamment intelligible, clair et agréable à lire. Un effort de rigueur significative a été déployé par l'auteure, tant dans l'analyse que dans l'interprétation des données empiriques collectées sur le terrain. En effet, la structuration, la cohérence du texte, ainsi que l'agencement méthodologique des six chapitres de ce livre, permettent de mieux appréhender la démarche de l'auteure, pour une meilleure compréhension de cette production.
En cela, les différentes informations fournies par le Docteur Anne-Marie Christine MOUDIO KOUNOU, à travers cet ouvrage apportent une contribution déterminante et structurante dans le corpus des savoirs dans le champ de la formation en santé, et dans le domaine de la discipline infirmière en particulier. Bien évidemment, les divers aspects développés dans ce livre sont fort pertinents et dignes d'intérêt.

Par ailleurs, les données empiriques et factuelles sont rigoureusement argumentées et soutenues par un support théorique, dénotant ainsi à tout point de vue d'une certaine vitalité scientifique novatrice, qui procède d'une originalité dans le domaine de la formation dans les métiers de santé.

Je ne terminerai donc pas la rédaction de cette préface, non sans souligner la pertinence de cet ouvrage, tout en insistant sur sa contribution réelle dans le champ de la formation en science infirmière.
Ce livre ne s'adresse pas seulement aux professionnels de la santé, mais également et surtout aux décideurs politiques et autorités sanitaires, ainsi qu'aux étudiants et chercheurs en sciences humaines et sociales et en sciences de la santé.

Puisse cet ouvrage trouver donc un écho favorable auprès des formateurs en santé et les autorités pédagogiques, qui promeuvent et assurent la formation des futurs professionnels de la santé, afin d'encourager la recherche en soins infirmiers, et de renouveler, pérenniser les savoirs scientifiques dans le champ disciplinaire infirmier en Afrique et au Cameroun.

Benjamin Alexandre Nkoum
Professeur titulaire des Universités
Directeur Émérite de l'École des Sciences de la Santé
de l'Université Catholique d'Afrique Centrale(UCAC)
Référent Scientifique de l'UFD
Ancien Directeur de l'Unité de Formation Doctorale (UFD)
en sciences de la santé de l'UCAC

INTRODUCTION GÉNÉRALE

Le jugement clinique représente aujourd'hui l'une des compétences fondamentales de la pratique infirmière. Il constitue la manifestation concrète, dans l'exercice quotidien de l'infirmier ou de l'infirmière, de la seconde norme de qualité de la pratique : la mise en œuvre d'un raisonnement clinique rigoureux ou d'une démarche de soin infirmier structurée. Si la littérature scientifique abonde en travaux soulignant l'importance cruciale du jugement clinique, sa pertinence dans les soins et la nécessité de son acquisition par les futurs professionnels en Science Infirmière (Dallaire, 2008; Lasater, 2017; Nagels, 2017; Phaneuf, 2013; Psuik, 2019; Simoneau, 2010; Simmons, 2010; Tanner, 2009), force est de constater que les stratégies et méthodes d'enseignement les plus efficaces pour développer cette compétence chez les apprenants demeurent insuffisamment documentées.

Un constat préoccupant se dégage des observations menées depuis une dizaine d'années : l'appropriation du raisonnement clinique (compétence première en Science Infirmière censée permettre aux professionnels de formuler des jugements cliniques pertinents pour la prise en soin du patient) semble faire défaut chez de nombreux praticiens. Les infirmiers et infirmières rencontrés en milieu clinique paraissent souvent se passer de cet outil pourtant fondamental pour une prise en soin de qualité conforme aux normes de la profession. Cette situation appelle une réflexion approfondie sur les stratégies d'enseignement susceptibles de favoriser une meilleure acquisition et un développement plus efficace de cette compétence chez les étudiants en Science infirmière. C'est dans ce contexte qu'a émergé notre questionnement et que nous avons formulé l'hypothèse selon laquelle le développement du jugement clinique des apprenants en Science Infirmière passerait par la mise en place de stratégies d'enseignement adaptées.

Pour vérifier cette hypothèse, nous avons opté pour une démarche de recherche mixte séquentielle à visée exploratoire, inscrite dans une perspective de complexité. En effet, la plupart des travaux établissant un lien entre les stratégies d'enseignement et le développement du jugement clinique ont privilégié des approches qualitatives, rarement des recherches mixtes ou expérimentales (Moudio et al., 2022). Notre recherche s'est articulée autour de deux axes complémentaires : Un premier axe qualitatif, ancré dans le courant constructiviste, qui nous a permis d'identifier les stratégies de formation du jugement clinique grâce aux témoignages d'infirmiers et d'infirmières en exercice. Un second axe quantitatif, fondé sur une approche post-positiviste, au sein duquel nous avons d'abord établi le lien entre les stratégies pédagogiques et le développement du jugement clinique chez les professionnels, puis étudié l'effet d'une stratégie d'enseignement spécifique sur le développement de cette compétence chez des étudiants en Science Infirmière de niveau 3, au moyen d'une étude quasi-expérimentale.

Cette recherche sur les stratégies d'enseignement et le développement du jugement clinique présente un triple intérêt : scientifique, professionnel et académique. Sur les plans académique et professionnel, ce travail a permis une analyse critique des programmes de formation des infirmiers et infirmières en Afrique Centrale, notamment en ce qui concerne l'enseignement du raisonnement clinique. Il a mis en lumière les limites des enseignements actuels, l'absence de cohérence dans l'articulation des programmes de formation, ainsi que le manque de précision concernant les stratégies pédagogiques et les modalités d'évaluation susceptibles de favoriser l'acquisition de cette compétence. Ces constats constituent une base de travail précieuse pour la révision des programmes de formation, non seulement dans le pays où l'étude a été menée, mais également à l'échelle de la sous-région Afrique Centrale.

Cette étude contribue également à l'amélioration de la formation des professionnels de santé au Cameroun et en Afrique en général, en soulignant la pertinence des stratégies d'enseignement expérientiel, notamment la simulation clinique, encore peu développée dans la formation des personnels de santé dans cette région du monde. Sur le plan scientifique, ce travail, situé à l'intersection des Sciences de l'Éducation et de la Science Infirmière, met en évidence la nécessité d'approfondir la recherche dans ces deux disciplines. L'étude enrichit la littérature par les résultats d'une corrélation et d'une expérimentation entre une variable propre aux Sciences de l'Éducation et une autre relevant de la Science Infirmière, aspects jusqu'ici peu documentés.

Ce livre s'articule en deux parties principales. La première partie, constituée de trois chapitres, explore les fondements théoriques du jugement clinique en science infirmière. Elle examine la prégnance des difficultés rencontrées par les formateurs pour développer cette compétence chez les apprenants, et pose les bases conceptuelles et épistémologiques de notre étude. La seconde partie, composée également de trois chapitres, présente notre démarche empirique et ses résultats. Elle détaille l'identification des stratégies d'enseignement du jugement clinique dans le contexte de l'Afrique Centrale, établit le lien entre ces stratégies et le développement du jugement clinique, et analyse l'effet spécifique d'une stratégie d'enseignement (la simulation clinique) sur cette compétence chez les étudiant-e-s en Science

Infirmière. L'ouvrage se conclut par la formulation de perspectives pour la formation en Science infirmière, à la lumière de nos résultats. Celles-ci soulignent la contribution de notre travail au développement des compétences des apprenants en Science Infirmière grâce à l'usage de stratégies d'enseignement adaptées (comme la simulation clinique), ainsi que ses implications pour l'amélioration de la formation des professionnels de santé, en particulier dans le contexte africain.

PARTIE 1 : FONDEMENTS DU JUGEMENT CLINIQUE EN SCIENCE INFIRMIÈRE

Cette première partie est consacrée aux fondements du jugement clinique en science infirmière, compétence essentielle permettant aux professionnels d'analyser les situations cliniques et de prendre des décisions éclairées. Le chapitre premier explore le contexte de développement du jugement clinique, l'évolution des savoirs aux compétences, et les liens entre jugement clinique et qualité des soins. Le deuxième chapitre présente les bases théoriques du raisonnement et du jugement clinique, établissant un cadre conceptuel rigoureux. Le troisième chapitre examine spécifiquement le développement de cette compétence chez les apprenants en science infirmière, en introduisant la simulation clinique comme stratégie d'enseignement prometteuse. Cette analyse théorique constitue le socle nécessaire pour aborder, dans la seconde partie, les aspects pratiques de l'enseignement du jugement clinique par la simulation et son impact sur la formation infirmière.

Chapitre 1 : Le jugement clinique, une compétence clé en science infirmière

Ce premier chapitre aborde le jugement clinique comme compétence fondamentale en Science infirmière. Il examine l'évolution historique de cette notion, passant des savoirs théoriques aux compétences pratiques, et analyse les paradigmes éducatifs qui structurent la formation infirmière contemporaine. Nous explorons le lien essentiel entre jugement clinique et qualité des soins, démontrant comment cette compétence influence directement la sécurité et le bien-être des patients. La question de la traçabilité du jugement clinique dans la pratique quotidienne est également traitée, mettant en lumière les défis que rencontrent les professionnels pour documenter leur processus décisionnel. À la lumière des savoirs actuels, nous présentons les différentes approches du raisonnement et du jugement clinique, les stratégies d'apprentissage mobilisées, et les moyens d'évaluation de cette compétence. Le chapitre se conclut par l'exploration des stratégies pédagogiques susceptibles de favoriser le développement du jugement clinique, posant ainsi les bases de notre questionnement de recherche.

I/ Contexte de développement du jugement clinique en Science infirmière

Le jugement clinique s'est progressivement imposé comme une compétence fondamentale en science infirmière. Cette section examine les conditions qui ont favorisé son émergence, depuis l'évolution des savoirs vers une approche par compétences jusqu'aux transformations des paradigmes éducatifs dans la formation infirmière. Nous explorons également les liens étroits entre jugement clinique et qualité des soins, ainsi que les enjeux de traçabilité de cette compétence dans la pratique quotidienne.

I-1/ Des savoirs aux compétences en Science infirmière

Le marché du travail a énormément évolué depuis plus d'une décennie, créant ainsi un environnement professionnel plus exigeant et compétitif. Il est question désormais de produire à moindre coût. Pour ce faire, les entreprises, quelles qu'elles soient, procèdent à divers aménagements allant du renforcement des capacités du personnel à l'acquisition de nouvelles solutions technologiques, au recrutement de nouvelles compétences, voire au changement de gouvernance, pour demeurer compétitives dans un contexte de mondialisation. Considérant ce besoin urgent de demeurer concurrentiel et compétitif, le travail se transforme et la formation des travailleurs en devenir subit aussi des changements. Dans le cadre de la profession infirmière, les futurs infirmiers doivent être polyvalents, c'est-à-dire, capables de s'adapter aux besoins de santé des populations ainsi qu'à l'évolution des pratiques médicales et paramédicales. Profession et formation sont donc intrinsèquement liées. La reconnaissance du métier contraint la formation à s'organiser de sorte à fournir des infirmiers ayant le profil de l'infirmier attendu. Il ne s'agit plus simplement pour les institutions de formation de mettre sur le marché de l'emploi des infirmiers ayant un curriculum vitae bien étoffé, mais un personnel compétitif capable de faire valoir, sur le terrain, des connaissances acquises pendant les années de formation. Or, seule une appropriation préalable de ces connaissances pourra rendre possible leurs mobilisations en temps voulu par l'infirmier pour donner sens à son agir professionnel. Rogers (1961) dit à cet effet que les seules connaissances qui puissent influencer le comportement d'une personne sont celles qu'elle découvre d'elle-même et qu'elle s'approprie. De quelle connaissance s'agit-il ? Les connaissances, au sens de Piaget (1970), sont issues de la perception ou de l'expérience acquise dans des circonstances et par des moyens divers et conservés en mémoire. « *Elles peuvent être, en allant du plus concret au plus abstrait : des objets, des faits; des catégories d'objets et de faits, caractérisables par leurs propriétés et leurs relations; des idées, des notions et des concepts permettant de désigner ou de rendre intelligibles ces catégories* » (Teiger & Laville, 1989). De cette perception deux types de connaissances sont perceptibles : les connaissances explicites et les connaissances implicites.

Les connaissances explicites sont des connaissances dites objectives et formelles que l'on peut verbaliser, écrire, codifier, transférer. Elles peuvent prendre la forme de livres, de répertoires, de guides, etc. Les connaissances implicites, quant à elles, sont plus difficiles à exprimer et à expliquer. Elles se retrouvent dans la tête des personnes et incluent généralement des éléments intangibles comme le jugement, le savoir-faire, le savoir-être, les valeurs et les intuitions. Elles sont personnelles, spécifiques au contexte, difficiles à communiquer et à formaliser même pour la personne qui détient ce savoir (Raymond et al., 2009). Or, la formation en Science infirmière est un lieu par excellence où ces deux types de connaissances sont manipulés. Les soins infirmiers représentent un ensemble de connaissances, de compétences et de techniques relatives à la conception et à la mise en œuvre d'actes de soins. Ils regroupent les interventions infirmières, à visées promotionnelles, préventives, diagnostiques, thérapeutiques et éducatives. De par leur définition, les soins infirmiers contribuent à répondre aux besoins de santé d'une personne et/ou d'une collectivité et font l'objet de la discipline enseignée au personnel infirmier. Ils sont traditionnellement dispensés par un infirmier ou par un auxiliaire sanitaire par délégation (CII, 2007).

Les interventions infirmières en clinique se subdivisent en deux principales catégories : les soins autonomes et les soins de collaboration ou par délégation médicale (prescription médicale) quel que soit le secteur de soins. Les soins autonomes sont des interventions infirmières qui émanent uniquement de la réflexion et de la compétence de l'infirmier, tandis que les soins de collaboration sont des soins qu'il administre après prescriptions par un médecin ou un autre spécialiste. La mise en œuvre des interventions infirmières est, en réalité, une étape de la méthode de travail de l'infirmier. Cette méthode de travail est le processus de soins infirmiers ou la démarche scientifique de soins infirmiers ou raisonnement clinique.

Le raisonnement clinique, selon Côté et St-Cyr Tribble (2012), possède plusieurs attributs qui transparaît dans sa définition. Le raisonnement clinique est l'utilisation de la cognition et de stratégies cognitives pour analyser et interpréter des données dans une démarche systématique pour générer des hypothèses et des alternatives de solutions afin de résoudre un problème clinique. Pour Simmons (2010), le raisonnement clinique est dynamique, étendu et récursif, tandis que les informations, les interventions et les actions alternatives sont envisagées ou abandonnées à de multiples points d'entrée cognitifs. Parmi les différentes stratégies cognitives utilisées, on note l'heuristique 2, l'inférence 3, la métacognition 4 (Côté & St-Cyr Tribble, 2012) et l'induction 5 (Simmons, 2010).

Le raisonnement clinique infirmier encore appelé processus de soins infirmiers ou démarche de soins infirmiers désigne pour Phaneuf (1998, 2008) l'ensemble des méthodes intellectuelles ou factuelles par lesquelles l'infirmier délivre des soins infirmiers. La démarche de soins infirmiers est donc un processus au cours duquel l'infirmier détermine, met en œuvre et évalue les actions relevant de son rôle de collaboration et de son rôle propre ou autonome, dans le cadre d'un contrat de soins avec la personne soignée. Elle est un processus décisionnel par lequel l'infirmier peut sélectionner des données, les analyser, poser des diagnostics ou jugements cliniques, les vérifier, intervenir, évaluer ses interventions et en planifier d'autres à venir.

Ce raisonnement clinique se subdivise en plusieurs étapes théoriques. Il s'effectue en s'inspirant d'un modèle conceptuel. Selon Phaneuf (1998, 2008), les étapes du processus de soins ou raisonnement clinique portent essentiellement sur : la collecte des données qui constitue une analyse biopsychosociale, ainsi que la recherche des antécédents médico-chirurgicaux, psychologiques de la personne ; l'analyse et l'interprétation des données recueillies aboutissant à la détermination des problèmes de santé du patient, en recherchant les différentes manifestations de ces problèmes ainsi que leurs causes (énoncé des diagnostics infirmiers ou jugements cliniques); la formulation des objectifs de soins et la détermination des interventions infirmières avec une planification de soins ; la mise en œuvre des actions du plan de soins ; l'évaluation (efficacité, atteinte des objectifs de soins) le réajustement. Par ailleurs, la démarche ou le processus de soins infirmiers doit permettre le suivi et la continuité des soins. Le raisonnement clinique soutient donc une démarche de problématisation, il s'applique à toutes les situations de soins, à tout schème. Réaliser un raisonnement clinique nécessite plusieurs prérequis : expérience individuelle de l'infirmier dans son domaine, connaissances, mémoire, perception des signaux, collecte de données, intuition (Côté & St-Cyr Tribble, 2012). La génération d'hypothèses peut se traduire sous forme de diagnostics et problèmes infirmiers suite à observer, analyser et interpréter les données grâce à des stratégies cognitives. Le raisonnement clinique est souvent assimilé à la prise de décision, tandis que le jugement clinique ressemble davantage à la conclusion d'une décision, il (Côté & St-Cyr Tribble, 2012), qui guide les interventions et leur planification. Le jugement clinique est basé sur le raisonnement clinique. Elle requiert des connaissances théoriques des infirmiers, des connaissances spécifiques des bénéficiaires de soins (Dallaire & Dallaire, 2008), ainsi que des connaissances culturelles et environnementales, le contexte de l'unité de pratique infirmière (Tanner, 2006). Le développement du jugement clinique résulte de l'accumulation d'expériences et de la capacité d'analyser les effets de la pratique et le développement du jugement clinique résulte de l'accumulation d'expérience, mais aussi d'une capacité d'analyser les effets de sa pratique ainsi que l'ajout de connaissances (Tanner, 2008). Cette analyse nous amène à dépasser l'idée selon laquelle un simple apprentissage du raisonnement clinique n'est qu'une forme de raisonnement. Cette prise de conscience est favorable à la construction des schèmes terreau du développement de tout raisonnement clinique et par conséquent du jugement clinique.

De nos jours, l'un des défis de formation en Science Infirmière est celui d'amener les apprenants à acquérir des compétences qui s'inscrivent dans les situations professionnelles ; d'envisager une place pour l'analyse des situations de travail représentatives de la profession infirmière pendant la formation. Être compétent ne signifie pas savoir exécuter, reproduire ou appliquer des procédures. L'apprentissage du raisonnement clinique/du jugement clinique, et au-delà, des soins infirmiers ne peuvent se réduire à l'application d'une procédure de résolution de problème, ou de protocoles, mais à une compréhension, appropriation de ces connaissances. Or, comprendre – au sens de s'approprier une connaissance – est un processus complexe qui fait appel à l'observation, à l'interprétation de la réalité, aux représentations, à l'analyse. L'appropriation de cette connaissance pourra permettre chez l'apprenant, le développement d'une ou de plusieurs compétences. Ceci explique l'approche pédagogique plébiscitée actuellement dans la formation des infirmiers : la formation par compétence. Il est question de former, non plus un cumul de connaissances, mais davantage pour capaciter l'apprenant à la résolution des problématiques professionnelles. Pour que cela soit effectif, la formation par compétence doit être sous-tendue par des postulats : l'apprenant apprend efficacement quand il est le principal acteur et responsable dans le processus d'apprentissage, pendant que l'enseignant n'est qu'un facilitateur ; la présence d'un conflit sociocognitif, pour construire les connaissances, est précurseur d'un apprentissage efficace pour l'apprenant, car ce dernier apprend mieux quand il est en interaction avec d'autres personnes ; l'apprenant apprend efficacement quand il bénéficie de l'expérience en même temps que l'aide des autres ; l'apprenant apprend davantage quand l'objet d'apprentissage est signifiant (Nkoum, 2017a). L'acquisition de ces compétences dans la formation infirmière ne peut être faite que dans une logique d'alternance.

L'alternance est au centre de la formation en Science Infirmière. Le point de vue de la didactique professionnelle permet d'identifier l'ingénierie qui tend à créer les conditions afin de rendre les expériences professionnelles formatrices et sources de développement des compétences chez les apprenants. Il s'agit d'aller au-delà de la disjonction qui pourrait exister entre théorie et la pratique, l'institut de formation étant le lieu des enseignements théoriques et les stages les lieux d'application, donc des enseignements pratiques. Ces orientations s'inscrivent dans une approche développementale de l'apprentissage, de la compétence du raisonnement clinique/jugement clinique. Pastré (2005), souligne, à cet effet, que l'on peut parler de développement non pas quand il y a simplement accumulation de connaissances, mais quand il y a réorganisation, par élargissement ou par rupture, de nos manières d'agir, de penser et de sentir.

Après avoir fait une analyse de la nature des connaissances en Science Infirmière et la nécessité de rendre l'apprenant compétent, nous voyons dans la section suivante, l'état des lieux de la formation des infirmiers tout en précisant le paradigme soutenant ladite formation.

I-2/ Formation infirmière : état des lieux et paradigmes éducatifs

Les habiletés de jugement clinique se développent à partir de l'émission d'hypothèses diagnostiques fondées sur l'exercice d'une analyse réflexive (Tanner, 2006). Force est de constater que l'approche basée sur l'analyse réflexive ne correspond pas toujours au paradigme éducatif véhiculé dans la formation dans certains pays. L'apprenant est généralement affecté à un rôle davantage passif qu'actif comme le préconise une formation basée sur les compétences (Graber, 2010); formation par compétence qui, elle, est favorable à l'autonomisation des apprenants. Dans ce contexte, comment offrir un suivi pédagogique adapté à des apprenants qui doivent développer leur autonomie et être responsable de leurs apprentissages comme le requiert le rôle de l'apprenant dans la formation par compétence et celui de l'infirmier dans l'équipe soignante ? Des enjeux pédagogiques quant aux besoins d'apprentissages des apprenants ainsi que des stratégies pour acquérir des compétences sont donc inhérents aux méthodes pédagogiques utilisées dans les institutions de formation en Science Infirmière. La simulation clinique pourrait répondre efficacement aux enjeux décrits plus haut en plus de s'inscrire dans une stratégie d'apprentissage expérientielle (Norman, 2012). La simulation clinique est une stratégie pédagogique novatrice qui permet aux apprenants de vivre une simulation de la réalité des soins infirmiers sans que la sécurité du patient soit mise en jeu.

Depuis une dizaine d'années au Cameroun, nous assistons à un foisonnement des établissements de formation en Sciences de la Santé et particulièrement en Science Infirmière (Folefack, 2016). Cet état de choses provoque une conjoncture défavorable qui se caractérise par une pénurie de terrain de stage pour les apprenant-e-s en formation initiale. Le nombre d'apprenant devant effectuer les immersions professionnelles est sans cesse croissant mais celui des institutions hospitalières devant les accueillir est stable, voire décroissant. Le nombre de structures sanitaires au Cameroun en 2011 était de 4351 (Recensement général des personnels du secteur de la santé du Cameroun (Minsanté, 2016a) et de 4034 en 2014 (Stratégie sectorielle de santé 2016-2027 (Minsanté, 2016b). Cette inadéquation entre les demandes d'immersion professionnelle académique et leurs terrains d'application rendent médiocre l'offre des enseignements pratiques. L'offre de stages en quantité suffisante, à la période sollicitée par l'institut de formation pour ses apprenants et dans les spécialités requises, est devenue problématique, tant pour les institutions hospitalières que pour les institutions de formation. De plus, le nombre élevé d'apprenants présent en stage pendant une période d'immersion rend leur accompagnement sur le terrain par les professionnel-le-s compliqué, difficile.

Notons également que les conditions de vie, l'environnement et le développement, favorisent la naissance des problèmes de santé complexes chez les patients aujourd'hui. Leur prise en soin nécessite l'usage de techniques médicales et chirurgicales de pointe et le recours à des appareils médicaux de haute technologie. Ces facteurs concourent à solliciter de manière constante les connaissances, la capacité de résolution de problème, ainsi que le jugement clinique des infirmiers (Simmons et al., 2003) même si elles sont encore apprenants. En effet, dans le cadre des stages cliniques, le nombre réduit de professionnels disponibles pour l'encadrement des stagiaires fait que ces derniers se voient attribuer de plus en plus de responsabilités et doivent faire face à de nombreux défis d'ordre clinique, éthique et déontologique. Ce qui potentialise leur stress pendant la formation. Pour Foozieh (2017), les apprenants en science infirmière vivent pendant leur formation notamment en milieu clinique un niveau élevé de stress. L'un des objectifs de la formation, étant de les rendre aptes à émettre des jugements cliniques; compétence indispensable pour une pratique professionnelle de qualité.

Le jugement clinique, une compétence clé

La profession infirmière est une profession résolument tournée vers l'action, la pratique. Cette caractéristique fait que les apprenants en Science Infirmière n'apprennent réellement qu'en agissant, qu'en accomplissant elles-mêmes des actes concrets dans des situations réelles de soins. Ce contexte d'apprentissage favorise le développement de leurs compétences notamment celle du jugement clinique et les rend ainsi aptes à prendre des décisions appropriées aux situations de soins auxquelles elles sont confrontées. La formation permet de mettre à disposition des apprenant-e-s des savoirs, savoir-faire, savoir-être. Mais ceux-ci peuvent demeurer inertes ou morts, si les apprenants n'arrivent pas à les mobiliser, à les appréhender, comme des données pour comprendre et agir face à une tâche nouvelle, qu'elle soit académique ou professionnelle (Beckers, 2007). Ce savoir inerte et donc non appréhender par l'apprenant aujourd'hui, ou l'infirmier en situation d'apprentissage générera chez le professionnel plus tard des difficultés à l'utiliser dans sa pratique quotidienne. Cela va entraîner une qualité de soin médiocre et un risque accru pour les patients dont il a la charge.

Dans son rapport *To Err Is Human*, l'American Council on Healthcare Quality a déclaré qu'il y a 20 ans, dans son rapport concernant la sécurité des patients, qu'environ 45 000 à 90 000 décès par an aux États-Unis sont liés aux soins de santé et à des erreurs évitables. Aujourd'hui, malgré les améliorations majeures, les pourcentages d'incidents liés à la qualité restent encore élevés, 104 incidents impliquant le patient, un mauvais site et une mauvaise procédure ont été rapportés en 2017 et 98 autres en 2018 (Kohn et al., 2020). À la suite de ces rapports, des recommandations ont été faites, notamment celles qui stipulent que les institutions de formation des professionnels de santé devraient mettre l'accent pendant la formation desdits professionnels sur l'apprentissage par erreur et sur la gestion de ces évènements. Dans ce type d'études, les méthodes pédagogiques utilisées permettent à l'apprenant de se tromper, de se tromper lors de ses études dans un établissement de formation avant d'entrer en contact avec des patients lors d'une immersion professionnelle. Cela améliore la sécurité des patients tout en équipant les apprenants de postures, comportements ou attitudes attendus, réduisant ainsi leur niveau d'anxiété. À cet effet, l'utilisation des stratégies d'enseignement favorable au développement du jugement clinique des futurs professionnels s'avère une priorité de formation pour assurer des soins sécuritaires à la population.

Dans le cadre d'une formation en Science Infirmière, les stages dans les structures hospitalières visent à favoriser un arrimage entre les apprentissages effectués en institution de formation et le vécu clinique. La capacité d'émettre un jugement clinique se développe principalement au cours des immersions professionnelles, qui permettent de mettre l'apprenant en contexte réel des soins hospitaliers. Mais l'atteinte ou l'acquisition de cette compétence devient difficile pour l'apprenant quand l'on sait que l'attribution des terrains de stage est de plus en plus complexe. À cela s'ajoute le défi la standardisation des expériences cliniques des apprenant-e-s d'une promotion, dans un contexte de surspécialisation des soins. Il est de plus en plus difficile de s'assurer que tous les apprenant-e-s d'une même promotion auront reçu une expérience clinique similaire et riche pendant leur formation (Rhodes & Curran, 2005); expérience essentielle au développement des compétences professionnelles telle la capacité à émettre un jugement clinique (Lemay & Desrochers, 2009). Il apparaît donc nécessaire d'instaurer des mesures visant à assurer une expérience clinique significative quand elle est possible ainsi que l'usage d'autres méthodes pédagogiques pouvant agir parallèlement aux activités cliniques qui favorisent le développement des compétences infirmières.

L'évolution constante des problèmes de santé des populations ainsi que l'ultra-spécialisation des soins et les innovations technologiques en santé complexifient l'exercice de la profession infirmière. C'est en ce sens que l'infirmier doit être capable de s'adapter à la dynamique de cette réalité. Dès le début de sa carrière, une infirmière novice peut être affectée immédiatement dans des contextes où elle devra faire preuve d'une grande compétence en émettant des jugements cliniques et en mettant en œuvre des interventions précises pour les patients donc il ou elle aura la charge. Notons cependant que, la complexité des soins augmente le risque d'erreurs de jugement clinique. Ces erreurs sont souvent tributaires d'un manque de reconnaissance d'indices cliniques, indicateurs de changement dans l'état d'un patient (Guhde, 2010; Jenkins, 2011; Simmons, 2010). Dans ce contexte, un jugement clinique solide constitue une compétence cruciale à développer chez les apprenants (Fonteyn & Ritter, 2018). Le jugement clinique infirmier comprend tout le processus réflexif de l'infirmier qui lui permet de prendre les décisions pertinentes et d'effectuer les interventions appropriées aux situations cliniques vécues par le patient (Tanner, 2006). Il apparaît donc opportun d'instaurer des méthodes pédagogiques susceptibles de participer effectivement au développement du jugement clinique infirmier par les apprenants. Cela passe par l'intégration rapide des immersions professionnelles dans les curriculums de formation, l'utilisation de stratégies d'enseignement actives et le souci d'adapter les apprenants aux réalités de l'environnement de l'institution de formation.

I-3/ Jugement clinique et qualité de la prise en soin

Les structures organisationnelles des institutions hospitalières promeuvent particulièrement aujourd'hui, l'interdisciplinarité à une autonomie professionnelle accrue dans la prise en soin des patients ceci dans tous les contextes de soins. Les infirmiers participent de manière plus active à la prise de décision concernant les soins. Cela rend favorables la construction de relation de collaboration et une confiance mutuelle entre les membres de l'équipe multidisciplinaire, une maturité et une compétence professionnelle.

L'évaluation initiale adéquate de la situation de santé d'une personne est fondamentale, car elle oriente le plan d'action et prépare les différents membres de l'équipe soignante à la résolution du ou des problèmes de santé du patient. Les décisions découlant de cette évaluation initiale ont des conséquences importantes sur l'état de santé de la personne soignée parce qu'elles peuvent être bénéfiques ou préjudiciables. La mise en œuvre du raisonnement clinique infirmier pour cette profession de santé constitue l'essence du savoir-faire professionnel infirmier. Il impose des connaissances scientifiques précises et diversifiées facilitant le raisonnement diagnostique, la pensée critique, le jugement clinique et la prudence. Ce savoir-faire fait aussi appel à des habiletés techniques permettant le recueil, l'enregistrement et la communication des données recueillies de façon claire, concise et précise à l'ensemble des membres de l'équipe multidisciplinaire (Cloutier et al., 2002).

Le raisonnement clinique permet d'effectuer une observation minutieuse de la personne soignée et de ses réactions dans son environnement. Cette observation directe et indirecte est réalisée par l'usage des cinq sens de l'infirmier : le toucher, la vue, l'ouïe, l'odorat et le goût. À cet effet, Nightingale (1859) soulignait que la chose la plus importante à enseigner à l'infirmier c'est l'observation : quoi observer, comment observer, les signes d'amélioration, les signes d'aggravation, les signes trompeurs, les signes de négligence et la nature de cette négligence (Cloutier et al., 2002). L'objectif de l'examen clinique est d'évaluer l'état de santé de la personne en recueillant des données subjectives et objectives en prélude de chaque raisonnement clinique. Le raisonnement clinique devant, en effet, être réalisé dans les différents contextes où l'infirmier intervient : la prévention, la promotion de la santé, les soins curatifs, la réadaptation ainsi que l'éducation pour la santé. Il doit être intégré à la démarche systématique, car il détermine les assises du jugement clinique de l'infirmier ainsi que les choix effectués pour la planification, l'évaluation des soins et du processus de soins infirmiers.

Pour une prise en soin clinique, chaque professionnel utilise une démarche systématique en vue de répondre aux besoins et aux attentes de la personne qui est en quête des soins. Cette démarche découle de la méthode de résolution des problèmes. Il s'agit d'un processus intellectuel faisant appel à la réflexion et à l'action dans le but de trouver une ou des solutions satisfaisantes aux problèmes de santé identifiés chez la personne soignée. Elle comprend cinq étapes successives que sont la collecte des données, l'analyse, la planification, l'intervention et l'évaluation. Pendant chacune de ces étapes, l'infirmier applique de manière simultanée ou successive ses capacités de réflexion et d'action en vue d'identifier le ou les problèmes de santé des patients. Ces problèmes de santé identifiés sont des hypothèses diagnostics ou des jugements cliniques auxquels l'infirmier doit essayer d'apporter des solutions à travers des interventions autonomes et/ou de collaborations.

La première étape du raisonnement clinique infirmier est donc la collecte des données. Elle consiste au recueil des données du patient sur trois aspects : l'histoire de santé, l'examen clinique et les examens complémentaires ou para-cliniques. La collecte de données doit être faite dans chacun de ces aspects avec précision et rigueur afin que les informations recueillies soient valides. Cette étape du raisonnement clinique constitue la partie la plus fondamentale du processus, car elle permet le recueil d'environ 70% de l'ensemble des informations (Cloutier et al., 2002) constituant ainsi le socle d'une prise en soin efficace. C'est à partir d'elle que l'infirmier pourra avoir des données qu'elle analysera et interprètera par la suite pour émettre des hypothèses diagnostics ou jugements cliniques. En conclusion, l'infirmier qui intègre une collecte de données systématique et minutieuse dans son processus de soin ou son raisonnement clinique ou encore démarche systématique de soins est davantage en mesure de préciser les besoins ou problèmes de santé d'une personne ou patient, de contribuer aux méthodes de diagnostic, de prodiguer et de contrôler les soins infirmiers et enfin de collaborer de manière significative au travail de l'équipe interdisciplinaire. L'infirmier s'assure ainsi d'une planification des soins efficiente, car sa démarche systématique ou raisonnement clinique repose sur une collecte de données complète en qualité et en quantité. Elle assure avec précision et pertinence la surveillance clinique des personnes tout au long de leur prise en soins. Elle raffine son jugement clinique puisqu'elle demeure en situation d'observation et de réflexion constante ; enfin, elle contribue à assurer la sécurité des patients placés sous sa responsabilité en développant un exercice infirmier empreint de prudence.

Au vu de l'importance des soins infirmiers, de la nécessité de les réaliser suivant une démarche scientifique ou un raisonnement clinique aboutissant nécessairement à l'émission par l'infirmier d'un jugement clinique, nous nous sommes posé plusieurs questions à ce stade de notre réflexion. Pourquoi la planification des soins infirmiers, observés dans les services hospitaliers se limite à une fiche ne contenant que des soins prescrits, occultant par ailleurs les interventions infirmières autonomes ? Où sont les diagnostics infirmiers[1] permettant la planification de ces soins ? Pourquoi avons-nous l'impression que les infirmiers n'utilisent-ils pas un processus de soins infirmiers ou raisonnement clinique pour mettre en œuvre les activités de soins ? Y trouver des réponses nous a conduits à faire une recension des écrits.

Depuis 1979, au Cameroun, la mise en œuvre de toute intervention infirmière est soumise à la rigueur d'une démarche scientifique de soins, qui aboutit à la planification des soins dispensés au patient/client (Conseil de Direction des Écoles de formation des personnels médico-sanitaires, 2004). Cependant, malgré l'intégration au programme de formation des infirmiers du cours de planification des soins, qui devrait les rendre aptes à utiliser le raisonnement clinique et par conséquent à émettre ou à utiliser leur jugement clinique, force est de constater que cet outil de premier ordre n'est pas toujours utilisé dans différentes institutions sanitaires au Cameroun. Nous avons pu relever que plusieurs membres de l'équipe infirmière exécutaient les soins infirmiers autonomes et de collaboration, en occultant les

[1] Le diagnostic infirmier est un jugement clinique émis par l'infirmier (Phaneuf, 2008)

jugements cliniques qui servent pourtant de support justifiant la mise en œuvre de ces interventions. Cet agir s'expliquerait-il par l'absence du matériel adapté (dossier de soins infirmiers) dans le service ? Ceci voudrait dire qu'en présence dudit matériel on devrait retrouver des jugements cliniques (découlant du raisonnement clinique) élaborés pour chaque malade hospitalisé dans ces services. Ce qui n'est pas le cas. Ceci laisse présager l'existence d'autres raisons qui pourraient expliquer l'inutilisation par le personnel infirmier, du raisonnement clinique visible dans les plans de soins élaborés pour chaque patient.

Nous avons réalisé une étude afin d'identifier les mécanismes qui pourraient expliquer l'inutilisation du plan de soins par le personnel infirmier. L'hypothèse de départ était la suivante : des déterminants psychosociaux déterminent la résistance à l'utilisation du plan de soins par le personnel infirmier. Les déterminants psychosociaux envisagés étaient des mécanismes liés à l'influence sociale, à la motivation et à l'engagement (Moudio et al., 2013). À l'issue de l'étude, l'influence sociale qui a été supposée comme déterminant de la résistance s'est vu rejetée sauf pour la modalité concernant l'obéissance à l'autorité. Les deux autres facteurs psychosociaux (la motivation et l'engagement) déterminent, quant à eux, la résistance à l'utilisation du plan de soins. Les infirmiers résistent, en effet, à utiliser un plan de soins pour la prise en soins de leurs patient-e-s afin d'éviter toute responsabilité juridique y afférant. Par ailleurs, ils estiment que l'environnement de travail, le mode de management des supérieurs ainsi que le sentiment d'injustice (facteurs de motivation extrinsèque) déterminent leur résistance à utiliser le plan de soins malgré le fait qu'ils soient motivés intrinsèquement. Les résultats de cette recherche corroborent ceux de Konan (1995) où à Treichville, 100% d'infirmiers attribuent l'absence de visibilité de l'utilisation du raisonnement clinique à l'insuffisance quantitative du personnel, 27% à une absence de connaissances initiales et 36% au manque de motivations.

Une analyse des résultats de l'étude menée par Konan (2005), permet de relever qu'une insuffisance du personnel pourrait éventuellement justifier une absence de visibilité du raisonnement clinique. En effet le problème de pénurie du personnel infirmier reste toujours un sujet d'actualité. Marleau (2014) relève que la pénurie de personnel infirmier vécu ces dernières années au Québec, par exemple, représente un défi de taille pour toutes les instances impliquées. De nombreux efforts ont été déployés pour rendre la profession infirmière attrayante tout en offrant une diversité de cheminement académique. En 2014, la province du Québec au Canada ne comptait que 8,3 % de plus d'infirmières et d'infirmiers qu'il y a dix ans (Marleau, 2014). Ce qui rend difficile, le respect des ratios infirmiers/patients proposés par l'Organisation Mondiale de la santé et le Conseil International des Infirmiers et des infirmières dans différents services de soins, pour une offre de soins infirmiers de qualité respectant les normes de la pratique infirmière. Pour un service de médecine par exemple de 30 lits, c'est le système de roulement 3 à 8 heures de travail qui doit y être appliqué. En 24 heures, le personnel infirmier doit être réparti comme suit: en matinée 8 personnels ayant au moins le grade infirmier ; 5 dans l'après-midi et 3 le soir (Worf & Young, 1965). En comparaison avec la réalité camerounaise, dans un service de médecine de 30 lits, la lourde tâche de la prise en soin infirmière de tous les patients dudit service peut être attribué à un seul infirmier éventuellement secondée d'une aide-soignante ou d'un infirmier adjoint pour un quart temps de travail. Notons par ailleurs que ce quart temps de travail peut être de 12 heures, dans un système de roulement de 2 à 12 heures.

Les participants à l'étude sur les déterminants psychosociaux et résistance à l'utilisation du plan de soin (Moudio et al., 2013) justifient l'absence de visibilité du raisonnement clinique et par conséquent du jugement clinique par une absence de connaissances initiales ; connaissances qu'ils devaient acquérir et s'en approprier pendant leur formation initiale en Science Infirmière. L'objectif de l'apprentissage du raisonnement clinique/jugement clinique est que le formé soit capable de l'utiliser dans sa pratique professionnelle. Cela devrait être possible par l'usage de l'enseignement programmé. Dans ce modèle d'enseignement, le comportement observable (ici l'émission de jugement clinique) de l'apprenant définit la réussite dans une tâche donnée. Si le formé réalise cette activité selon des critères préalablement établis en critères de réussite, il apparait donc que dans l'hypothèse d'un savoir à acquérir, seules les réponses comportementales seront prises en compte (Nkoum, 2017a). La fonction de l'enseignement programmé serait donc de décomposer tout apprentissage en un algorithme rigoureux et d'en faire franchir les étapes à l'apprenant, qui peut se corriger lui-même et de revenir à l'étape suivante (Arénilla et al., 2002). Dans l'étude de Konan (2005), 27% des participants en sont incapables. Cela voudrait dire que la transposition didactique n'a pas été effective. Le savoir savant n'a pas pu devenir un savoir appris. Rogers dit à cet effet que les seules connaissances qui puissent influencer le comportement d'une personne sont celles qu'elle découvre d'elle-même et qu'elle s'en approprie (Rogers, 1961).

Cette absence de connaissances est un facteur aggravant le manque de motivation étant donné que la motivation est un mobile psychologique d'une action. C'est encore le moteur psychologique qui fait agir en tendant vers un but. Ceci nous amène à dire que la motivation peut être envisagée comme un processus cognitif qui pousse, entraine l'Homme, l'individu l'infirmier à adopter un comportement[2], une attitude parce qu'il est en quête d'un but. Parler de processus suppose que pour que l'action débute, il faut qu'elle soit induite par des « forces » internes et/ou externes à l'individu. Lorsque le professionnel manque de connaissances sur l'utilisation du raisonnement clinique, il ne sera pas motivé à le mettre en application. En aval de cette inertie, on n'aura pas de jugement clinique émis et une absence de visibilité de l'usage du raisonnement clinique pour la prise en soin des patient-e-s. C'est à ce titre qu'il est dit que « le concept de motivation représente le construit hypothétique utilisé afin de décrire les forces internes et/ou externes, produisant le déclenchement, la direction, l'intensité et la persistance du comportement » (Vallerand & Thill, 1993). Boch, en 2002, définissait la motivation comme un processus psychophysiologique responsable du déclenchement, de l'entretien, et de la cessation d'une action, ainsi que la valeur appétive ou aversive conférée aux éléments du milieu sur lequel s'exerce cette action. Au regard de l'analyse de ces deux résultats, nous pouvons donc supposer que c'est en fait 73% (100% -27%) de la population d'étude de Konan (2005) qui pourrait avoir un manque de connaissances, justifiant ainsi l'absence de visibilité du raisonnement clinique et bien sûr du jugement clinique.

I-4/ Pratique infirmière et traçabilité du jugement clinique

Les programmes de formation des infirmiers au Cameroun contiennent des enseignements sur la planification des soins infirmiers permettant ainsi aux infirmiers cliniciens de mener leurs activités à travers ce processus dès leur prise de service dans une institution hospitalière. Force est de constater que les activités de soins remarquées se passent de cet outil (Moudio et al., 2013). Or la même étude nous a permis d'identifier la motivation (extrinsèque) et l'engagement comme mécanisme de résistance à l'utilisation du plan de soins. Ce dernier est l'élément visible de l'utilisation du raisonnement clinique infirmier en milieu hospitalier et bien sûr du jugement clinique pour une prise en soin de qualité des patients par l'infirmier. Quel est l'état actuel de l'utilisation de jugement clinique pour une prise en soin infirmière de qualité dans les structures sanitaires au Cameroun ?

Répondre à cette question, nous a amenée à effectuer une enquête exploratoire au sein des services de médecine et urgences de quelques structures hospitalières du niveau central de la pyramide sanitaire du Cameroun. Elles devraient être à notre avis, des structures de référence en

---

[2] Utiliser le raisonnement clinique dans sa pratique professionnelle.

matière de dispensation de soin de qualité. C'est ainsi que nous avons retenu l'Hôpital Central de Yaoundé et le Centre Hospitalier et Universitaire de Yaoundé. Une étude quantitative descriptive rétrospective a été faite, sur une période d'un an. Une recherche documentaire des dossiers des patients a été menée avec pour objectif d'identifier l'effectivité des jugements cliniques dans les fiches de planification. Les dossiers enregistrés dans ces services pendant la période d'Octobre 2018 à Octobre 2019 ont été consultés. Le tableau 1 présente les résultats de l'étude.

Tableau 1

Récapitulatif de l'analyse de dossiers des patients sur l'effectivité des Jugements Cliniques[3]

Structures Sanitaires	Présence de Jugement Clinique	Absence de Jugement Clinique
Hôpital Central de Yaoundé : Service des urgences (période de Mars - Novembre 2019)		
Nombre fiches	0	0
Nombre de Jugement clinique/fiche	0	
Nombre total de Dossiers	853	
Centre Hospitalier Universitaire de Yaoundé : Service de médecine (période 2017-2019)		
Nombre fiches (3000 fiches de planification)	44	2956
Nombre de Jugement clinique / fiche	1	
Nombre total de Dossiers	228	

[3] Entendu ici comme problèmes de santé identifiés et nommés du patient soit en référence au modèle conceptuel ou à ANADI (Association Nord-américaine des Diagnostics Infirmiers)

Au regard de ce tableau, nous remarquons que la pratique de l'émission du jugement clinique par le personnel infirmier ne fait pas partie des réalités de ces deux institutions sanitaires majeures dans le système de soin au Cameron. Nous avons relevé par ailleurs la présence de fiche de perspectives infirmières dans les dossiers des patients à l'hôpital Central de Yaoundé ainsi que la présence des fiches de soins infirmiers ou de planification au Centre Hospitalier et Universitaire de Yaoundé. Ces documents sont pourtant mis à la disposition du personnel infirmier pour leur permettre de dispenser les soins infirmiers conformément aux normes de la pratique infirmière. L'émission du jugement clinique pour identifier les problèmes de santé des patients et y apporter des solutions devrait être effective. Notons que sur les 44 jugements cliniques identifiés au CHUY, aucun n'était formulé selon les recommandations de l'Association nord-américaine des diagnostics infirmiers (ANADI), mais plutôt en regard du modèle conceptuel d'Orem (déficit d'auto-soin) (1991) ou celui de Henderson (besoins non satisfaits) (1978).

L'analyse de la plupart des recherches faites sur l'ineffectivité de la démarche scientifique dans les pratiques de prise en soins des infirmières laisse entrevoir que le ratio infirmier/patient pourrait être un frein à sa mise en œuvre en clinique. Seulement, dans des contextes non cliniques où la problématique du ratio ne se pose pas, l'infirmier se passe toujours de cet outil qui est pourtant une norme de qualité de la profession infirmière. Cela laisse sous-entendre que la formation reçue par les infirmiers, concernant le jugement clinique, ne rend pas capable l'apprenant d'hier et le professionnel d'aujourd'hui à émettre des jugements cliniques pour une prise en soins infirmières efficace. L'inutilisation ou une utilisation partielle du raisonnement clinique par l'infirmier et par conséquent l'absence de jugement clinique dans les dossiers des patients serait-elle due à une incapacité d'appropriation par les apprenants en Science Infirmière de la compétence : émission du jugement clinique ? Cela ne devrait pas être le cas puisque l'apprenant devrait avoir développé, puis acquis cette compétence pendant sa formation initiale.

En effet, la formation des infirmiers comme pour la plupart des formations en santé s'inscrit dans une pédagogie par alternance. Dans ce type pédagogique, la formation se déroule à la fois à l'institution de formation, pour les aspects théoriques et dans un secteur hospitalier ou extrahospitalier, pour les aspects pratiques. Elle est fondée sur une interaction en boucle entre « la connaissance, les compétences stabilisées, et l'expérience verbalisée réfléchie » (De Peretti, 1999, p. 7). C'est dans ce sens que Nkoum (2010) précise qu'engager les apprenants dans deux logiques de formation, deux systèmes de références, plus ou moins hétérogènes, les préparent à mieux appréhender les réalités de leur métier. En ce qui concerne le raisonnement clinique infirmier, les apprenant-e-s l'apprennent théoriquement à l'institut de formation. Le stage ou l'immersion professionnelle est le lieu de son apprentissage pratique. Cela se justifie dans les propos de Fournier et Vanpee (2011, p. 15) qui expliquent que le stage est « l'endroit idéal pour que les apprenants développent leur raisonnement clinique ». Cependant, l'on constate que l'offre de stage n'est pas suffisante d'une part, et que d'autre part, la qualité des stages, la qualité de l'encadrement sont hétérogènes. D'où la nécessité de trouver une alternative : inscription de la simulation clinique comme méthode pédagogique dans les institutions de formation en Science Infirmière afin de pallier à la difficulté de l'offre de stage, ainsi que de la qualité de stage et de l'encadrement pendant l'immersion professionnelle. Cet état de choses favoriserait le développement des compétences des apprenants à l'émission du jugement clinique. De nombreux auteurs, dont Le Boterf (2011), prédisent l'existence d'un lien entre la simulation et la compétence. Ils expliquent que la mise en situation professionnalisante aide et favorise le développement de compétences (Le Boterf). Le simulateur pourrait être un moyen proposé pour mettre les apprenants en situation avant et après le stage, leur permettant comme le décrit Le Boterf (p. 13) de passer de l'étape « d'avoir des compétences » à celle « d'être compétent », c'est-à-dire de mobiliser leurs ressources/connaissances en situation réelle. Quel que soit le moment où est utilisée la simulation, elle doit l'être avec l'objectif de transfert de connaissances et de mise en lien théorie/pratique, pratique/théorie.

II/ Le jugement clinique à la lumière des savoirs actuels

Cette section présente le devis de la revue de littérature et la méthode pour obtenir des articles répondant à la question de recherche. Pour ce faire une présentation du choix de devis sera fait ensuite ainsi que l'élaboration des stratégies de recherche. La littérature est assez importante concernant le jugement clinique et le raisonnement clinique en lien avec la formation infirmière, que ce soit sous forme de livres de références ou d'articles. Une revue de littérature recensant quelques-unes des différentes méthodes d'enseignement pour favoriser le développement du jugement clinique semble donc un devis approprié à la problématique et notre question de recherche. Toutefois, en raison de contrainte de temps, de personnel et d'accès aux ressources, la revue de littérature n'a pas été systématique mais narrative.

Suite à la question de recherche, des mots clés portant sur la problématique et la question ont été identifiés. Ils permettent de mieux cerner le sujet. Ces mots clés ont été traduits en descripteurs pour faciliter la recherche dans les bases de données. Les bases de données qui ont été utilisées sont HINARI, PubMed, le moteur de recherche GOOGLE et GOOGLE SCHOLAR ont également été utilisés ainsi que l'effet boule de neige et par recherche manuelle à partir des références bibliographiques des articles consultés. Nous nous sommes par ailleurs servis de la bibliothèque de l'Ecole des Sciences de la Santé de l'Université Catholique d'Afrique Centrale pour avoir accès à certains livres disponibles ce niveau. La recherche a été faite entre juin et juillet 2018, ces critères ont permis d'être plus précis dans le choix des articles à consulter. Le tableau ci-après présente les critères de choix des articles.

Tableau 2

Critères de sélection dans le choix des articles

Critères d'inclusion	**Critères d'exclusion**
Documents en anglais ou en français	Documents dans une langue autre que l'anglais ou le français
Publications entre 2008 et 2018	Études datant de plus de 2006
Articles disponibles en texte intégral	Récits d'expérience d'étudiants
Articles portant sur le jugement clinique en lien avec la formation initiale	Comparaison entre les programmes de formation des infirmiers dans différents pays
Articles portant sur le raisonnement clinique infirmier en lien avec la formation initiale	Articles portant sur les caractéristiques des étudiants
Articles portant sur des moyens didactiques pour le développement du jugement clinique	Articles portant sur les méthodes d'enseignement non testés empiriquement
Articles portant sur l'enseignement du raisonnement clinique	Méthodes d'enseignement utilisées uniquement en stage car nous nous intéressions à celles utilisées à l'Institut de formation
Articles portant sur l'évaluation du jugement clinique	Articles non disponibles en full text
Modèles théoriques du jugement clinique	Les éditoriaux
Méthodes d'enseignement utilisées dans le cadre de simulations	
Devis quantitatif, qualitatif ou mixte	

Suite à la mise en place des différentes stratégies de recherche, plusieurs articles ont été identifiés grâce à leur titre. Une lecture des résumés a permis d'affiner la sélection, ainsi que la recherche des articles en texte intégral a permis une sélection finale pour la revue de littérature. Habituellement, l'analyse des articles doit être effectuée par plusieurs chercheurs et selon un modèle constant, ce qui n'a pu être le cas ici, faute de moyens et de temps. Après analyse des articles et documents pertinents une quarantaine de documents et articles ont été retenus pour leur caractère inclusif, traitant du raisonnement et jugement clinique ainsi des méthodes d'évaluation et d'enseignement pouvant favoriser le développement du jugement clinique chez les apprenants en formation initiale de Science Infirmière. Les résultats seront présentés en quatre sections : la revue sur le raisonnement clinique infirmier ainsi que le jugement clinique ce qui permettrait de marquer la nuance entre ces deux concepts, les méthodes d'évaluation du jugement clinique et enfin les méthodes ou stratégies d'enseignement pouvant favoriser le développement du jugement clinique chez les apprenants en nursing.

II-1/ Raisonnement clinique et jugement clinique

Cette articulation, a pour intention de présenter la relation qui existe entre ces deux concepts souvent qualifiés par erreur de synonyme. Il va s'agir dans un premier moment de présenter le concept de raisonnement clinique et dans un second de parler de celui du jugement clinique infirmier, tout en précisant la relation qui les lie.

Le raisonnement clinique, selon l'analyse de concept de Côté et St-Cyr Tribble, possède plusieurs attributs résumés dans cette définition : l'utilisation de la cognition et de stratégies cognitives pour analyser et interpréter des données dans une démarche systématique pour générer des hypothèses et des alternatives de solutions afin de résoudre un problème clinique (2012). Simmons précise que le raisonnement clinique est dynamique, étendu et récursif, alors que les informations, les interventions et les actions alternatives sont considérées ou abandonnées à de multiples points d'admission cognitifs (traduction libre, 2010). Parmi les différentes stratégies cognitives utilisées, on note l'heuristique 2, l'inférence 3, la métacognition 4 (Côté & St-Cyr Tribble) et l'induction 5 (Simmons, 2010).

Mais avant de pouvoir entreprendre un raisonnement clinique, plusieurs préalables sont nécessaires : l'expérience de la personne dans son domaine, ses connaissances, sa mémoire, la perception des signaux, la collecte de données, l'intuition (Côté & St-Cyr Tribble, 2012). La génération d'hypothèses peut se traduire sous forme de diagnostics et problèmes infirmiers et médicaux suite à l'observation, l'analyse et l'interprétation de données par des stratégies cognitives. Le raisonnement clinique est souvent assimilé à la prise de décision, alors que le jugement clinique serait plutôt la conclusion du raisonnement clinique (Côté & St-Cyr Tribble) et guiderait les interventions et leur planification.

L'enseignement du raisonnement clinique aux infirmiers est une préoccupation partagée partout dans le monde (Turner, 2005). Il existe de très nombreux modèles visant son développement et quelques instruments validés pour l'évaluer (Brunt, 2005). De nombreuses stratégies ont été aussi rapportées dans la revue de littérature de Brunt ; discussion d'incidents critiques et approche du *Thinking-in-action* simulant le raisonnement par des situations écrites complètes, questions à choix de réponse sur un scénario assorti d'une discussion en équipe, écriture réflexive avec *feedbacks*, et utilisation de cartes conceptuelles (2005). Ces stratégies, quoique différentes, impliquent toutes la participation active de l'apprenant dans son apprentissage mais n'ont pas toutes été testées empiriquement.

Le jugement clinique quant à lui est un concept très complexe. Il est nécessaire dans des situations qui sont indéterminées, ambiguës et même avec des conflits éthiques, d'intérêt ou de valeurs (Tanner, 2006). Le terme jugement clinique est aussi une formule qui possède plusieurs définitions et compréhensions. Pour certains, il s'agit d'un processus de réflexion et d'évaluation qui se centre sur la réponse de l'infirmière aux multiples problèmes d'un patient (Lasater, 2007). Dans tous les cas, le jugement clinique se base sur le raisonnement clinique. Il nécessite des savoirs théoriques de la part de l'infirmière, une connaissance particulière de la personne soignée (Dallaire & Dallaire, 2008) et une connaissance de la culture et du contexte de l'unité de soins où il est exercé (Tanner, 2006). Le développement du jugement clinique résulte de « l'accumulation d'expérience mais aussi d'une capacité à analyser les effets de sa pratique ainsi que l'ajout de connaissances » Dallaire & Dallaire, 2008).

Les mécanismes décisionnels maniés lors du jugement clinique sont de deux ordres : soit analytique, soit intuitif. Ils sont choisis selon que l'information est consciemment utilisée ou non (King & Mc leod, 2002). Selon Benner, le jugement clinique progresse avec l'expertise et s'appuie sur la capacité à percevoir une situation dans sa globalité pour intervenir adéquatement (1995). Dallaire et Dallaire (2008) ajoutent que le jugement clinique se bonifie pour devenir « une saisie intuitive de la situation » suite à l'accumulation de nombreuses connaissances. L'intuition est ce qui distingue le jugement clinique d'une experte et d'une novice (Benner, 1995). L'intuition est une forme sophistiquée de raisonnement acquise par les années de pratique et fait référence à « une perception rapide, à une absence de conscience du processus engagé à la présence concomitante d'émotions et la compréhension holistique du problème » (Benner, 1995). L'intuition est une stratégie qui fonctionne bien dans la routine mais en cas de situations plus complexes, l'experte peut revenir à un fonctionnement analytique (Benner, 1996). D'autres auteurs (cités par Tanner, 2006) notent deux schémas de raisonnement dans le jugement clinique : le processus analytique et la pensée narrative. L'utilisation d'un de ces deux schémas dépend beaucoup du contexte décisionnel, de la relation avec le patient et des antécédents de l'infirmier (Tanner, 2006).

Ainsi, selon les compétences et l'expérience des infirmiers, l'évaluation du patient pourra varier en qualité (Dallaire & Dallaire, 2008). Selon Tanner, les valeurs de l'infirmier, ce qu'il ou elle estime être bien et juste, aura aussi une influence sur les décisions prises.

Dans le cadre d'une revue de littérature de près de 200 articles, Tanner (2006) a établi cinq conclusions concernant le jugement clinique. Le *Clinical Judgement Model* propose un langage pour décrire la façon de penser des infirmiers et est utilisable dans la formation. Les cinq conclusions sont présentées à la Figure 1. Elles se résument ainsi : le jugement clinique est plus influencé par ce que l'infirmier apporte à la situation que par les données objectives ; le jugement clinique est basé sur la connaissance que l'infirmier a de son patient et de ses réactions ; le jugement clinique est influencé par le contexte ; les infirmiers utilisent plusieurs schémas de pensée ; la réflexion sur la pratique est souvent initiée par une rupture dans le jugement clinique (Tanner, 2006).

Figure 1

Clinical Judgement Model (Tanner, 2006)

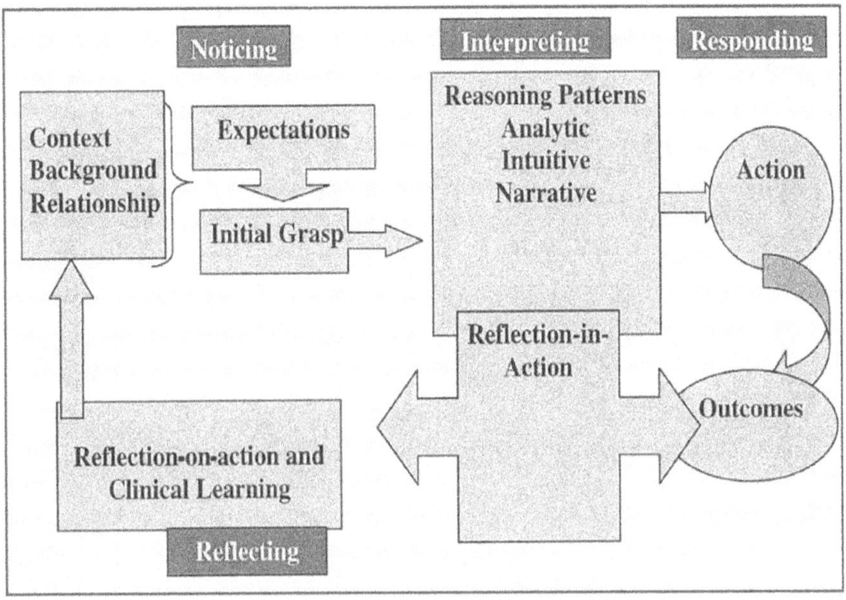

En ce qui concerne l'enseignement du jugement clinique, la séparation de l'enseignement en stage et de l'enseignement en classe n'aide pas à intégrer les connaissances et les habiletés nécessaires aux étudiants pour développer le jugement clinique (Benner, 2010 cité par Glynn, 2012). Glynn (2012) note aussi des lacunes entre ce qui est vu en classe et la pratique. On observe un manque d'habileté des étudiants à appliquer ce qui est vu en classe lors des stages.

II-2/ Les stratégies d'apprentissage

Des articles retenus ont étudié ce genre de moyens, mais à chaque fois en s'appuyant sur des situations vécues en stage (Glynn, 2012 ; Gerdemann et al., 2013 ; Bartlett et al., 2008). L'utilisation de situations cliniques écrites par les professeurs n'est pas ressortie dans les stratégies de recherche sur les bases de données. L'explication réside peut-être dans le fait que le contexte dans lequel se développe le jugement clinique, c'est le stage en milieu clinique, et non pas la salle de classe ou le centre de simulation. Le tableau 3, suivant présente les stratégies d'apprentissage ou moyens didactiques utilisés pour la formation des apprenants en Science Infirmière au jugement clinique.

Tableau 3

Articles sélectionnées et analysés pour les moyens didactiques utilisés pour la formation au jugement clinique

Date	Titre	But, échantillon, contexte	Devis de recherche	Moyens didactiques / Variables étudiées	Résultats principaux
Gerdeman, Lux, & Jacko, (2013).	Using concept mapping to build clinical judgement skills.	Décrire le développement et l'évaluation de rubriques permettant d'évaluer les cartes conceptuelles afin de faciliter le développement des habiletés au jugement clinique. n = 8 étudiantes Accompagnement pédagogique entre les journées de stage d'étudiantes au Bachelor, troisième année.	Qualitatif	*Clinical Judgement Self-Evaluation Rubric* Carte conceptuelle : représentation visuelle à l'aide de symboles et de peu de mots pour illustrer une situation clinique de façon holistique. Jugement clinique	Des étudiantes ont affirmé que les cartes conceptuelles et leur auto-évaluation des cartes avec les rubriques a aidé à prioriser les informations sur les patients. Les discussions en groupe ont été aidantes. Il y a eu un changement positif dans la capacité à faire des liens entre théorie et pratique. *Les cartes conceptuelles élaborées font référence à des situations de stage.* +

Glynn, D.M. (2012).	Clinical judgment development using structured classroom reflective practice: a qualitative study.	Explorer la perception du développement du jugement clinique et de la confiance en pratique clinique chez les étudiants au Bachelor of Science in Nursing qui ont expérimenté une pratique réflexive structurée en classe. n = 15 étudiantes Cours donné en utilisant le Guide for Reflection de (Nielsen, Stragnell & Jester, 2007) basé sur le Clinical Judgement Model de Tanner. avec la formation théorique.	Qualitatif descriptif	*Perception de la compétence du jugement clinique* *Perception de la confiance en ses capacités cliniques* ***Pratique réflexive** : Guide for Reflection de Nielsen, Stragnell et Jester*	La pratique réflexive a permis de combler une lacune entre la clinique et la théorie vue en classe. Certains ont affirmé avoir profité des présentations des autres en apprenant des autres situations, ce qui a favorisé le développement de leur propre jugement clinique. La participation active était aidante pour l'apprentissage. Le fait de pouvoir mieux prioriser les informations et les actions est un élément important dans la perception du développement du jugement clinique. Les situations cliniques analysées provenaient des expériences de stage faites ar les étudiants en parallèle

Feng, J., Chang, Y., Chang, H., Scott Erdley, W. Lin, C. & Chang, Y. (2013).	Systematic Review of Effectiveness of Situated E-Learning on Medical and Nursing Education.	Déterminer l'efficacité du *e-learning* situé chez les étudiants et les diplômés en nursing et en médecine. n = 14 articles Etudes portant sur les performances des diplômés et les étudiants en médecine et en nursing suite à un e-learning situé, en comparaison avec un enseignement traditionnel.	Méta-analyse	***E-learning*** situé : Programme d'éducation sur ordinateur, construit avec des situations simulées, des scénarios, des études de cas, avec ou sans internet. Apprentissage traditionnel : Programme d'enseignement en présence, à l'aide de leçons, de lectures, de scripts, d'interactions verbales ou sur papier. Performance	L'effet de l'*e-learning* situé était notable pour la performance ($p = 0{,}001$) mais pas pour les connaissances, et ce chez les étudiants et les diplômés mis ensemble. Dans l'analyse de sous-groupe, les étudiants n'ont pas démontré une amélioration de leurs connaissances avec l'*e-learning*, lorsque comparé avec l'apprentissage
Connaissances			traditionnel ($p = 0{,}667$). Mais la performance a été améliorée ($p = 0{,}038$). +/-		
Stone, R., Cooper, S. & Cant, R. (2013).	The value of peer learning un undergraduate nursing education : a systematic review.	Déterminer si les étudiants bénéficient de l'apprentissage avec les pairs et quelle approche d'apprentissage avec les pairs est la plus efficace. n = 18 articles Comparaison entre l'apprentissage avec les pairs et l'enseignement traditionnel auprès d'étudiants en nursing et les bénéfices encourus.	Revue de littérature systématique	Apprentissage par les pairs : Lorsque des personnes avec un niveau de connaissances comparable ou légèrement différent apprennent les uns des autres, impliquant une participation active et la responsabilisation face à l'apprentissage (ex : apprentissage par problèmes (APP), mentorat entre pairs, apprentissage coopératif…) Bénéfices : pensée critique, performance, augmentation des connaissances, solution de problèmes, habilités à communiquer, diminution de	16 des 18 articles rapportent des effets positifs. Cependant, l'hétérogénéité des mesures et des devis ne permet pas une généralisation, ni de savoir ce qui a été vraiment mesuré. Un article qualitatif rapporte que les étudiants sont positifs quant au développement de leur pensée critique (Loke et Chow, 2007, cités par Stone & al., 2013). Deux articles quantitatifs rapportent de meilleurs résultats au *Californa Critical Thinking Disposition Inventory*

				l'anxiété, confiance	chez les étudiants APP que chez les traditionnels soit $p <$ 0,01 pour Ozturk & al, 2008, (cités par Stone & al., 2013) et $p = 0{,}0048$ et $p = 0{,}0083$ chez Tiwari & al., 2006 (cités par Stone & al., 2013).
Thompson, C. & Stapley, S. (2011).		Do educational interventions improve nurses' clinical decision making and judgement? A systematic review.	Examiner l'efficacité d'un enseignement à distance sur Internet pour les étudiantes infirmières et les diplômées en termes d'apprentissage de connaissances et de performance.	Revue de littérature systématique	Pour la population étudiante, 4 études ont des résultats positifs. Les interventions sont : Session en groupe dynamique (?) (Khosravani & al., 2005), *Guided design* (Nwesome and Tillman, 1990), *Scenario-based*

Bartlett, R., Bland, A., Rossen, E., Kautz, D. Benfield, S. & Carnevale, T. (2008)..	Evaluation of the Outcome-Present State test Model as a Way to Teach Clinical Reasoning	Déterminer si les étudiants, dans un cours sur la santé mentale, pouvaient apprendre à compléter les activités cognitives utilisées avec le raisonnement clinique en toile du modèle *Outcome-Present State*. n = 43 étudiants Formation donnée lors du cours de santé mentale, avant d'aller en stage.	Expérimental avant-après.	Formation à l'utilisation du modèle OPT et du *webbing*, qui travaille avec les diagnostics NANDA, les NIC et les NOC et utilisation en stage. Evaluation du jugement clinique avec : *The Outcome-Present State Test (OPT) Model rating Scale with NNN Criteria.*	Une différence significative a été obtenue entre le pré-test et le post-test ($p < 0,001$). Les résultats non concluants car l'échelle de mesure n'est pas validée. -

Glynn, 2012 ; Gerdemann et al., 2013 ; Bartlett et al., 2008

Dans cette littérature le modèle de stimulation haute fidélité d'Anna-Marie Welman (2009) a également été étudié. Dans ce modèle il est question de mettre en place un scénario. Le scénario offre une situation dont la résolution s'appuie nécessairement sur les acquis antérieurs de l'apprenant et la simulation, proche des apprentissages par problèmes, permet à l'apprenant de « pratiquer » au lieu simplement de décrire ou d'expliquer. La mise en situation permet également de mobiliser ses ressources dans un contexte particulier et la décontextualisation réalisée lors du débriefing offre un temps de prise de recul par rapport à une situation et d'analyse d'une situation. L'enseignant sert alors de guide, de facilitateur pour permettre à l'apprenant de construire lui-même ses compétences. Cette dynamique s'intègre totalement dans une perspective socioconstructiviste où l'apprentissage émane conjointement de l'expérience antérieure de l'apprenant et de sa réflexivité sur sa pratique. Un transfert de ces acquis vers d'autres contextes permet d'aboutir à la phase ultime de la compétence.

Si l'on cherche à classifier ces compétences, les séances de simulation permettent d'accéder au niveau « application » de la taxonomie de Bloom (qui permet de mesurer les compétences de manière plus globale, analyser l'apprentissage de chacun et ainsi adapter les objectifs pédagogiques des formations) (Bloom 2017) et au niveau « démontre » ou « montre comment » de la taxonomie de Miller (une autre manière de définir mais aussi de structurer et d'organiser la compétence) (Parent, 1990). Le débriefing doit permettre d'accéder au niveau « analyse » et « synthèse » de Bloom. L'intégration des techniques de simulation avec débriefing devrait permettre d'atteindre la plus haute couche des taxonomies de la compétence.

Parmi d'autre stratégie d'apprentissage sur le jugement clinique, l'enseignement traditionnel ou cours magistral n'a pas été dévalué dans les revues et reste donc un autre bon moyen pour améliorer les connaissances (Stone et al. 2013). Parmi les ressources externes, les professeurs ont été intégrés dans le modèle. Dans les études de Glynn (2012) et Gerdemann et al. (2012), les étudiants ont soulevé le fait que, sans l'accompagnement et les *feedbacks* du professeur, l'apprentissage et le développement du jugement clinique n'auraient pas été aussi profonds.

A la lecture des articles, il apparait que seul, le moyen didactique n'est pas suffisant pour développer le jugement clinique. Il semble que l'auto-évaluation soit une composante très importante du cadre de l'évaluation. Dans la recherche de Gerdemann et al. (2012), c'est le *Clinical Judgment Self-Evaluation Rubric* selon le modèle de Tanner qui propose des pistes de réflexion et d'auto-évaluation pour les étudiants. Dans la recherche de Glynn (2012), c'est le *Guide for Reflection* basé aussi sur le modèle de

Tanner qui sert aux étudiants. Les étudiants ayant travaillé avec les rubriques ont mentionné avoir de la difficulté à s'évaluer au début, en s'améliorant par la suite. L'auto-évaluation avec les rubriques, en combinaison avec les cartes conceptuelles, a, selon les auteurs, encouragé l'auto-apprentissage et le développement d'habiletés cognitives nécessaires au jugement clinique.

II-3/ Moyens d'évaluation du jugement clinique

À ce jour, nous n'avons pas trouvé d'articles qui s'intéressent particulièrement à l'évaluation du jugement clinique, mais plutôt à la documentation infirmière. Seule la grille d'évaluation du développement du jugement clinique conçue à partir de la rubrique de Jugement clinique de Lasater (2007) a été retrouvée. Elle présente quatre niveaux d'acquisition de la capacité de l'apprenant à poser un jugement clinique : débutant, en développement, accompli et exemplaire

Cette articulation qui présent la synthèse de la revue narrative sur le développement du jugement clinique, a permis d'identifier quelques stratégies d'enseignement pour l'enseignement en Science Infirmière, notamment en ce qui concerne le raisonnement clinque et jugement clinique. Les écrits sont nombreux sur le sujet mais le manque de clarté par rapport à la définition et la mesure du concept de jugement clinique, ainsi que des devis de recherche de faible qualité, n'ont pas permis d'identifier plus que cinq stratégies d'apprentissage utiliser pour développer le jugement clinique chez les apprenant-e-s en Science Infirmière.

Un élément intéressant qui est apparu à la lecture des articles est que, dans les écoles où les moyens ont été testés, tout le corps professoral adopte une façon commune de concevoir le jugement clinique et son enseignement. L'utilisation de modèles de compréhension du jugement clinique se fait en stage, dans les classes, dans un centre de simulation clinique. Il serait intéressant, dans notre pays de développer une vision commune du jugement et au raisonnement clinique qui pourraient être diffusés pour la formation des apprenants en Sciences Infirmières. Ce modèle peut aussi être utilisé pour les séminaires de renforcement de capacité des infirmières dans les structures hospitalières.

L'utilisation de moyen didactique tout au long de la formation, stages inclus, permettrait aux apprenants de maîtriser un moyen et de s'autoévaluer, aux professeurs de vérifier les progrès accomplis par les étudiants. Il faut encourager la poursuite de l'utilisation tout au long de la formation. Cela demande une volonté de la part de la direction de l'institution de formation mais aussi l'entente entre les enseignants. Le moyen didactique n'est plus seulement une façon de faire passer la matière mais il est aussi une ressource pour développer la compétence en ce qui concerne le jugement clinique. Nous notons toutefois que le modèle de simulation Haute-fidélité de Welman est le seul avoir été utilisé en Afrique au Sud du Sahara, notamment en Afrique du Sud. Il n'a cependant pas été concluant car les résultats sur le groupe expérimental n'ont pas été suffisamment significatifs par rapport au groupe témoin.

Il faut noter cependant que l'analyse des articles par une seule personne peut constituer aussi une limite à la rigueur scientifique de ce travail, des articles pertinents ont pu ne pas être identifiés. En effet, si la littérature concernant le jugement clinique et son apprentissage dans les programmes de formation est abondante (modèles, théorie, revue de littérature, livres, études de cas...) celle concernant l'évaluation du jugement clinique est assez peu fournie.

Nous pouvons dire in fine que le modèle de réflexion sur les situations de soins de Patrick Lavoie combiné à celui de HFS (High Fidelity Simulation) d'Anna Marie Welman qui tous deux ont utilisé l'approche Théorique de Tanner, pourraient être adaptés à notre contexte. Nous avons pu arriver à cette conclusion grâce à l'analyse d'une quarantaine d'articles paru depuis une dizaine d'années voir plus concernant les méthodes d'enseignement du jugement clinique. Celle – ci a été obtenu par recherche manuelle, et sur les bases de données Hinari, PubMed, et des moteurs de recherche Google et Google Scholar.

Il a été question, dans cette articulation, de présenter une revue de la littérature en rapport avec les concepts clés de notre questionnement. Pour ce faire, le chapitre a été organisé en trois articulations majeures respectivement consacrées à la présentation de la revue de littérature en lien avec le concept de raisonnement clinique, puis celui de jugement clinique et enfin celui concernant les stratégies d'enseignement favorisant le développement du jugement clinique. Ce chapitre a permis de présenter les approches définitionnelles de ces différents concepts telles qu'appréhendées par plusieurs auteurs. Le chapitre troisième suivant, lui, en fera une analyse conceptuelle.

III/ Stratégies pédagogiques pour développer le jugement clinique

Une analyse des concepts est une obligation dans tout travail de recherche. Elle est faite dans l'optique d'opérationnaliser les concepts clés du questionnement et de les ramener le plus près possible à la réalité en vue de mieux mener une étude. Cette analyse a contribué à l'élaboration d'instruments de mesure ainsi qu'à la vérification des théories. Il a été question d'explorer la structure interne, l'utilisation, la représentativité ainsi que les relations avec d'autres concepts, tel que décrit par Morse et al. (1996). Le concept concerné ici est celui de stratégies d'enseignement. Ce chapitre a donc été organisé en deux parties principales. La première a étudié le concept de stratégies d'enseignement en insistant sur les méthodes qui en découlent. Un bref rappel a été cependant fait sur les modèles d'enseignement, desquelles précèdent les stratégies. La seconde partie du chapitre a insisté particulièrement sur la méthode d'enseignement simulation clinique tant sur ses aspects théoriques que pratiques. Elle serait la méthode d'enseignement la plus plébiscitée par les participants à la recherche dans le cadre du développement du jugement clinique des apprenant-e-s en Science Infirmière.

À la lecture de ce concept de stratégie d'enseignement, l'on comprend aisément qu'il s'agit d'expliciter les stratégies qui concourent à l'enseignement ou des stratégies pour enseigner ou encore des stratégies permettant l'enseignement. Avant d'y arriver, nous pensons qu'il est inopportun de parler de ces stratégies sans évoquer en amont ce qu'est l'enseignement. Présenter sommairement ce qu'est l'enseignement, ainsi que le cadre de référence de celui-ci a été le premier point de cette articulation, ensuite nous avons donné une approche définitionnelle de ce que sont les stratégies d'enseignement, ainsi que les différentes stratégies repérées dans la littérature. En troisième lieu, nous avons présenté le concept méthodes d'enseignement qui lui, précède aux stratégies d'enseignement.

III-1/ L'enseignement et les modèles d'enseignement

Enseignement : nom du verbe enseigner, vient du latin vulgaire, familier, « *insignare* » et du latin courant « *insignire* » qui signifie, indiquer, signaler, faire connaître ou encore faire reconnaître quelque chose. L'enseignement est donc l'action d'enseigner, qui signifie indiquer, faire connaître quelque chose à quelqu'un. Dans cette acception, pour qu'il ait enseignement il faut un enseignant qui a l'intention d'enseigner, un enseigné qui doit avoir l'intention d'apprendre et un objet ou contenu à enseigner. Pris sous cet angle, l'enseignement serait une transmission de connaissances, des savoirs détenus par l'enseignant qui doivent aller vers l'enseigné, pour que ce dernier apprenne. Pour que l'enseigné apprenne, il faut qu'il y ait apprentissage.

L'apprentissage découlant du verbe apprendre, lui-même vient du latin « *apprehendere* » qui signifie saisir, s'emparer de, appréhender. L'apprentissage qui est donc « un acte de perception, d'interaction, et d'intégration d'un objet par un sujet. L'acquisition de connaissances et développement d'habiletés et de valeurs qui s'ajoutent à la structure cognitive d'une personne » (Legendre, 2005, p. 88). Nous voyons donc, qu'il ne peut y avoir d'apprentissage, sans enseignement, l'enseignement lui-même étant mis en place pour qu'il ait apprentissage. Il s'agit là d'une situation d'enseignement-apprentissage (Nkoum, 2017a). Cette situation est mise en place par l'enseignant dans l'optique de susciter chez l'enseigné un apprentissage précis (Nkoum), d'où la nécessité pour l'enseignant de s'appuyer sur des bases conceptuelles. Lesquelles lui serviront de référence qui pourrait l'orienter vers un ensemble de pratique facilitant l'apprentissage : il s'agit des modèles d'enseignement.

Le niveau le plus général de l'enseignement est représenté par les modèles d'enseignement. Chacun d'eux représente une orientation philosophique de l'enseignement. Joyce et al. (2015) en ont recensé plus de 80. Il faut noter qu'il n'en existe ni de mauvais ni de meilleur. Un modèle d'enseignement doit être utilisé en fonction du type d'enseigné, de l'objectif poursuivi par l'enseignement ainsi que les caractéristiques de l'enseignement. Un modèle d'enseignement est une formalisation des structures d'un phénomène donné ou des pratiques sociales (Nkoum, 2017a). Il serait donc la représentation formelle d'un ensemble de techniques d'enseignement organisées à partir d'une vision particulière de l'homme dans ses relations avec la société, dans le but de développer chez l'apprenant certaines dimensions de la personnalité humaine (Raynal & Rieunier, 2012). La littérature relève quatre grands modèles d'enseignement (Joyce et al.; Nkoum) :

- Les modèles inspirés de la modification du comportement (béhaviorisme) ou conditionnement de situation behavioriste et particulièrement sur les modifications de comportement en utilisant le conditionnement opérant. Le chef de file de ce modèle est Skinner
- Les modèles inspirés de l'interaction sociale (interactionniste) avec pour chef de file Dewey. Leur but est de faciliter les relations de l'individu avec la communauté de vie ou avec les autres individus. Le principe philosophique qui sert de socle à ces modèles d'enseignement postule que dans un système individu/société, la société reste première. Ils insistent sur la modification des comportements visibles de l'apprenant, pour qu'ils soient conformes au développement du concept de soi. Les modèles inspirés de l'interaction sociale reposent par ailleurs sur les théories du renforcement et du contrôle des stimuli, en insistant sur la structuration des activités d'apprentissage en une séquence de tâches et de comportements.

- Les modèles inspirés du développement de la personne ou de la personnalité mettent l'accent sur le développement du concept de soi. Pour ce faire, l'apprenant doit acquérir les processus dont il a besoin pour mieux se comprendre. Le fait d'avoir une image de soi réaliste et positive l'aide à développer une personnalité harmonieuse et équilibrée favorable pour nouer des rapports fructueux avec les autres et l'environnement. Ces idées sont développées par Neill et Carl Rogers.
- Les modèles inspirés sur les théories du traitement de l'information, basés sur les théories de Piaget, Bruner, d'Atkinson et Shiffrin d'Ansubel, visent à développer les capacités de traitement de l'information par l'individu, ici l'apprenant. Ces modèles permettent de mettre en lumière l'acquisition, la maîtrise et le traitement de l'information des apprenants. Ils sont axés sur le fonctionnement cognitif de celui-ci.

Notons que les modèles d'enseignement présentés précédemment ne s'opposent pas ou ne s'excluent pas dans la pratique ou pendant les enseignements. On peut même les considérer comme complémentaires. Ils sont utilisés en fonction de l'objectif poursuivi par l'enseignement du type d'apprenant ainsi que des caractéristiques de l'enseignement à dispenser. Les modèles d'enseignement sont au service de l'apprentissage et permettent de sélectionner et de structurer les stratégies, les méthodes et les techniques d'enseignement ainsi que les activités des apprenants dans une situation pédagogique bien précise.

III-2/ Stratégies d'enseignement et méthodes d'enseignement

Avant toute chose, il est nécessaire d'apporter une clarification entre les concepts de stratégie et méthode d'enseignement. Le terme stratégie d'enseignement est souvent associé et parfois confondu à celui de méthode d'enseignement. Cela pourrait s'expliquer par le fait que certaines méthodes d'enseignement sont considérées comme des stratégies et au cours d'un même enseignement plusieurs méthodes et stratégies peuvent être utilisées simultanément. Cependant, la pédagogie ou les stratégies d'enseignement sont des techniques utilisées par les enseignants pour permettre aux apprenants de devenir des apprenants stratégiques et indépendants (Wempe, 2019). Il s'agit donc d'une démarche organisée autour de méthodes, techniques et moyens mis en œuvre par le formateur-e pour atteindre un objectif pédagogique (Wempe). Les méthodes d'enseignement représentent un ensemble de démarches formalisées et appliquées par les enseignant-e-s, basé sur des principes définis pour l'acquisition d'un ensemble de savoirs conformes à des objectifs pédagogiques. Des modèles d'enseignement découlent des stratégies d'enseignement et d'elles découlent les méthodes d'enseignement. Les enseignants utilisent des méthodes pour créer un environnement pédagogique et pour préciser la nature de l'activité à laquelle l'enseigné et l'enseignant vont participer pendant le cours (Khaldi, 2011). Si des méthodes particulières se rattachent souvent à certaines stratégies, on peut trouver certaines méthodes parmi toute une gamme de stratégies. Pour une meilleure appropriation de ces concepts, nous allons présenter en premier lieu les différentes stratégies d'enseignement et en second lieu les méthodes d'enseignement.

III-3/ Stratégies d'enseignement

Dans cette section nous allons présenter les stratégies d'enseignement que nous avons retrouvées dans la littérature. Pour chacune d'elles, une approche définitionnelle est donnée, son utilisation ou but, ses avantages et limites. Les stratégies déterminent l'approche que les enseignants doivent adopter pour atteindre les objectifs d'apprentissage fixés en amont. De manière générale, elles sont au service de la motivation des apprenants et les aident à se concentrer, à organiser les informations pour les comprendre et les mémoriser, à contrôler et évaluer l'apprentissage. Il existe plusieurs catégories de stratégies, qui vont de l'enseignement direct, à l'enseignement indirect, l'enseignement interactif/collaboratif, l'apprentissage expérientiel ou encore l'étude indépendante (Joyce, Weil, & Calhoun, 2015).

➢ *L'enseignement direct*

L'enseignement direct est une stratégie principalement centrée sur le formateur. Généralement déductive, l'enseignant qui l'utilise présente d'abord la règle ou la généralisation, ensuite il l'illustre par des exemples. Il est très répandu dans la formation des apprenants, quel que soit le niveau de formation. Tout comme au niveau primaire et secondaire, l'enseignement direct est l'une des principales stratégies utilisées par les enseignants au niveau universitaire, notamment au premier cycle. Cette stratégie est plus efficace lorsqu'elle est utilisée pour enseigner l'acquisition de connaissances impliquant une série de faits, de règles et d'actions (Wempe, 2019). Elle permet d'informer et de développer progressivement certaines habiletés chez les apprenants, tout en donnant la possibilité à l'enseignant de présenter ou d'utiliser d'autres méthodes d'enseignement (Khaldi, 2011). La constance de cette stratégie dans les formations de tout niveau d'apprenant peut lui conférer à tort un abord facile et pratique, or son usage doit faire l'objet constant d'une évaluation et les enseignants doivent reconnaître que ces méthodes sont d'une utilité limitée pour développer la pensée critique, les compétences, les processus, les démarches et les attitudes qu'il faut pour le raisonnement critique, pour l'apprentissage des compétences dans le domaine des relations personnelles ou de l'apprentissage en groupe. L'enseignement direct comporte des méthodes d'enseignement tels que le cours magistral, l'exposé, le questionnement didactique, l'enseignement explicite, les exercices et les démonstrations, les travaux dirigés, aperçu structuré, comparaison et opposition, exercice et pratique (Khaldi ; Wempe). Quand il s'avère nécessaire pour l'apprenant d'acquérir ou d'atteindre des objectifs relatifs aux processus mentaux plus élevés, l'enseignant doit mettre en place des méthodes d'enseignement qui se rattachent à d'autres stratégies.

➢ *L'enseignement indirect*

L'enseignement indirect est centré sur l'apprenant contrairement à l'enseignement direct. Ces deux stratégies peuvent se complémenter, car au cours du même enseignement le formateur peut utiliser des méthodes se rattachant à ces deux stratégies. L'enseignement indirect reste cependant mieux adapté pour la présentation de concepts, d'abstractions ou de diagrammes, et lorsque le processus d'apprentissage est basé sur la recherche, la découverte qui en résulte ou lorsque l'environnement d'apprentissage constitue un problème (Wempe, 2019). Ce type d'enseignement permet donc aux apprenants de développer l'organisation du contenu, le raisonnement déductif et inductif, l'expérience personnelle et les aptitudes à la discussion en groupe, favorisant créativité et développement des compétences dans le domaine des relations humaines.

Dans l'enseignement indirect, le rôle de l'enseignant est de faciliter l'apprentissage, d'appuyer et de conseiller les apprenants. Pour ce faire, l'enseignant doit créer et organiser un environnement pédagogique qui permet aux apprenants de participer grandement. Par ailleurs, il doit leur faire part de ses commentaires pendant qu'ils effectuent une enquête (Martin, 1983). Cette stratégie utilise la curiosité des apprenants, en les aidant à résoudre des problèmes ou en les encourageant à trouver d'autres solutions. Le rôle des apprenants est celui d'observer, de rechercher, de tirer des conclusions à partir des données ou de formuler des hypothèses (Khaldi, 2011). La flexibilité de cette stratégie donne les possibilités aux apprenants d'étudier de diverses manières et d'atténuer leur crainte de mal répondre à une question.

L'efficacité de cette stratégie d'enseignement repose sur le fait que les méthodes d'enseignement qui s'y rattachent peuvent être utilisées dans presque tous les enseignements. Particulièrement, quand l'on souhaite qu'il y ait raisonnement de la part des apprenants ; qu'ils acquièrent certaines attitudes, valeurs ou compétences dans le domaine des relations personnelles et sociales ; que la démarche soit tout aussi importante que le résultat ; que les apprenants enquêtent ou découvrent par eux-mêmes des choses afin de profiter de ce qu'ils apprendront ultérieurement ; qu'il existe plus de « bonnes » réponses ; que l'on souhaite qu'il y ait participation du soi et motivation intrinsèque ; que l'on veuille que les apprenants prennent des décisions et résolvent des problèmes ; que l'on veuille qu'ils soient capables de poursuivre leur formation durant toute leur vie (Khaldi, 2011). Pour atteindre ces résultats poursuivis par l'enseignement indirect, l'enseignant doit au préalable enseigner des habiletés et la démarche à suivre.

Comme toutes stratégies, l'enseignement indirect présente quelques inconvénients. Parmi les plus importants, on peut noter, la nécessité pour l'enseignant de disposer de ressources temporelles et le fait de l'imprévisibilité dans l'atteinte des objectifs d'apprentissage. Les méthodes d'enseignement indirectes ne sont pas les mieux indiquées quand il faut inculquer des informations détaillées ou inciter à l'acquisition progressive d'habiletés ou compétences des apprenants (Ministère de l'Éducation de la Saskatchewan, 2015). Cette stratégie ne convient pas à la fois dans la mémorisation du contenu et dans le rappel immédiat des connaissances sont les buts recherchés par l'enseignement. Parmi les méthodes d'enseignement se rattachant à la stratégie d'enseignement indirecte, on peut citer : la discussion réfléchie, la formation de concepts, l'acquisition de concepts, la closure, la résolution de problèmes, l'enquête, la réflexion collective, l'étude de cas, la schématisation conceptuelle, le questionnement, la résolution de problèmes, les discussions réflexives, les travaux dirigés, les dissertations (Khaldi, 2011 ; Wempe, 2019).

- *L'enseignement interactif/collaboratif*

Quand on parle de stratégie d'enseignement interactif/collaboratif, l'on remarque d'emblée qu'il y aura échange, interaction. Cette stratégie d'enseignement est basée sur les discussions et le partage entre apprenants d'une part et les formateurs et apprenants d'autre part. Pour ce faire, l'enseignement interactif/collaboratif nécessite que les enseignants et les apprenants améliorent les compétences et les techniques d'observation, d'écoute et d'intervention, et des compétences dans le domaine des relations personnelles (Khaldi, 2011). Les apprenants formés par les méthodes d'enseignement s'inscrivant dans ces stratégies acquièrent des connaissances par leurs pairs et les enseignants. Ces discussions et partages permettent aux apprenants de « réagir aux idées, à l'expérience, aux raisons et aux connaissances de leur enseignant ou enseignante ou de leurs pairs et leur permettent de penser et de sentir de façon différente » (Seaman & Fellenz, 1989, p.119). Les connaissances acquises leur permettent de développer des compétences et aptitudes sociales, pour organiser leurs pensées ainsi que pour développer des arguments rationnels (Wempe, 2019). L'enseignement collaboratif/interactif consiste à améliorer aptitudes et compétences des enseignants en matière d'observation, d'écoute, de relation et d'intervention de l'enseignant et des apprenants (Khaldi).

Pour une réussite de l'utilisation de ces stratégies, il est important que l'enseignant donne des précisions sur le sujet à débattre, qu'il précise également la durée de la discussion, qu'il connaisse les techniques de compte rendu ou de partage, la composition et la taille des groupes, mais aussi leur dynamique. L'enseignement interactif /collaboratif utilise une grande diversité de méthodes interactives, parmi lesquelles les débats, discussions avec toute la classe ou en petit groupe, ou des travaux demandés à deux ou trois apprenants de réaliser (travail de groupe), les débats, les jeux de rôles, l'apprentissage coopératif, les groupes de laboratoire.

- *L'apprentissage expérientiel*

Pendant que certaines stratégies sont axées sur l'enseignant, ou encore sur l'enseigné, d'autres sur l'échange et la collaboration, l'apprentissage expérientiel ou apprentissage par l'expérience est axé sur l'apprenant et les activités. Cette stratégie d'enseignement met l'accent sur le processus d'apprentissage et non sur le produit ou le résultat. Elle permet de développer chez l'apprenant le raisonnement inductif, l'analyse, autoréflexion, planification, expression orale, l'écriture et des attitudes d'apprentissage tout au long de la vie (Wempe, 2019). L'apprentissage expérientiel est une stratégie d'apprentissage inductive et non déductive comme dans l'enseignement direct. Elle peut être utilisée dans une salle de cours ou en dehors de celle-ci. Deux éléments restent cruciaux pour son efficacité : la réflexion personnelle sur une expérience et son application à d'autres contextes (Khaldi, 2011). Les apprenants sont généralement plus motivés lorsqu'ils font quelque chose d'eux-mêmes, ou lorsqu'ils s'instruisent mutuellement en décrivant ce qu'ils font. L'apprentissage par l'expérience favorise considérablement le développement de cette faculté de comprendre et la rétention des apprenants. Pour qu'on parle d'apprentissage expérientiel, il faut que les apprenants participent à une activité, que les apprenants fassent un retour en arrière critique de ce qu'ils ont appris, de ce qu'ils pensent et en retirent des éléments utiles et se servent de ce qu'ils ont appris dans un nouveau contexte (Pfeiffer & Jones, 1979). Cinq étapes successives sont nécessaires dans l'apprentissage expérientiel : l'expérience, le partage, l'analyse, l'inférence et l'application (Wempe, 2019). Certaines limites restent non négligeables pour sa mise en œuvre, car elle utilise plusieurs ressources : financières, humaines et temporelles et souvent informatique. Nous pouvons citer à titre d'exemple comme limites: la sécurité des apprenants, la disponibilité de moyens financiers et des ressources temporelles pour son effectivité. L'étude de cas, les expérimentations, les observations sur le terrain, les visites sur le terrain/sur site, les jeux, la modélisation, les exercices pratiques (travaux pratiques/exercices écrits), jeux de rôle, les simulations, les récits sont quelques méthodes d'enseignement qui se rattachent à cette stratégie d'enseignement.

➢ *L'étude indépendante*

Toutes les stratégies précédemment vues se déroulent généralement dans un cadre ou dans un milieu pédagogique. L'étude indépendante ou autonome, elle, est la seule stratégie qui peut se dérouler en dehors d'un cadre pédagogique. L'étude indépendante ou autonome fait partie des stratégies d'enseignement qui encouragent chez l'apprenant l'initiative personnelle dans le processus d'apprentissage, la confiance en soi et l'auto perfectionnement. L'étude indépendante peut relever de l'initiative de l'apprenant ou de l'enseignant. Dans ce dernier cas, cette étude se fait sous l'encadrement de celui-ci, ou encore elle peut consister à l'apprentissage en coopération avec un autre apprenant ou au sein d'un petit groupe d'apprenant. L'apprentissage autonome rend favorable la prise de décision de l'apprenant, car il devient capable d'analyse, de réflexion, de prendre des décisions, et d'agir selon l'objectif qu'il s'est préalablement fixé. Ce style d'enseignement devrait permettre aux apprenants de mieux s'adapter aux contraintes professionnelles, familiales, et sociales, car il l'oblige d'acquérir des connaissances de lui-même à un moment décidé par lui-même. Pendant les enseignements, les enseignant-e-s dispensent des savoirs que l'apprenant ou l'enseigné est supposé acquérir. Pour ce faire il doit mettre en place un processus d'apprentissage lui permettant d'acquérir des connaissances, des capacités, des attitudes. Cela est possible pendant l'enseignement autonome, d'où la nécessité pour les programmes de formation de prévoir du temps à cet effet où l'apprenant peut continuer à apprendre après avoir quitté l'environnement pédagogique structuré qu'est le lieu de formation ou l'école. Elle implique généralement la recherche à l'extérieur du milieu d'étude pour un nombre convenu de crédits d'étude. Cette stratégie peut être adaptée au rythme de chacun et peut permettre de surmonter les barrières géographiques (Wempe, 2019).

L'étude autonome encourage les apprenant-e-s à assumer la responsabilité de leur propre horaire et du rythme d'étude. La maturité et l'indépendance des apprenants sont un des paramètres importants à maîtriser par l'enseignant qui en fait usage pour sa réussite (Khaldi, 2011). Parmi les méthodes d'enseignement rencontrées dans cette stratégie, on peut citer les contrats, les devoirs, les centres d'apprentissage, les projets de recherche et l'enseignement assisté par ordinateur, travaux dirigés, dissertations. Notons toutefois que les méthodes utilisées dans l'étude indépendante peuvent être utilisées avec d'autres méthodes se rattachant à d'autres stratégies d'enseignement dans le cadre d'un enseignement unique ou pour une unité d'enseignement complète. Comme annoncé plus haut, des modèles d'enseignement découlent des stratégies et des stratégies d'enseignement, des méthodes d'enseignement qui constitueront la prochaine articulation de ce travail.

III-4/ Méthodes d'enseignement

En fonction du contenu de la matière à enseigner, des apprenant-e-s, des objectifs pédagogiques à atteindre chez les apprenants et du contexte, l'enseignant doit décider des stratégies à utiliser pendant son enseignement ainsi que des méthodes les plus appropriées afin d'atteindre des objectifs. Une méthode d'enseignement est donc, une action de l'enseignant ou du formateur destinée à susciter chez la personne en formation ou apprenant un comportement d'apprentissage déterminé. La présentation des différentes méthodes d'enseignement retenues dans le cadre de cette recherche est classée en fonction des stratégies et fait l'objet de cette section. Notons toutefois que, comme dans les stratégies, une distinction claire et précise des différentes méthodes n'est pas toujours possible.

Méthodes d'enseignement

Nous avons précédemment relevé que la stratégie d'enseignement direct est essentiellement axée sur l'enseignant. À cet effet, les méthodes se rattachant à cette stratégie vont dans le même sens. L'exposé ou cours magistral ainsi que les travaux dirigés seront les deux méthodes d'enseignement que nous présenterons ici.

- *Le cours magistral*

Parfois appelé stratégie d'enseignement, le cours magistral ou exposé ou encore exposé ex cathedra est probablement la méthode d'enseignement la plus répandue à l'université. L'exposé est une présentation orale d'informations avec ou sans l'intervention des apprenants et avec ou sans l'utilisation de moyens audio-scripto-visuels. Dans cette méthode d'enseignement, l'enseignant occupe une place majeure dans la transmission d'informations orale. Cette méthode est généralement utilisée lorsque les enseignants veulent transmettre aux apprenants des informations dans un temps réduit et pour s'assurer que tous les apprenants ont accès aux mêmes informations. Ces informations concernent généralement les définitions de concepts d'une discipline, présentation d'exemples, explications de théories, démonstrations, etc.

Cette méthode qui s'avère efficace peut perdre de son efficacité si elle est surutilisée ou entièrement axée sur la transmission des connaissances, car l'attention des apprenants diminue au fil de la séance ou des séances. Elle nécessite de ce fait une grande attention, motivation et un bon niveau de conceptualisation des apprenants. En fonction des objectifs pédagogiques poursuivis ou du type d'apprenants, il est judicieux de recourir à d'autres méthodes d'enseignement, notamment des méthodes interactives permettant de maintenir une bonne participation des apprenants.

- *Les travaux dirigés*

Les travaux dirigés sont une méthode d'enseignement où l'enseignant transmet son savoir-faire en montrant des méthodes et techniques aux apprenants. Ces derniers sont tenus de les reproduire grâce aux interactions sur les idées et informations reçues pendant l'enseignement. Cette approche définitionnelle, laisse transparaître le rôle central de l'enseignant et parfois passif de l'apprenant dans cette méthode d'enseignement quand elle est utilisée de manière traditionnelle. De ce fait, les apprenants attentifs y parviennent, généralement par mimétisme, ou au mieux par un véritable travail d'appropriation. Les travaux dirigés sont un plus au cours magistral ou exposé magistral. De part, leur contenu, ils renforcent le contenu du cours magistral grâce à l'application des notions théoriques qui y sont vues et étudiées. Les travaux dirigés offrent un environnement qui permet d'offrir un enseignement individualisé, personnalisé et modelé selon les besoins des apprenants.

Après avoir vu deux méthodes d'enseignement rattachées aux stratégies d'enseignement centrées sur les enseignants, nous voyons dans les lignes qui suivent les méthodes d'enseignement rattachées à l'enseignement indirect.

Méthodes dans l'enseignement indirect

Les méthodes d'enseignement indirectes, tout comme les stratégies sont des méthodes centrées sur les apprenants. Ces méthodes indirectes sont généralement très motivantes pour les apprenants, car elles leur donnent la possibilité de participer de manière active à leur apprentissage. Par ailleurs, la démarche réflexive qui les caractérise aide les apprenants à mieux comprendre le monde qui les entourent car ils organisent et traitent les informations différemment des autres cours et d'autres contextes (Khaldi,

2011). Parmi les méthodes d'enseignement se rattachant aux stratégies d'enseignement indirectes nous avons retenu dans cette étude les travaux dirigés et l'étude de cas. Les travaux dirigés ayant été présentés plus haut, certes dans leur version traditionnelle, nous présenterons ici uniquement l'étude de cas.

Dans la méthode d'enseignement, travail dirigé, le principe de base reste le même que l'on soit dans les stratégies d'enseignement directes ou indirectes. Sauf que, dans cette dernière l'enseignant met tout en œuvre pour faire participer les apprenants et les faire sortir de leur passivité généralement observée quand cette méthode est utilisée par le formateur (Moutault et al., 2006).

➢ *L'Étude de cas*

L'étude de cas est une méthode d'enseignement où une situation – problème réel ou fictif - est présentée aux apprenant-e-s afin qu'ils puissent l'étudier. L'étude de cas par une démarche de résolution de problème va permettre à l'apprenant de poser un diagnostic, de proposer des solutions, d'avoir recours à une démarche cohérente, de déduire des règles et principes applicables à la vie réelle ou à des situations similaires. L'étude de cas permet à l'apprenant d'avoir conscience de l'existence de plusieurs approches de résolution de problèmes pour la même situation problématique. Son objectif n'est donc pas que l'apprenant trouve la bonne solution, mais plutôt que l'apprenant ait recours à une démarche cohérente et applicable dans un contexte réel. Cela va susciter chez lui le développement de processus mentaux de niveau supérieur tels l'analyse, la synthèse, le jugement et l'intégration des connaissances et font donc de l'étude de cas une méthode intéressante sur le plan pédagogique (Chamberland et al., 2003). L'étude de cas est une formule qui comporte une période d'enseignement-apprentissage, de durée et de fréquence variable. La disponibilité en temps et la présence de nombreux imprévus sont deux inconvénients majeurs à son utilisation. Comme dans toutes les méthodes d'enseignement, pour que l'étude de cas soit planifiée, l'enseignant doit au préalable définir les objectifs d'apprentissage visés, connaître les caractéristiques du groupe d'apprenants et tenir compte de ses disponibilités temporelles.

Étude autonome

Les méthodes d'enseignement rattachées à l'étude autonome ont pour but d'encourager chez l'apprenant l'initiative personnelle dans le processus d'apprentissage, la confiance en soi et l'auto-perfectionnement.

Dans le cadre de cette recherche, nous avons retenu les travaux dirigés. Les travaux dirigés ayant été vu plus haut, nous ne revenons pas dessus.

Enseignement collaboratif/interactif

Parmi les méthodes d'enseignement qui se rattachent dans l'enseignement collaboratif, nous avons retenu dans cette étude les groupes de recherches ou travaux de groupe.

➢ *Travail de groupe ou groupe de recherche*

Le travail de groupe est une méthode d'enseignement où les apprenants sont mis en petit groupe sous un mode interactif pour réaliser une tâche, ou une activité plus ou moins structurée dans le but d'atteindre un ou des objectifs fixés à l'avance. L'enseignant dans son rôle de superviseur, médiateur, explique préalablement aux apprenants ce qui est attendu d'eux, les éléments nécessaires pour atteindre les objectifs, le temps alloué, les contraintes à respecter.

Pendant le travail de groupe, l'enseignant doit circuler d'un groupe à l'autre pour orienter, régler des conflits qui peuvent naître entre membres, encourager les apprenant-e-s. Cette activité est fortement socio-centrée, et pédo-centrée. Plusieurs types d'équipe peuvent exister : équipe restreinte (2 à 5 membres), permanente (plusieurs activités réalisées ensemble), homogène (membres avec affinités communes), définie (membres répondent à des critères définis par l'enseignant), intra-muros (l'essentiel du travail se fait en classe), nombreuse (plus de 6 membres), temporaire (activité ponctuelle), hétérogènes (caractéristiques diversifiées des membres), extra-muro (travail s'effectue en dehors de la classe), non défini (apprenant-e-s sont réunis sans critères spécifiques) (Guillemette & Leblanc, 2012).

Le travail de groupe favorise le développement des compétences de collaboration chez les apprenants, permet aux apprenants de s'exprimer, permet d'approfondir davantage certains aspects de l'enseignement, permet une rétroaction rapide des acquis, permet un enseignement réciproque entre les enseignés et les enseignants. Parmi les limites de cette méthode d'enseignement, on peut relever, la difficulté d'évaluer la participation individuelle des membres, difficultés d'organisation de certains groupes, le suivi et l'accompagnement des groupes nécessite pour l'enseignant de disposer de beaucoup de temps.

Apprentissage par l'expérience

Cette stratégie regroupe en son sein des méthodes d'apprentissage qui sont inductives et axées sur l'apprenant et ses activités. Il y sera question pour l'apprenant de faire une réflexion personnelle sur une expérience et son application à d'autres situations similaires. Parmi les méthodes retenues dans le cadre de ce travail, nous avons l'observation du terrain, la simulation clinique qui sera étudiée dans une autre articulation du chapitre.

➢ *L'observation du terrain*

Encore appelé stage, ou immersion professionnelle, ou apprentissage basé sur la communauté ou observation est une méthode d'enseignement où l'enseignant utilise des ressources autres que celles scolaires afin de faire comprendre un concept, une notion aux apprenants ou pour les aider dans l'apprentissage de compétences (Chamberland et al, 2003). Cette méthode d'enseignement peut s'effectuer de deux manières. L'enseignant peut faire intervenir un professionnel du milieu dans la classe ou alors la classe descend sur le terrain. Il est cependant fondamental qu'après l'observation du terrain, un feedback avec les apprenants soit fait. Il permet de discuter avec eux, pour non seulement pour évaluer l'observation, mais aussi construire leurs apprentissages (Guillemette & Leblanc, 2012). Pour qu'il y ait réussite de cette méthode, il faudrait que les deux principales articulations de la méthode soient planifiées et organisées à l'avance. Cette méthode d'enseignement offre la possibilité aux apprenants de vivre une expérience, de sortir de la théorie à la pratique, de faciliter un apprentissage par les aspects concrets d'un concept, favorise la rétention et la compréhension de contenu, permet une confrontation et une interaction avec le milieu, permet la création de ponts entre les acteurs du milieu et les institutions de formations ce qui peut être favorable pour l'employabilité des apprenants. Toutefois, les apprenants ne retirent pas tous les mêmes bénéfices éducatifs de l'immersion professionnelle et n'arrivent pas tous à assimiler ; la timidité de certains augmente leurs difficultés à rencontrer les personnes-ressources, bénéfique pour la construction de leurs connaissances. La mise en pied de cette méthode nécessite la présence de plusieurs ressources, humaines, parfois matérielles et surtout temporelles. Il est aussi fondamental d'avoir accès ou de trouver sur le terrain de bonnes ressources humaines et matérielles pour l'encadrement et un milieu pertinent pour garantir un meilleur apprentissage.

Conclusion partielle

Ce premier chapitre a permis de situer le jugement clinique comme une compétence fondamentale en science infirmière, au cœur de la qualité des soins. Nous avons exploré l'évolution des approches pédagogiques et examiné les difficultés rencontrées par les formateurs pour développer cette compétence chez les apprenants. Les différentes stratégies d'enseignement actuellement employées montrent leurs limites, notamment dans le contexte africain où les méthodes traditionnelles prédominent. L'analyse des moyens d'évaluation du jugement clinique a également mis en évidence la nécessité d'utiliser des outils adaptés, capables de mesurer cette compétence dans toute sa complexité. Ces constats soulèvent une question essentielle : sur quelles bases théoriques pouvons-nous nous appuyer pour comprendre et optimiser le développement du jugement clinique ? C'est précisément à cette question que s'attache le chapitre suivant, en explorant les fondements théoriques du raisonnement et du jugement clinique. Cette exploration nous permettra d'établir un cadre conceptuel solide pour analyser les processus cognitifs impliqués et identifier les approches pédagogiques les plus prometteuses, particulièrement la simulation clinique qui fera l'objet d'une attention spéciale dans la suite de cet ouvrage.

Chapitre 2 : Bases théoriques du raisonnement et du jugement clinique

Ce deuxième chapitre explore les bases théoriques du raisonnement et du jugement clinique, fondements essentiels pour comprendre comment cette compétence se développe chez les apprenants en science infirmière. Après avoir établi l'importance du jugement clinique dans le chapitre précédent, nous approfondissons ici ses dimensions conceptuelles et ses modèles théoriques. Nous commençons par clarifier l'étymologie et les définitions du raisonnement clinique, en le distinguant des concepts associés. Cette analyse nous permet d'identifier les antécédents et les conséquences de ce processus cognitif complexe, illustrés par des cas modèles et limites. Nous examinons ensuite comment le raisonnement clinique s'inscrit dans les différents champs de la profession infirmière et se concrétise à travers les étapes de la démarche de soins. La compréhension des facteurs qui favorisent ou freinent le raisonnement clinique nous conduit naturellement à l'analyse du jugement clinique proprement dit, avec ses modèles théoriques et les stratégies d'enseignement qui contribuent à son développement. Cette exploration théorique constitue le socle nécessaire pour aborder, dans les chapitres suivants, les applications pratiques de ces concepts dans la formation des infirmiers, particulièrement à travers la simulation clinique.

I/ Développement du jugement clinique

Pour étudier ce concept, nous pensons qu'il est important de préciser de prime abord, ce que nous entendons par développement du jugement dans le cadre de cette recherche. Après cette clarification nous aborderons par la suite, l'analyse conceptuelle du jugement clinique.

Le développement, synonyme d'augmentation, de déploiement, est perçu ici comme l'acquisition de cette aptitude à émettre une appréciation, un jugement. C'est la capacité que pourrait déployer l'apprenant en Science Infirmière à émettre un jugement clinique. Il va s'agir pour les apprenants de mobiliser leurs connaissances à agir rapidement et d'évaluer l'efficacité de leurs interventions. Le développement des compétences est amélioré par la mobilisation des connaissances (Tardif, 1999, 2006). Le développement du jugement pourrait être favorisé par ailleurs par la verbalisation du processus de traitement des données chez les apprenants. Ces résultats rejoignent ceux de Simoneau et al. (2012) et de Simoneau et Paquette (2014) qui promeuvent l'efficacité de la simulation clinique pour une meilleure préparation des apprenants en formation initiale avant leurs expériences de stages cliniques. La combinaison systématique de l'action (simulation) et de la réflexion (débreffage) crée un « espace-temps » favorable à l'intégration et au transfert des apprentissages (Fanning & Gaba, 2007 ; Levett-Jones & Lapkin, 2014). Les périodes de débreffage suivant chaque simulation favorisent la réflexion après l'action, processus essentiellement intellectuel, ce qui donne l'occasion à l'apprenant-e de recourir à certaines stratégies cognitives pour mieux soutenir théoriquement ses interventions professionnelles. Ainsi, la « réflexion pendant l'action » et « la réflexion sur l'action » (Schön, 1983) permettent de capitaliser l'expérience vécue lors d'activités pédagogiques dans des contextes d'apprentissages en situation authentique. Les erreurs font partie de la feuille de route d'un apprenant en simulation. Celles-ci deviennent plutôt un problème à résoudre plutôt qu'une faute à réprimander (Simon et al., 2010), ce qui est pédagogiquement intéressant, car se présente alors l'opportunité de cultiver la mise à niveau des standards de pratique dans un univers exempt de risques (Berragan, 2011 ; Murray et al., 2008), mais assez proche de la vie réelle pour engager activement l'apprenant-e dans ses apprentissages.

L'articulation et la structuration optimales des connaissances dans la tête des apprenants se traduisent éventuellement par une communication professionnelle plus efficace. Engager et maximiser des activités où l'on instaure un « dialogue cognitif » s'avère une stratégie pédagogique à optimiser, une responsabilité à partager entre apprenants et professeurs. La qualité de l'accompagnement pédagogique en situation authentique s'inscrit dans un compagnonnage cognitif (Collins et al., 1991), perspective socio-cognitiviste où l'appui du professeur s'articule autour des processus cognitifs de l'apprenant afin de favoriser le développement d'une pensée progressivement autonome et critique (Bédard et al., 2000 ; Frenay & Bédard, 2004). Dans cette optique, le formateur observe, guide, donne une rétroaction, explore et remet en question la démarche de l'apprenant, tout en explicitant à haute voix ses stratégies de résolution de problèmes (Collins et al., 1991 ; Vanpee et al., 2009).

Il serait inopportun de parler du jugement clinique sans en évoquer la genèse. Parler de l'ascendant du jugement clinique passe par la présentation ce qu'est le raisonnement clinique infirmier, qui fera l'objet de cette prochaine section. Cette présentation sera faite en évoquant les modèles théoriques du jugement clinique. Ensuite nous évoquerons les stratégies en faveur du développement du jugement clinique et nous achèverons cette partie en montrant le lien qui existe entre le raisonnement clinique et le jugement clinique.

II/ Raisonnement clinique

Le raisonnement clinique ou démarche de soins infirmiers est l'instrument de travail de l'infirmier. C'est à travers lui que cette dernière met en œuvre ses activités professionnelles. Il est pour Phaneuf (1998), un processus intellectuel et délibéré, structuré selon des étapes logiques et ordonnées, utilisé pour planifier des soins personnalisés visant le mieux-être de la personne soignée. Dans le même sens, le raisonnement clinique, Selon l'analyse de Côté et St-Cyr Tribble (2012), le raisonnement clinique serait : analyser et interpréter les données de façon systématique en utilisant des stratégies cognitives et cognitives pour générer des hypothèses et des solutions alternatives aux problèmes cliniques. Il s'agit d'un outil d'investigation, d'analyse, d'interprétation, de planification et d'évaluation des soins infirmiers. Le raisonnement clinique est un processus complexe qui est la substance même de la pratique infirmière (Higgs & Jones, 2000). Il oriente toutes les décisions et toutes les actions que les infirmières posent (Charlin et al., 2003 ; Da Silva Bastos Cerullo & De Almeida Lopes Monteiro Da Cruz, 2010 ; Psiuk, 2010).

L'analyse du concept de raisonnement clinique, permettra non seulement de clarifier le concept, de le définir dans le cadre de cette étude, d'en distinguer des concepts connexes souvent confondus tout en précisant leurs liens (Cutcliffe & Mckenna, 2005) en plus de permettre d'identifier les facteurs influençant le raisonnement clinique et par conséquent, de comprendre les décisions et interventions prises par l'infirmier dans les situations qu'elle rencontre au cours de sa carrière.

II-1/ Étymologie du concept et concepts associés

Le terme « raisonnement » vient du mot latin *raciocinium* et signifie: « évaluation, utilisation de la raison » (Da Silva Bastos Cerullo & De Almeida Lopes Monteiro Da Cruz, 2010). Il s'agit d'« opération de la pensée qui consiste à enchaîner des jugements logiques et à tirer des conclusions » (*Le petit Larousse*, 2018), pendant que « clinique » vient du grec *klinikos* et signifie au chevet du patient, le lieu où il reçoit des soins (Da Silva Bastos Cerullo & De Almeida Lopes Monteiro Da Cruz), ou « par examen direct des malades, à leur chevet » (*Le petit Larousse*). Le raisonnement clinique serait donc étymologiquement l'utilisation de la réflexion par un clinicien qui recueille des données à partir d'observations directes et indirectes du malade, à son chevet, pour en arriver à établir des conclusions.

Plusieurs concepts sont utilisés parfois à tort comme synonymes et ont été confondus dans la littérature. Parmi ceux-ci on peut citer : le raisonnement clinique, le raisonnement diagnostique, la prise de décision, la résolution de problèmes, l'heuristique, le jugement clinique et la pensée critique (Da Silva Bastos Cerullo & De Almeida Lopes Monteiro Da Cruz, 2010; Simmons, 2010). Il nous semble nécessaire d'en préciser les points de divergences pour une meilleure compréhension et de voir les liens qui existent entre eux. Après une recension de la littérature, plusieurs définitions de ces termes en sont ressorties. Pour une meilleure lisibilité, ils sont présentés dans le tableau qui suit. Le Tableau 4 fait la synthèse des principales assertions des concepts connexes, excluant toutefois celle du raisonnement clinique qui fait l'objet de cette analyse.

Tableau 4

Synthèse des définitions des concepts connexes

Raisonnement diagnostique	Raisonnement dont le but est de révéler les troubles, les maladies, les handicaps du patient, donc d'arriver à un diagnostic (Jones et al., 2000).
Prise de décision	Génération d'une décision, résultat du raisonnement clinique tangible (Mcallister & Rose, 2000). Choisir entre des options, agir (Matteson & Hawkins, 1990).
Résolution de problème	Action de résoudre de trouver une solution à un problème (*Le petit Larousse*, 2018).
Heuristiques	Stratégies informelles de la pensée servant de guide à l'investigation d'un problème (Simmons, 2010). Règles mentales qui assistent le raisonnement et qui s'acquièrent avec l'expérience (Fonteyn & Fisher, 1995).
Jugement clinique	Conclusion clinique provenant de la collecte des données issues des observations du patient grâce à l'utilisation des opérations mentales hypothético-déductives, dans le respect de l'autonomie professionnelle (Psiuk, 2010). Habileté à reconnaître certaines récurrences, à concentrer les données recueillies, à évaluer selon les priorités (Benner et al, 1992). Façon dont les infirmières comprennent les problèmes impliquant les patients (Benner, 1984) : activité de résolution des problèmes qui commence par l'évaluation et le diagnostic infirmier, suivis de la planification et de l'intervention infirmière dirigée vers la résolution du problème diagnostiqué (Tanner, 2006).
Pensée critique	Processus, orientation de la pensée incorporant le domaine de la cognition et le domaine affectif, impliquant des habiletés et des attitudes nécessaires pour le développement du raisonnement clinique (Da Silva Bastos Cerullo & De Almeida Lopes Monteiro Da Cruz, 2010). Utilisation du jugement professionnel pour évaluer les connaissances en lien avec le raisonnement clinique (Fonteyn & Ritter, 2000).

Source : Côté et St-Cyr Tribble (2012)

II-2/ Approche définitionnelle du raisonnement clinique

Le concept de raisonnement clinique ne bénéficie pas encore d'une définition consensuelle, en Science Infirmière. Il est souvent confondu avec d'autres termes comme on le voit dans le Tableau 7. Le tableau 8 suivant, intitulé : « Définitions du raisonnement clinique » présente cependant des définitions qui lui ont été attribuées au fil du temps. Nous avons retenu celles qui existent dans la littérature depuis une trentaine d'années. Ce tableau 5 permet de ressortir les différences ainsi que les points de convergence entre les définitions, ceci en tenant compte des années de publication.

Tableau 5

Définitions du raisonnement clinique, en ordre chronologique de publication

Auteur	Définitions
Fonteyn (1991)	Processus cognitif que les infirmières utilisent lorsqu'elles analysent les données provenant du patient pour planifier les soins de manière à en obtenir de bons résultats (Fonteyn, 1991).
Gordon et al. (1994)	Forme de jugement clinique dont les étapes sont : rencontrer le patient, collecter les données, formuler une hypothèse de diagnostic, rechercher plus d'informations pour confirmer ou infirmer l'hypothèse, arriver à un diagnostic et déterminer les actions (Gordon et al., 1994).
Higgs et Jones (1995)	Processus cognitifs et stratégies que les infirmières utilisent pour comprendre la signification des données provenant du patient, identifier et diagnostiquer les problèmes, pour prendre des décisions cliniques pour la résolution du problème et arriver à de bons résultats pour le patient (Higgs & Jones, 1995).
Phaneuf (1998)	Un processus intellectuel et délibéré, structuré selon des étapes logiques et ordonnées, utilisé pour planifier des soins personnalisés visant le mieux-être de la personne soignée (Phaneuf, 1998)
Ritter (1998)	Processus impliquant l'inclusion d'évidences qui optimisent les résultats des patients (Ritter, 1998).
Higgs et Jones (2000)	Processus de réflexion visant à une recherche d'informations de manière à obtenir une compréhension contextuelle et profonde d'un problème clinique et une bonne base pour une intervention clinique (Higgs & Jones, 2000, p.10).

	Processus dans lequel le clinicien, en interagissant avec les autres, structure le sens, les buts et les stratégies basées sur les données cliniques, le jugement et les connaissances (Higgs & Jones, 2000, p.11). Étapes du processus du raisonnement clinique : génération d'hypothèses, recherche d'informations, analyse de données, diagnostic (Higgs & Jones, 2000). Processus de la pensée intangible, rarement expliqué qui mène à une décision clinique. Ce qui se passe entre la collecte de données et la génération d'une décision (Higgs & Jones, 2000, p.205).
Charlin et al. (2003)	Activité intellectuelle où l'information collectée est assimilée aux connaissances professionnelles et aux expériences antérieures pour en arriver à la décision la plus efficace (Charlin et al., 2003).
Tanner (2006)	Processus par lequel les infirmières et les autres cliniciens font leurs jugements, génèrent et pèsent les alternatives et choisissent la plus appropriée (Tanner, 2006).
Hoffman (2007)	Processus logique par lequel l'infirmier collecte les données, traite l'information, arrive à une compréhension du problème ou de la situation du patient, planifie, intervient, évalue les résultats (Hoffman, 2007).
Psiuk (2010)	Processus intellectuel hypothético-déductif qui utilise les données provenant de l'observation du patient pour arriver à une décision de soins (Psiuk, 2010).
Simmons (2010)	Processus cognitif complexe qui utilise les stratégies formelles et informelles de la pensée pour assembler et analyser les informations provenant du patient, évaluer la signification de ces informations et générer et peser les alternatives (Simmons, 2010).
Côté et St-Cyr Tribble (2012)	L'utilisation de la cognition et de stratégies cognitives pour analyser et interpréter des données dans une démarche systématique pour générer des hypothèses et des alternatives de solutions afin de résoudre un problème clinique (Côté & St-Cyr Tribble, 2012)

Source : auteure, tableau adapté de Côté et St-Cyr Tribble (2012)

Le constat fait au regard de ces définitions est que les points communs de celles-ci sont : processus cognitifs, stratégies cognitives, collecte des données, analyse des données, compréhension d'un problème, jugement, générer des alternatives, qualité de soins. Grâce à la revue de la littérature, on peut considérer l'utilisation de la cognition, l'utilisation de stratégies cognitives (heuristiques, métacognition, inférences), une démarche systématique d'analyse et d'interprétation des données, la génération d'hypothèses, la génération d'alternatives comme les attributs du concept de raisonnement clinique (Côté & St-Cyr Tribble, 2012).

Précisons cependant que Simmons (2010), dans son analyse sur le raisonnement clinique effectuée selon la méthode de Rogers, identifie, à titre d'attributs, la délibération, les heuristiques, les inférences, la métacognition, la logique et l'intuition (Simmons). En comparant avec Côté et St-Cyr Tribble, (2012) la délibération a été remplacée par la génération d'hypothèse; les heuristiques, les inférences et la métacognition ont été regroupées sous la forme de stratégies cognitives et la logique n'a pas été retenue, car elle n'est pas toujours présente et ne peut donc être une caractéristique propre au raisonnement clinique. L'intuition étant l'expression d'un sentiment instinctif d'un événement à venir, ou encore, la connaissance directe et immédiate de la vérité sans l'aide d'un raisonnement, elle ne saurait faire partie des caractéristiques du raisonnement clinique.

En dehors des attributs relevés par Côté et St-Cyr (2012), Psiuk (2010), identifie dans son analyse conceptuelle du raisonnement clinique, la maîtrise d'autres connaissances en sciences médicales et en sciences humaines, le jugement clinique et la qualité de la relation d'aide comme attributs du concept du raisonnement clinique (Psiuk). Notons toutefois que l'auteure n'explicite pas précisément la méthode d'analyse retenue dans le cadre de sa démarche.

De l'analyse de Psiuk (2010) et Simmons (2010), nous pensons que, même sans connaissances, l'infirmier ou l'apprenant utilisera son raisonnement, émettra des hypothèses pour arriver à prendre une décision. De ce fait, les connaissances sont plutôt un préalable au déclenchement du raisonnement clinique et non une caractéristique fondamentale. Dans ce même ordre d'idée, il n'est pas primordial d'effectuer une relation d'aide avec un patient pour utiliser son raisonnement clinique, bien qu'il soit préférable de l'inclure dans ses décisions, puisqu'elle est une norme de la profession. Toujours dans ce sens, le jugement clinique, qui est en fait une conclusion clinique provenant de la collecte des données et à la suite de l'utilisation des opérations mentales hypothéticodéductives (analyse et interprétation des données) ne saurait être un attribut (Psiuk), parce qu'il est une conséquence du raisonnement. La définition du raisonnement clinique peut donc se résumer à l'utilisation de la cognition et de stratégies cognitives pour analyser et interpréter des données dans une démarche systématique pour générer des hypothèses et des alternatives de solutions afin de résoudre un problème clinique.

II-3/ Antécédents et conséquences du raisonnement clinique

Est considéré comme antécédents d'un concept tout ce qui vient avant lui, tout ce qui précède le concept avant qu'il ne soit nommé (Dallaire, 2008). De ce fait, les antécédents du concept de raisonnement clinique seraient donc les éléments qui favorisent son apparition. Ces éléments peuvent donc être l'expérience du professionnel ou de l'apprenant, dans son domaine, ses connaissances, sa mémoire à court et à long terme, la perception de signaux, la collecte de données ainsi que l'utilisation de l'intuition (Côté & St-Cyr Tribble, 2012). Notons que ces signaux peuvent être des éléments perçus par le professionnel qui nécessite un approfondissement de la collecte. Pour Simmons (2010), il faut, citer également le besoin perçu par l'infirmier d'intervenir et la perception cognitive (Simmons), qui est inclus ici sous la forme de la perception de signaux. Pour Psiuk (2010), il faut ajouter comme antécédent du concept, la pensée humaniste, qui se manifeste par l'utilisation de bonnes techniques de communication et de relation d'aide dans la relation avec le patient et qui permettrait d'adopter un comportement favorisant le raisonnement inductif. Or comme nous l'avons relevé plus haut pour les attributs, le processus de raisonnement peut être enclenché sans pour autant qu'une relation d'aide soit mise en place. Même en absence de pensée humaniste ou de bonnes techniques de communication, le raisonnement clinique peut être effectué. Ces éléments facilitent simplement la mise en place et l'évolution du processus sans pour autant être à son origine.

Si les antécédents correspondent à ce qui vient avant le concept, les conséquences, sont les éléments qui découlent de l'apparition du concept. Ils sont les conséquences, ou encore les résultats possibles de cette apparition. Parmi les conséquences du raisonnement clinique nous pouvons citer : l'élaboration d'un jugement clinique, la prise d'une décision, le passage à l'action (la décision d'intervenir ou non), et, finalement, la résolution ou non du problème. Dans l'étude de Simmons, le choix, les inférences, l'évaluation des alternatives et la conscience cognitive de signaux additionnels ont été répertoriés (Simmons, 2010). Le choix de Simmons est étroitement lié avec la prise de décision : lorsqu'on prend une décision, on a atteint une conclusion, un choix se fait. Ainsi, la prise de décision est retenue également pour nous, comme conséquence. Pour ce qui est de l'inférence, elle est par définition une déduction, c'est une des stratégies cognitives impliquées dans le raisonnement de ce fait, elle est un attribut et ne peut donc pas être une conséquence. Par ailleurs, des éléments relevés par Simmons comme l'évaluation des alternatives qui est un attribut du concept et survient avant la prise de décision et ne saurait donc être conséquence. Nous ne sommes pas aussi d'avis avec la conscience cognitive de signaux additionnels qui eux sont antécédents du concept. Le jugement clinique, lui est l'habileté à reconnaître certaines récurrences, à concentrer les données recueillies, à évaluer selon les priorités (Benner et al., 1992). Il inclut l'idée que certaines données peuvent être présentes et ne pas être prises en compte selon le contexte et le moment. Finalement, les références empiriques sont les indicateurs mesurables du concept, de ses attributs. La survenue du raisonnement clinique pourrait être vérifiée et mesurée par l'exactitude du diagnostic auquel le professionnel de la santé est arrivé, par l'action (l'intervention ou non) appliquée, par la qualité de soins obtenue, par les résultats obtenus chez le patient et par la résolution ou non du problème clinique (Côté & St-Cyr Tribble, 2012). Psiuk (2010), dans son analyse du raisonnement clinique nommait les transmissions orales et écrites ainsi que les synthèses interdisciplinaires comme conséquences. Celles-ci consistent à rapporter des faits et elles n'impliquent pas nécessairement l'utilisation du raisonnement clinique. C'est pour cette raison que nous avons préféré ne pas les retenir comme conséquences du concept de raisonnement clinique.

Nous pouvons dire en définitive avec Côté et St-Cyr Tribble (2012), que le raisonnement clinique en Science Infirmière est l'utilisation de la cognition et de stratégies cognitives pour analyser et interpréter des données de façon systématique, de générer des hypothèses et des alternatives de solutions pour résoudre un problème clinique. Fonteyn et Ritter disaient déjà en 2000 qu'il guide les infirmiers à formuler un jugement clinique, les orientent dans leur prise de décision, dans leur planification et dans leurs interventions infirmières qui elles sont axées vers une bonne qualité de soins.

Exemple d'un cas modèle et d'un cas limite

Le cas modèle dans l'analyse de concept d'après la méthode de Rodgers (2000) ou encore de Walker et Avant (2005), est un exemple concret du concept qui contient tous ses attributs. Il illustre parfaitement le concept (Hupcey et al., 1996). Pendant que le cas limite est un exemple qui ne contient pas tous les attributs du concept, certains attributs importants ne sont pas présents ce qui rend le concept incertain (Hupcey et al.). Ces cas aident à justifier le choix des attributs, à montrer la définition réelle du concept. Les exemples de cas modèle et de cas limite présentés ici sont issus de l'analyse conceptuelle proposée par Côté et St-Cyr Tribble (2012).

Le cas modèle d'Emmanuelle permettra d'analyser le raisonnement clinique. Emmanuelle est une nouvelle infirmière. Elle a sous sa responsabilité, Monsieur Pierre Martin, 60 ans, admis pour dyspnée d'origine inconnue. Lorsqu'elle entre dans la chambre de son patient à 16 h 15, elle remarque qu'il est pâle et diaphorétique. Sa respiration est rapide et superficielle. Du tirage abdominal est visible. À l'auscultation pulmonaire, elle entend des bruits anormaux, mais elle ne sait pas les nommer. Monsieur Martin lui dit avoir une douleur sous forme de serrement au thorax et la sensation d'étouffer. À la lueur des informations recueillies, Emmanuelle soupçonne une altération de la fonction respiratoire et des échanges gazeux perturbés ce qui l'amène à penser à un infarctus ou à de l'angine, à un œdème aigu du poumon, à une embolie pulmonaire et à une crise d'asthme. C'est la première fois que cela lui arrive. Elle sait qu'elle doit intervenir. Elle peut aller chercher une infirmière qui a plus d'expérience, elle peut appeler l'inhalothérapeute, elle peut aller chercher le médecin ou elle peut intervenir auprès du patient. Elle décide donc d'appeler pour avoir l'aide d'une infirmière plus expérimentée pendant qu'elle prend les signes vitaux du patient.

Dans cet exemple, tous les attributs du concept du raisonnement clinique sont présents et démontrent bien ce qu'est le raisonnement clinique : la cognition (la réflexion), les stratégies cognitives (la reconnaissance de ses limites à l'aide de la métacognition), l'analyse des données (examen mental des différentes données), l'interprétation des données (le sens attribué aux données), la génération d'hypothèses (de diagnostics infirmiers et médicaux), la génération d'alternatives (d'interventions). L'expérience et les connaissances, la perception de signaux et la collecte de données sont les antécédents du raisonnement clinique qui sont aussi présents dans cette situation. Les conséquents présents ici sont la prise de décision d'intervenir et le passage à l'action (prise de signes vitaux et appel à l'aide).

Voici, maintenant un cas limite, le cas d'Antoni qui laisse un doute sur le concept qui est introduit puisqu'il manque des attributs du raisonnement clinique. Antoni est l'infirmier (ière) responsable des soins de Madame Gilberte qui est admise pour syncope et chute. Lors d'une de ses tournées de soins, il entre dans la chambre et la retrouve inconsciente, couchée sur le sol. Comme elle ne se réveille pas à la stimulation légère et qu'elle présente un saignement au niveau du cuir chevelu, il en déduit qu'elle a fait une commotion et il va chercher de l'aide pour la recoucher au lit. Il n'a pas réfléchi sur la raison de sa chute. S'il avait fait un examen plus approfondi, donc collecté des données additionnelles, il aurait vu qu'elle ne respirait pas et que sa fréquence cardiaque était très rapide, il aurait généré des hypothèses sur les raisons de sa chute et des alternatives d'intervention. Comme il n'a pas collecté plus de données, le raisonnement n'a pas été enclenché. Dans ce cas-ci, il manque donc trois attributs du raisonnement clinique : la démarche systématique d'analyse et d'interprétation des données, la génération d'hypothèses et la génération d'alternatives ce qui a mené à une décision inappropriée.

L'analyse du concept raisonnement clinique a permis de bien le clarifier, ainsi que de montrer le lien qui existe entre ce dernier et le concept de jugement clinique. Il a été clairement montré que le jugement clinique est une conséquence du concept de raisonnement clinique. Or c'est le jugement clinique, qui est un concept clé de ce travail de recherche. Nous souhaitons observer au cours de cette étude si la simulation clinique est une stratégie d'apprentissage qui favorise le développement du jugement clinique chez les apprenant-e-s en science infirmière. C'est-à-dire la capacité de ceux-ci à émettre ou non un jugement clinique. Cette analyse a par ailleurs permis de définir et de le distinguer des concepts connexes souvent confondus. De plus, elle a permis d'identifier des facteurs influençant le raisonnement clinique et par conséquent, la prise de décision et l'intervention infirmière.

II-4/ Champs de la profession infirmière et raisonnement clinique infirmier

Pour qu'une mise en œuvre efficace et efficiente de la démarche de soin ou du raisonnement clinique infirmier soit effective, cela nécessite que soient mobilisés quatre champs de la discipline infirmière : la prestation de soins, la gestion, la formation et la recherche.

Infirmière et champs d'exercice de la profession

S'agissant du champ de la prestation des soins, la démarche de soins requiert des capacités cognitives, interpersonnelles, et techniques (Phaneuf, 1998). En effet l'infirmier, pour la faire, doit mobiliser des connaissances pluridisciplinaires (anatomie, physiologie et physiopathologie, pharmacologie, psychologie, anthropologie, sociologie, etc.), il doit avoir un esprit d'analyse et de synthèse et des habiletés dans la relation soignant-soigné, car elle nécessite d'entrer en relation avec l'autre. Enfin, il doit avoir des compétences techniques pour la mise en œuvre des interventions.

S'agissant du champ de la gestion, pour mettre efficacement en œuvre la démarche de soins, ou raisonnement clinique infirmier, il devrait exister des règles d'organisation et des procédures dans le service. Celles-ci devraient décrire ce qui doit être fait pour les différentes étapes de la démarche de soins. À titre d'exemple, comment devrait être fait l'entretien d'accueil, ce qui est recherché, etc. Le service devrait disposer d'outils pour faciliter la collecte de données, élaborer le plan de soin, assurer les transmissions, etc. L'infirmier gestionnaire de l'unité de soins ou du service devrait définir, dans le cadre de la démarche de soins, qui fait quoi. Quand ? Afin de permettre la traçabilité des responsabilités et la prise en charge des bénéficiaires de soins. Il devrait par ailleurs assurer un leadership capable de mener son équipe vers la mise en œuvre de ce processus. Les infirmières-chefs d'unités de soins ou de service devraient également réfléchir pour adapter ce processus à la spécificité de leur structure, service ; notamment la composition qualitative et quantitative en personnel, car il est un outil de gestion. Enfin il devrait rédiger une philosophie de soins et amener le personnel soignant à se l'approprier.

S'agissant du champ de la formation, les programmes des écoles doivent insister sur la connaissance des problèmes sur lesquels l'infirmier a compétence, ainsi que les moyens d'aider la personne à y remédier. Par ailleurs, la formation continue au sein des établissements de santé devrait permettre aux infirmiers d'actualiser leurs connaissances sur ce processus et la prise en soin des problèmes de santé des bénéficiaires tenant compte des mutations de l'environnement et du milieu dans lequel elle exerce.

S'agissant du champ de la recherche, celui-ci interroge les trois premiers et vise la compréhension des situations de soins non encore explorées et l'amélioration de la connaissance de celles déjà explorées. La démarche de soins, inscrite dans le modèle de la complexité, ne s'enferme pas dans le processus, les procédures et protocoles ; elle prend en compte l'imprévue, les aléas, l'expérience subjective des bénéficiaires de soins. La recherche permet d'explorer ces situations afin d'en améliorer la connaissance. Pour ce faire l'infirmier doit respecter les étapes du processus de soin infirmier ou du raisonnement clinique.

II-5/ Étapes de la démarche de soin ou du raisonnement clinique infirmier

La démarche de soins est une norme de la pratique et se compose d'étapes logiquement ordonnées, chacune devant respecter certaines normes de la pratique infirmière qui contribue à lui conférer sa scientificité. Il comprend cinq étapes d'après Phaneuf (1998).

La collecte des données : qui est une quête systématique d'information sur la personne sur le plan biopsychosocial, son état de santé, son parcours thérapeutique. Elle est l'outil de base pour une prise de décision éclairée et rationnelle donc du raisonnement clinique infirmier. Dans la démarche de soins, elle permet une bonne compréhension de l'expérience santé-maladie que vit la personne, la famille ou la collectivité. L'information est l'élément fondamental, la base de tout processus de résolution de problème ou de décision. Les données informent principalement sur deux points, sur le contexte socioculturel et démographique dans lequel la personne évolue et sur la personne soignée elle-même. Sans la collecte, aucun diagnostic infirmier ou jugement clinique ne peut être posé, aucune action réfléchie ne peut être posée et aucune évaluation ne peut être faite. Il ne peut pas exister à proprement parler de raisonnement clinique sans collecte des données, car sans elle l'infirmier ne peut donc pas aboutir à un exercice efficace de son rôle et répondre aux besoins de santé du patient qui prennent en compte son environnement de vie.

L'analyse et l'interprétation : Il s'agit d'un processus mental qui vise à examiner les relations entre les différentes données collectées. Dans la pratique quotidienne, elle se passe dans la tête de l'infirmier et n'est pas consignée dans le dossier de soins. Le but de cette étape est, à partir de l'ensemble des informations recueillies, d'aboutir à un jugement clinique infirmier ou au diagnostic infirmier. Cette étape selon Perry et Potter (1995) doit se faire conformément au but de la profession infirmière, au rôle de l'infirmier et à l'origine des difficultés de la personne. Analyser et interpréter ne sont pas des termes synonymes. Chacun correspond à des opérations bien précises. Analyser signifie scruter, approfondir, chercher à distinguer, à décomposer en partie, à rattacher à des classifications, à établir des rapports. L'analyse suppose également le regroupement des données pour en constituer un schéma d'ensemble. Tout ceci permet de voir comment se présentent les problèmes de soins et d'en établir les liens et priorités entre les problèmes. Interpréter veut dire expliquer donner un sens. Cela signifie expliquer l'origine ou la cause du problème de dépendance, ou encore les facteurs qui y contribuent : définir les sources de difficulté (Phaneuf, 1998).

La planification : est la troisième étape de la démarche des soins ou du raisonnement clinique infirmier. Elle découle directement de l'analyse et interprétation des données qui permet à l'infirmier d'identifier un ou plusieurs problèmes auxquels il faut ensuite apporter des solutions. Les solutions seront ici des interventions qui contribueront à promouvoir la santé, à prévenir ou éliminer la cause du ou des problèmes ou tout au moins à en diminuer les effets des problèmes identifier pendant l'étape de collecte ou d'analyse et interprétation. Alors que l'étape de collecte est une étape de dialogue avec la personne, celle de l'analyse et interprétation est une étape intellectuelle, celle de la planification est plutôt tournée vers l'action. La planification consiste à déterminer les objectifs précis, les moyens propres à mettre en œuvre pour les atteindre dans un délai prévu (*Le Petit Larousse*, 2018). Par analogie, planifier les soins veut dire établir un plan d'action, prévoir les étapes, les moyens à mettre en œuvre, les gestes à poser, les précautions à prendre. Il s'agit en bref d'organiser une stratégie de soins bien définie à l'avance (Phaneuf, 1998).

La mise en œuvre des interventions : cette étape de la démarche de soins constitue le moment de la réalisation du plan d'intervention initié à l'étape de la planification. Il s'agit de l'étape de l'administration des soins infirmiers (autonome ou de collaboration). Pendant cette phase plusieurs acteurs interviennent. Le premier est le patient qui « exécute » les actions planifiées pour lui. Il y a aussi l'infirmier (et l'équipe de soins infirmiers) qui supervise ses actions. Elle encourage, informe, enseigne, manifeste son empathie, apporte son aide au patient dans le processus d'autonomie de celui-ci, procède à toutes sortes de soins autonomes ou de collaboration dont le patient est l'objet. Nous avons également les membres de la famille qui dans une certaine mesure interviennent dans l'administration des soins (soins d'hygiène et de confort).

L'évaluation : Elle est certes la dernière étape du raisonnement clinique, mais n'en est pas moins importante. Elle consiste à porter un jugement sur le travail de l'infirmier par rapport aux résultats obtenus. C'est en réalité un questionnement, une réflexion qui se fait sur des actions et orientations décidées par la soignante. L'évaluation est une condition absolue de la qualité des soins. Sans ce feed-back il serait impossible de juger de l'efficacité des actions/interventions menées. Cette étape permet d'en identifier les raisons et de réfléchir sur la manière de corriger la situation.

II-6/ But du Raisonnement clinique Infirmier ou de la Démarche de soins

Selon Phaneuf (1998, p. 57), la démarche de soins a pour but de : fournir un cadre pour la planification des soins infirmiers, personnaliser les soins afin de mieux répondre aux besoins de la personne, découvrir et maximiser les ressources personnelles et les ressources extérieures de la personne, planifier les interventions qui permettent de conserver à la personne un état de bien-être et d'indépendance optimal, coordonner le travail de l'équipe en indiquant ce qu'il faut faire et qui doit faire, assurer la continuité des soins malgré les différents quarts de travail, les changements d'équipes et les remplacements.

II-7/ Récapitulatif de ce qui favorise ou freine le raisonnement clinique

Le tableau 6 suivant récapitule les éléments en faveur ou non du raisonnement clinique.

Tableau 6

Récapitulatif de ce qui favorise ou freine le raisonnement clinique

Ce qui favorise le raisonnement clinique	Ce qui freine le raisonnement clinique
Observation « active » qui induit un questionnement : est-ce qu'il y un problème ?	Observation « passive » qui n'éveille pas de questionnement, les éléments sont relativisés sans mener d'enquête, non perçus comme significatifs
La recherche des données du problème, prise d'information : • auprès de la personne soignée • auprès des soignants • auprès de la famille dans les dossiers.	• Pas de recherches de données puisque pas de perception du signe
Pose des hypothèses avec recherche d'éléments confirmant ou infirmant ces hypothèses	Pas de questionnement, pose des conclusions non vérifiées.
Inférences et Connaissances construites à partir des expériences antérieures, recherche de sens	Connaissances peu recherchées
Savoirs théoriques recherchés	Savoirs théoriques insuffisamment voire pas mobilisés
L'élaboration du sens du soin. Un soin co-élaboré avec les professionnels ou réélaboré seul : soigner et comprendre.	Un soin qui s'inscrit dans une efficacité mécanique Un soin réalisé par mimétisme : reproduire sans comprendre
Anticipation du soin : • identifie les buts, • visualise, • repère les invariants opératoires, • construits ses règles d'actions.	pas d'anticipation construite, reste au niveau de la reproduction.
Une posture réflexive : • pendant l'action : questionnement • après l'action : - la confrontation à la trace objective du soin permet des prises de conscience. - l'entretien d'autoconfrontation accompagne la mise en récit (passage de l'implicite à l'explicite), la conceptualisation du soin, la construction du sens. • Anticipation : projette les changements pour les soins à venir	Une posture « mécanique » Pas de questionnement Pas de prise de conscience lors de la confrontation à la trace objective du soin.

Source : Belpaume (2009)

III/ Jugement clinique

La présente articulation est consacrée à l'analyse du concept de jugement clinique. Il s'agit d'un concept fondamental dans la pratique infirmière. Cette analyse sera faite à travers cinq articulations. La première tentera d'apporter une approche définitionnelle du concept, la deuxième nous présentera quelques modèles de jugement clinique recensés dans la littérature, la troisième articulation de cette section exposera le choix du modèle théorique retenu dans le cadre de cette recherche ; la quatrième, présentera, quelques stratégies d'apprentissage favorisant le développement du jugement clinique, la cinquième articulation quant à elle établira le lien entre raisonnement clinique et jugement clinique.

III-1/ Approche définitionnelle

Le jugement, adverbe venant du verbe juger est pour Psiuk (1990), une opération qui permet d'énoncer une opinion, un avis, après avoir fait un raisonnement sur une question, une difficulté, une hypothèse de problème. Le jugement, dans son sens étymologique, serait donc une aptitude de l'esprit permettant de bien juger les choses qui ne font pas l'objet d'une connaissance immédiate certaine ni d'une démonstration rigoureuse. Il est l'exercice même de cette faculté : c'est une idée, une appréciation, une opinion que l'on se fait à la suite d'un questionnement, une réflexion.

Tanner définit le jugement clinique de l'infirmier, à partir d'une revue systématique de deux cents articles. Elle précise que par jugement clinique, on entend une interprétation ou une conclusion au sujet des besoins d'un patient, de ses inquiétudes ou de ses problèmes de santé et/ou de la décision d'agir (ou pas), d'employer, de modifier et même d'improviser des approches considérées comme appropriées en fonction de la réponse du patient (Guitard & Michaud, 2011). Pour Phaneuf, (2008), le jugement est une idée, une opinion claire que l'infirmier se fait à la suite d'un processus d'observation, de réflexion et de raisonnement sur les données observées. Il est en somme la conclusion qu'il (elle) en tire (Dabrion, 2011).

Le jugement est une idée, une opinion explicite émise par une infirmière après observation, réflexion et raisonnement sur des données observées. Bref, la conclusion est que Le jugement clinique est un concept très complexe. Il est nécessaire dans des situations d'incertitude, d'ambiguïté, voire de conflit d'éthique, d'intérêts ou de valeurs (Tanner,

2006). Pour certains, il s'agit d'un processus de réflexion et d'évaluation qui porte sur la réponse de l'infirmier aux multiples préoccupations du patient (Lasater, 2007). Il nécessite des savoirs théoriques de la part de l'infirmier, une connaissance particulière de la personne soignée (Dallaire & Dallaire, 2008) et une connaissance de la culture et du contexte de l'unité de soins où il est exercé (Tanner, 2006). Les jugements sont fondés sur les connaissances, les attitudes et la pratique professionnelle réflexive (Higgs et al., 2008). Les mécanismes décisionnels maniés lors du jugement clinique sont de deux ordres : soit analytique, soit intuitif. Ils sont choisis selon que l'information est consciemment utilisée ou non (King & Mcleod, 2002). Pour Depuis et Lefebvre (1993), le jugement clinique serait en soins infirmiers, poser un diagnostic infirmier et déterminer des interventions infirmières afin de résoudre des problèmes. Pour y parvenir, l'infirmier utilise un processus de résolution de problèmes qu'on appelle la démarche de soins infirmiers.

Le jugement clinique résulte d'une combinaison de plusieurs activités procédurales et cognitives complexes. Il s'agit ici à l'observation, aux raisonnements, aux réflexions et aux processus décisionnels. Ces différentes activités prennent « sens » en relation avec les connaissances inter reliées du professionnel. Cet ensemble d'activités s'articule avec la position, voire la posture critique qu'adopte le soignant, ceci en se soumettant aux règles éthiques et déontologiques professionnelles. Le jugement clinique permet ainsi aux professionnel-le-s de la santé particulièrement les infirmiers de construire et d'évaluer les problématiques principales des clients, la gravité des situations, les priorités de soins et de surveillance, et de prendre des décisions adaptées à chaque bénéficiaire de soins. Il est à noter que la notion de jugement est associée à l'absence de certitudes et que ce même jugement évolue en fonction des différents stades de l'expertise de l'infirmier. La figure 6 suivante nous présente le processus de jugement clinique d'après Phaneuf (2008).

Figure 2

Processus de jugement clinique d'après Margot Phaneuf (2008)

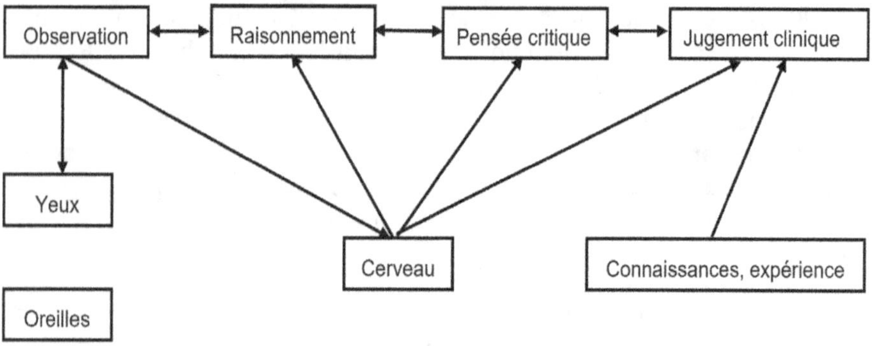

Source : Moncet (2015)

Benner (1995), le jugement clinique progresse avec l'expertise et s'appuie sur la capacité à voir la situation dans son ensemble pour une intervention appropriée. Dallaire et Dallaire (2008) ajoutent que le jugement clinique se bonifie pour devenir « une saisie intuitive de la situation » suite à l'accumulation de nombreuses connaissances. Quels en sont les modèles théoriques ?

III-2/ Modèles théoriques du jugement clinique

Une revue de la littérature sur les modèles théoriques du jugement clinique laisse transparaître quatre modèles théoriques du jugement clinique. À savoir : le Clinical Judgment Model du NCSBN (Dickison et al., 2019), Lasater Clinical Judgment Model (Lasater, 2017), NCLEX Clinical Judgment Model et Tanner's Clinical Jugdment Model (Tanner, 2006). L'analyse de ceux –ci nous permet de les regrouper en deux modèles théoriques du jugement clinique. Il s'agit du Lasater Clinical judgment Model qui est le même modèle théorique que Clinical Judgment Model du NCSBN et NCLEX Clinical Judgment Model et le Tanner's Clinical Jugdment Model. Dans cette section de notre travail, nous présenterons donc les deux modèles théoriques du jugement clinique identifiés et préciserons celui qui a été retenu pour l'étude.

Lasater Clinical Judgment Model

Le NCSBN (*National Council State Boards of Nursing-Clinical Judgment Model)* a mené des travaux de recherche sur le jugement clinique, celles-là ont conduit à la création d'un modèle de jugement clinique (MJC) (Dickison et al., 2019). Le MJC a été conçu pour explorer de nouvelles façons d'évaluer le jugement clinique dans la profession infirmière cela dans la perspective de la délivrance d'une autorisation d'exercer. L'écart entre ce qui est évalué pendant l'examen et ce qui est enseigné pendant la formation des infirmiers a permis la mise sur pied un modèle de travail incorporant les concepts spécifiques du modèle du jugement clinique (MJC).

Figure 3

Modèle de jugement clinique du NCSBN

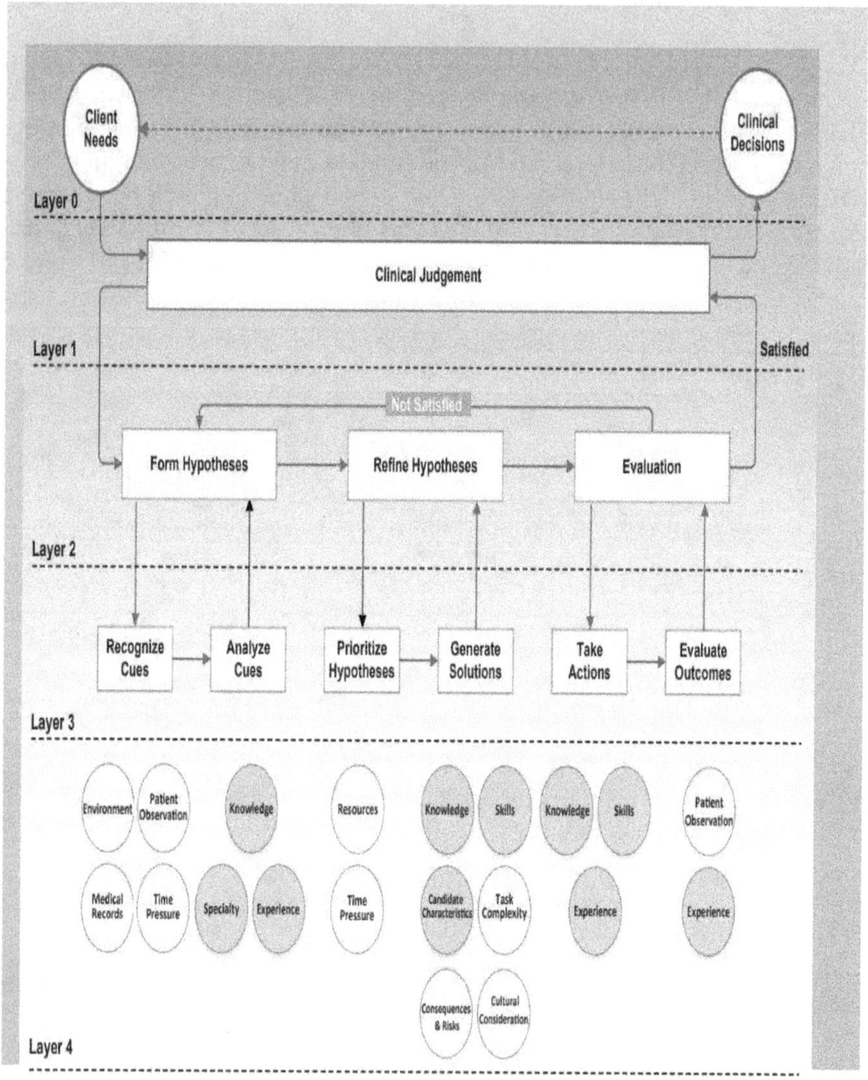

Source : Dickison et al., 2019

Connaître le lien qui existe entre le MJC et la profession infirmière est un gage pour la compréhension du modèle du travail. Les niveaux 3 et 4 du MJC définissent le processus cognitif permettant à l'infirmier de prendre des décisions au niveau 2. Que la réponse du client au niveau 2 soit satisfaisante, ou non l'infirmier a la possibilité de naviguer, d'aller et venir dans l'ensemble des processus cognitifs aux niveaux 3 et 4. Le jugement clinique de niveau 1 pris dans son intégralité, influencé par la suite sur la décision clinique concernant les besoins du client au niveau 0.

Le niveau 3 du MJC est décisif lorsqu'il s'agit d'évaluer la formation et les examens destinés aux infirmiers débutants par rapport à leur développement du jugement clinique sur une période donnée. Le niveau 3 comporte 6 étapes, dont un processus répétitif qui s'améliore avec le temps, car il est accompagné d'une expérience en soins infirmiers et d'une exposition clinique continue. Pour les infirmières débutantes, ce processus est systématique et délibéré. Cependant, au fur et à mesure que l'infirmier quitte le statut d'infirmière débutante à infirmière experte, elle gagne en expérience clinique, effectue les étapes plus rapidement et d'une façon plus naturelle (Dickison et al., 2019).

L'ajout des facteurs individuels et environnementaux au niveau 4 crée un scénario réaliste. Combiné entre eux, les niveaux 3 et 4 du MJC aident à déterminer les comportements attendus dans une situation clinique ou un cas de figure. Ces comportements attendus déterminent si une infirmière peut prendre une décision clinique appropriée (Dickison et al., 2019).

L'une des particularités du modèle théorique MJC est qu'il offre en plus du cadre psychométrique et du cadre d'évaluation visant à assurer la cohérence des questions, la possibilité de construire les niveaux 3 et 4 sous forme de format servant d'outil de formation en Science Infirmière appelé modèle de travail (Dickison et al., 2019). Le modèle de travail est un outil servant à définir les éléments constitutifs du MJC et les comportements attendus que l'apprenant doit connaître et mettre en œuvre. Grâce à lui, les enseignant-e-s peuvent déterminer quels aspects du processus de prise de décision clinique, un apprenant doit maîtriser ainsi que les aspects à améliorer (Dickison et al.). Par ailleurs, le modèle de travail peut servir de référence aux enseignants pour leur permettre de formuler leurs propres questions d'examen. De par sa structure cohérente, le modèle de travail aide à la mesure des étapes individuelles du jugement clinique tout en créant un scénario clinique réaliste. Il est conçu de manière à pouvoir couvrir tout scénario clinique pertinent qu'une infirmière débutante peut rencontrer. L'avantage d'utiliser ce modèle de travail est qu'il combine les compétences cliniques et les connaissances théoriques d'une manière qui peut être succincte, mesurable et facilement reproductible (Dickison et al.).

III-3/ Modèle théorique du jugement clinique : Théorie de Tanner

Des chercheur-e-s en Science Infirmière, tels que Chapados et al. (2013), ont pensé concevoir le modèle théorique de la notion de jugement clinique comme une évaluation de l'état de santé d'un client. Elles s'appuient notamment sur les travaux de Tanner (2006) et son modèle du jugement clinique entendu comme une « décision clinique ». La démarche initiale du raisonnement est influencée par le contexte, l'expérience personnelle et professionnelle de l'infirmier, ainsi que par sa relation avec le client. Pour Tanner (2006), le jugement clinique « comprend le processus de formulation d'hypothèses, la confrontation des hypothèses aux données probantes et le choix de celle qui est la plus appropriée. Il comprend aussi les modes de raisonnement dits pratiques (le pattern récognition et l'intuition entre autres) » (Tanner, 2006). Le modèle de Tanner prend en compte le processus du raisonnement clinique dans le processus global de jugement clinique. Le raisonnement clinique résulte des étapes de traitement des premières données et de leur confrontation à la dynamique motivationnelle de l'infirmier, ainsi que de la partie purement cognitive du raisonnement. L'intuition est intégrée au modèle de Tanner, mais une ambiguïté demeure sur la relation qu'entretient l'intuition avec la caractéristique de rapidité (l'efficience) du raisonnement ou avec les autres facteurs dont Tanner admet qu'ils résistent à l'analyse (Nagels, 2017). L'ambiguïté s'explique si on considère que le modèle de Tanner se base essentiellement sur une perspective algorithmique du jugement clinique, c'est-à-dire sur une méthode générale pour résoudre un ensemble de problèmes. Un algorithme est agencé en différentes sous-parties relevant chacune de sous-problèmes identifiés, mais il doit rester concis et précis pour ne pas porter à confusion (Nagels). Tanner a bâti son modèle alternatif sur une base algorithmique : « Le jugement clinique est considéré comme une activité de résolution de problèmes, à commencer par l'évaluation et le diagnostic des soins infirmiers (Nagels). Il procède de la planification et précède la mise en œuvre d'interventions infirmières visant à résoudre les problèmes diagnostiqués et culminant dans l'évaluation de l'efficacité des interventions » (Tanner, 2006).

Tanner s'inscrit dans une théorie phénoménologique, complétée par quelques apports de la psychologie cognitive sur la résolution de problème et les biais cognitifs liés à la décision rationnelle (Nagels, 2017). Le choix de la phénoménologie, et de son caractère exploratoire et singulier lié à l'expérience individuelle, reste discutable pour formuler les invariants d'un raisonnement devant être acquis par tous, parce qu'essence même de notre pratique infirmière au quotidien (Nagels). Chercher le sens de l'expérience du raisonnement clinique à travers une série de cas individuels permet, à l'intérieur d'un paradigme constructiviste, de proposer une vision du monde singulière et spécifique à chaque individu (Nagels). Mais si la réalité du monde est une expérience particulière de chacun. Comment des organisations professionnelles ou des formateurs pourraient-ils donc sélectionner une vision du monde plutôt qu'une autre ? Analyser directement l'expérience vécue d'une personne, le faire sans hypothèse préalable théoriquement fondée, puis la considérer comme valide, à l'égale de toutes les autres dès lors qu'elle est observée ou exprimée, suppose de privilégier des interprétations de cas individuels. Les régularités et la fréquence présentes au sein du groupe professionnel ne peuvent pas être établies avec certitude. L'approche phénoménologique, puissante sur l'analyse de cas individuels, montre ses limites sur le partage de ses résultats au plan collectif. Or, pour enseigner le raisonnement et le jugement clinique, il est indispensable de formuler les invariants valables pour une classe de situations et non pas seulement pour une situation individuelle (Nagels). L'approche phénoménologique ne peut assurer qu'une composante du jugement clinique identifiée dans l'expérience d'une personne serait plus « vraie » qu'une composante exprimée par une autre personne (Nagels). On ne peut pas conclure avec certitude. Prenons pour exemple, les composantes « réflexion sur l'action » et « réflexion dans l'action », qui sont les composantes les plus spécifiques du jugement clinique. Elles sont au cœur du modèle et en signent l'originalité. Nous constatons que Tanner ne donne pas de précisions permettant l'opérationnalité de la notion.

La réflexion dans l'action se réfère à la capacité des infirmiers à «lire » le patient, comment il ou elle répond aux soins infirmiers, et à ajuster les interventions fondées sur cette évaluation. Une grande partie de cette réflexion dans l'action est tacite et non évidente, à moins qu'il n'y ait une rupture et que les objectifs de soin ne soient pas atteints (Tanner, 2006).

Comment les infirmiers décryptent-ils l'état de santé des patient-e-s, par quels processus et avec quelles ressources cognitives ? Comment celles-ci sont-elles organisées ? Que la réflexion dans l'action soit « tacite et non évidente » nous renvoie au caractère implicite et non conscient des processus cognitifs qui assurent le succès de nos routines au travail.

Selon Tanner (2006), le jugement clinique des infirmiers engage *«un processus de traitement des informations, la formulation d'hypothèses, l'activité clinique subséquente et la réflexion dans l'action »*. Le modèle de

Tanner comprend les modes de raisonnement dits analytiques et pratiques comme l'intuition et le schéma de reconnaissance des caractéristiques cliniques *(pattern récognition)*. L'auteure a proposé un modèle du jugement clinique qui tient compte de quatre processus inhérents à celui-ci : le constat, l'interprétation, la réaction et la réflexion. Le modèle de Tanner (2006) illustré à la figure 4, met en évidence les relations entre les différentes ressources sollicitées par l'infirmier lors du traitement de l'information clinique. Plusieurs facteurs, tels que le contexte de la situation ainsi que l'expérience personnelle et professionnelle de l'infirmie influencent les stratégies cognitives qu'elle déploie. Le modèle de Tanner mise sur l'importance de la réflexion pour enrichir le raisonnement clinique. Cette réflexion critique comprend le retour sur l'expérience, l'analyse des événements et la mise en relation des différentes données.

Figure 4

Le modèle de jugement clinique selon Tanner (2006)

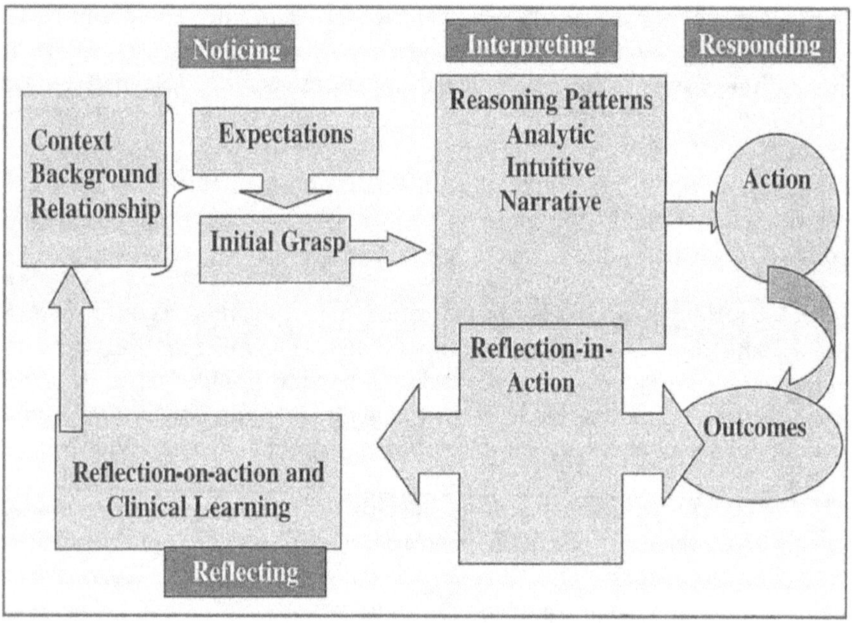

Le modèle de jugement clinique infirmier développé par Tanner définit tout « processus de traitement de l'information, formation d'hypothèses, activité clinique subséquente et réflexion en action » (2006, p. 208).

- Un retour sur l'expérience ;

- Une analyse et une mise en relation des données ;

- Si nécessaire, une régulation du mode de pensée (Nielsen et al., 2007).

L'apprenant en situation d'apprentissage dans le cadre de l'utilisation du modèle du jugement clinique de Tanner, confronté à des situations cliniques qui simulent la réalité, sera incité à réorganiser rapidement ses connaissances, à formuler des hypothèses cliniques appropriées et à agir promptement. Lors des périodes de débriefing, les activités de pensée réflexive sont préconisées (Fanning & Gaba, 2007). L'apprenant est ainsi appelé à mobiliser ses savoirs agir complexes, *appelés compétences* (Tardif, 2006) dans le but de répondre et de comprendre une situation similaire à la réalité professionnelle. L'apport de la simulation clinique pourrait ainsi optimiser le processus du jugement clinique infirmier et permettre la qualité des soins qui seront ultimement dispensés en contexte hospitalier.

Après avoir présenté les deux modèles théoriques sur le jugement clinique retenu, dans la littérature, il est nécessaire de préciser que dans le cadre de ce travail, c'est le modèle théorique de Lasater qui sera retenu. En effet une revue de la littérature sur les méthodes d'enseignement favorisant le développement du jugement clinique chez les apprenants en Science Infirmière, permet de faire le constat selon lequel, le modèle théorique de Tanner a été le modèle théorique le plus utilisé pour l'opérationnalisation du jugement clinique ainsi que pour l'évaluation de l'acquisition de cette compétence chez les apprenants en Science Infirmière. Cependant depuis quelque temps, ce dernier tend à être de plus en plus remplacé par le modèle du jugement clinique de Lasater et al. (2019) malgré sa précocité. En effet, son opérationnalisation et son utilisation dans la formation des apprenant-e-s en Science Infirmière permettent plus aisément de mesurer les indicateurs du développement du jugement clinique et d'évaluer du même coup le degré d'acquisition de cette compétence chez l'apprenant. On pourrait ainsi suivre l'évolution de l'acquisition de cette compétence chez les apprenants. On peut donc, observer un apprenant qui part du stade de débutant à exemplaire en passant par le stade d'être en développement pour l'acquisition de la compétence et enfin être accompli. Par ailleurs, il a été conçu de façon à intégrer dans un modèle de travail quotidien, les concepts spécifiques d'un modèle théorique du jugement clinique. La prochaine articulation présente quelques méthodes en faveur du développement du jugement clinique chez les apprenants en Science Infirmière.

III-4/ Stratégies d'enseignement favorisant le développement du jugement clinique

Les théoriciens et les formateurs ont progressivement développé et intégré dans les programmes de formation, des variétés de stratégies, permettant de développer les habiletés multiples et complexes qui composent le « jugement clinique ». Notons toutefois que même si l'enseignement de la démarche systématique est d'une grande importance pour la profession, elle ne représente cependant plus « la » seule et unique façon de procéder. Tanner (2006) précise par ailleurs qu'une entière confiance en ce seul modèle pour guider la formation infirmière serait un mauvais service à rendre aux apprenants. Nous pensons qu'il est important de présenter quelques stratégies favorisant le développement du raisonnement clinique avant celles contributrices au développement du jugement clinique, car l'on ne peut évoquer le jugement clinique sans parler du raisonnement clinique.

Corcoran-Perry et Narayan (2000) décrivent quelques stratégies éducationnelles permettant de développer ce qu'elles désignent sous le vocable de « raisonnement clinique ». Certaines stratégies insistent sur les processus cognitifs, d'autres par contre sur l'organisation des connaissances. Quelques stratégies mettent encore en tension les processus cognitifs et l'organisation des connaissances. À titre d'exemples, les stratégies suivantes ont pu être recensées : la formulation d'analogies, le processus hypothético-déductif et le testing des hypothèses, le modèle interactif qui se fonde sur la théorie des schèmes, penser à haute voix (Thinking aloud), la réflexivité à propos de l'action, les simulations en laboratoire d'habiletés cliniques, l'aide au raisonnement avec des moyens informatiques,

Pour ce qui est du jugement clinique, des stratégies permettant de développer le « jugement clinique » sont proposées notamment celles utilisées dans le cadre du projet C.E.P.S.S : les simulations filmées en laboratoire d'habiletés cliniques, l'utilisation de « patient simulé », l'utilisation d'une grille Examen clinique Objective Structurée (E.C.O.S.), la réflexivité à propos de l'action, le processus hypothético-déductif et le testing des hypothèses (Glynn, 2012; Gerdemann et al., 2013; Bartlett et al., 2008). Il faut relever toutefois que les stratégies sont au service de l'apprentissage, elles n'en sont pas des finalités. L'utilisation de la simulation clinique par exemple, contribue à aider les apprenant-e-s à se professionnaliser par l'action. Ce n'est donc pas pour le plaisir de faire du théâtre. Tout comme l'exemple de la sixième stratégie proposée (penser à haute voix).

Comme nous l'avons relevé plus haut, l'utilisation des stratégies est un moyen et non une finalité. À cet effet, le jugement clinique doit reposer sur des données fiables et crédibles. L'apprenant doit être capable de réaliser un recueil de données clair, suffisamment précis et fiable pour échafauder une construction mentale comme le jugement clinique. Ainsi, dans les ateliers d'habiletés, il est pertinent de développer les habiletés dites « moins complexes » ou « de base » ou encore « constitutives », en prérequis des ateliers sur le jugement clinique. Au-delà, nous pensons qu'il est difficile de demander à un apprenant en tout début de formation de formuler des jugements cliniques. Il doit d'abord commencer par maîtriser les habiletés cliniques de base et connaître les normes. Il doit apprendre préalablement à récolter des données de façon précise. Nous insisterons par conséquent sur le principe du « moins complexe au plus complexe » dans la formation des activités dites « pratiques » telles que préconisées par Zimmermann, et al. en 2019.

Étant donné que l'étude est consacrée à la simulation clinique, nous présenterons davantage la stratégie intégrant l'usage du matériel audiovisuel, l'examen clinique objectif structuré (E.C.O.S.), la pratique réflexive tout en n'évoquant que superficiellement la simulation clinique.

L'usage du matériel audiovisuel comme stratégie

Les apprenant-e-s d'aujourd'hui sont de la génération « internet » où l'image et les sons sont médiatisés. L'utilisation des caméras et autres moyens audiovisuels est perçu comme un moyen dynamique, novateur permettant d'apprendre en s'observant et en s'écoutant. L'observation d'un document vidéo numérisé permet à l'apprenant de s'auto-informer, et de manière spécifique de : confronter ses impressions subjectives et son analyse avec des images et des paroles « relativement objectives »; les angles de prise de vue et la qualité des images et du son pouvant, influer sur l'objectivité, découvrir de nouveaux éléments de la simulation réalisée, vérifier l'organisation, la priorité des actions et leur inscription temporelle (timing), observer la position du corps dans l'espace, observer les réactions du patient simulé.

Les formateur-e-s trouvent aussi des avantages à l'utilisation des moyens audiovisuels. S'ils sont présents lors des tournages, ils peuvent revérifier l'évaluation des prestations de l'apprenant et rechercher de nouveaux éléments. Lors de la simulation, l'apprenant peut, par exemple, se présenter au patient de façon incomplète. Malgré une grille d'évaluation bien construite, il est possible d'oublier certains éléments ou d'être distrait par un bruit dans la salle ou un problème de caméra. De plus, après plusieurs simulations, une diminution de la concentration du professeur est envisageable. La vidéo peut ainsi apporter des éléments supplémentaires. En revanche, si les professeurs sont absents du tournage, ils peuvent découvrir les prestations des apprenants.

- Les vidéos étant numérisées et le timing affiché, il est intéressant de pouvoir situer les actions dans le temps. Nous pourrons par exemple découvrir qu'après seulement 2 minutes, l'apprenant s'est présenté, s'est désinfecté les mains, a installé confortablement son patient, tout en écoutant ses demandes et ses préoccupations. L'enchaînement, l'organisation et la priorité des actions sont intéressants à regarder pour identifier les schèmes d'action de l'apprenant.
- La vidéo est une aide à l'apprentissage. Elle ne doit donc pas être vue uniquement comme un moyen de surveillance et de contrôle. Par ailleurs, si le visionnement des séquences apporte des compléments d'information aux professeurs, il nous apparaît cependant impossible, pour le moment du moins, d'évaluer sommairement des prestations sur la seule base d'enregistrement vidéo.

Les angles de vue peuvent être trompeurs et désavantager l'apprenant. La qualité sonore étant pour l'instant médiocre, il est fort possible que des propos soient inaudibles ou que des « bruits parasites » rendent l'audition difficile. De plus, le cadrage choisi par le caméraman donne une dimension et une ambiance particulière L'image n'est ainsi probablement pas toujours le reflet exact de ce qui s'est déroulé. Elle reste néanmoins un complément très intéressant et très apprécié des apprenants et des professeurs.

Examens Cliniques Objectifs Structurés

Les Examens Cliniques Objectifs Structurés (E.C.O.S.) ou en anglais Objective structured clinical examination (OSCE) ont été décrits en 1975 par R. Harden, un médecin écossais. Ses travaux initiaux portaient sur l'évaluation des compétences et des habiletés cliniques chez des apprenants finalistes de médecine. Harden et ses collaborateurs trouvaient que dans le cadre de la pratique clinique, il y avait trop de différences dans l'évaluation des apprenants, trop d'éléments subjectifs et de biais pour garantir l'équité entre les apprenants, la validité et la fiabilité des évaluations. Ainsi se développèrent progressivement, surtout dans les pays anglo-saxons, les évaluations de type « E.C.O.S. ». Ce type d'évaluation pratique a pris une telle ampleur dans le monde médical et infirmier, que des régions entières (états, provinces) valident les formations pratiques professionnelles sur cette base. Les « E.C.O.S. » peuvent être « sommatifs », c'est-à-dire à visée certificative, ou « formative » à visée éducationnelle. Les « E.C.O.S. » s'effectuent dans la plupart du temps en présence d'un patient simulé et peuvent aussi être organisés pour des simulations plus partielles comme la pose d'un cathéter veineux sur un mannequin d'exercice. Rushfort (2007) décrit leurs avantages de la manière suivante :

- Une plus grande objectivité dans la plupart des situations cliniques;
- La possibilité d'utiliser un plus grand collectif d'évaluateurs réduisant ainsi les biais éventuels;
- La réduction du risque que les apprenants soient évalués sur des critères différents;
- Mode d'évaluation vu positivement par les apprenants et les professeurs;
- Une possibilité de tester une très large palette d'habiletés;
- Motivant pour l'apprentissage;
- Haut niveau de fiabilité et de validité.

Comme autres stratégies pour le développement du jugement clinique, nous évoquons la pratique réflexive.

La pratique réflexive

En 1933, Dewey a introduit le concept de pensée réflexive et son importance dans la pensée critique. Plus tard, les travaux de Schön (1983) ont apporté une nouvelle contribution à la compréhension de la pratique professionnelle et du jugement professionnel à l'aide de la réflexion dans et sur l'action. Mais que signifie « pensée réflexive » et de quoi est fait ce type de pensée ? Pour Pallascio et al. (2004) in « Pensée et réflexivité » : le concept de pensée réflexive n'est pas récent. Dewey (1933), utilisait l'expression « pensée réflexive » en opposition à la pensée spontanée, voulant indiquer par-là « une manière de penser consciente de ses causes et de ses conséquences ». Connaître l'origine de ses idées libère l'individu d'une rigidité intellectuelle; pouvoir choisir entre plusieurs possibilités et agir sur elles est source de liberté intellectuelle. Connaître les conséquences des idées, c'est connaître leur sens puisque, comme Dewey, pragmatiste et disciple de Pierce, en était convaincu, ce sens réside dans leur application pratique, dans l'effet qu'elles ont sur le comportement individuel et sur le monde. La pensée réflexive dans le cadre d'activités argumentatives est, selon Auriac-Peyronnet (2004), constituée de trois composantes importantes. Nous pensons que la pensée réflexive est une forme de pensée multimodale et élaborée qui articule de manière flexible différentes composantes. Si penser n'est, en fait, qu'être capable d'échafauder une représentation lambda du réel, penser de façon réflexive serait donc mettre en œuvre :

1) Une pensée critique qui impose à cette représentation du réel l'édification de critères qui peuvent être ainsi débattus;
2) Une pensée créative qui pousse l'individu à rechercher des contrepoints, des dépassements du cadre original de sa pensée, des éléments originaux qui peuvent aussi faire l'objet de controverse;
3) Une pensée métacognitive qui suppose que l'individu peut faire retour sur tout ou partie des éléments cognitifs engagés dans le processus dynamique de sa pensée (Auriac-Peyronnet, 2004 p. 153).

La simulation en santé

Le principe de la simulation en santé

La simulation est une méthode pédagogique active et innovante, basée sur l'apprentissage expérientiel et la pratique réflexive (…) » « (…) Il réside sur l'utilisation d'un matériel tel que mannequin ou simulateur d'intervention, d'une réalité virtuelle ou d'un patient standardisé pour recréer des situations ou des milieux de soins (HAS, 2012).

C'est en fonction du niveau de formation et d'habileté des apprenant-e-s que l'une ou l'autre de ces approches peuvent être choisies. Elles sont utilisées seules ou en combinaison, en fonction de l'analyse de la situation et des objectifs pédagogiques définis :

- Réalisation de gestes techniques (usuels ou exceptionnels)
- Mise en œuvre de procédures (individuelles ou collectives)
- Raisonnement clinique diagnostique et/ou thérapeutique
- Gestion des comportements (mise en situation professionnelle, travail en équipe, communication, etc.)
- Gestion des risques (reproduction d'événements indésirables, capacité à faire face à des situations exceptionnelles, etc.).

La recension des écrits sur les stratégies de développement du jugement clinique révèle que la simulation clinique constitue une méthode pédagogique efficace dans le cadre de la formation en soins infirmiers. Elle permet notamment de fournir aux apprenants des outils leur permettant de développer des habiletés sur le plan techniques, cliniques et relationnelles. Plusieurs études ont mentionné les effets positifs de la simulation sur le niveau de confiance et de satisfaction des apprenants. D'autres ont confirmé qu'elle pouvait contribuer au développement du jugement clinique et à la réduction du niveau d'anxiété des formés. Cela indique que la simulation clinique est une méthode pédagogique innovante qui gagnerait à être étudiée en profondeur en vue d'une intégration systématique au programme de formation en soins infirmiers.

Lien entre raisonnement clinique infirmier et jugement clinique infirmier

Simmons (2010) articule que le raisonnement clinique est dynamique, étendu et récursif, alors que les informations, les interventions et les actions alternatives sont considérées ou abandonnées à de multiples points d'admission cognitifs. Avant de pouvoir entreprendre un raisonnement clinique, plusieurs prérequis sont nécessaires : l'expérience de la personne dans son domaine, ses connaissances, sa mémoire, la perception des signaux, la collecte de données, l'intuition (Côté & St-Cyr Tribble, 2012). Une fois observées, analysées et interprétées au moyen de stratégies cognitives, les données peuvent être exprimées en termes de problèmes diagnostiques et infirmiers (p. ex., troubles respiratoires et échanges gazeux) et de problèmes médicaux (p. ex., asthme, œdème pulmonaire aigu, angine, etc.) suite à l'observation, l'analyse et l'interprétation de données par des stratégies cognitives. Le raisonnement clinique est souvent assimilé à la prise de décision, alors que le jugement clinique s'apparente plus à la conclusion d'un raisonnement clinique (Côté & St-Cyr Tribble) et guidera les interventions et leur l'évaluation se concentre sur la réponse de l'infirmière aux multiples questions du patient (Lasater, 2007). Dans tous les cas, le jugement clinique est basé sur le raisonnement clinique. Il nécessite des connaissances théoriques chez les infirmières.

Le Jugement clinique est un processus de réflexion et d'évaluation qui se centre sur la réponse de l'infirmier aux multiples problèmes d'un patient (Lasater, 2007). Dans tous les cas, le jugement clinique se base sur le raisonnement clinique. Il nécessite des savoirs théoriques de la part de l'infirmier, une connaissance particulière et holistique de la personne soignée (Dallaire & Dallaire, 2008) et une connaissance de la culture et du contexte où il est mis en œuvre (Tanner, 2006). Le développement du jugement clinique résulte de « l'accumulation d'expérience, mais aussi d'une capacité à analyser les effets de sa pratique ainsi que l'ajout de connaissances » (Dallaire & Dallaire, 2008). Ce qui devrait être l'apanage des apprenants en Science Infirmière.

La première articulation de ce chapitre avait pour ambition de donner un sens dans le cadre de ce travail de recherche sur ce que nous entendons par développement du jugement clinique. Pour cela, nous avons commencé par donner un éclairage sur ce que l'on entend par jugement clinique dans cette recherche. Par la suite, l'analyse s'est poursuivie par l'opérationnalisation du concept de jugement clinique qui a été explicité de fond en comble en nous appuyant sur les théories de Tanner (2006) et de Lasater (2017). Cette articulation du chapitre s'est achevée en précisant de manière explicite le lien qui existe entre raisonnement clinique et jugement clinique. La section suivante est consacrée à l'analyse du concept apprenant en Science Infirmière.

IV/ Apprenants en science infirmière

L'analyse du concept d'apprenant en Science Infirmière sera faite en deux sections. La première consistera à présenter qui est considéré dans le cadre de cette recherche comme apprenant et la seconde à évoquer ce que nous entendons sous la dénomination de Science Infirmière.

IV-1/ Apprenants

Les apprenants dans le cadre de ce travail de recherche correspondent à la population d'étude. Cette population de recherche comprend tous les apprenants de troisième année inscrits dans le programme de formation en Science Infirmière à l'École des Sciences de la Santé de l'Université Catholique d'Afrique Centrale. Les apprenants devant faire partie de l'étude sont tous les apprenants admis en troisième année de Licence Science Infirmière et ceux admis en troisième année du diplôme d'État d'infirmier camerounais. Tous ces apprenants ont reçu des cours théoriques concernant le raisonnement clinique infirmier et par conséquent les enseignements sur le jugement clinique infirmiers. Par ailleurs, l'admission en troisième année de formation en Science Infirmière à l'ESS/UCAC suppose la validation des unités d'enseignement concernant également, les fondements en Science Infirmière, l'anatomie/physiologie, pathologies courantes dans le contexte camerounais ainsi que des unités d'enseignement en sciences humaines et en techniques de soins infirmiers qui sont des prérequis conditionnant l'utilisation du raisonnement clinique dans la prise en soin des patients. La technique d'échantillonnage ainsi que les critères d'inclusion et d'exclusion retenus pour la sélection des participants à l'étude seront présentés à la méthodologie.

IV-2/ Science Infirmière

Le concept de Science dérive du mot latin « scientia » qui signifie connaissance. Il s'agit d'un domaine du savoir humain qui forme un ensemble organisé de connaissances sur un objet déterminé et ayant une méthode. Il s'agit d'« *un discours descriptif et explicatif du monde* » (Gagnon & Hébert, 2000). Elle serait pour Lalande:

> Un ensemble de connaissances et de recherches ayant un degré d'unité, de généralité et susceptibles d'amener les hommes qui s'y consacrent à des conclusions concordantes qui ne résultent ni de conventions arbitraires, ni des goûts ou des intérêts individuels qui leur sont communs, mais de relations objectives qu'on découvre graduellement et que l'on confirme par des méthodes de vérification définies (2006, p. 954).

Elle n'est donc pas la « représentation » et encore moins la « conviction » d'un individu, mais plutôt sa « vérification » mettant ainsi en exergue la notion de méthode scientifique. Bachelard (1936). La méthode scientifique est donc prise comme : un type de cheminement intellectuel, un mode d'organisation et d'exposition de la pensée qui conditionne le choix des objets de recherche et de nature des connaissances que l'on en tire. Les différentes méthodes se distinguent en accordant une priorité de recherche à des façons différentes de saisir la réalité et constituent des processus dynamiques qui conditionnent les résultats sur lesquels la recherche peut déboucher (Gingra, 2003).

IV-3/ Qu'est-ce qu'est la science infirmière ?

Donner une définition de manière linéaire de ce qu'est la Science Infirmière, c'est-à-dire considérer les soins infirmiers comme une science pourrait être une activité assez complexe. Pour certains auteur-e-s ils ne peuvent l'être ou prétendre devenir scientifiques (Edward, 2001). La complexité de donner une définition des soins infirmiers comme science repose dans l'existence d'une opposition profonde entre les soins infirmiers contemporains et celui d'un discours qui d'une part, caricature et simplifie la science, souvent de façon outrancière afin d'en distinguer le savoir scientifique et, d'autre part, affirme un savoir un statut de profession aux soins qui reposent justement sur l'existence de savoir propre (Dallaire, 2008). Cette réticence à considérer les soins infirmiers comme science, découle aussi de l'écart perçu entre la théorie et la pratique infirmière. Engebretson (1997) propose de considérer le fossé perçu entre la pratique infirmière et la Science Infirmière comme le résultat de théories infirmières élaborées par des chercheuses ancrées dans la perspective disciplinaire alors que la pratique se déroule essentiellement dans un milieu dominé par le modèle biomédical. Cela fait que le paradoxe perçu entre pratique et savoir infirmier pourrait s'expliquer par la prédominance imposée de l'approche médicale sur les soins qui relèvent davantage d'une analyse sociologique de la pratique que d'une analyse philosophique du savoir infirmier. En tout état de cause, les publications scientifiques ainsi que la formation infirmière au niveau doctoral permettent d'envisager l'existence d'une discipline nommée Science Infirmière qui soit reconnu par la communauté scientifique mondiale ou tout au moins américaine. Dans cette optique avec Dallaire (2008), on peut dire la science infirmière est un ensemble de connaissances et de recherche ayant un degré d'unité et généralité qui découle de relations objectives qu'on découvre graduellement et que l'on confirme par des méthodes de vérification (Dallaire). Pour Donaldson et Crowley (1978), le Nursing serait une discipline qui regroupe en même temps des éléments de réflexion humaine et de sciences, raison sûrement pour laquelle on recommande une formation fondamentale ou libérale pour les infirmiers avant ou pendant leur formation professionnelle (Goulet, 1999, 2002 ; Levine, 1995). Le Nursing ou Science Infirmière ferait partie des sciences dites professionnelles. Celles-ci doivent comprendre des théories descriptives des phénomènes qui l'intéressent, découlant des recherches fondamentales et appliquées, et des théories prescriptives issues de la recherche clinique. Cela implique que la discipline infirmière comporte la recherche fondamentale, la recherche appliquée, ainsi que la recherche clinique. Tous ces aspects concourent au développement du savoir infirmier scientifique. Le Nursing étant donc une science, se caractérise comme toutes les autres par une méthode et un objet.

IV-4/ Quel est le domaine ou l'objet du nursing ?

Donner une définition de l'objet du nursing n'est pas une tâche aisée. Donalson (2002) constate un manque de consensus entre les chercheures en Science Infirmière. Pour certaines, le nursing serait l'étude d'un type particulier d'interaction patient-infirmière, d'autres encore vont utiliser un modèle théorique ou conceptuel particulier, pendant que les méta-théoriciennes iront plus vers un consensus au sujet de l'objet de la discipline (Parse, 1981 ; Meleis, 2005 ; Fawcett, 1999 ; Thorne, 2005). Discutant toujours de la quête d'un objet propre à la discipline infirmière, Perreault et Saillant (1996) affirment que des efforts théoriques ont porté prioritairement sur la construction de la notion de *care*, compilée aux aspects affectifs et expressifs de la maladie, distincte de la notion de *cure*, associée au traitement médical. À travers une analyse épistémologique, des bases théoriques de la Science Infirmière, l'on peut relever des points ancrages autour desquels s'organise l'ensemble des connaissances scientifiques appartenant à la discipline et qui en définissent l'objet ainsi que les quatre concepts santé, environnement, personne, soin. (Yura & Torres, 1975 ; Fawcett, 1999 ; Packard & Polifroni, 1991 ; Thorne et al., 1998). Sous un autre angle Collière (1996) offre une conception pour modéliser toute situation de soins qui s'apparente au méta-paradigme composé des quatre concepts que sont : santé, environnement, personne, soin. Pour Collière, les soins s'appréhendent à partir de trois ou quatre éléments toujours présents dans toute situation de soins. Ces éléments fondamentaux sont la personne et son histoire, sa maladie et les effets qu'elle entraine, ses proches et son environnement. Pour elle, la compréhension des soins à prodiguer aux patients ou personnes nécessite la prise en considération simultanée de ces éléments. Tenant compte de tous ces axes, Donalson (2000) reformule l'objet de la discipline comme étant un intérêt aux phénomènes de santé d'individus ou de groupes, y compris l'état de santé, les processus de santé, les comportements de santé, les déterminants de santé et la dynamique de santé (Donalson, 2000). Nous pouvons en définitive aller dans le sens de Donalson pour dire que l'objet du Nursing ou de la Science Infirmière est la santé. La santé de la personne humaine, non dans une perspective biomédicale, qui la parcellise, mais plutôt dans une approche globale, humaniste où trois éléments distinctifs ressortent : santé humaine, personne dans sa globalité, conception écologique de la personne en interaction continue avec son environnement (Donalson).

Le Nursing porte donc son attention sur les réactions ou les comportements induits par la maladie et non prioritairement sur la maladie en elle-même. Il s'agira pour celui qui fait le Nursing d'aider la personne à retrouver son autonomie/indépendance. Ceci qu'il s'agisse d'une personne (individu) ou d'une famille ou d'une collectivité. Le Nursing s'intéresse à tous les facteurs pouvant contribuer à altérer son autonomie ou indépendance. Parmi les facteurs qui peuvent altérer l'autonomie nous pouvons citer, les us et coutumes, les habitudes alimentaires, le mode de relation avec soi-même et autrui, les habitudes de vie (l'alcoolisme, le tabagisme, la toxicomanie, les comportements sexuels à risque, l'insalubrité), le manque de connaissance, les transitions développementales, les déficits sensoriels, la maladie, le désespoir, l'absence ou la pauvreté du réseau de soutien, la restriction de la mobilité, etc. En fait, on peut résumer tous ces facteurs en éléments entourant le patient, donc faisant partie de son environnement, qu'il soit humain, physique, biologique. Les interventions que l'infirmier mobilise pour aider la personne, la famille ou la collectivité à retrouver son autonomie sont : la suppléance dans les activités de la vie quotidienne, le soutien psychologique, l'éducation pour le maintien ou le changement de comportement. Qu'en est-il de sa méthode ?

IV-5/ Quelle est la méthode du Nursing ?

Une science se caractérise aussi par sa méthode. C'est un ensemble structuré de principes, de règles, d'étapes qui permettent de parvenir à un résultat ; un ensemble de principes théoriques et pratiques sur lesquels une science fonde son application. C'est le processus par lequel on parvient à la connaissance de l'objet étudié. La méthode en Science Infirmière pourrait se situer à deux niveaux : le développement du savoir infirmier scientifique et la prestation des soins directs.

S'agissant du développement du savoir infirmier scientifique, le Nursing utilise comme toutes les autres sciences la démarche scientifique en s'appuyant sur les méthodes connues en recherche : expérimentales, différentielles, historiques, cliniques, ethnos, etc. Elles-mêmes issues des trois grands types de recherche : quantitative, qualitative et mixte.

S'agissant de la prestation des soins directs, le Nursing utilise la méthode de résolution de problème comme toutes les autres disciplines en santé. C'est un processus réflexif qui permet de recueillir un ensemble d'information sur une situation ou un phénomène en vue de dégager les problèmes qui se posent ainsi que leurs causes et enfin de parvenir à des solutions pour résoudre le problème. Dans la discipline infirmière, ce processus porte le nom de « Démarche de soins ».

Phaneuf (1998) définit la démarche de soins comme un processus intellectuel et délibéré, structuré selon des étapes logiques et ordonnées, utilisées pour planifier des soins personnalisés visant le mieux-être de la personne soignée. Il s'agit d'un outil d'investigation, d'analyse, d'interprétation, de planification et d'évaluation des soins infirmiers.

La démarche de soins est une démarche scientifique : parce qu'elle est structurée en plusieurs étapes logiques, est utilisée de façon systématique c'est-à-dire de manière ordonnée et réfléchie, repose sur une base conceptuelle théorique : délimitant les champs d'investigation, le but poursuivi, le rôle de l'infirmier auprès de la personne, les origines possibles des problèmes rencontrés par la personne, les modes d'intervention que l'infirmier peut mobiliser ainsi que les conséquences attendues des actes posés, parce que devant la même situation, le processus peut être répété par différents infirmiers et conduire aux mêmes résultats. Pour sa mise en œuvre efficace, elle nécessite que soient mobilisés quatre champs de la discipline infirmière : la prestation de soins, la gestion, la formation et la recherche.

La deuxième articulation de ce chapitre avait pour objectif de préciser qui est considéré comme apprenant en Science Infirmière dans le cadre de ce travail de recherche. Cela a été effectif autour de deux axes. Le premier a apporté un éclairage sur qui est considéré comme apprenants dans le cadre de cette recherche pendant le second à donner une approche définitionnelle du Nursing ou Science Infirmière tout en précisant son objet et sa méthode. L'opérationnalisation du concept de développement du jugement clinique des apprenants en Science Infirmière, nous invite inexorablement à faire une analyse sur l'apport des stratégies d'enseignement sur le développement du jugement clinique des apprenants en Science Infirmière. Montrer les points de convergences entre ces deux concepts est l'objectif de la troisième articulation de ce chapitre.

V/ Stratégies et développement du jugement clinique

Cette quatrième articulation de ce chapitre a pour intention de présenter la littérature en rapport avec les deux types de variables de l'étude, à savoir la variable indépendante (stratégies d'enseignement) et la variable dépendante (développement du jugement clinique). Pour ce faire, cette articulation de notre analyse conceptuelle a été organisée en deux parties principales. La première, porte sur les stratégies d'enseignement et le développement du jugement clinique et la seconde sur la simulation clinique et le développement du jugement clinique.

V-1/ Stratégies d'enseignement et développement du jugement clinique

Nombreux sont les travaux qui portent un intérêt sur l'influence des stratégies d'enseignement sur le développement du jugement clinique (Centre Ministériel de Valorisation des Ressources Humaines, 2016; Marie, 2017; Lafont et al. (2012). En effet, au regard de l'importance des soins de qualité à offrir aux patient-e-s, il s'avère nécessaire pour les infirmiers de développer des compétences qui sont un élément indispensable de cette qualité de soin (Bonneau & Legault, 2016). Cette préoccupation relative à la recherche d'une stratégie d'enseignement pouvant conduire au développement du jugement clinique a amené différents auteurs à proposer différentes stratégies d'enseignement. Au nombre de ces stratégies figurent l'enseignement direct, l'enseignement autonome, enseignement collaboratif ou interactif et l'enseignement par expérience. L'influence de chacune de ces stratégies d'apprentissage constituera l'idée centrale des développements dans la suite de cette section.

V-2/ Enseignement direct et développement de jugement clinique

L'enseignement direct ou encore la méthode expositive est une méthode basée sur la transmission du savoir par le cours magistral, conférence ou exposé (Centre Ministériel de Valorisation des Ressources Humaines, 2016). Dans ce type d'enseignement, l'enseignant est l'expert qui connaît tout et il est celui qui transmet ce savoir de façon univoque à ses élèves (Marie, 2017). De fait, l'enseignant est celui qui détient les connaissances et les transmet verticalement aux élèves/apprenant-e-s sans se soucier de leurs diverses compétences et de leur degré d'appropriation. Ainsi, l'apprenant devient passif dans le contenu des enseignements acquière donc ce savoir de manière mécanique sans déformer le contenu (Marie). Dans le cas du cours magistral, Lafont et al. (2012) ont montré qu'il permet aisément d'enseigner des savoirs à un grand nombre d'apprenants et demande peu de moyens didactiques complexes. Il offre la possibilité d'interactions directes entre l'enseignant et l'apprenant et inversement, il apporte également une efficacité plus grande à travers tout ce qui se vit entre l'enseignant et son auditoire (Lafont et al.). Toutefois malgré ces avantages, l'une des principales limites du cours magistral est la passivité des apprenants puisqu'il revient à l'enseignant d'effectuer les tâches intellectuelles les plus importantes : identifier, explorer et confronter les informations et les savoirs (Langevin, 2007). Cette façon de transmettre les savoirs semble limiter un peu une réflexion avancée de la part de l'apprenant. C'est dans ce sens que Bonneau et Legault (2016) affirme que cette méthode préconise l'acquisition des connaissances, le développement d'automatismes et de mémorisation.

Pour pallier à cette insuffisance, il est possible de rendre le cours magistral interactif en maintenant l'attention des apprenants et en les encourageant à participer activement. Le discours peut par exemple être ponctué par des échanges et des questions. De plus, varier et alterner les activités pédagogiques et les temps de « pause d'apprentissage » permet de favoriser un apprentissage actif et une appropriation des savoirs par les apprenants. Ainsi, l'exposé interactif vise à rendre les apprenants actifs dans leurs apprentissages pour favoriser une mémorisation plus appronfondi (Vanpee et al., 2008). Une étude menée par Leduc et al. (2014) auprès de 102 diplômés en pédagogie de l'enseignement supérieur avait pour objectif d'arrimer la formation initiale aux pratiques en salles de classe. Ces diplômés ont répondu à un questionnaire portant sur les modèles d'enseignement qu'ils utilisent au quotidien. Les résultats montrent que l'exposé interactif arrive en tête avec 26 répondants qui disent l'utiliser souvent, 11 l'utilisent toujours. Les enseignants le préfèrent aussi aux autres modèles (méthode de cas, apprentissage coopératif, approche par problèmes et pédagogie par projet) (Leduc et al.).

V-3/ Enseignement autonome et développement du jugement clinique

Il est bien vrai que le cours magistral apporte une plus-value à l'apprentissage de l'apprenant, mais, il doit lui-même en être le principal acteur dans cet apprentissage. C'est la raison pour laquelle pour Sol (2004), un apprenant autonome pense par lui-même, c'est-à-dire qu'il peut mobiliser des compétences transversales et spécifiques à chaque discipline, des savoirs et des savoir-faire, pour résoudre des problèmes. Pour Brandie (2019), l'enseignement autonome peut être adaptée au rythme de chaque apprenant et lui permettre de surmonter les barrières géographiques. Il est constitué des enseignements multimédias interactifs, les travaux dirigés et les dissertations. L'augmentation croissante de l'usage de la nouvelle technologie est de nos jours indispensable dans les différentes formations. L'utilisation des multimédia interactives pour apprendre est de plus en plus fréquentes dans les disciplines (Boucheix & Rouet, 2019). C'est pourquoi Fourgous (2011) préconise d'inciter les apprenant-e-s à consacrer 20 à 50% du temps passé sur internet à des apprentissages. Les résultats obtenus dans une étude réalisée par Fréger (2014) montrent que ce type d'enseignement favorise l'acquisition rapide des connaissances grâce à l'utilisation d'un espace numérique de travail. Toutefois, Liquète et Maury (2007), en parlant de l'acquisition de l'autonomie par les élèves rappellent que mettre en place un dispositif de travail autonome ne signifie pas que les professeurs doivent laisser les élèves se débrouiller. Ils doivent au contraire les encourager en leur proposant du contenu : « même si l'apprenant-e est responsable d'une partie de ses apprentissages, ceci ne veut pas forcément dire que le dispositif consiste à le soumettre à une démarche "autodidaxique" et qu'il en portera la responsabilité intégrale » (2007, p. 204).

V-4/ Enseignement indirect et développement du jugement clinique

L'enseignement indirect est un type d'apprentissage dont l'objectif est de mettre les apprenants au défi afin de penser de manière critique, de prendre des décisions et de résoudre des problèmes. Les études de cas qui font partie de cette stratégie d'enseignement sont idéales pour des apprenants âgés. Par conséquent, l'on peut également l'utiliser dans le développement du jugement clinique. L'étude de cas encore appelée « la méthode de cas » est méthode pédagogique permettant d'entraîner les apprenants ou les responsables à aborder des situations concrètes tirées des cas de la vie réelle, particulièrement pour exercer leur esprit à effectuer un diagnostic, à poser correctement les problèmes malgré la complexité des critères d'importance et d'urgence, à rechercher les solutions qui répondent le plus complètement aux problèmes à résoudre, et à prévoir leur mise en œuvre en choisissant les moyens et en planifiant les actions (Brien & Dorval, 1984). Selon Van Stappen (1989), l'objectif général de l'étude de cas est de permettre aux apprenants de comprendre le rôle qu'ils ou elles auront à jouer dans leur futur métier, de s'identifier aux personnes en cause.

Une étude de Bond rapporté par Van Stappen (1989) dont l'objectif était de comparer l'efficacité des deux méthodes (exposé magistral-méthode des cas) dans l'enseignement des soins à apporter aux malades chroniques. Les résultats ont montré que la méthode basée sur la discussion-décision avait modifié de façon significative et durable les attitudes et les comportements. Ce qui a conduit cette auteure à conclure que la discussion, basée sur l'argumentation, les échanges, les raisons à fournir, est seule capable d'influencer les attitudes. Une autre étude réalisée auprès des apprenants de trois classes a mis en évidence le choix préférentiel de la méthode de cas comparativement aux autres méthodes d'enseignement. Ces apprenants ont rempli un questionnaire portant sur les deux méthodes d'enseignement : exposé magistral et méthode des cas le but étant d'indiquer leur préférence. Les résultats ont indiqué que la très grande majorité des apprenants préférait la méthode des cas (Van Stappen). Ces résultats se répétèrent au fil des années et contribuèrent grandement à l'adoption de la méthode par de plus en plus d'universités.

Une autre méthode appartenant à l'enseignement indirect est le préceptorat. Il s'agit d'une méthode d'enseignement individuel très utilisée au cours de la formation initiale et continue des infirmiers. L'Association des infirmières et infirmiers du Canada (AIIC, 2004) le définit comme une relation d'accompagnement qu'une infirmière d'expérience effectue auprès d'un apprenant (ou d'une infirmière novice) au cours d'un stage clinique (ou d'une orientation/introduction à un nouveau milieu clinique). Cette relation « un pour un » vise à favoriser l'intégration de la théorie à la pratique, le développement des compétences, ainsi que la socialisation de l'apprenant ou de l'infirmier novice dans le milieu clinique (Dewolfe et al., 2010). Une expérience sur le terrain auprès de 13 infirmières perceptrices pendant une période de sept (7) semaines a abouti à des résultats qui favorisaient la mise sur pied d'un référentiel des compétences de la préceptrice élaboré par le Centre d'innovation en formation infirmière de la Faculté des sciences infirmières de l'Université de Montréal (FSI, 2010).

V-5/ Enseignement collaboratif/interactif et développement du jugement clinique

L'apprentissage par les pairs également appelé « apprentissage coopératif » est l'une des méthodes d'enseignement qui a fait ses preuves dans plusieurs domaines en général et dans le domaine de la santé en particulier. D'après plusieurs chercheurs (Garrett, 1998 ; Johnson et Johnson, 1989 ; Lasdon et Liebman, 1998 ; Slavin 1995), les apprentissages établis dans un contexte d'apprentissage avec les pairs se révèlent plus efficaces que ceux faits individuellement. Cette idée est conforme aux résultats obtenus par Stone et al. (2013). En effet, ils ont réalisé une revue de littérature dans laquelle sont mis en évidence les effets positifs de l'apprentissage avec les pairs sur le jugement clinique. Ainsi, les apprenants qui avaient été soumis à cette méthode avaient développé leur pensée critique.

Des travaux réalisés dans le domaine de la psychologie ont par exemple fait recours à cette méthode, notamment la méthode d'apprentissage par problème (APP). Cette méthode représente selon Tarradas et Achim (2016) un vecteur des plus puissants pour travailler simultanément les aspects intellectuels, affectifs et relationnels. Ainsi, le développement professionnel du psychologue en devenir s'avère un défi de taille pour lui, mais également pour les enseignant-e-s qui doivent l'accompagner à travers l'acquisition de connaissances et le développement de compétences relevant à la fois de tous ces aspects. L'APP est une méthode pédagogique centrée sur l'apprenant, au sein de laquelle des situations problèmes sont abordées, sous la supervision d'un tuteur – le professeur –, en petits groupes de discussion composés d'environ huit apprenants (Bédard, 2008a). Elle consiste en la présentation d'une courte situation problème, d'environ une page, construite à partir d'une histoire de cas issue de situations cliniques réelles. Pour qu'elle soit efficace, la situation problème doit susciter une certaine curiosité chez les apprenants et représenter pour eux un défi. Elle doit déclencher plusieurs processus cognitifs, soit l'activation des connaissances acquises, soit la recherche active de nouvelles informations et la réorganisation de l'information reçue en tenant compte des apprentissages réalisés antérieurement (Bédard, 2008b). Ainsi, les chercheurs ont conclu que l'APP permet à stimuler la participation active des apprenants au processus d'apprentissage via la co-construction des savoirs et l'intégration de la théorie et de la pratique et à la contextualisation des connaissances à l'intérieur de situations professionnelles authentiques (Bédard et al., 1995).

D'autres travaux réalisés auprès des contremaitres ont montré que la méthode collaborative aboutit aux résultats significatifs. En effet, Van

Stappen (1989) a rapporté l'étude réalisé par Levine et Butler qui avaient étudié trois groupes de contremaîtres : un groupe de contrôle, un groupe où on utilisait l'exposé magistral, un groupe où on utilisait une méthode basée sur la discussion. On cherchait à connaître le meilleur moyen d'amener les contremaîtres à modifier leur façon d'évaluer les personnes sous leurs ordres. Des résultats significatifs ne furent atteints qu'en groupe de discussion. Toutefois des travaux issus « *Californa Critical Thinking Disposition Inventory* », ont signifié le fait que l'apprentissage avec les pairs peut être recommandé mais son efficacité n'est pas démontrée de façon claire pour le développement du jugement clinique. C'est pourquoi le recours à une méthode plus efficace a été suggéré.

V-6/ Apprentissage par l'expérience et développement du jugement clinique

L'apprentissage par l'expérience est constitué de l'observation du terrain et des simulations cliniques. Pour Noel de Tilly (2014), le jugement clinique se développe avec l'expérience, mais aussi grâce aux savoirs existant et une certaine compétences analytiques. Cette expérience et cette capacité peuvent lors de l'immersion clinique par les stages qui, permet à l'apprenant de réorganiser ses connaissances, réorganisation représentant un exercice intellectuel difficile, mais ô combien nécessaire à la progression du jugement (Deschênes et al., 2016). C'est la raison pour laquelle les stages en contexte réels des soins hospitaliers sont un levier du développement du jugement dans le cadre d'une formation en soins infirmières (Deschènes et al.). L'on note avec ce qui précède que l'observation du terrain encore appelée stage semble favoriser un développement du jugement clinique. Cette idée a amené Noel de Tilly à relever le fait que pour expérimenter le jugement clinique, les écoles d'infirmières apportent des contextes particulièrement propices à savoir des stages en milieu clinique. En effet, selon cet auteur, l'apprenant en immersion professionnelle se voit confronté à des situations cliniques qui permettent d'accumuler de l'expérience et de mettre en pratique ce qui a été vu en classe. Les stages dans les milieux de soins favorisent un arrimage entre les apprentissages effectués à l'école et le vécu clinique. Pour ce faire, les apprenants sont soumis à des situations complexes en stage qui visent et sollicitent le transfert des apprentissages pour développer leur jugement clinique (Vachon, 2018). Nous pouvons voir à quel point les stages sont fondamentaux, car comme le dit (Phaneuf, 2006), l'enseignement en milieu clinique permet de passer de la théorie à la pratique en favorisant l'acquisition des connaissances par la répétition. Elle permet également de mettre l'apprenant dans une situation expérientielle où il est constamment amené à réfléchir sur son expérience et développer sa réflexion.

En ce qui concerne la simulation clinique, des auteurs montrent que c'est méthode pédagogique est devenue un outil incontournable dans le domaine de l'enseignement des soins infirmiers (Simoneau et al., 2012). L'étude de Lasater (2007) dont l'objectif était d'examiner l'impact de la simulation clinique sur le développement du jugement clinique auprès de 48 apprenants de première année de programme en soins infirmiers révèle que cette méthode d'apprentissage rend nerveux au début avec une courte période d'adaptation des apprenants, elle apporte satisfaction. En conclusion, Lasater note que la simulation clinique concoure au développement du jugement clinique. Elle contribue également au développement des habiletés en communication et la pensée critique (Simoneau et al.).

Dans une autre étude menée auprès de 24 apprenants volontaires, appartenant du programme collégial soins infirmiers du collège de Maisonneuve et de Vanier collège de Montréal, a permis de montrer le rôle de l'apprentissage par simulation clinique dans le processus d'acquisition d'une meilleure maitrise du jugement clinique. L'objectif de cette étude était de mesurer à quel niveau la simulation clinique pouvait jouer un rôle dans le développement du jugement clinique infirmier. Les résultats obtenus sont mis en avant dans les propos de certains apprenants : « Cette expérience en simulation m'aide par rapport à mon autonomie. Demain, je retourne en stage. Je sens que je vais arrêter d'attendre et que je vais amorcer une réflexion par moi-même. Lors d'une simulation, je peux prendre des décisions aux risques de me tromper, mais ça me permet d'apprendre. On a carte blanche, c'est moi qui suis là. Je dois agir maintenant. En stage, j'attends après l'approbation du professeur ou de l'infirmier. Dans ces temps-là, on dirait que je ne pense pas toujours jusqu'au bout par soi-même ». Un autre dira par exemple : « Je faisais une collecte de données de façon mécanique au début. Mais en voyant les autres qui réussissaient bien, je me suis ajusté à non pas avoir une vision en tunnel…mais une vision globale du patient et de la situation » (Sandelowski, 2000).

Une étude de Deschênes et al. (2016) a permis de constater que la répétition des simulations conduit à une valorisation des maniérismes qui font preuve de discernement, quelles que soient les différences dans le contenu des scénarios ou l'ordre dans lequel les dyades sont disposées au cours de l'activité. En début de journée, certains apprenants n'étaient pas parvenus à amorcer les soins nécessaires ni à évaluer adéquatement l'état du mannequin-simulateur. La simulation a confronté les apprenants dans leur pratique professionnelle en développement, ce qui leur a permis d'augmenter leur acuité relativement aux données à collecter et aux soins à apporter. À d'autres reprises, leurs interventions ne répondaient pas aux standards de pratique. Par la répétition des scénarios, les apprenant-e-s sont parvenus à mieux cibler les éléments d'une situation, à interpréter les résultats, à agir plus promptement et à s'interroger. Les résultats ont également mis en évidence le fait que certains indicateurs comportementaux s'étaient améliorés grâce à l'observation des pairs. Cet apprentissage socioconstructiviste s'est avéré possible par l'observation et l'analyse des comportements des collègues par vidéoconférence (Deschênes et al.).

V-7/ Simulation clinique et Développement du jugement clinique en science infirmière

Dans de précédentes articulations de cette analyse conceptuelle, nous avons présenté ce qu'est la simulation clinique dans ses aspects tant théoriques que pratiques, tout en insistant sur son importance dans l'acquisition des compétences des apprenants en Sciences de la Santé puis en Science Infirmière. Dans l'autre, nous avons précisé ce qu'est le développement du jugement clinique chez les apprenants en Science Infirmière dans le cadre de cette recherche. Nous y avons par ailleurs, mis en évidence des stratégies qui favorisent le développement du jugement clinique chez les apprenants, notamment celle de la simulation clinique. Il sera donc question dans cette articulation, de montrer le lien entre la simulation et le développement du jugement clinique, en insistant sur la place de la simulation dans le développement du jugement clinique chez les apprenants en Science Infirmière. Pour ce faire, nous ferons un bref rappel de l'efficacité de la simulation dans la formation Science Infirmière par la suite, nous montrerons le lien qui existe entre la simulation clinique et le développement du jugement clinique chez les apprenants en Science Infirmière.

Efficacité de la simulation dans la formation en Science Infirmière

Compte tenu de l'importance de l'utilisation de cette stratégie d'apprentissage dans la formation du personnel de santé comme vu précédemment, nous allons montrer ici précisément, en quoi la simulation clinique peut être efficace dans la formation des apprenants en Science Infirmière. Partant du fait que la simulation consiste en la réplication des situations cliniques dans un environnement sécurisé grâce à l'utilisation de matériel ou d'acteur, comme évoqué à la première articulation, elle favoriserait l'acquisition par les apprenants de procédures diagnostiques et thérapeutiques sans occulter le développement de leurs aptitudes humaines et relationnelles. C'est-à-dire savoir-faire et savoir être, ceci sans risque pour le patient. Il est prouvé que les séances de simulations répétées permettent d'améliorer l'acquisition de connaissances et d'autoévaluer les compétences techniques (HAS, 2012). L'usage de la simulation dans le cadre de la formation en Science Infirmière capacite l'apprenant à optimiser sa communication avec le patient ainsi qu'avec l'équipe pluridisciplinaire et améliore la coordination des procédures aussi bien thérapeutiques qu'administratives (HAS). Elle place par ailleurs l'apprenant dans une situation où il doit être actif et en contrôle de son apprentissage (Valler-Jones et al., 2011). Le fait que la simulation articule étroitement les situations problèmes, l'activité de résolution de problèmes et les outils de mise en activité, fait en sorte qu'elle s'intègre parfaitement dans la formation initiale et continue des professionnels de santé (personnel médical et médico-sanitaire). Elle semble ouverte à deux domaines, eux-mêmes familiers de la pédagogie médicale et de la santé. Il s'agit de : la pédagogie dans des milieux technologiquement développés, cela est d'autant plus utile que la sophistication des instruments est continuelle, la question de la responsabilité propre ainsi que la dextérité du professionnel de santé qui en fait usage reste tout aussi d'actualité; la recherche sur l'apprentissage par l'expérience (Nyssen, 2005) et notamment par la mise au jour possible des raisonnements mis en œuvre tel que celui du raisonnement clinique infirmier. La simulation clinique comporte des procédures dites procédurales (apprentissage de gestes) et des techniques dites « haute-fidélité » (environnement recréé et intégré dans des scénarii) ce qui permet à l'apprenant d'apprendre en contexte pseudo réel. Comme toute stratégie d'enseignement, son utilisation génère un certain nombre d'avantages et d'inconvénients dans la formation initiale en Science Infirmière. Ces inconvénients et particulièrement ces avantages peuvent s'observer au niveau de trois instances : les apprenants, les milieux de soins et les institutions de formations.

- Pour les apprenants, la simulation clinique rend possible l'apprentissage dans un environnement sans risque pour le patient et l'apprenant. Elle donne l'opportunité de pratiquer des situations rarement ou difficilement vécues en clinique ; permet l'uniformisation des expériences d'apprentissage pour l'ensemble d'une cohorte d'apprenant. Le fait d'être actif dans ce contexte pseudo réel qu'est la simulation, elle permet à l'apprenant de contrôler lui-même son apprentissage, de motiver ses apprentissages et de favoriser le développement de la confiance en ses habiletés et de rendre possible la construction des apprentissages par le retour réflexif. Sa mise en œuvre génère cependant chez les apprenants un environnement pouvant occasionner un stress, un épuisement cognitif, du fait de l'exigence de la préparation et l'implication active de l'apprenant. La simulation clinique n'aide pas par ailleurs, au développement de l'acquisition des ressources de socialisation à la profession et de communication, un risque d'apprentissage simulé est de favoriser une permutation de la réalité vers la simulation.

- En ce qui concerne les milieux de soins, nous relevons que la simulation clinique permet de libérer des places de stages, allège la charge de travail des infirmiers et superviseurs de stages. Quand celle-ci est faite avant le premier stage, dont, simulation pré-stage, elle faciliterait les apprentissages en milieu clinique.
- Pour les institutions de formation, en dehors du fait que la simulation clinique est un lourd fardeau économique en raison des ressources matérielles et humaines investies pour sa mise en place, elle allège le fardeau financier lié à l'utilisation des ressources humaines et financières pour la gestion des stages et favorise par ailleurs, l'homogénéité de la formation pratique d'une cohorte d'apprenant-e (Berragan, 2011 ; Leigh, 2008 ; Murray et al., 2008 ; Valler-Jones et al., 2011).

La formation en Science Infirmière comme dans les formations en santé, est une formation résolument tournée vers l'action, la pratique, car elle a pour but ultime de capaciter ses apprenants à la mise en œuvre des enseignements théoriques. Pour ce faire, elle s'effectue en alternance au niveau des deux pôles de formation : l'institution de formation et les terrains de stage. C'est dans cette optique que les apprenants y sont conviés à développer leurs compétences. Le Tableau 7 résume ainsi les avantages de la simulation clinique par rapport aux stages dans la formation en soins infirmiers.

Tableau 7

Avantages pédagogiques de la simulation clinique

Limites de l'enseignement clinique traditionnel (stage)	Avantages pédagogiques de la simulation
En milieu hospitalier, l'exposition clinique des apprenants est aléatoire.	La simulation permet d'uniformiser les situations et les apprentissages.
Le temps du professeur est majoritairement dirigé vers les besoins des patients.	Le débreffage qui suit immédiatement une simulation devient un moment privilégié pour discuter de manière approfondie avec l'apprenant.
L'atteinte de certaines compétences est plus difficile à évaluer.	La simulation permet d'évaluer : • Des habiletés interpersonnelles • Des attitudes professionnelles • Le jugement clinique
La sécurité du patient ou de l'apprenant supplante le développement des compétences.	L'apprenant est exposé à différentes situations pour lui permettre d'explorer plusieurs avenues dans un contexte sécuritaire et de façon autonome.

Source : Brunet (2017)

Nous venons de voir comment la simulation clinique, en tant que stratégie d'apprentissage, est une méthode efficace et innovante pour la formation initiale en Science Infirmière tant au niveau du pôle de l'institution de formation que celui des stages. La section suivante a pour intention de montrer comment la simulation clinique pourrait être efficace pour le développement du jugement clinique.

Efficacité de la simulation dans le développement du jugement clinique

La présente articulation a pour objectif de montrer comment la simulation peut contribuer à développer le jugement clinique chez les apprenants en Science Infirmière. Pour ce faire, nous l'avons articulé en deux sections. La première présentera le jugement clinique comme une compétence fondamentale à acquérir par les infirmiers en devenir, pendant que la seconde tentera de montrer l'apport de la simulation clinique dans le développement du jugement clinique chez les apprenants.

Jugement clinique, une compétence à acquérir par les infirmières

Le jugement clinique, issu du raisonnement clinique, est une compétence capitale pour chaque infirmier dans sa pratique soignante. Il est une compétence essentielle pour l'exercice professionnel infirmier. Le jugement clinique découle de la deuxième norme de la profession infirmière qui est l'utilisation effective de la démarche de soin. Pour Lasater (2007) les enseignantes ou enseignants de Science Infirmière particulièrement pour le cours sur le raisonnement clinique infirmier, éprouvent des difficultés à présenter de manière claire et précise ce qu'est le jugement clinique infirmier et à capaciter les apprenants à l'utiliser dans la pratique. Or le jugement clinique est perçu comme une compétence fondamentale pour chaque infirmière et distingue les infirmières professionnelles de celles ayant un rôle purement technique (Coles, 2002). Le jugement clinique doit amener les infirmiers à tenir compte de la complexité de la prise en soin des patients, qui intègrent diverses dimensions du malade et partant de la maladie. Pour cela, ses choix ou jugements doivent être spécifiques à la situation et au patient-e (Coles, 2002 ; Tanner, 2006). Cela veut dire que le jugement posé par l'infirmier sur les réalités du patient est au centre des soins. Le cœur de la prestation de soins tourne autour du concept de soins lui-même. Ce principe fondamental non seulement oriente les actions de l'aidant, mais influence également les pratiques des médecins et des autres professionnels de la santé (Phaneuf, 2013). Tout aussi importante est la formation des soignants à l'art de l'observation fine et du raisonnement solide, qui leur permet de former des jugements cliniques.

Les formateurs, à travers le développement du jugement clinique, suscitent chez leurs apprenant-e-s la capacité d'« apprendre à penser comme une infirmière » (Tanner, 2006). Emettre un jugement clinique est donc, une exigence professionnelle pour l'infirmier puisqu'il demande une certaine maturité intellectuelle et professionnelle en matière d'attention, dc capacité de raisonnement, de synthèse pour être capable de faire une déduction logique (Phaneuf, 2013). La compétence à émettre un jugement clinique est une activité complexe pour l'infirmier dans le sens où, elle vient se greffer sur ses connaissances de toutes les dimensions de la vie du patient et nécessite son acquisition d'apprentissages antérieurs. L'acquisition de cette compétence est également tributaire de sa capacité d'observation, de sélection des données pertinentes, d'établissement de liens entre ce qu'elle voit, ce qu'elle sait et sa capacité de raisonnement. Le jugement clinique représente ainsi, un cycle d'activités perceptuelles, impliquant ce qui est perçu par les sens et les activités cognitives, associées au traitement intellectuel de l'information où deux opérations mentales principales sont sollicitées et combinées : le raisonnement et le jugement (Phaneuf).

Après avoir observé, réfléchi et raisonné sur les données disponibles directement ou indirectement patient une infirmière développe une opinion claire connue sous le nom de jugement clinique. Il est la conclusion à laquelle l'infirmier aboutit à la suite de ses observations, de son raisonnement (Tanner, 2006). Grâce à l'observation, le jugement clinique permet à l'infirmier de réunir un ensemble d'informations, de les examiner, de les relier entre elles, d'en établir des connexions avec ce qu'elle sait déjà du sujet et de les considérer d'un regard rationnel et critique (Coles, 2002). Tout cela conduit l'infirmier à interpréter, à donner sens à ce qu'il constate. Ainsi, grâce au jugement clinique, il ou elle reconnaît et rassemble certains signes et symptômes reliés par leur appartenance à un problème bien défini auquel il ou elle donne une interprétation, y apporte des solutions par ses interventions. Formuler le jugement clinique ne se résume donc pas à identifier la difficulté ou le problème de dépendance, mais génère un ensemble de possibilités. C'est ce que précisent Dallaire et Dallaire, à travers l'idée que le jugement clinique :

> rend apte à reconnaître les particularités d'une situation, suppose des interventions pour gérer la condition instable d'une personne, articule la perspective de soins infirmiers dans toute situation de soins, laisse entrevoir des possibilités réalistes d'amélioration ou de développement chez elle, établit des distinctions qualitatives fines dans des zones critiques de la pratique (2008, p. 279).

Au vu de l'importance et de l'apport du jugement clinique pour la prise en soin du patient, on ne pourrait penser qu'un infirmier soit incapable d'en poser. Dans cette situation d'incapacité, il se révélerait aussitôt inapte à s'occuper des patient-e-s et être incompétent pour les aider dans leurs difficultés et problèmes de santé. Comme pour les autres professionnel-le-s de la santé, le jugement clinique est fondamental à l'exercice infirmier. Il n'en demeure pas moins difficile à appliquer. Cela pourrait expliquer les difficultés qu'éprouvent les infirmiers à maîtriser cette compétence professionnelle pourtant fondamentale dans l'exercice de la profession. D'où la nécessité d'une formation appropriée, par l'usage de la simulation clinique par exemple. Montrer comment la simulation clinique pourrait contribuer à développer cette compétence infirmière est l'objet de la section prochaine.

Apport de la simulation clinique dans le développement du jugement clinique chez les apprenants

Le travail de l'infirmier nécessite l'acquisition de connaissances fondamentales, une bonne dose de réflexion, de prise de décision, de capacité de prévoir les interventions nécessaires, ainsi que la capacité de bien les cibler en fonction des difficultés du patient, de planifier à plus long terme et de prévenir les complications possibles (Phaneuf, 2013). Seules les habiletés perceptuelles d'observation et les habiletés intellectuelles de réflexion, de raisonnement, de pensée critique, reliées au jugement clinique le permettent réellement (Phaneuf). C'est la raison pour laquelle, le développement du jugement clinique est fondamental dans la formation d'un infirmier. Il nécessite une attention particulière par un apprentissage approprié, fondé sur une observation judicieuse du malade et sur l'analyse précise des données qui sont pertinentes au problème de santé du patient. C'est ce qui permet à l'infirmier donner des explications logiques à ce qui se passe, réussir à prendre des décisions critiques pour la situation et comprendre les corrélations (Phaneuf). Lorsque ce processus est en plus soutenu par l'expérience, l'infirmier peut facilement et rapidement poser les jugements cliniques qui sont nécessaires pour organiser son action. La simulation clinique offre donc, aux apprenants en Science Infirmière la possibilité de mettre en pratique leurs compétences en psychomotricité, de faire preuve de jugement clinique et d'acquérir de l'expérience en synthèse et en application des connaissances (Lawrence et al., 2018).

Développer de manière efficace l'acquisition et le développement du jugement clinique chez l'apprenant en Science Infirmière, nécessite une formation initiale par alternance. Les aspects théoriques sont d'abord abordés pendant la formation. Ils doivent par la suite, être Compléter par des mises en situation et des exercices d'apprentissage par problèmes, l'apprenant doit analyser son contexte global biopsychosocial et spirituel et apporter son jugement clinique (Phaneuf, 2013). Cet apprentissage doit ensuite se parachever en stage avec des situations réelles. Il demande aussi le soutien d'une personne d'expérience pour en vérifier la pertinence. L'apprentissage par la simulation clinique est un moyen par excellence qui permet de placer l'apprenant dans un contexte pseudo réel, le préparant ainsi à affronter la réalité des terrains de stage avec moins d'appréhension (Bloom, 2010), avec plus de sécurité pour le patient. Lasater (2007) a examiné la simulation en tant que facteur de croissance de la confiance en soi et de la compétence clinique des apprenants infirmiers débutants, opérationnalisée à l'aide de la rubrique de Lasater. Elle a émis l'hypothèse selon laquelle, des apprenants utilisant la simulation comme mode principal d'apprentissage susciterait une plus grande confiance en soi et recevrait des côtes de compétences plus élevées de la part des professeurs que les apprenants utilisant des approches traditionnelles. L'analyse des résultats de cette étude a été faite grâce à un mécanisme fournit par Lasater. Lasater y présente un mécanisme servant à définir les éléments constitutifs du Modèle du Jugement clinique (MJC) qui précise les comportements attendus que l'apprenant doit connaître et mettre en œuvre. Grâce à lui, les enseignants peuvent déterminer quels aspects du processus de prise de décision clinique, un apprenant doit maîtriser ainsi que les aspects à améliorer (Dickison et al., 2019). Ce mécanisme permet de déterminer comment les apprenants débutants commencent à comprendre, à appliquer le processus infirmier (raisonnement clinique) et à développer les compétences nécessaires pour penser comme une infirmière (Tanner, 2006). Ces résultats indiquent une forte tendance au développement, comme en témoigne le passage des gammes de confiance en soi et de compétences cliniques « débutantes » et « développantes » à des gammes « accomplies » et « exemplaires » (Lasater). Les résultats de l'étude de Lasater montrent une évolution dans l'acquisition des compétences des apprenants, ainsi qu'une augmentation de la confiance en soi. Leurs compétences passeraient donc d'un niveau qualifié de débutant puis développant, ensuite accompli à exemplaire.

L'acquisition de connaissances en santé ainsi que l'observation de situations cliniques sont des fondements essentiels de l'apprentissage médical, mais ces étapes ne sont pas suffisantes pour acquérir des compétences médicales solides. Bloom décrit l'apprentissage cognitif comme une évolution d'un niveau de raisonnement basal (connaissance, compréhension et application), vers un niveau cognitif complexe (analyse, synthèse, et évaluation) (Bloom, 1956 ; Knowles et al., 1998). Les techniques d'enseignement traditionnelles (cours théoriques, livres et vidéo) font appel aux niveaux de base de cette taxonomie et sont le fondement essentiel de l'enseignement médical. Cependant, ces techniques ne permettent pas d'assurer l'évolution vers les niveaux cognitifs les plus complexes que sont l'analyse, la synthèse et l'évaluation, nécessaires au développement de compétences cliniques. Afin de pouvoir développer ces niveaux cognitifs complexes, de nombreux experts proposent l'intégration de la simulation médicale dans les programmes pédagogiques (Flin et al., 2003 ; HAS, 2012). Les résultats d'un sondage national canadien sur 1 060 programmes d'enseignement infirmier ont révélé que 87% des répondants ont déclaré utiliser la simulation clinique en remplacement ou en complément d'expériences cliniques (Gore & Thomson, 2016). De plus en plus de preuves décrivent la contribution de la simulation au développement des études cliniques par les apprenants. Des jeunes diplômés peuvent avoir des perspectives intéressantes sur l'influence de la simulation sur le développement de leur jugement clinique au moment de leur entrée en pratique. Dans une étude descriptive qualitative réalisée par Sandelowski (2000), des infirmières nouvellement diplômées se souvenaient de leurs expériences et de leurs perceptions de la contribution de la simulation à l'acquisition de compétences en matière de jugement clinique. L'analyse des verbatim fait ressortir trois thèmes mettant en évidence l'importance de la simulation sur le développement du jugement clinique.

Simulation clinique et agir professionnel des apprenants

Les participants à l'étude ont décrit de différentes manières les expériences pédagogiques de simulation qui ont amélioré leur jugement clinique ultérieur. Elles ont identifié des aspects spécifiques de l'apprentissage simulé (par exemple, assumer le rôle d'infirmière, avoir l'occasion de réfléchir lors du débriefing et la capacité du corps professoral à suspendre les scénarios de simulation pour permettre la discussion et la réflexion), comme ayant contribué à développer leur aptitude à remarquer, à interpréter, réagir et réfléchir sur les données biopsychosociales des patients dans la pratique. L'acquisition de ses aptitudes revient pour les apprenants, à acquérir l'aptitude d'agir comme une infirmière (Tanner, 2006). Elles relèvent le fait qu'en tant qu'apprenants, elles avaient rarement la possibilité de « mettre en pratique » leurs compétences de jugement clinique en milieu clinique. Les participantes ont rapporté qu'en assumant le rôle d'infirmière dans le scénario pendant la simulation, il était possible de porter des jugements cliniques dans un environnement sûr (Sandelowski, 2000). Les nouvelles infirmières ont également expliqué comment la simulation clinique les avait aidées dans la synthèse d'informations dans une situation réaliste et avaient encouragé une approche plus globale dans la prise en soin du patient simulé ou standardisé. Elles ont déclaré se sentir plus responsables des soins directs dans le laboratoire de simulation par opposition au stage clinique. Ces résultats sont corroborés par ceux de l'étude commandée au Royaume Unis par le NMC (Nursing Midewife council) qui suggère que la simulation permet aux apprenants d'atteindre leurs objectifs d'apprentissage, met à leur disposition des opportunités d'apprentissage impossible en milieu clinique, et favorise l'augmentation de leur confiance en soi (Moule et al., 2006). L'étude de Thomas et Mraz (2017) va également dans le même sens. Elle précise qu'au-delà de la simple application des connaissances, les dimensions du modèle de jugement clinique de Tanner deviennent une expérience vécue dans le cadre d'un apprentissage par simulation. L'expérience de la simulation a fourni aux apprenants un contexte sûr pour le développement des compétences et celui de la confiance en soi nécessaire pour dispenser des soins infirmiers. La prise de décision autonome et / ou en collaboration est complexe et parfois impossible dans le contexte clinique où l'apprenant exerce sous la surveillance d'un instructeur ou d'un superviseur de stage.

Simulation clinique et développement des compétences liées à l'immersion clinique

L'un des avantages de la simulation était la possibilité de commettre des erreurs et d'en tirer des leçons, sans risque de préjudice pour les patients. Une participante a expliqué comment certains membres du corps professoral avaient préparé le scénario pour que les apprenants commettent des erreurs. Pendant le scénario les formateurs ont dû suspendre la séance, car le « pronostic vital du mannequin » était engagé. Cette dernière s'est retrouvée en face d'un patient ayant les mêmes problèmes de santé en situation clinique réelle. Elle a ainsi pu poser le bon diagnostic et mené les interventions adéquates, car elle avait été confrontée à une situation similaire pendant une séance de simulation. Cela a pu être possible, car l'apprentissage par la simulation donne la possibilité à l'instructeur à suspendre le scénario simulé pour fournir des explications à temps sur les résultats de l'évaluation, sans se soucier de parler devant un patient réel. Ce fait, a été clairement reconnu comme un avantage des environnements d'apprentissage simulés (Sandelowski, 2000). Sous un autre angle, une autre participante a révélé comment la simulation permettait aux apprenant-e-s d'hiérarchiser des problèmes multiples, de l'état physique du patient aux problèmes de sécurité.

Les participants ont également identifié les rôles distincts des apprenants et des formateurs pendant l'apprentissage simulé comme ayant contribué au développement des capacités de jugement clinique (Sandelowski, 2000). Une participante à l'étude a présenté d'autres exemples spécifiques de ce en quoi le rôle de l'instructeur en simulation a amélioré l'apprentissage d'une manière qui pourrait ne pas être possible en milieu clinique. Cela parce qu'en milieu clinique, il est si facile de se laisser prendre au dépourvu par ce qui se passe dans la salle d'hospitalisation, ainsi que par la dynamique familiale du patient. Cet état de chose limite les explications de l'encadreur de stage qui ne peut entrer dans les détails du fait de la présence du patient et parfois de sa famille. Or, dans le laboratoire de simulation, cette difficulté ne se pose pas. Sandelowski par ces résultats fournit une preuve supplémentaire que la simulation clinique fournit aux apprenants la possibilité d'assumer le rôle d'infirmier dans la prise en soin du patient simulé et d'apprendre des erreurs dans un environnement sécurisé.

Réfléchissant sur leurs expériences antérieures en matière d'apprentissage simulé, les apprenants ont noté avoir concrétisé leur rôle professionnel pendant l'expérience de simulation. Cela avait amélioré leur capacité non seulement à faire une synthèse des enseignements magistraux et pratiques, mais aussi leur capacité à noter et à interpréter les conditions du patient, à réagir de manière appropriée et à réfléchir aux soins infirmiers. Plusieurs infirmières ont attribué à des expériences antérieures de simulation, l'amélioration de leur capacité à faire un examen minutieux du patient et à y réagir dans le cadre de la pratique (Sandelowski, 2000). D'autres ont attribué aux expériences de la simulation leur aptitude ultérieure à hiérarchiser et à organiser les soins. Les résultats de l'étude de Sandelowski seront également corroborés par ceux de Beyer (2012). Beyer, y fait remarquer que l'immersion professionnelle, quoique importante pour le développement des compétences des apprenants, a ses limites et son environnement ne permettent pas toujours de donner des occasions d'apprentissage nécessaires au développement professionnel des apprenants. Or cela est possible pendant la simulation. C'est dans ce sens que les participantes de l'étude de Lambton (2008) rapportent des effets positifs sur le remplacement de 25% de temps de stage clinique par la simulation. Cette étude montre que les apprenants sont généralement satisfaites d'un remplacement modéré d'heures de stage par la simulation, car elles souhaitent vivre davantage ce type d'expérience afin d'optimiser le développement de leurs compétences professionnelles. Se rappelant, leurs expériences de simulation consistant à « penser à haute voix », plusieurs infirmières ont rapporté le stress qu'elles avaient vécu à l'époque, mais ont rétrospectivement reconnu les contributions à leur développement du jugement clinique (Sandelowski, 2000). Pendant la séance de simulation, elles exprimaient leur réflexion à haute voix, cela a permis d'être transparent dans leurs pensées et de permettre à l'instructeur de les corriger.

Expériences de simulations et pratique clinique des apprenant-e-s et des nouvelles infirmières

Les participants à l'étude de Sandelowski, (2000) ont attribué à la simulation, la confiance acquise dans l'amélioration et l'accélération de leurs aptitudes pendant leurs expériences cliniques. Une participante a expliqué en particulier comment le fait de jouer le rôle d'infirmière pendant la simulation a facilité la transition de ses acquis vers la pratique clinique et lui a fourni une expérience précieuse qui a renforcé sa capacité à remarquer et à réfléchir sur les situations cliniques rencontrées en milieu réel. Pour l'ensemble des participantes, la simulation a clairement contribué à renforcer leur confiance en soi, à leur arrivée en milieu clinique. Une participante indique à cet effet comment la confiance accrue qu'elle tirait des scénarii de simulation avait amélioré son adaptation en milieu clinique. Du fait d'avoir été à l'aise dans ses interactions avec les patients standardisés, les expériences cliniques ont été plus productives. Ces infirmières ont décrit le transfert de connaissances du laboratoire de simulation à la pratique clinique comme relativement fluide, non seulement dans l'application aux problèmes de santé des patients, mais aussi dans leur capacité à synthétiser les soins et à poser des jugements cliniques. Ces résultats suggèrent que des aspects uniques de la simulation clinque peuvent contribuer au développement des habiletés de jugement clinique d'une manière différente des expériences cliniques. Les travaux de Macuca et Diaz (2013) rejoignent ces résultats. Leur étude révèle que les apprenants ayant participé à la formation par la simulation stipulent que la simulation est bénéfique pour l'intégration des savoirs et à leur mobilisation en clinique. En effet, elles ont participé à une étude où elles ont abordé de manière théorique les dépendances et les symptômes de sevrage avant la réalisation de la simulation. Elles précisent que la simulation a permis de renforcer la théorie apprise et de l'appliquer ensuite dans la clinique (Macuca & Diaz). Or le jugement clinique est une compétence qui commence à s'acquérir préalablement par des cours théoriques avant son application en pratique. En effet, les techniques de simulation permettent d'intégrer une participation active dans des scénarii réalistes, suivies d'une séance de débriefing ayant pour but l'analyse constructive de la situation et des événements, des réactions des soignants, des erreurs potentielles et des améliorations nécessaires. Ainsi, le renforcement des connaissances et l'acquisition des compétences sont garantis par une participation active, plutôt que par une observation ou une lecture passive. Les travaux de Jouquan et Bail (2003) vont également dans le même sens. Ils permettent d'établir un lien entre pédagogie, moyens et méthodes dont fait partie la simulation. La simulation peut être un moyen pédagogique utilisé avec les apprenants en Science Infirmière. Fournier et Vanpee (2011, p. 15) expliquent que certes, le stage est « l'endroit idéal pour que les apprenant-e-s développent leur raisonnement clinique », mais que l'offre de stage n'est pas suffisante d'une part et que la qualité des stages, la qualité de l'encadrement « sont hétérogènes » d'autre part. Ils montrent que c'est dans un contexte pareil que la simulation prend tout son sens. En effet, « la simulation doit s'inscrire dans un dispositif pédagogique » et offrir aux apprenants « un feedback constructif pour leurs apprentissages », grâce au débriefing.

La simulation par l'usage de mannequin haute-fidélité ou de patient standardisé ou instructeur est une stratégie d'apprentissage qui développe un « apprentissage actif » (Truchot-Cardot, 2011, p.61). Elle plaît aux apprenants, car ils aiment la technologie et que le support proposé est plus attractif que les cours magistraux. La motivation des apprenants passe par leur participation, la simulation est un bon moyen de maintenir cette motivation. Pour Truchot-Cardot, le temps de débriefing est essentiel. Elle suggère qu'il est nécessaire que le débriefing soit guidé par les formateurs présents pour être constructif dans le cadre d'un apprentissage. La qualité du débriefing dépend de la pertinence du scénario proposé. Truchot-Cardot (2011, p. 63) mentionne que « le jugement clinique, la sécurité du patient, la communication et la gestion de crise » sont des concepts qui peuvent être travaillés et renforcés par l'utilisation de la simulation. Elle renforce l'idée que, cet outil permet le développement du savoir clinique, du raisonnement. Cette compétence est essentielle (jugement clinique), car la grande majorité des autres compétences infirmières dépend de sa maîtrise.

Il existe un lien entre la simulation et le concept de compétence, de nombreux auteurs dont Le Boterf (2008) explique que la mise en situation professionnelle aide et favorise le développement de compétences. Le simulateur pourrait être un moyen proposé pour mettre les apprenants en situation avant et après le stage, leur permettant comme le décrit Le Boterf (p. 13) de passer de l'étape « d'avoir des compétences » à celle « d'être compétent » c'est-à-dire de mobiliser ses ressources/connaissances en situation. Quel que soit le moment où est utilisée la simulation, elle doit l'être avec l'objectif de transfert de connaissances et de mise en liens théorie/pratique, pratique/théorie. Truchot-Cardot (2011) justifie l'intérêt de la simulation pour des « acquisitions procédurales et cognitives », mais aussi « comportementales », « sur le travail en équipe » et « l'apprentissage expérientiel ». Pour Truchot-Cardot (p. 61), la formation par la simulation « permet aux apprenants de prendre du recul, de faire preuve d'esprit critique, de prendre des décisions et d'agir sans subir la pression d'un environnement stressant ». Elle met les apprenants en situation dans laquelle ils doivent prendre des décisions, l'erreur est possible. Elle sera utilisée lors du débriefing pour la rendre formatrice. Le débriefing permet la prise de recul, l'expression du raisonnement utilisé. La simulation permet la confrontation à la réalité sans mise en danger c'est-à-dire « sans [...] les conséquences pour le matériel ou pour les hommes d'une erreur, de paroles, de gestes qu'il faudra maitriser dans les situations de travail futures » (Kapala, 1998). Ce point de vue est également défendu par Jouquan en 2011. Ozekcin et al. (2015), montrent que l'apprentissage par la simulation favorise une prestation de soins plus efficiente. La simulation permet d'augmenter significativement la capacité d'un infirmier à reconnaître des signes de détérioration auprès des patients, ce qui contribue à améliorer leur survie (Ozekcin et al.). Or la reconnaissance de ces signes est l'aptitude de l'infirmier (ière) à émettre un jugement clinique. La plupart des recherches sur le jugement clinique s'appuient sur les réponses des participants aux cas présentés sous forme de texte ou sur bande vidéo, ou sur le rappel par les participants de situations particulières dans la pratique. Les progrès récents en matière de simulation clinique notamment celle de simulation haute-fidélité constituent un terrain idéal pour développer des compétences en jugement clinique. La technologie actuelle fait de l'utilisation de la simulation clinique haute-fidélité (c'est-à-dire aussi proche que possible de la réalité) est un excellent laboratoire des soins aux patients humains, offrant une valeur supplémentaire à l'apprentissage en pratique clinique (Seropian et al., 2004). Le mannequin haute-fidélité donne la possibilité à l'apprenant de constater ses erreurs. S'il identifie mal ses symptômes ou lui administre le mauvais dosage, l'état du mannequin se détériorera. Le moment du débreffage devient alors une occasion d'apprentissage. Il permet aux apprenants de mieux apprendre. Notamment quand ils sont clairs sur leurs attentes et qu'ils reçoivent un retour direct sur leurs performances (au débriefing). Le rôle de l'enseignant n'est pas de dire à l'apprenant ce qu'il ou qu'elle a fait de mal, mais de la questionner sur le cadre de référence qu'elle a utilisé pendant la simulation afin de comprendre les raisons qui ont motivé qu'il entreprenne certaines actions. Les questions ouvertes permettent d'approfondir cet aspect pendant le` débriefing (troisième phase de la simulation). Ces questions donnent l'occasion à l'apprenant de questionner et recadrer s'il y a lieu, son schème de pensée et d'améliorer son jugement clinique afin de le transposer, éventuellement, en contexte de stage et plus tard quand il ou elle aura fini sa formation.

Il a été présenté précédemment trois niveaux d'effet de la simulation clinique sur le développement du jugement clinique des apprenants à travers principalement les travaux de Sandelowski (2000). Notons que ces effets ne sont pas les seuls à avoir été identifiés dans la littérature en faveur du développement du jugement clinique chez les apprenants en Science Infirmière. De nombreux travaux comme ceux de Bambini et al. (2009); Cant et Cooper (2017); Kameg et al., (2010) ; Kardong-Edgren et al. (2008 ; Szpark et Kameg (2013); montrent grâce aux groupes témoins et expérimentaux que la simulation pourrait aussi avoir un effet sur la perception d'auto-efficacité et la satisfaction des apprenants, sur le développement de la pensée critique et sur l'acquisition des savoirs.

Simulation clinique et perception d'auto-efficacité, satisfaction, confiance en soi des apprenants

La perception de l'auto-efficacité dont il est question ici, correspond à la perception qu'ont les apprenants de réaliser une tâche et d'arriver aux résultats augurés (Bandura, 1977, 1986). Une étude quasi-expérimentale réalisée en Pennsylvanie par Kameg et al. (2010) sur un échantillon de 38 apprenants avec présence de deux groupes, témoin et expérimental a porté sur la prise en soin de la dépression et l'anxiété. Pendant qu'un groupe a effectué deux simulations, l'autre groupe a effectué des lectures traditionnelles. Les résultats de l'étude, relevés à travers une évaluation faite sur une échelle visuelle analogue, montrent que la simulation a un effet significatif sur l'auto-efficacité de la communication. Les apprenants ayant participées à l'étude où l'on a fait usage de la simulation ont été capable d'effectuer la prise en soin des patients ayant des signes de dépression et d'anxiété. Par ailleurs les résultats obtenus par un questionnaire utilisant l'échelle de Likert (où 1 étant en désaccord et 4 très en accord) montrent que les apprenants trouvent que la simulation est une expérience d'apprentissage importante (3.63/4). Celle-ci devrait être incluse dans le programme de formation (3.58/4), les connaissances acquises au cours de la simulation sont transférables dans la pratique clinique (3.58/4). Allant toujours dans le même sens, une autre étude réalisée cette fois au Canada auprès de 250 apprenants, répartie également en deux groupes nous rapporte les mêmes résultats. Il a été question dans cette étude de soumettre le groupe expérimental de l'étude à une heure de cours théorique traditionnel et une heure de simulation à fidélité intermédiaire, pendant que le groupe témoin était soumis à deux heures de cours théorique traditionnel. Par la suite les apprenants devaient remplir après chaque simulation ou cours théorique un questionnaire sur le sentiment d'auto-efficacité et réflexion écrite sur les apprentissages. Les résultats ont révélé que les apprenants sont très satisfaites du remplacement d'heure de cours théorique par l'heure de la simulation (91%) (Sinclair & Ferguson, 2009). Il ressort des réflexions du groupe expérimental que la simulation est une opportunité d'apprentissage par les pairs, un moyen d'intégration des connaissances acquises du fait de les mettre elle-même en pratique et non d'observer, une méthode pour favoriser la confiance en soi des apprenants et moyen de diminuer l'anxiété en milieu clinique (Sinclair & Ferguson). Plusieurs articles notamment ceux de Blum et al. (2010) ; Cant et Cooper (2010) ; Harder (2010) ; Lapkin et al. (2010) ; Lewis et Ciak (2011) ; Macura et Diaz (2013) ; McCaughey et Traynor (2010) ; Sinclair et Ferguson (2009) sont tous d'accord en faveur d'un impact de la simulation clinique sur l'augmentation de la confiance en soi des apprenants. Cette confiance en soi est traduite par la confiance en leurs habiletés et compétences cliniques à apporter des solutions aux problèmes de santé des patients dont ils ou elles ont la charge. Toujours dans le même ordre d'idées, Harder (2010) a émis le postulat selon lequel il y aurait un lien bidirectionnel entre la performance clinique et la confiance en soi des apprenants. Ce postulat stipule que quand un apprenant a confiance en elle, elle est davantage portée à s'affirmer et à mettre de l'avant ses compétences et connaissances, améliorant par ce fait même sa performance. Cette performance rassure l'apprenant et lui permet d'avoir encore plus confiance en elle.

Simulation clinique, pensée critique et acquisition des savoirs

En ce qui concerne, les effets de la simulation clinique sur la pensée critique, Cant & Cooper (2010) ; Harder (2010) ; Lapkin et al. (2010)

relèvent que l'utilisation de la simulation clinique comme stratégie d'apprentissage pour la formation du raisonnement clinique /jugement clinique, permet l'obtention de résultats en faveur d'une amélioration de la pensée critique des apprenants et de leurs compétences générales. Ces résultats vont dans le sens de ceux de l'étude réalisée par Kardong-Edgren et al. (2008) ; Szpark et Kameg (2013) où les apprenants ont été interrogés sur leur perception de l'amélioration de leur pensée critique. Il ressort que les apprenants ont tendance à penser que la simulation les aide à stimuler leur pensée critique (Spark & Kameg). Celles qui ont participé à l'étude prospective et longitudinale de Kardong-Edgren et al. précisent que la pratique répétitive associée à la simulation aide à enraciner leur raisonnement clinique ainsi que leur pensée critique.

Pour ce qui est de l'acquisition des savoirs, une étude quasi-expérimentale, réalisée en 2009 par Ackerman a évalué les différences dans l'acquisition et la rétention de savoirs en comparant la simulation clinique et la méthode traditionnelle d'enseignement de la réanimation cardio-respiratoire. Les comparaisons ont été faites à deux périodes, immédiatement après la séance de simulation et trois mois après. Les résultats montrent que, que ce soit immédiatement après la simulation ou trois mois après, les apprenants ayant participées à l'étude dans le groupe formé par la simulation ont acquis plus de connaissances et ont été capables de démontrer un niveau de maîtrise des habiletés de réanimation cardio-respiratoire plus élevé que celles formées par les méthodes traditionnelles. Les revues de la littérature de Cant et Cooper (2010), ainsi que celle de Lapkin et al. (2010) indiquent que 50% des études recensées sont en faveur d'un gain de connaissances chez les apprenants après la simulation. Cela suppose que la formation par la simulation favoriserait l'acquisition des connaissances des apprenants sur le jugement clinique qui serait un gage pour une pratique clinique efficace et efficiente.

Simulation et la pratique clinique

Bambini et al. (2009) ont évalué à travers une étude expérimentale, grâce à un questionnaire avant et après simulation, si la simulation influençait la préparation des apprenants au premier stage dans un programme de formation initiale en Science Infirmière. Les résultats obtenus sur un échantillon de 112 apprenants montrent que la simulation augmente la confiance des apprenants en leur capacité de réussir l'examen clinique, à juger des situations et à résoudre les problèmes des patients. Les apprenants expliquent que l'expérience de la simulation clinique leur permet de savoir comment réagir dans un contexte similaire en situation réelle. Une autre étude évaluant l'impact de la simulation sur la préparation à la pratique clinique ainsi qu'à la transition au rôle infirmière a été réalisé au Royaume-

Uni auprès de 135 apprenant-e-s finissant leur formation initiale en Science Infirmière. 93 questionnaires ont été remplis. Les résultats révèlent que la simulation favorise une prise de conscience des apprenants de leurs habiletés à évaluer l'état de santé d'un patient (96,8%) ; à organiser les soins (82,8%) ainsi qu'à se faire confiance dans l'exercice du jugement clinique (92.5%) (McCaughey & Traynor, 2010). Par ailleurs, 92.5% des apprenants participants à l'étude stipulent qu'elles se sentiraient plus confiantes dans leur capacité d'agir correctement si la même situation se présentait cliniquement (McCaughey & Traynor). Les résultats de la recherche de Lindsey et Jenkins (2013) vont également dans le même sens que les résultats des études précédemment présentées. Dans leurs travaux, il a été question d'examiner l'influence d'une nouvelle stratégie d'apprentissage sur le jugement clinique des apprenants dans un contexte de prise en soin en urgence d'un patient. La nouvelle stratégie d'apprentissage dont il est question ici est la simulation clinique. Des mesures pré et post test ont été effectuées sur un groupe témoin et expérimental. À l'issue de l'étude, le test t a révélé que les apprenants qui ont reçu la formation grâce à la nouvelle stratégie d'apprentissage avaient significativement de scores en post test plus élevé que ceux qui n'avaient pas reçu la formation avec la simulation clinique. Les résultats cette étude démontrent que la simulation clinique est efficace pour améliorer les connaissances et le jugement clinique des apprenants concernant la prise en soin des patients en contexte d'urgence (Lindsey & Jenkins).

Une recension systématique de la littérature concernant la simulation, considérée comme une composante de la formation infirmière menant à la pratique infirmière a été publiée par Cant et Cooper (2017). Cette recension regroupant les résultats de plus de 700 recherches sur la simulation permet de relever que les études pré-post qui ont utilisé des mesures objectives ont permis de constater de meilleurs résultats à des tests de connaissances, des habiletés psychomotrices ainsi le développement de la pensée critique des apprenants (Cant & Cooper). Cette recension révèle par ailleurs que, la simulation pourrait être une meilleure stratégie d'apprentissage quant au sentiment d'auto-efficacité puisque des études expérimentales montrent un niveau élevé d'auto-efficacité en comparaison à d'autres approches de formation (Cant & Cooper). Les études présentées dans la recension, qui, elles, ont utilisé des mesures subjectives, permettent de faire le constat d'une grande satisfaction des apprenants, une amélioration de leur niveau de confiance, un meilleur jugement clinique et pensée critique. Autrement dit, la simulation clinique favorise le développement de la pensée critique particulièrement en ce qui concerne la reconnaissance de problèmes (Hayden et al., 2014).

D'autres chercheurs ont également examiné la satisfaction des apprenants (Fountain & Alfred, 2009) et la perception qu'ont les apprenants de l'apprentissage dans un environnement simulé (Ogilvie et al., 2011). Leur étude a vérifié s'il s'effectuait des changements dans les connaissances et le jugement clinique chez les apprenants après la mise en œuvre de la simulation clinique comme méthode d'enseignement. Les participants ont reconnu des gains post-intervention dans les questions qui évaluaient leurs connaissances et les questions qui portaient sur l'évaluation du jugement clinique. Ces résultats soutiennent l'utilisation la simulation clinique comme une stratégie d'apprentissage efficace pour améliorer les connaissances et le jugement clinique des apprenants. Pour Hayden et al. (2014) la simulation n'affecte pas nécessairement l'acquisition des connaissances, mais elle favorise le développement de la pensée critique, en particulier la reconnaissance de problèmes qui elle, permet la capacité à émettre un jugement clinique. Notons qu'il s'agisse des études de Buckey et Gordon (2011) ; Harder (2010) ; Lakpin et al. (2010) ainsi que celle de McCaughey et Traynor (2010) et autres, toutes montrent que la simulation clinique aide au développement et à l'évaluation des habiletés d'évaluation de l'état de santé d'un patient, contribue à l'amélioration des habiletés des apprenants à répondre aux urgences, à référer les problèmes qui dépassent leurs compétences et à effectuer les soins autonomes ou de collaborations de façon plus efficaces et efficients. Toutes ces activités qui se développent grâce à la simulation se résument en la capacité de l'infirmier à émettre un jugement clinique et à intervenir efficacement auprès du bénéficiaire de soins.

Il a été question dans cette articulation, de montrer la place de la simulation clinique dans le développement du jugement clinique chez les apprenants en Science Infirmière. Cela a été fait autour de deux axes. Nous avons pensé, qu'il était judicieux dans le premier axe, de faire, un bref rappel sur l'efficacité de la simulation dans la formation en Science Infirmière. En insistant particulièrement ici, dans un premier temps sur les avantages et inconvénients de l'usage de la simulation clinique pour les apprenants, pour les institutions de soins et les institutions de formations. Dans un second, des avantages de la simulation clinique par rapport aux limites que peuvent avoir la formation par l'immersion clinique. Dans le second axe de cette articulation, nous avons montré les effets de la simulation sur le développement du jugement clinique chez les apprenants en Science infirmière particulièrement au niveau du développement des compétences pendant les immersions cliniques post simulation, à l'amélioration des pratiques cliniques des apprenants et des nouvelles infirmières, à la perception du sentiment d'auto-efficacité et de confiance en soi des apprenants, à l'amélioration de la pensée critique et acquisitions des savoirs, ainsi que de la pratique clinique.

Conclusion partielle

Ce deuxième chapitre nous a permis d'explorer en profondeur les bases théoriques du raisonnement et du jugement clinique. Nous avons clarifié les concepts fondamentaux, analysé les différents modèles théoriques et identifié les processus cognitifs qui sous-tendent cette compétence essentielle en science infirmière. L'analyse des facteurs qui favorisent ou entravent le raisonnement clinique a mis en évidence l'importance d'une approche pédagogique adaptée. Les définitions et modèles présentés constituent un cadre conceptuel solide pour comprendre comment les infirmiers développent leur capacité à collecter des informations pertinentes, à les interpréter correctement et à prendre des décisions cliniques appropriées. Cependant, la compréhension théorique ne suffit pas à elle seule. Comment ces concepts se traduisent-ils concrètement dans le développement professionnel des apprenants en science infirmière ? Quelles stratégies pédagogiques permettent véritablement de favoriser l'acquisition de cette compétence complexe ? Le chapitre suivant apporte des éléments de réponse à ces questions en explorant spécifiquement le développement du jugement clinique chez les apprenants en Science infirmière. Nous y examinerons notamment la simulation clinique comme approche d'apprentissage, méthode prometteuse qui fait l'objet principal de cet ouvrage et qui sera analysée en détail tant dans ses fondements théoriques que dans son application pratique.

Chapitre 3 : La simulation clinique comme approche d'apprentissage

Ce troisième chapitre aborde la simulation clinique comme approche d'apprentissage privilégiée pour développer le jugement clinique des apprenants en science infirmière. Après avoir exploré les fondements théoriques du raisonnement et du jugement clinique, nous examinons maintenant une méthode pédagogique innovante qui permet de concrétiser ces concepts. La simulation clinique représente un pont entre la théorie et la pratique, offrant aux étudiants un environnement sécuritaire pour développer leurs compétences cliniques. Nous commençons par présenter les aspects théoriques de cette approche pédagogique, ses fondements et son intérêt dans la formation des professionnels de santé. Les considérations éthiques liées à la simulation sont également abordées, de même que les adaptations nécessaires dans les contextes de ressources limitées. Nous explorons ensuite les aspects pratiques de la simulation clinique, notamment l'utilisation de patients simulés ou standardisés, la conception de scénarios et l'organisation des séances incluant breffage et débreffage. L'analyse des applications spécifiques à la formation initiale en science infirmière et le développement des compétences techniques et non techniques complètent ce chapitre, préparant ainsi le terrain pour la partie empirique de l'ouvrage qui démontrera l'efficacité de cette approche.

I/ La simulation clinique

La simulation est un concept en plein essor dans les formations professionnelles. Elle s'inscrit dans une stratégie d'apprentissage expérientielle en situation réelle (Jeffries, 2013; Norman, 2012). Comme méthode d'enseignement, la simulation est utilisée depuis plusieurs années dans certains domaines d'expertise tels que l'aéronautique et l'armée. De nos jours, elle devient de plus en plus utilisée dans d'autres domaines comme la pratique policière et ambulancière, la médecine notamment dans la formation des urgentistes, ainsi qu'en Science Infirmière.

Dans les formations en sciences de la santé, la méthode pédagogique par la simulation donne l'occasion de recréer la réalité des situations cliniques favorisant la contextualisation et le réalisme (Lapkin et al., 2010). La simulation est une famille d'approches d'apprentissage, basée sur l'idée qu'il est important de développer nos compétences avant, pendant et après nos interactions avec nos patient-e-s (Hodges, 2013). Elle correspond à l'utilisation de matériels (tels que des mannequins ou des simulateurs d'actes), de réalité virtuelle ou de patient-e-s standardisé-e-s pour reproduire des situations ou des milieux de soins, elle est également utilisé pour enseigner des actes diagnostiques et des traitements, et permet la répétition d'actes, de situations cliniques ou par des professionnel-le-s de la santé ou des équipes professionnelles pour prendre des décisions (Kuhn, 2008). La simulation est une méthode pédagogique active et innovante, basée sur l'apprentissage expérientiel et la pratique réflexive. La pédagogie en contexte de simulation repose sur les fondements théoriques de l'apprentissage collaboratif, du constructivisme ainsi que du socioconstructivisme (Rutherford-Hemming, 2012). Plusieurs techniques de simulation existent et peuvent être utilisées seules ou de manière complémentaire. Dans la formation en santé, elle peut être utilisée aussi bien pendant la formation initiale du personnel que pour des formations spécialisées ou encore lors du renforcement de capacités ou développement professionnel continu.

L'usage de la simulation clinique comme méthode d'enseignement pour le développement du jugement clinique infirmier permet d'acquérir des connaissances, d'améliorer les compétences et d'augmenter les capacités techniques et relationnelles des apprenants dans le but de rendre les soins plus efficaces et en accord avec les attentes et les problèmes de santé des patients. C'est dans ce sens que l'usage de la simulation clinique comme stratégie d'apprentissage ou approche éducative peut être intéressant pour la formation du personnel en Science Infirmière. Appréhender ce qu'est la simulation clinique en santé est l'objet de cette section. Une réflexion générale sur la simulation nécessite de s'intéresser au lien existant entre les théories d'apprentissage et la simulation clinique, en ce qui concerne la didactique professionnelle, avant de présenter les modèles théoriques retenus pour cette étude.

II/ Aspects théoriques de la simulation clinique

Parler des aspects théoriques de la simulation clinique en santé consiste, dans cette étude, à présenter les généralités ainsi que l'état des connaissances sur la simulation clinique. Pour ce faire, trois angles ont été abordés. Le premier a présenté les théories d'apprentissage qui soutiennent la simulation comme stratégie d'enseignement dans les formations en santé ainsi que les modèles théoriques retenus dans cette étude. Le deuxième a été consacré à la présentation de l'intérêt de la simulation dans la formation et enfin, le troisième s'est focalisé sur la place de la simulation en santé et les types de simulations cliniques relevant du domaine de la santé.

II-1/ Simulation et théories d'apprentissage

Cette articulation sur la simulation et théorie d'apprentissage a pour intention de présenter les différentes théories d'apprentissage qui ont servi d'assise théorique à la construction de la stratégie d'enseignement qu'est la simulation clinique. Ainsi, ont été présentés tour à tour : les principes béhavioristes, constructivistes, l'approche sociale et humaniste. Toutefois, un historique des paradigmes et des théories utilisés en santé constitue la partie liminaire de cette articulation.

Les théories de l'apprentissage support de la simulation clinique

Les théories d'apprentissage qui ont permis la construction de la simulation clinique comme stratégie d'enseignement découlent des paradigmes et théories utilisés comme support théorique dans la formation des professionnels de santé. À cet effet, il convient de faire un bref rappel historique sur ces différents paradigmes et théories, avant d'exposer les liens entre ces théories d'apprentissage et la simulation clinique.

Historique des paradigmes et théories utilisés dans la formation en santé

Les théories d'apprentissage utilisées dans la formation en santé découlent principalement de quatre paradigmes épistémologiques évolutifs : l'empirisme, le rationalisme, le socialisme et le courant humaniste. Ici, l'approche épistémologique cherche à définir comment s'est construite la connaissance en science de la santé. Il a d'abord été question du courant empiriste où l'expérience est la seule source de connaissance possible. Cette façon de voir s'est opposée plus tard au paradigme rationaliste, où la raison est la source première de la connaissance. Le courant sociologique quant à lui cherche à déterminer comment se partage et se construit le savoir au sein des groupes, ou entre différents groupes sociaux. Pendant que l'approche humaniste se focalise sur ce qui distingue et caractérise l'être humain dans sa quête du savoir. C'est dans cet ordre qu'en éducation médicale et en santé, Mann (2004, 2011) identifie cinq courants théoriques distincts : les courants béhavioriste, cognitiviste, humaniste, social et constructiviste, tous nés, des paradigmes empiriste, positiviste, sociologique et humaniste.

Les courants épistémologiques, empiristes et positivistes appliqués en éducation font naître le béhaviorisme. Le constructivisme naît en réponse aux limites du béhaviorisme sous l'impulsion des psychologues tels que Piaget, Brunner et Dewey. Cela dans la première moitié du 20e du siècle. Le constructivisme est issu d'une posture épistémologique selon laquelle, la pensée est à la source de toute connaissance première. Il s'oppose au béhaviorisme issu des courants empiriste et associationniste qui considèrent l'expérience et la perception comme principe fondamental de tout savoir et de toute idée. La théorie constructiviste s'illustre en médecine dans la réforme de l'apprentissage par problème (problem based learning) (Hunter & Krantz, 2010 ; Kenneth, 2011). Selon cette approche, l'apprenant est considéré comme étant un apprenant actif, qui se trouve au centre des dispositifs de formation, qu'il apprend en profondeur, afin d'acquérir des compétences utiles à ses futures pratiques professionnelles. Cette approche de formation s'oppose à une approche de formation traditionnelle, basée sur des cours magistraux (lecture-based learning), où la transmission a une place plus prépondérante que la construction des savoirs largement inspirée des courants béhavioristes (Pelaccia & Triby, 2011). À cet effet, Schmidt et al. (2011) distinguent trois dimensions pédagogiques théoriques véhiculées par l'approche par problème : l'apprentissage du processus de l'enquête (ou résolution de problème), l'apprentissage des stratégies d'apprentissage (ou métacognition) et l'approche constructiviste proprement dite consistant (processus d'auto construction des connaissances nouvelles à partir de connaissances antérieures) à la confrontation aux problèmes authentiques et signifiants, sous la supervision d'un tuteur.

En dehors de l'approche constructiviste, plusieurs théories issues de l'approche sociale de l'apprentissage ont trouvé d'importantes implications pratiques en éducation des professionnels de santé. La théorie de l'apprentissage social développée par Bandura (2011) postule que l'apprentissage est la résultante d'interactions entre l'apprenant, son comportement dans une situation donnée et l'environnement dans lequel se situe l'apprentissage. Elle considère que l'apprentissage est influencé par les buts, les attitudes, les valeurs, les connaissances et l'expérience de l'apprenant. Le socioconstructivisme de Vygotski (1978) appliqué en milieu médical par Cicourel (2002) éclaire sur le caractère distribué du savoir entre différents groupes intervenant sur une même « scène professionnelle ». Selon cette théorie, chaque professionnel de santé détient une partie du savoir théorique et pratique utile à la prise en charge médicale des patients et le partage plus ou moins explicitement avec les autres intervenants. Ainsi, selon Cicourel, les individus travaillant en coopération sont susceptibles d'avoir des connaissances différentes et sont donc tenus de dialoguer pour mettre leurs ressources en commun et négocier leurs différences en vue d'accomplir telle ou telle tâche. Nous venons de voir de manière historique comment les paradigmes et théories majeures d'apprentissage ont influencé la formation des professionnels de santé. La section suivante illustrera comment ces théories d'apprentissage servent de support théorique à la simulation clinique.

Principes béhavioristes et simulation

La simulation comme méthode pédagogique peut s'appliquer dans un cadre des principes béhavioristes. Particulièrement avec le versant fonctionnaliste issu du behaviorisme qui énonce que « l'on apprend en faisant » (*learning by doing*). Or les principes béhavioristes découlent de l'empirisme où l'expérience est la seule source de connaissance possible. Dans la simulation, il est question de construire la connaissance par l'expérience, qui elle-même est la connaissance des choses acquises par l'usage et le sens. Dans le béhaviorisme les apprenants apprennent par essai - erreur des actions à effectuer pour obtenir le résultat souhaité. L'apprentissage est fait ici sans réflexion sur l'action. Il sera la résultante de la répétition des séances de simulation induisant une succession de réussites et d'erreurs, de renforcements positifs et négatifs, sources d'apprentissage (ou plutôt de modifications de comportements observables selon la théorie comportementaliste). L'apprentissage s'effectue ici, par l'expérience concrète, sans explicitation sur les connaissances mobilisées. La simulation utilise les principes béhavioristes, car ils permettent de justifier le fait que la simulation s'intéresse au comportement observable, à la mesure du résultat des interactions de l'apprenant avec son milieu. Puisqu'en fait, dans l'approche béhavioriste, nous dépendons uniquement de notre environnement. En le réorganisant (salle de simulation, création de scénarii), il est possible de modeler les individus, donc les apprenant-e-s qui peuvent être considérés comme les enfants en situation apprentissage (Skinner, 1969). Ce réarrangement du milieu, de l'environnement, serait ainsi favorable à la modification des comportements inappropriés, grâce à l'utilisation des méthodes de déconditionnement-reconditionnement (Skinner). Cela permettrait également d'éviter la formation de mauvaises habitudes ou encore de développer de mauvais comportements. Selon le béhavioriste Skinner, le but de l'enseignement est de susciter chez l'élève des formes nouvelles de comportement. Ainsi, enseigner n'est rien d'autre qu'arranger les conditions de renforcement dans lesquelles les élèves apprennent. Cela a pour conséquence d'accélérer l'apparition de nouveaux comportements. Ce principe pédagogique est appelé *enseignement programmé*. Les outils du béhaviorisme de Skinner préconisent l'utilisation d'outil respectant les critères suivants : il doit permettre un échange continu entre l'élève et la discipline enseignée. Il doit présenter uniquement la partie de la discipline la plus proche des possibilités actuelles de l'élève et s'assurer que cette partie est bien apprise. Il doit permettre une progression qui s'accorde au rythme de l'apprenant. Il doit faire en sorte que l'élève soit actif par la production de réponses. Il doit renforcer l'élève en lui permettant de constater l'exactitude de sa réponse, autant de principes qui sont aussi respectés dans la simulation clinique.

Principes constructivistes et simulation

Dans les principes constructivistes, l'apprenant commence son apprentissage avec un jeu de connaissances antérieures plus ou bien organisé dans un cadre (ou réseau) conceptuel, lors de la séance de « pré-briefing » qui précède la séance de simulation. Il est important de prendre en compte les connaissances antérieures des apprenant-e-s, ainsi que les cadres conceptuels que ceux-ci ont déjà construits (Fanning & Gaba, 2007 ; Zigmont et al., 2011). Cela justifie le fait que la simulation s'effectue en aval des cours théoriques de la connaissance à mobiliser. Lors du débriefing, on mettra l'accent sur le construit cognitif déclenché par l'apport de nouvelles connaissances, dans le but d'obtenir l'assimilation de ces connaissances nouvelles dans un réseau de connaissances préconstruites. En effet, Piaget (1936), père du constructivisme, insiste sur le fait que nous construisons nos différentes connaissances par la manipulation « d'objets », par l'expérimentation. Or la simulation est par essence manipulation, expérimentation. Cette manipulation provoque la création ou la modification de schèmes d'action (Piaget, 1974).

Le schème est l'instrument de l'assimilation. C'est une structure d'actions répétables dans des circonstances semblables ou analogues (Piaget, 1974). Il est ce que l'on peut caractériser comme le squelette du savoir-faire, qui n'est pas pour autant un squelette immuable étant donné que la construction du savoir est dynamique, et s'adapte en fonction du sujet et du milieu. C'est cette interaction entre l'apprenant et l'objet d'étude qui est importante, car elle permet à ce dernier de construire ses connaissances. Comme il y a interaction, l'action est produite. C'est par là que Piaget nous mène à une pédagogie constructiviste. Pour les constructivistes, c'est l'individu, en l'occurrence l'apprenant lui-même qui construit ses connaissances, avec une aide. Dans le cadre de la simulation clinique, l'apprenant construit ses connaissances en se faisant aider ou accompagner par l'enseignant. Les outils pour former et construire sa connaissance sont donnés à l'apprenant. C'est grâce à ces outils qu'il va se construire étant donné qu'il est acteur principal de son développement. Pendant la simulation c'est l'apprenant qui simule, qui est au centre du scénario. Dans le constructivisme tout comme pendant la simulation, les élèves ne doivent pas découvrir, apprendre, acquérir les connaissances seuls. Ils sont conduits, accompagnés par le formateur. Les pédagogues constructivistes insistent sur le fait que peu importe la méthode d'enseignement sélectionnée : une étude de cas, un travail de réflexion en petit groupe ou encore un jeu de questionnement entre l'enseignant et l'enseigné ; l'enseigné doit construire son savoir à partir des activités mises en place par l'enseignant. Dans la simulation clinique, c'est le formateur qui met en place la séance de simulation afin de favoriser chez l'enseigné, un apprentissage actif. C'est par la compréhension, ainsi que par ses perceptions de la réalité que l'apprenant construit son apprentissage et non pas par la réalité absolue, toute faite.

Approche sociale et simulation

Dans cette approche, il s'agit de l'apprentissage par groupe. Les apprenants sont mis en groupe pour la résolution des problèmes du patient, cela dans le but de faire développer les principes du travail en équipe. Il s'agit de faire développer un apprentissage coopératif basé sur l'interdépendance, interaction entre les différents membres, favoriser une prise de décision collégiale sans pour autant occulter les responsabilités individuelles au sein des membres de l'équipe (Bridges et al., 2011). La prise en soin des patients nécessite une prise en soin globale et collective nécessitant une collaboration coordonnée des différents membres de l'équipe de soins. Il a été observé qu'un dysfonctionnement dans une ou plusieurs étapes de la prise en soin était associé à la survenue d'effets indésirables (Haute Autorité de Santé (HAS), 2012). Dans ce contexte, la simulation permet l'amélioration de la prise en soin des patients en améliorant la performance globale des équipes (Salas et al., 2008). Par ailleurs, la simulation favorise une amélioration de la communication entre soignants d'une part et entre soignants et soignés d'autre part (HAS).

Approche Humaniste et simulation

La simulation utilise certains éléments de l'approche humaniste dans le sens où, pendant la formation, l'on doit se questionner sur la capacité de l'école à transmettre des valeurs créatrices de plus d'humanité : de lucidité, d'autonomie, d'auto-responsabilité, d'aptitude à se lier à autrui sans sentiment d'infériorité ou de supériorité, dans une juste estimation des différences et des complémentarités (Tarpinian et al., 2007). Par ses techniques, procédures et processus, elle tient compte de l'approche humaniste, car elle favorise l'interaction entre élèves, par l'apprentissage coopératif, le tutorat par les pairs, la philosophie avec les enfants, ainsi que l'interaction entre l'enseignant et l'élève à travers l'effet Pygmalion, l'empathie, la facilitation du sentiment d'efficacité des élèves, l'apprentissage de l'intelligence émotionnelle (Tarpinian et al.).

L'apprentissage coopératif est structuré de telle sorte que les efforts de chaque membre soient nécessaires pour le succès du groupe et que chacun doit apporter sa juste contribution. Par ailleurs, les membres s'encouragent, s'aident réciproquement à apprendre, félicitent les succès et les efforts des uns et des autres. Ils doivent apprendre à bien se connaître et à se faire confiance et doivent régulièrement réfléchir ensemble sur leur façon de fonctionner, ainsi que sur les manières d'améliorer leur fonctionnement. Cette stratégie favorise sur le plan personnel de l'apprenant, une augmentation de l'estime de soi. Les interactions conduisent les élèves à se considérer compétents. Sur un plan cognitif et académique, l'on note une amélioration de la capacité à apprendre, un meilleur transfert de ce qui est appris depuis une situation vers une autre. Sur le plan relationnel et social, on relève une augmentation sensible de l'appréciation réciproque du coup, on assiste à une baisse du racisme et du sexisme, des incivilités et de la délinquance ; du harcèlement et de la violence, ainsi que de la toxicomanie, une meilleure intégration des élèves handicapés, une augmentation des comportements altruistes (Johnson, & Johnson, 1990). C'est pourquoi, il est dit de manière générale la simulation ne se fait pas avec un seul apprenant, mais avec une triade ou sixiade. Elle est comme l'apprentissage coopératif qui est une stratégie d'enseignement consistant à faire travailler des apprenants ensemble au sein de petits groupes.

La simulation utilise aussi l'approche humaniste à travers la stratégie de tutorat. Notamment pendant la troisième phase de la simulation, le débriefing, qui est le moment pendant lequel le tuteur en l'occurrence ici l'enseignant, se retrouvent avec les apprenant-e-s pour parler de ce qui s'est passé, des problèmes rencontrés et des satisfactions éprouvées. Cette discussion permet de faire un bilan de ce qui s'est passé et de mieux recadrer l'action. Pendant la stratégie concernant la philosophie des enfants, il est question ici pour l'enseignant non pas d'enseigner ou de faire passer un message particulier, mais de stimuler la capacité de réflexion des apprenants, de les aider à expliciter leur pensée et à aller jusqu'au bout de leurs raisonnements, en leur posant des questions bien choisies, sans grandes déclarations théoriques.

Nous venons de voir dans cette section que les principales théories d'apprentissage ont servi d'assise théorique pour la construction de la simulation clinique comme stratégie d'apprentissage. L'ensemble de ces théories a fondé un certain nombre de principes pédagogiques structurant les interventions et les méthodes d'enseignement et promouvant, entre autres, les dispositifs de formation utilisant la simulation. À cet effet, la simulation est une stratégie d'apprentissage dont l'utilisation doit s'adosser sur un cadre théorique explicite, pour en déduire ses objectifs et ses règles d'utilisation en formation en santé. Le modèle éducationnel de l'apprenti cognitif de Collins et al. (1989) ainsi que le cadre conceptuel de la simulation clinique *National League for Nursing-Jeffries Simulation Framework* (NLN-JSF) (Groom et al., 2014 ; Jeffries, 2012; Ravert & McAfooes, 2014) sont les deux modèles théoriques retenus pour la simulation clinique et servant de support théorique à la présente recherche.

Modèles théoriques de la simulation clinique

Dans cette section, il est question d'aborder les deux fondements théoriques sur lesquels se base la pédagogie par la simulation clinique en santé ; lesquels servent également de support théorique de cette étude. Pour cette recherche, nous avons retenu le modèle éducationnel de l'apprenti cognitif de Collins et al. (1989) qui sera présenté dans la première partie. Pendant que le cadre conceptuel de la simulation clinique *National League for Nursing-Jeffries Simulation Framework* (NLN-JSF) (Groom et al. 2014; Jeffries, 2012; Ravert & McAfooes, 2014) sera exposé dans la deuxième. Ce sont les bases du modèle de l'apprenti cognitif et ceux du cadre conceptuel NLN-JSF qui ont été pris en compte pour les assises théoriques de la construction de notre variable indépendante.

Modèle éducationnel de l'apprenti cognitif

Ce modèle présente la manière de façonner le processus d'apprentissage chez l'apprenant. Initialement, l'apprentissage était perçu comme étant le résultat d'un processus séquentiel. L'apprenant le subissait passivement. Ce qui le conduisait inexorablement, dans la plupart des cas à l'acquisition de connaissances inertes, tacites. Ce processus d'apprentissage est d'autant plus difficile quand il va s'agir des connaissances actives qui doivent être appliquées dans le quotidien, dans les activités professionnelles. Or, en essayant de faire une critique sur la manière dont se construit l'apprentissage chez l'apprenant, l'on se rend compte que « c'est l'apprenant qui apprend tout seul et le formateur enseigne, éduque » (Nkoum, 2017, p. 17). Envisagé dans ce sens, l'apprentissage favoriserait le transfert de connaissances du pôle de la formation au milieu professionnel.

En psychologie cognitive, l'apprentissage est vu comme un processus holistique qui vise tout d'abord à contextualiser l'apprentissage. Cette vision repose sur le fait que l'enseignement doit tenir compte du contexte d'une réutilisation des connaissances (transfert des connaissances). Il va donc s'agir d'enseigner, d'éduquer l'apprenant afin de développer chez lui, la capacité de réutiliser ses connaissances dans des situations et contextes différents. C'est le paradigme éducationnel de la « cognition située » (*situated learning* : Lave, 1988; Lave & Wenger, 1991). Les fondements de la cognition située préparent la personne formée à acquérir une expertise consolidée, à développer de solides aptitudes pour la résolution des problèmes de la vie quotidienne et à améliorer ses habiletés d'apprenant tout au long de sa vie. Ainsi, Collins (1991) relève quatre avantages pédagogiques qu'il y a de contextualiser les apprentissages :

1. *L'apprenant apprend dans des conditions où ses connaissances peuvent être appliquées :* en associant ses connaissances à différents contextes d'apprentissage, l'apprenant se construit des schémas de participation (*participation schemata*) (Lave & Wenger, 1991). Puis, en utilisant des stratégies pédagogiques comme l'ancrage et les analogies directes (Tardif, 1992), on l'aidera à établir des comparaisons avec des réalités similaires et à détecter des ressemblances, afin qu'il puisse résoudre des problèmes qui le prépareront à intégrer le monde du travail.

2. *Les divers contextes d'apprentissages génèrent la découverte* : c'est en participant à une diversité de contextes d'apprentissage que l'apprenant parviendra à développer des stratégies *ad hoc* pour résoudre des problèmes (Collins, 1996). L'enseignant doit donc favoriser l'acquisition de connaissances par la résolution de problèmes réels (Tardif, 1992), afin que l'apprenant, livré à lui-même, trouve des solutions à des situations problématiques pour lesquelles ni les méthodes ni les résultats ne sont connus d'avance (Young, 1993). Cela le prépare, d'une part, à utiliser concrètement ses connaissances et, d'autre part, à les appliquer efficacement lorsque de nouvelles situations se présentent. Par ailleurs, on encouragera l'apprenant à partager et à vérifier la validité de ses connaissances, en collaborant avec ses pairs dans une variété de contextes d'apprentissage. Une telle approche l'amènera à développer une meilleure compréhension de ce qui l'attend plus tard, lors de son intégration au monde du travail (Collins, 1991).

3. Les différents contextes d'apprentissage aident à structurer les connaissances afin d'en faciliter le transfert : Les contextes diversifiés contribuent aussi à donner un sens à ces connaissances. Selon Tardif (1992), l'enseignant devrait présenter les connaissances en utilisant une variété d'exemples concrets issus de différents contextes d'application. Il doit cependant le faire en portant une attention particulière aux invariants du sujet étudié, cela afin que l'apprenant puisse apprécier la pertinence des dites connaissances et les réutiliser dans d'autres contextes, quand la situation s'y prête (Young, 1993). L'apprenant passe ainsi d'un processus de mémorisation à un processus de compréhension qui donne un sens à ses connaissances et qui favorise, de ce fait, les possibilités de transfert.

4. L'apprenant peut voir l'application concrète de ses connaissances. La résolution de problèmes concrets permet à l'apprenant de voir de manière concrète (*making thinking visible)* (Collins et al., 1991), lesquelles de ses stratégies cognitives sont efficaces et celles qui le sont moins ou encore, pas du tout. Ainsi, l'apprenant qui applique concrètement ses connaissances dans des situations « réelles » peut déceler ses conceptions erronées et les corriger. Il apprend ainsi à naviguer dans des situations mal définies (Tardif, 1992) et à composer avec l'erreur et le temps perdu (Collins, 1991).

Ces avantages pédagogiques naissent du modèle d'apprentissage cognitif qui vise à contextualiser les apprentissages. Ce modèle d'apprentissage a été mis en place par Collins et al. en 1989. Il a été revu par Simoneau en 1994, et 1996. Il s'agit du modèle éducationnel de l'apprenti cognitif (*cognitive apprenticeship*). Ce modèle promeut la valorisation des connaissances et des matières ainsi que l'utilisation des contextes réels pour l'enseignement de notions clés. Grâce à un compagnonnage cognitif, il favorise l'utilisation de stratégies d'enseignement favorisant des apprentissages signifiants chez l'apprenant.

Brown et al. (1989), Collins et al. (1991), Brown et Duguid (1993) et Collins et al. (1989) soulignent le fait que l'apprentissage et les activités cognitives contextualisées, ainsi que les activités d'apprentissage en situations authentiques, ou en contexte réel suscitent de solides et signifiantes connaissances pour l'apprenant. Le terme « apprenti » (*apprenticeship*) définit essentiellement le savoir-faire, la dépendance contextuelle (*contextdépendant*), ainsi que la nature situationnelle et culturelle liée à l'apprentissage. Quant au terme « cognitif » (cognitive), il définit la contribution des habiletés cognitives et des connaissances (déclaratives, procédurales et conditionnelles) (Tardif, 1992) associées aux divers apprentissages scolaires ou professionnels. L'apprenant est donc considéré comme un apprenti qui participe à une forme de « compagnonnage cognitif » (Désilets & Tardif, 1993) grâce auquel il apprend à utiliser ses connaissances et ses stratégies cognitives afin de solutionner, dans le cadre d'activités authentiques, réelles (*authentic activity)* (Brown et al.), les problèmes présentés par ce contexte. Il participe activement à la construction de ses propres compétences, sous la conduite d'un enseignant qui agit à la fois comme personne-ressource, guide et « coach » en apprentissage. Ainsi, par sa participation à des activités réelles, l'apprenant s'intègre à la culture de la pratique et de l'expertise professionnelles (*enculturation)* (Brown et al.,

1989; Collins et al., 1989; Lave, 1988; Lave & Wenger, 1991). Pour tenter de le saisir, il serait intéressant d'avoir des connaissances sur ses dimensions ainsi que sur les éléments propres au modèle de l'apprenti cognitif.

Dimensions et éléments du modèle éducationnel de l'apprenti cognitif

Le modèle éducationnel de l'apprenti cognitif comprend 4 dimensions : le contenu, les stratégies d'enseignement, les séquences d'enseignement et l'environnement social. Selon Collins et al. (1989), il faut prendre en considération toutes ces dimensions lors du design d'un environnement pédagogique (enseignement et apprentissage). La Figure ci-dessous illustre ces dimensions ainsi que les éléments de ce modèle.

Figure 5

Dimensions et éléments du modèle éducationnel de l'apprenti cognitif (Simoneau, 1994).

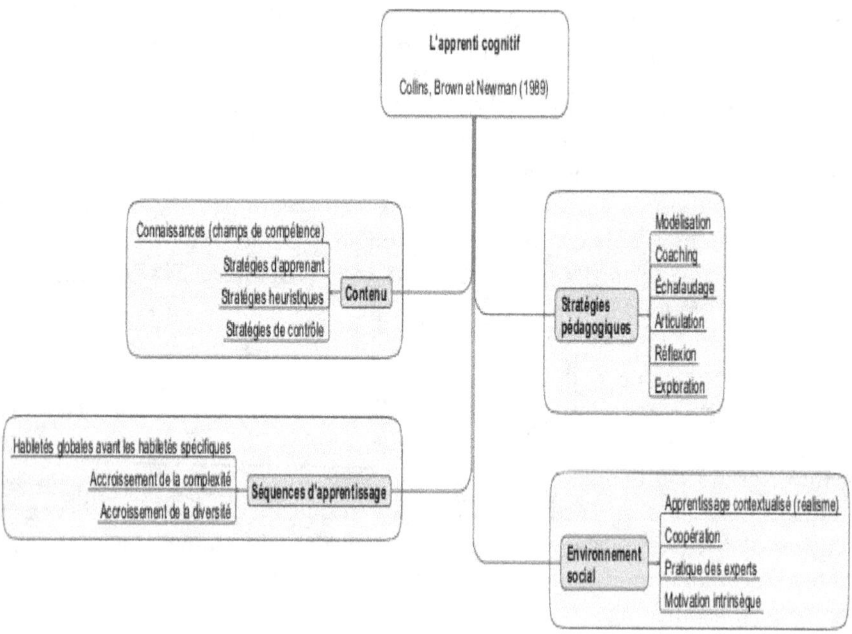

Contenu : il tient compte de toutes les formes de connaissances nécessaires au développement d'une compétence. Ces connaissances comprennent les connaissances propres aux divers champs disciplinaires (déclaratives, procédurales et conditionnelles) et les connaissances stratégiques (*strategic knowledge*) reliées aux processus cognitifs. Les connaissances stratégiques sont les connaissances tacites qui sont utilisées par les experts pour accomplir leurs activités et résoudre des problèmes. Ces connaissances comprennent les stratégies d'apprenant, les stratégies heuristiques et les stratégies de contrôle.

Stratégies pédagogiques : le modèle éducationnel de l'apprenti cognitif comprend un ensemble de stratégies pédagogiques permettant la prestation d'enseignements ciblés ou stratégiques. Ces stratégies ont pour but de faciliter et d'optimiser les apprentissages chez les apprenant-e-s. Collins et al. (1989) ont répertorié un ensemble de six stratégies pédagogiques que l'on peut subdiviser en trois groupes. Les trois premières stratégies (la modélisation, le coaching et l'échafaudage) ont pour but de faciliter chez l'apprenant, l'acquisition d'un ensemble d'habiletés par l'observation et la pratique guidée. Deux autres stratégies pédagogiques (l'articulation et la réflexion) visent à aider l'apprenant à concurrencer les stratégies de résolution de problèmes utilisés par les experts, et ce, jusqu'à ce qu'il trouve, développe ses propres stratégies de résolution de problèmes. L'apprenant est donc invité à décrire les connaissances et le raisonnement qu'il a utilisé pour résoudre les problèmes lors de la réalisation d'une activité. La dernière stratégie suggérée par Collins et al., est l'exploration. Son but est d'encourager l'apprenant à développer et à mettre en œuvre ses propres moyens de résolution de problèmes. Sa finalité est de développer, par la prise en charge et l'actualisation, l'autonomie, l'indépendance de l'apprenant, sur le plan de ses propres stratégies d'apprentissage.

Séquences d'apprentissage : il faut prendre en compte la séquence ou l'ordre des apprentissages lors de la conception d'un environnement pédagogique. Pour cela, Collins et al. (1989) proposent l'élaboration de situations d'enseignement ayant un niveau de variabilité, complexité ou de difficulté croissante. D'une manière concrète, les auteurs Collins (1991), Collins et al. (1991) et Collins et al. (1989) proposent trois principes séquentiels qui permettent d'optimiser les interventions éducatives dans ce modèle : il faut que la conception des activités globales se fasse avant l'acquisition d'habiletés spécifiques. Il faut ensuite qu'il y ait un accroissement progressif dans la complexité des activités ou des apprentissages. Il faut enfin qu'il ait une diversification progressive des situations d'apprentissage.

Environnement social : dans ce modèle, ce qui compte c'est la prise en considération des caractéristiques sociales du milieu d'apprentissage. Selon Brown et al. (1989), Lave (1988), et Lave et Wenger (1991), pour que l'apprenant puisse appliquer concrètement ce qu'il a appris, il faut l'intégrer, le mettre dans des environnements qui reflètent le monde réel. Ainsi, grâce à l'encadrement qu'il reçoit durant la réalisation de l'activité, il devient impliqué et engagé, si bien qu'il contribue directement au travail. Cela se fait dans un environnement d'apprentissage qui facilite l'assimilation et l'application concrète de ses différents savoirs (Collins et al. 1989).

L'apprentissage contextualisé, la pratique intégrée, la motivation intrinsèque de l'apprenant-e (*student and personal goals to seek skills and solutions)* (Collins et al. 1989) et la collaboration sont toutes des caractéristiques de l'environnement social qui concourent à optimiser les apprentissages chez l'apprenant. Collins et al. expliquent que le cadre conceptuel du modèle de l'apprenti cognitif est suffisamment élaboré pour permettre à l'enseignant: d'objectiver les forces et les points à améliorer dans différents environnements d'apprentissage et de valider la pertinence du modèle par rapport aux différentes méthodes d'enseignement s'y rattachant.

Nous venons de voir le modèle de l'apprenti cognitif qui montre comment façonner l'apprentissage chez l'apprenant. Ce modèle promeut un encadrement académique fondé sur le développement personnel et social de l'apprenant. Il met ainsi en place des stratégies lui permettant d'assumer ses responsabilités à l'égard de sa propre formation. Collins et al. (1989) relèvent par ailleurs que le modèle de l'apprenti cognitif pourrait contribuer à redéfinir les fondements des programmes de formation professionnalisante. L'objectif est de permettre aux apprenants d'acquérir une bonne expertise, des aptitudes pour la résolution de problèmes concrets qui tiennent compte des réalités professionnelles auxquelles ils seront confrontés. Il permet ultimement de contextualiser les apprentissages pour favoriser le développement des habiletés des apprenants afin de se mettre à jour tout au long de leur carrière. La section suivante est consacrée à la présentation du cadre théorique de référence à la simulation clinique de notre travail.

Le cadre conceptuel de la simulation clinique NLN-JSF

Le *Nursing Education Simulation Framework* (NESF), qui est la version initiale du cadre conceptuel NLN-JSF a été publié la première fois entre 2005-2007 par la chercheure Jeffries. Ce cadre conceptuel avait pour mission, au départ, de fournir des lignes directrices aux facilitateurs pour les aider à scénariser et à contextualiser les situations cliniques dans un environnement pédagogique fondé sur la simulation clinique haute-fidélité (SCHF). Subséquemment, le cadre original de Jeffries a été révisé et actualisé par les membres d'un comité mandaté par *l'International Association of Clinical Simulation and Learning* (INACSL) (Groom et al., 2014; Ravert & McAfooes, 2014). Après cette révision, le cadre conceptuel NLN-JSF fait désormais l'unanimité parmi les praticiens de la simulation clinique et, selon les auteurs Groom et al. (2014), il en est fait mention dans près de 100 publications scientifiques traitant de divers sujets, allant de l'application de la simulation clinique à la formation en santé.

La Figure 1 en page 58, illustre une adaptation en langue française du cadre conceptuel NLN-JSF proposé par Simoneau et Paquette (2014). Celui-là comprend cinq composantes subdivisées en 21 éléments. Ces cinq composantes sont : le facilitateur, le participant, les stratégies pédagogiques, les éléments du design pédagogique de la simulation clinique et les résultats.

Facilitateur : le rôle du facilitateur de la simulation est de guider les participants afin qu'ils puissent comprendre et réaliser les objectifs de la formation. Dans ce but, il les encourage à chercher des solutions fondées sur des preuves qui leur permettront de développer leurs connaissances, leurs compétences, ainsi que leur raisonnement et jugement clinique. Le facilitateur doit aider les participants à repérer parmi leurs interventions, celles qui sont positives, mais aussi celles qu'ils auraient pu réaliser autrement et qui auraient produit de meilleurs résultats pour le patient. Jones et al. (2014) recommandent que le facilitateur soit une personne dûment formée, qu'elle connaisse et comprenne bien les fondements théoriques de la pédagogie par la simulation clinique. Pour Jeffries (2012), le profil professionnel du facilitateur est d'une importance fondamentale et doit s'appuyer sur : ses années d'expérience en enseignement : *pedagogical content knowledge* (Shulman, 1986, 1987) ensuite sur son niveau d'expertise professionnel dans le domaine de formation.

Participant : les enseignements assistés par la simulation clinique sont centrés sur le participant (*student-centered*) et ils font appel à des stratégies pédagogiques qui facilitent le développement des connaissances de celui-ci, ainsi que le développement de son raisonnement et de son jugement clinique. Par une immersion clinique simulée, le participant est appelé à résoudre des problèmes de nature clinique. La réalisation des activités s'appuie sur les prémisses que le participant est actif et autonome, responsable de ses propres apprentissages, et est motivé intrinsèquement (Jeffries & Rogers, 2012). Il faut relever que dans le cadre d'un enseignement clinique assisté par la simulation, le participant doit pouvoir explorer différentes facettes liées à son rôle professionnel. Il s'agit notamment de la prise de décision, du leadership, de l'évaluation, de l'intervention, etc. Selon Jeffries et Rogers, le participant doit se focaliser sur le rôle professionnel pour lequel il est en formation.

Selon le cadre conceptuel NLN-JSF, il faut recourir à un ensemble de **stratégies pédagogiques** pour faciliter et optimiser les apprentissages dans le cadre des enseignements assistés par la simulation clinique. Ces stratégies pédagogiques sont : l'apprentissage actif, les commentaires et conseils, les interactions entre le facilitateur et les participants, la collaboration, les attentes élevées, la diversité des styles d'apprentissages et la gestion du temps.

L'apprentissage actif du participant dans le cadre des enseignements assistés par la simulation clinique l'amène à développer, à appliquer et à évaluer ses connaissances (déclaratives, procédurales et conditionnelles) dans des contextes qui simulent la réalité (Simoneau & Paquette, 2014). Par ailleurs Goldsworthy et Graham (2013) soulignent que le contexte formatif des activités de simulation clinique favorise la participation active des apprenants à leurs apprentissages ainsi que l'expression et l'application de leur pensée critique.

Les commentaires et conseils constituent une réaction informative et unidirectionnelle (rétroaction) sur l'action, sur les habiletés et sur les comportements. Il ne faut pas confondre cette stratégie pédagogique avec celle du « débreffage » (Simoneau & Paquette, 2014). Les commentaires et conseils ont pour intention d'aider le participant à améliorer sa compréhension de connaissances ou de certains aspects de sa performance. Le débreffage quant à lui est l'activité qui a pour objectif de faciliter l'intégration et l'adaptation contextuelle de la matière ou technique enseignée afin que le participant puisse l'utiliser dans des situations futures (Eppich, 2011). Jeffries et Rogers (2012) estiment que le facilitateur doit exprimer avec diligence, ses commentaires et conseils dans le cadre d'un enseignement assisté par la simulation clinique. Il faut noter cependant que, même si l'intention est d'aider le participant, un nombre excessif de commentaires et de conseils peut, bien au contraire, entraver son processus d'apprentissage.

L'interaction animateur-participant est un aspect important des interventions éducatives basées sur des simulations cliniques. Parsh (2010) et Simoneau et Paquette (2014) mentionnent que les participants apprécient le fait d'être guidés durant les enseignements en simulation clinique et d'être valorisés dans le développement de leur autonomie professionnelle. Un climat pédagogique dans lequel les interactions (facilitateur-participant) sont positives permet aux participants d'être plus à l'aise, de prendre des risques, de faire des erreurs, d'apprendre de celles-ci et d'aller au-delà de leur zone de confort (Parsh, 2010 ; Simoneau & Paquette 2014). Ces interactions positives permettent l'établissement de contextes d'apprentissage sans danger qui suscitent un sentiment de sécurité à l'égard de la méthode pédagogique.

La collaboration : Chickering et Gamson (1987, 1999) rapportent que le travail en équipe mené dans des environnements inclusifs et non compétitifs optimise les apprentissages en collaboration. Par ailleurs, les travaux de Simoneau et al. (2012) et de Simoneau et Paquette (2014) révèlent que les participant-e-s aiment travailler en équipe et en interdisciplinarité pour résoudre des problèmes de nature clinique. Hallmark et al. (2014) vont dans le même sens et constatent que la collaboration entre les participants, lors d'enseignements assistés par la simulation clinique est une stratégie pédagogique qui favorise la motivation scolaire.

Les attentes élevées : selon Jeffries et Rogers (2012), un enseignement assisté par des simulations cliniques, avec des structures cliniques réalistes, scénarisées et contextualisées, élève le niveau d'attente pédagogique. Cela implique que les objectifs soient clairement précisés, les directives, et explications et tout ce qui est attendu du participant, cela pendant le prébreffage (Page-Crutara, 2015) et le breffage de l'activité de simulation.

La diversité des styles d'apprentissages : cette diversité des styles d'apprentissages découle du fait que les apprenants ont plusieurs styles, modes ou manières d'apprendre. Armstrong (2009) affirme que le système d'éducation ne sollicite que notre intelligence linguistique et logico-mathématique. Or, bon nombre d'apprenants apprennent autrement. Certains apprenants sont de type visuel et auditif, et d'autres, de type tactile et kinesthésique (Simoneau & Paquette, 2014). La prise en compte de la diversité des styles d'apprentissages dans le contexte de la pédagogie par la simulation clinique est d'une importance prépondérante dans le modèle NLN-JSF (Hallmark et al., 2014), et ce, particulièrement lors de la phase de scénarisation et de contextualisation de la situation clinique proposée lors du cours d'enseignement assisté par la simulation (Jeffries & Rogers, 2012).

La gestion du temps est une donnée pédagogique qu'il faut prendre en compte dans la scénarisation et la contextualisation d'une situation clinique. En effet, selon Jeffries et Rizzolo (2006), le facilitateur doit veiller à ce que l'activité de simulation ne dure pas trop longtemps pour ne pas surcharger le participant sur le plan affectif ou cognitif. Il est donc préférable d'adopter une approche graduelle et délibérée (*deliberate practice*) (Ericsson, 2004) fondée sur des objectifs clairs et précis, et de n'aborder que quelques concepts dans chaque enseignement. La répétition de la tâche fait partie des méthodes d'apprentissage traditionnel de la formation en santé (Walton et al., 2011). Toutefois, une performance experte ne résulte pas seulement de la répétition d'une tâche, mais aussi, et surtout de l'application d'une pratique délibérée dans son exécution (Ericsson et al., 2006). La pratique délibérée vise spécifiquement à produire une amélioration objectivable de l'exécution de la tâche (Duvivier et al., 2011; Gonzalez & Kardong- Edgren, 2017).

- **Composante du design pédagogique de la simulation clinique**

Les composantes du design pédagogique de la simulation clinique du cadre conceptuel NLN-JSF désignent des principes directeurs de la scénarisation, de l'exécution et de l'évaluation des scénarios cliniques (Groom et al., 2014). Ses composantes sont au nombre de cinq : les objectifs, la fidélité, la résolution de problème, le soutien à l'apprenant et le débreffage. Les travaux de Simoneau et al. (2012), et de Simoneau et Paquette (2014) ont révélé que les apprenant-e-s ont beaucoup apprécié le design pédagogique des enseignements auxquels ils avaient participé. Ces enseignements assistés par la SCHF ont été élaborés en prenant en compte le design pédagogique suggéré dans le *Nursing Education Simulation Framework* (Jeffries, 2005, 2007) et dans le cadre conceptuel NLN-JSF (Jeffries, 2012).

Selon Groom et al. (2014), et Jeffries et Rogers (2012), le facilitateur de la simulation doit exposer clairement les **objectifs** à atteindre et fournir toutes les informations requises pour l'exécution de la tâche dans son introduction à l'enseignement assisté par la simulation clinique. Pour leur part, les participants disent qu'il est important que l'information dispensée au début d'un enseignement soit suffisante pour les aider à comprendre et à résoudre le problème clinique, et aussi, les orienter et les encourager dans la réalisation de la tâche (Simoneau et al., 2012; Simoneau & Paquette, 2014). Jeffries et Rogers (2012) recommandent que le facilitateur passe en revue les objectifs initiaux de l'enseignement avec les participants lors du débreffage pour qu'ils puissent lui expliquer dans quelle mesure ils les ont atteints et qu'il puisse, pour sa part, valider ou non l'atteinte de ces objectifs.

La fidélité est la composante du design pédagogique qui renvoie au degré de réalisme d'un enseignement assisté par la simulation clinique. Ainsi, plus la fidélité est forte, plus le réalisme de la situation clinique est important. Pour Paige et Morin (2013), la fidélité peut être envisagée comme étant un concept multidimensionnel qui intègre les aspects physiques (équipements et environnements), psychologiques (émotions, valeurs, croyances et motivations) et conceptuels (informations interprétables) propres à l'activité de simulation. La fidélité d'une situation clinique simulée est un aspect du design pédagogique qui est étroitement lié à la préparation des apprenants pour leurs enseignements cliniques (Simoneau & Paquette, 2014). Leurs propos sont renchéris par Bradley (2006) qui soutient que selon une perspective psychopédagogique, le degré de réalisme appliqué aux enseignements assistés par la simulation clinique aurait un effet positif sur le transfert des connaissances des apprenant-e-s dans les milieux cliniques.

Pour ce qui est de la composante résolution des problèmes, Jeffries (2007) soutient que la capacité de **résolution de problèmes** infirmiers d'un apprenant est étroitement liée au niveau d'intensité pédagogique ou à la complexité de la tâche à réaliser. Cette capacité dépend aussi de son niveau de connaissances et de ses habiletés techniques. Ceci implique que la situation clinique simulée soit un défi que l'apprenant peut relever, un problème qu'il peut résoudre, qui prend en compte son niveau de connaissances (Nehring & Lasley, 2010). Le facilitateur doit cependant veiller à ne pas le submerger d'informations superflues en exploitant la capacité du simulateur de haute fidélité de reproduire une variété de symptômes physiologiques (Reamer et al., 2011). En effet, les enseignements assistés par la simulation clinique doivent être progressifs sur le plan de la complexité. Enfin, Simoneau et Paquette (2014) montrent que les enseignements assistés par la simulation clinique sont scénarisés et conceptualisés conformément aux éléments du design pédagogique du cadre conceptuel NLN-JSF. Ils aident les apprenants à réfléchir consciemment « avant-pendant-après » l'action à poser, ce qui leur permet d'éprouver leur capacité de résolution de problèmes.

Quant à la composante **soutien à l'apprenant,** Jeffries (2012), indique qu'il s'agit du degré d'aide, d'assistance qui est fournie à l'apprenant lors d'un enseignement assisté par la simulation. Selon Barnett et al. (2011), cette aide prend le plus souvent la forme d'un indice ou d'un signal planifié. Paige et Morin (2013) estiment qu'il faut fournir suffisamment d'aide pour que l'apprenant puisse mener à bien la simulation, et ce, sans nuire à son processus de résolution de problèmes. La fréquence et l'intensité des signaux fournis doivent être fonction des objectifs ainsi que du niveau de formation et de compétence de l'apprenant.

Le débreffage et l'adoption d'une démarche réflexive et critique permettent à l'apprenant d'analyser ses gestes professionnels. Le débreffage est considéré comme la pierre angulaire d'une expérience de simulation optimale (Cantrell, 2008; Dreifuerst et al., 2014; Jeffries, 2005, 2007; Phrampus & O'Donnel, 2013; Reamer et al., 2011; Rudolph et al., 2008; Rudolph et al., 2006; Simoneau et al., 2012; Simoneau & Paquette, 2014; Szyld & Rudolph, 2013; Waxman, 2010). La séance de débreffage comporte plusieurs bénéfices pédagogiques. Elle permet notamment: de renforcer les aspects positifs émergents de la séance de simulation, d'encourager la réflexion sur l'action et l'établissement de liens entre les aspects théoriques et pratiques de la tâche infirmière, de susciter une discussion sur les interventions de nature professionnelle, de passer en revue avec l'aide du facilitateur les objectifs et les concepts clés, encourager l'exercice de la pensée critique (Jeffries, 2011; Willhaus, 2014).

Selon Simoneau et Paquette (2014), le débreffage, en tant qu'activité d'évaluation formative, contribue à consolider les connaissances et permet à l'apprenant de comprendre comment appliquer les habiletés techniques en pratique clinique et donc contribuer au développement de son raisonnement et de son jugement clinique. Par une analyse concrète de la façon qu'il a utilisé ses connaissances (déclaratives, procédurales et conditionnelles) lors de la simulation, il peut mieux repérer ses erreurs conceptuelles et les corriger. Les bénéfices de sa réflexion l'amènent à développer une meilleure compréhension de ce à quoi il peut s'attendre au moment de son entrée sur le marché du travail.

➢ **Résultats** : cette composante du cadre conceptuel de NLN-JSF englobe les éléments mesurables reliés aux enseignements assistés par la simulation clinique, ceux-ci élaborés à partir du cadre conceptuel NLN-JSF. Les cinq éléments de cette composante sont : les apprentissages (connaissances), les habiletés psychomotrices, la satisfaction de l'apprenant à l'égard de ses apprentissages, la pensée critique et la confiance de l'apprenant dans ses apprentissages (O'Donnell et al., 2014).

De nombreuses études empiriques récentes ont montré que les simulations cliniques sont une méthode efficace pour enseigner aux apprenant-e-s des connaissances de nature clinique dans des programmes de soins infirmiers (Berragan, 2011; Bland et al., 2011; Brown, 2015; Foronda et al., 2013; Hayden et al., 2014; Parker et al., 2015; Strickland & March, 2015; Tawalbeh & Tubaishat, 2014). Au Québec, les résultats des travaux de Simoneau et al. (2012) révèlent que les activités de simulation clinique permettent aux apprenants d'approfondir leurs notions cliniques. De même, les résultats de Simoneau et Paquette (2014) confirment le fait que : la simulation clinique facilite l'apprentissage, l'intégration et l'application des connaissances théoriques des apprenants ; la démonstration par l'apprenant de ses habiletés psychomotrices (*skills performance*) est une preuve objectivable de sa maîtrise des techniques de soins nécessaires au développement de ses compétences infirmières (Jeffries, 2005; O'Donnell et al., 2014).

Pour Bradley (2006), la Simulation clinique Haute-Fidélité favorise (facilite, Simoneau et al., 2012, p.14) le développement des habiletés psychomotrices dans des contextes réalistes et sécuritaires, ainsi que leur consolidation grâce à la possibilité qu'elle offre de répéter une activité ; l'élément satisfaction de l'apprenant de la composante résultant du cadre conceptuel NLN-JSF reflète la réaction affective de l'apprenant à l'égard de ses apprentissages en simulation clinique (Jeffries, 2005; Jeffries & Rizzolo, 2006; Jeffries, 2012; O'Donnell et al., 2014). Selon Smith et Roehrs (2009), des apprenants qui ont un haut niveau de satisfaction ont aussi de meilleures connaissances cliniques et démontrent de meilleures habiletés psychomotrices. En outre, les résultats de la recherche de Simoneau et Paquette (2014) relèvent que la satisfaction des apprenants à l'égard de leurs apprentissages dans les cours de formation par la simulation est un indicateur significatif de leur préparation clinique.

Simoneau et Paquette (2014), rapportent aussi que les apprenants estimaient que la manière dont le tuteur dirigeait l'enseignement assisté par simulation clinique convenait à leur style d'apprentissage. Ils ont également mentionné que les leçons comprenaient des outils et des activités motivantes pour les aider à apprendre et à améliorer leur apprentissage. De plus, ils apprécient l'action qui se déroule en temps réel, ils se sentent interpellés et ils peuvent comprendre le sens qui se dégage des enseignements.

Pour Simoneau (2010), l'exercice de la pensée critique dans le but d'appliquer de nouvelles connaissances, de résoudre des problèmes, d'interpréter et prendre des mesures sous-tend les décisions cliniques liées à la pratique des soins infirmiers. L'*Institute of Medicine National Research Council* (The Future of Nursing: Leading Change, Advancing Health), dans un rapport de 2010, indique que les expériences d'apprentissage en simulation clinique favorisent le développement des habiletés de résolution de problèmes infirmiers et de pensée critique. Bon nombre de chercheurs dans ce domaine ont étudié la question du développement et de l'application de la pensée critique, et ils ont établi des liens de causalité entre le développement de cette habileté intellectuelle et la participation à des activités de simulation (Goldsworthy & Graham, 2013; Schubert, 2012; Shinnick & Woo, 2013; Sullivan-Mann et al., 2009). C'est dans le même sens que Simoneau et Paquette (2014) mentionnent que la pédagogie par la simulation clinique encourage les apprenants à adopter une démarche réflexive et critique dans l'analyse de leurs gestes professionnels. En fait, les apprenants réflexifs apprennent à utiliser concrètement leurs connaissances et à les appliquer de manière efficiente aux situations cliniques qui se présentent. C'est grâce à cela qu'ils développent leur pensée critique et apprennent à appliquer leur jugement clinique.

O'Donnell et al. (2014) pensent que la participation des apprenant-e-s en Science Infirmière à des enseignements assistés par la simulation clinique augmente le niveau de confiance qu'ils ont dans leurs apprentissages. Les résultats de nombreuses études appuient leurs conclusions et indiquent que les apprenants étaient plus confiants dans leurs habiletés professionnelles après avoir participé à des activités de simulation clinique (Chan et al., 2015; Roh, 2014; Shinnick et al., 2011; Simoneau et al., 2012; Simoneau & Paquette, 2014; Weaver, 2015; Yuan, Williams, & Fang, 2011). Offrir des enseignements qui permettront aux apprenants de donner un sens à leurs connaissances est donc d'une importance capitale, car ils pourront les réutiliser avec pertinence dans différents contextes de leur vie professionnelle.

Cette section avait pour objectif de présenter les modèles théoriques servant de support à ce travail de recherche. Nous pouvons retenir que le cadre conceptuel NLN-JSF (Jeffries, 2012) et la pédagogie par la simulation clinique (Simoneau & Paquette, 2014) sont deux modèles de formation en santé dont les fondements théoriques découlent du paradigme éducationnel de la cognition située et du modèle de l'apprenti cognitif. Les environnements pédagogiques mis en place pendant la simulation clinique ont pour but de permettre à l'apprenant de développer des compétences consolidées, de solides aptitudes à résoudre des problèmes cliniques et aussi à améliorer ses habiletés d'apprenant (actualisation professionnelle) (Simoneau & Paquette).

Ces modèles pédagogiques, basés sur la simulation clinique (Jeffries, 2012; Simoneau & Paquette, 2014) sont une alternative qui permet de surmonter certaines des problématiques que posent les enseignements de type magistral et les activités cliniques traditionnelles de la formation en santé. Ces modèles possèdent une dimension praxéologique et permettent de créer des environnements d'apprentissage signifiants qui favorisent la formation d'apprenants stratégiques. De plus, ils accordent à l'apprenant un rôle actif dans son processus d'acquisition de nouvelles et dans le développement de ses compétences en soins de santé.

III/ Intérêts de la simulation dans la formation

Après avoir présenté les théories et paradigmes d'apprentissage qui sous-tendent la simulation clinique en santé, il est question dans cette section de présenter son apport dans la formation, notamment dans les pays à PIB faible et/ou moyen, comme lieu de la recherche. Pour ce faire, la présente section sera articulée autour de trois sous-sections : simulation et compétences dans la formation, éthique et simulation en santé, simulation en situation de moyens limités (pays émergents et en voie de développement).

III-1/ Simulation et compétences dans la formation

Des contextes cliniques réels peuvent être créées en vue de développer des compétences (techniques et non techniques) transférables. La simulation permet de recréer des situations multiples pour ne pas se limiter à la simple reproduction du geste. Une simple répétition non contextualisée d'un geste n'est pas suffisante pour développer une compétence (risque de développer des stéréotypes et l'absence d'adaptation) (Vanpee & Hosmans, 2013). Pour faciliter le transfert des acquis dans la vie professionnelle, une variabilité des situations dans laquelle la même tâche est à accomplir reste indispensable (Ammirati et al., 2011). L'enseignant devrait placer l'apprenant devant des situations de problèmes concrets plutôt que d'utiliser d'emblée la démonstration et l'imitation gestuelle.

Notons que l'apprentissage par la simulation s'inscrit bien dans la formation par compétence où l'apprenant est acteur et responsable de son propre apprentissage (Nkoum, 2017a). Le formateur joue le rôle de facilitateur et l'enseignement va s'orienter vers une mobilisation des savoirs appropriatifs, qui eux se basent sur la cohérence, la globalité et le transfert des apprentissages (Nkoum). La formation par compétence est sous-tendue par quatre postulats qui traduisent bien ce qui est attendu dans l'apprentissage par la simulation :

- L'apprenant apprend efficacement quand il est acteur responsable dans le processus d'apprentissage, le formateur n'a qu'un rôle de facilitateur ;
- L'apprenant apprend efficacement lorsqu'il est en interaction avec d'autres personnes, l'existence de conflit sociocognitif favorise la construction des connaissances ; Vygosky (1978) mentionne à cet effet que c'est dans la zone de conflit sociocognitif que l'individu développe sa capacité à résoudre des problèmes ;
- L'apprenant apprend efficacement quand il bénéficie de l'expérience en même temps que de l'aide des autres ;

- L'apprenant apprend efficacement quand l'objet d'apprentissage est signifiant (Nkoum, 2017a).

Les nouvelles possibilités technologiques permettent d'envisager un préapprentissage sur mannequin ou autre pour faire le lien entre la formation théorique (cours, vidéo, démonstration) et l'apprentissage sur le terrain en pratique réelle. Les différentes techniques de simulation offrent de véritables opportunités pour développer l'apprentissage des habiletés et des compétences techniques et non techniques des différents professionnels de soins. Nous montrons dans l'articulation qui suit en quoi la simulation clinique peut contribuer à développer les compétences tout d'abord techniques ensuite non techniques chez les apprenant-e-s en sciences de la santé et particulièrement en Science Infirmière.

III-2/ Simulation et compétences techniques dans la formation en Sciences de la Santé

L'apprentissage des gestes techniques est généralement par compagnonnage. Cette méthode de formation a montré son efficacité malgré ses limites dans certains aspects. Notamment du fait qu'elle n'est souvent probablement ni structurée, ni systématique et donc la qualité ne peut être fiable à tout moment. Ce modèle d'apprentissage des compétences techniques peut être structuré en trois phases : démonstration du geste, pratique répétée et feed-back. Cette dernière phase est souvent considérée comme le maillon faible du dispositif de formation, car elle n'est pas toujours réalisée (Vanpee & Hosmans, 2013). Les phases permettant le développement des habiletés psychomotrices nécessaires à la réalisation de tout geste technique sont ci-dessous décrites (Reznick & Mac Rae, 2006) :

- ***la phase cognitive initiale*** où l'apprenant intellectualise la tâche et acquiert en mémoire de façon verbale les étapes de celle-ci. Durant cette phase, la performance est erratique, la procédure est décomposée en différentes sous-étapes : la mémoire de travail (qui a une capacité très limitée par rapport à la mémoire à long terme) d'un individu sera complètement saturée par la tâche à accomplir et l'apprenant manquera par exemple de capacité d'expliquer à un patient ce qu'il est en train de réaliser. Il devra par ailleurs tenir compte de la douleur potentiellement occasionnée.
- Avec la pratique et le feed-back, l'apprenant va atteindre la ***phase intégrative*** (ou associative). Durant cette étape, l'apprenant réfléchit de moins en moins aux différentes étapes et est capable de les exécuter de manière plus fluide avec moins d'interruption.
- La ***phase autonome*** apparaîtra lorsque la tâche entière est complétée avec finesse sans avoir recours à la routine d'exécution de façon consciente. Une fois cette phase atteinte, la mémoire de travail

n'étant plus complètement occupée par les tâches motrices, l'apprenant peut dès lors se focaliser sur des tâches plus complexes (techniques et non techniques) et prendre du recul par rapport à ce qu'il fait et donc s'adapter à chaque situation. Ce modèle nous permet de bien comprendre les processus intellectuels qui s'effectuent pendant les apprentissages pratiques, permettant ainsi de développer les compétences techniques. L'apprentissage par simulation peut clairement soutenir efficacement les phases cognitives et d'association avant que l'apprenant passe sur un patient réel et développe sa phase autonome qu'il va acquérir au fil du temps sous supervision (Vanpee & Hosmans, 2013). L'apprentissage des gestes techniques sur simulateur offre de nombreux avantages : pas de risque pour le patient ; l'apprentissage peut être répété autant de fois que nécessaire ; permet d'apprendre à partir de ses erreurs et donc permet une meilleure prise de responsabilité initiale ; pas de limitation à l'interaction enseignant-apprenant (difficulté de s'exprimer ouvertement devant un patient face à ses difficultés, ses craintes, ses complications…) ; permet d'apprendre à partir de ses erreurs et donc permet une meilleure prise de responsabilité initiale ; l'apprentissage peut se focaliser sur les besoins de l'apprenant et non pas sur ceux du patient ; toutes les situations peuvent être simulées à partir de scénarios construits et standardisés ; les enregistrements audio et vidéo permettent à l'apprenant de revoir point par point les différentes étapes de son travail ; l'analyse des grilles d'évaluation (check-list) permet la détection des lacunes, facilite le feedback à l'apprenant et améliore le respect des procédures (Vanpee & Hosmans).

III-3/ Simulation et compétences non techniques dans la formation en sciences de la santé

Dans le cadre de ce travail, les compétences non techniques auxquelles il est fait allusion ici renvoient au facteur humain. En effet, la majorité des complications et des accidents en santé n'est pas toujours due à un manque de connaissances ou à une procédure technique inadéquate effectuée par un soignant ; mais, le plus souvent, à des facteurs humains, organisationnels, du travail en équipe, de communication ou encore d'ordre psychologique ou cognitif (Boet & Savoldelli, 2013). Pour contribuer à la réduction de l'influence des facteurs humains sur la qualité des soins ainsi que sur la sécurité des patients, la formation des professionnels de santé par l'usage de la simulation clinique peut être une stratégie intéressante.

La notion de compétences non techniques se situe au sein du contexte plus large des facteurs humains. L'aspect humain regroupe de nombreux facteurs très divers qui peuvent affecter la performance humaine. Dans le domaine de la santé, on peut citer par exemple la fatigue, le syndrome d'épuisement professionnel, la pression de productivité, un environnement professionnel inhabituel, une atmosphère de travail conflictuelle et la diminution du ratio soignant-soigné, la communication entre professionnel-le-s et patient-e-s, etc. (Boet & Savoldelli, 2013). Les facteurs humains englobent donc la catégorie des compétences non techniques. Par définition les compétences non techniques sont « *une combinaison de savoirs cognitifs, sociaux, et des ressources personnelles complémentaires des savoir-faire procéduraux qui contribuent à une performance efficiente et sûre* » (Flin et al., 2008). Ces compétences regroupent la communication, le professionnalisme, la gestion des tâches, le travail en équipe, la perception de la situation clinique, la prise de décision, etc. On distingue encore au sein des compétences non techniques en santé, un groupe de compétences particulières qui sont requises dans les cas où un patient présente une situation clinique critique (dite situation de « crise »). La gestion des ressources lors de situation de crise (*Crisis Resource Management* - CRM) correspond ainsi à l'ensemble des compétences non techniques à mettre en œuvre, en équipe, lors de la prise en charge, critique et urgente, d'un patient (Gaba et al., 1994).

La simulation clinique permettant de confronter l'apprenant à divers types de situations cliniques ou scénarii, l'apprenant par le biais de la simulation clinique sera capable de mobiliser ses compétences non techniques face à des situations qui l'invitent à mettre en avant ses compétences relationnelles, communicationnelles, ou encore de leadership. Les situations de crise, d'urgence, ou d'hémorragie en post-partum peuvent être citées en exemple. Cependant, plusieurs facteurs cognitifs entrent en jeu dans les situations de crise et réduisent la capacité de décision et d'action des soignants. Le stress, par exemple, induit par l'urgence et l'enjeu vital pour le patient peut provoquer une réduction du champ de vision des soignants, une modification de la clarté de leur jugement, et souvent des erreurs de fixation (St Pierre et al., 2008). Cette dernière est provoquée par l'attention exagérée qu'un individu porte sur un élément particulier au détriment de la perception de l'ensemble de la situation (St Pierre et al.).

Nous venons de voir dans cette section l'apport de la simulation dans le développement des compétences techniques et non techniques chez les apprenants en Science Infirmière. La prochaine articulation a pour objectif de présenter l'éthique et la simulation. Cette stratégie innovante pour la formation permet-elle de tout simuler ?

III-4/ Éthique et simulation en santé

La simulation peut être considérée comme « éthique » dans le sens où elle est jugée utile, bénéfique et efficiente pour l'apprenant et même pour le patient. Elle favorise un meilleur apprentissage et assure une sécurité certaine au patient, donc à la société. L'éthique est considérée comme une réflexion théorique sur la valeur d'une pratique et sur les conditions de sa réalisation (Collange & McKenna, 2013). Pris dans ce sens, une réflexion éthique peut être associée à toute activité humaine, à toute pratique, y compris une activité pédagogique comme la simulation. Ainsi, l'éthique de la simulation peut être une réflexion sur des règles de conduite de la simulation en santé, d'autant plus qu'il existe plusieurs types de simulation en santé. Avoir une réflexion sur l'éthique et la simulation nous conduit à nous poser des questions sur la nécessité de celle-ci dans toute situation, ainsi que sur les conditions de sa réalisation.

Parler de question éthique dans la simulation renvoie en fait à questionner les préoccupations éthiques qui peuvent découler de l'utilisation de nouvelles techniques et technologies dans la simulation en santé. En effet depuis les origines même des formations en santé notamment la formation médicale, il a toujours été question de simuler des gestes techniques avant leur application sur le patient (utilisation de la simulation base fidélité). Notons toutefois que cela n'a pas toujours été possible pour tous types de soins ou de situations cliniques. Le premier geste des praticien-ne-s a quelquefois été fait directement sur le patient, où celui-ci était malheureusement assimilé à « un cobaye » pour l'apprenant en formation ou pour le jeune professionnel.

L'évolution de la société, la problématique sur la qualité des soins ainsi que celle de la sécurité des patients nous amène davantage à nous interroger sur la possibilité de former des professionnels de santé sans simulation clinique moyenne ou haute-fidélité qui elle, reflète plus la réalité des situations cliniques. En Amérique du Nord, la simulation médicale devient ou est déjà un standard de formation (Curry, 2011 ; McCarthy & Cooper, 2007). Elle tend à devenir nécessaire c'est-à-dire, obligatoire pour la formation des professionnels de la santé. L'obligation de simulation résulte de changements dans ces sociétés qui font qu'il n'est actuellement plus acceptable qu'un jeune médecin/chirurgien puisse se faire « la main » sur des patients sans être au préalable passé dans un cycle de formation virtuelle. Cela ne s'arrête pas à la profession médicale, il en est de même pour les autres professions de la santé. L'on est passé en quelque temps de l'ère du « *to see one, to do one, to teach one* » à celle du: « *to sim one, two..., x, before doing one* » (Curry, 2011; McCarthy & Cooper, 2007). Ce souci de disposer de professionnel hautement qualifié découle sûrement des changements paradigmatiques dans la santé. Aux premières heures de la médecine le soignant était détenteur du savoir en matière de santé, et le soigné était objet de soins. Cette conception découlant du paradigme de la catégorisation. L'évolution dans les pratiques soignantes ainsi que dans la société conduit vers une approche complexe où le soigné est auteur de sa santé et le soignant est un accompagnateur. De ce fait, le soigné est plus exigeant, connaît ses droits, est conscient du risque, des responsabilités médicales. En dehors de l'acquisition des aptitudes techniques et non techniques, la simulation permet aussi et surtout d'apprendre et d'étudier certains comportements, ce qui engendre de nouvelles questions éthiques. Tout cela nous amène à comprendre pourquoi la simulation devient une nécessité dans la formation des professionnels de santé. La question qui reste en suspens est celle de savoir maintenant si l'on peut tout simuler.

Peut-on tout simuler ?

En effet, toutes les activités d'apprentissage peuvent faire l'objet de simulation que ce soit dans la vie professionnelle ou la vie quotidienne. En pédagogie de la santé, des formes de simulations sont déjà utilisées dans plusieurs enseignements, y compris des enseignements théoriques (Rosen et al., 2009). On peut citer en exemple les simulateurs pharmacologiques qui aident à appréhender la complexité de la pharmacocinétique d'un agent thérapeutique (Rosen et al.). Il en est de même du logiciel *Gas Man* qui est un simulateur de pharmacocinétique des gaz halogénés bien connu par les anesthésistes (Dean, 1986).

La simulation facilite l'apprentissage de tout type de savoir : le savoir savant, savoir-faire et savoir-être. Elle ne s'applique cependant pas à « tous » les sujets d'apprentissage. La simulation semble peu utile pour la compréhension et le fonctionnement de certains systèmes ou sous-systèmes de l'organisme tel que le système respiratoire ou cardiovasculaire. Il apparait que la simulation est une stratégie d'apprentissage importante pour la formation des professionnels de la santé. Elle favorise le développement de leurs compétences techniques et non techniques, leurs habiletés en communication et relationnelles, mais n'occulte pas pour autant l'importance des enseignements magistraux dans la formation.

Malgré le fait que la simulation clinique soit une stratégie d'apprentissage innovante, bénéfique pour l'apprenant ; qu'elle vient résoudre le problème éthique et favoriser la préservation, la sécurité des patients en prônant « jamais la première fois sur le patient » (Curry, 2011 ; McCarthy & Cooper, 2007), elle reste une stratégie d'apprentissage nécessitant d'importants moyens humains et financiers pour sa mise en œuvre. On pourrait donc s'interroger sur les conditions ou encore les possibilités de sa mise en œuvre dans un pays à moyens limités, tel est l'objectif de la prochaine articulation de ce travail.

Simulation en situation de moyens limités (pays émergents et en voie de développement)

Les coûts relatifs à la mise en place d'un apprentissage par simulation surtout dans sa version « haute-fidélité », semble être un frein majeur à son développement dans les pays émergents (Savoldelli, 2005). Dans cette optique, il peut sembler difficile de parler de simulation clinique pour la formation de professionnels de santé dans les pays en voie de développement. Il faut toutefois noter que les différents types de simulation pourraient contribuer aisément à contourner cette situation. Il faudrait pour cela que la simulation passe d'un apprentissage purement technique et procédural (utilisation de mannequin base fidélité), ou virtuel (utilisation de vidéo) ou « pratique » (avec manipulation), à l'apprentissage comportemental non technique ou à des simulations mettant en jeu plusieurs personnes (patients standardisés) et des problématiques de management d'équipe ou de relation entre les acteurs. La formation des professionnels de santé même dans les pays émergents a toujours nécessité l'utilisation de la simulation, même si très souvent il s'agissait de simulation basse-fidélité avec l'usage de simulateurs rudimentaires et peu onéreux.

Après avoir présenté la deuxième articulation de la première partie de l'analyse conceptuelle de notre sujet de thèse, où il a été question de présenter l'intérêt de la simulation dans la formation, particulièrement son apport dans l'acquisition des compétences par l'apprenant, ainsi que l'éthique et la simulation en situation de pays à moyen limité. Nous abordons dans la troisième articulation de cette partie théorique les types de simulation en santé.

IV/ Types de simulation en santé

Il existe plusieurs techniques de stimulation en santé: humaine, animale, synthétique, mixte et électronique. Ces types de stimulations sont répartis en fonction de la nature du patient sur lequel l'apprenant s'exerce. Les différents types de stimulation sont résumés dans le tableau 8.

Tableau 8

Différentes techniques de simulation en santé

Animale	Expérimentation animale	L'expérimentation animale permet un apprentissage de gestes chirurgicaux simples (sutures) et complexes (coeliochirurgie chez le cochon par ex).
Humaine	Utilisation de cadavre	L'utilisation de cadavre peut permettre un apprentissage de gestes techniques en chirurgie, mais aussi en anesthésie-réanimation et médecine d'urgence (abord voies aériennes, voies veineuses centrales, anesthésies locorégionales, procédures chirurgicales, etc.).
	Patient standardisé	Le « patient standardisé » est un patient « volontaire » ou un acteur qui est sollicité sur la base d'un scénario préétabli et d'une description détaillée de son « rôle ». Il permet de développer des compétences en matière de communication avec le patient lorsqu'il existe un enjeu fort (annonce de mauvaises nouvelles par exemple) ou lorsqu'il convient de donner une information complexe à un patient (information bénéfice/risque). Il autorise ainsi la réalisation par exemple de consultations simulées.
	Jeu de rôles	Le jeu de rôles est une technique pédagogique d'apprentissage des habiletés relationnelles. Il s'agit de simuler une situation vraisemblable et en partie imprévisible dans un environnement fictif spécifique. Les personnes y jouent un rôle fictif plus ou moins déterminé, en improvisant le dialogue. Le jeu de rôles permet une mise en situation effective et nécessite une implication personnelle de chaque participant. Il prend appui sur le vécu personnel et professionnel de chacun. Il peut permettre d'analyser les comportements des acteurs et de donner un retour d'information sur son propre comportement.
Synthétique	Simulateurs patients (haute ou basse fidélité)	Les simulateurs patients sont des mannequins grandeur nature (adulte, enfant, nourrisson) très réalistes. Plus ou moins sophistiqués, ils peuvent être pilotés par ordinateur et ont la possibilité de respirer, parler, et répondre à des stimuli lors d'interventions (mannequins haute-fidélité). Les mannequins obéissent à un scénario préétabli ; le formateur peut faire varier leurs constantes vitales et leur état clinique. Contextualisées dans une

		salle d'opération ou de réanimation, les situations cliniques vécues le plus souvent en équipe sont extrêmement proches de la réalité. Les stimulateurs patients basse fidélité sont également des mannequins de grandeur nature qui sont inertes.
	Simulateurs procéduraux (haute ou basse fidélité)**	Les simulateurs procéduraux permettent un apprentissage par la répétition de gestes dans une procédure, le plus souvent technique, et cela sans risque pour le patient. Ce type de simulateur couvre un large éventail de procédures : tête d'intubation, arbre bronchique pour endoscopie, bras pour perfusion, gestes chirurgicaux usuels tels que les différents types de sutures et les anastomoses digestives et vasculaires. Les simulateurs chirurgicaux, dans leur forme la plus simple, sont constitués par exemple d'une boîte cachant la vision directe (pelvic trainer), intégrant ou non une caméra, et permettant de réaliser des exercices variés (préhension, suture, dissection aux ciseaux.) courants en laparoscopie. Certains simulateurs sont plus sophistiqués et permettent de reproduire des situations interventionnelles de haute technicité par exemple des simulateurs de coronarographie, d'interventions complètes en coeliochirurgie, d'endoscopie digestive, d'angiographie, etc. Ils utilisent des logiciels très performants.
Mixte	Simulation hybride	La simulation hybride est l'association de plusieurs techniques de simulation. Par exemple, la combinaison d'un patient standardisé et d'une partie de mannequin (bassin d'accouchement pour l'apprentissage de gestes obstétricaux, « peau simulée » pour perfusion ou sutures, etc.) contextualisée dans un environnement adéquat apporte du réalisme aux scénarios en ajoutant les réactions du patient ; dans ce cas, cette technique est qualifiée de haute fidélité.
Électronique	Réalité virtuelle et/ou réalité augmentée	La réalité virtuelle est un domaine scientifique et technique exploitant l'informatique et des interfaces comportementales en vue de simuler dans un monde virtuel le comportement d'entités 3 dimensions, qui sont en interaction en temps réel entre elles et avec un ou des utilisateurs en immersion pseudo-naturelle par l'intermédiaire de canaux sensori-moteurs. Elle permet d'appréhender des situations complexes, ou d'étudier des concepts illustrés de manière plus concrète par des modèles informatiques. Ces applications sont

		interactives et permettent par exemple de comprendre comment un équipement peut être utilisé, de s'entraîner à prendre des décisions cliniques pour un patient virtuel en fonction de l'ajustement de différentes variables, mais uniquement par l'intermédiaire de l'écran de l'ordinateur. La réalité augmentée désigne les systèmes informatiques qui rendent possible la superposition d'un modèle virtuel en 3 dimensions ou en 2dimensions à la perception qu'un individu a naturellement de la réalité et cela en temps réel. Elle désigne les différentes méthodes qui permettent d'incruster de façon réaliste des objets virtuels dans une séquence d'images. Elle s'applique aussi bien à la perception visuelle (superposition d'images virtuelles aux images réelles) qu'aux perceptions proprioceptives comme les perceptions tactiles ou auditives.
	Environnement 3D et jeux sérieux	L'environnement en 3dimensions se rapproche par son réalisme des environnements de jeux vidéo les plus performants, même si le coût de création des environnements réalistes virtuels est très élevé. Ces techniques ne présentent pas en théorie de limite dans la diversité des situations qu'il est possible de créer, et permettent une immersion totale dans la situation mise en scène. Les jeux sérieux (de l'anglais serious games) sont des applications développées à partir des technologies avancées du jeu vidéo, faisant appel aux mêmes approches de design et savoir-faire que le jeu classique (en3dimensions temps réel, simulation d'objets, d'individus, d'environnements…), mais qui dépasse la seule dimension du divertissement. Ils combinent une intention sérieuse, de type pédagogique, informatif, communicationnel, ou d'entraînement avec des ressorts ludiques. Ils sont en quelque sorte une déclinaison utile du jeu vidéo au service des professionnels.

Source : HAS (2012)

La première partie de cette analyse conceptuelle avait pour objectif de présenter la simulation clinique dans ses aspects théoriques. Pour ce faire, nous l'avons articulée en trois axes principaux. Le premier a été dédié à la présentation des théories d'apprentissage qui ont servi de socle pour la construction de la simulation clinique comme stratégie d'apprentissage ainsi qu'à la présentation des modèles théoriques retenus pour notre étude. Le deuxième axe a pour sa part, montré l'intérêt de la simulation dans la formation en science de la santé, notamment dans l'acquisition des compétences techniques et non techniques par les apprenant-e-s. Il a également présenté la simulation et l'éthique, ainsi la simulation en contexte de moyens limités. Le troisième et dernier axe de cette première partie quant à lui avait pour objectif d'exposer les différents types de simulation clinique qui existe en santé. La présentation des aspects théoriques ainsi faite, nous passons à la deuxième partie de ce travail, consacrée à la présentation des aspects pratiques de la simulation clinique en santé.

V/ Aspects pratiques de la simulation clinique

La simulation clinique en santé dans son aspect pratique concerne en fait la mise en place d'une procédure de simulation par l'usage des différents types de simulations présentée plus haut. Dans le cadre de ce travail, nous allons présenter la simulation clinique avec patients simulés. Ce choix a été motivé par le fait qu'elle est une des options possibles, réalisables dans un pays en développement comme le Cameroun, du fait des coûts relativement bas pour sa mise en place. Dans ce contexte, la simulation clinique peut prendre le vocable de « simulation simulé ». Nous avons opté par ailleurs pour l'usage d'un patient simulé et non instructeur du fait des problématiques socioculturelles et éthiques qui pourraient découler de l'utilisation de patient instructeur. Ceci pourrait se justifier par la nouveauté de l'approche pédagogique dans la formation des professionnels en santé au Cameroun et particulièrement dans la formation du personnel infirmier. Par ailleurs, nous avons fait le choix de ne pas utiliser l'enseignant comme patient dans l'optique d'éviter de faire vivre un stress supplémentaire aux apprenants. Ces derniers pourraient subir une pression de performance devant une personne réputée et en lien avec l'autorité.

Ainsi nous avons décidé de décliner cette section de notre travail à en trois principaux axes: simulation avec patients simulé, simulation et formation initiale en Science Infirmière, évaluation de la simulation clinique.

V-1/ Simulation avec patient simulé

Simulation avec patient simulé

La notion de patient, dérivé du mot latin *patiens,* lui-même provenant du verbe latin "patiri", signifie : « celui qui endure » ou « celui qui souffre ». Le patient est donc une personne qui souffre, qui endure. De ce fait, il est examiné médicalement, consulté. Il reçoit de l'attention, des soins de la part des professionnel-le-s de santé. Le patient est à la recherche d'un état de santé meilleur par le biais des soignants qui se trouvent à son chevet dans ce but. Il est une personne et en tant que telle, il a une personnalité, des émotions, une histoire particulière. Caractéristiques qui doivent être prises en compte par le personnel soignant pour une prise en soin efficiente. Le patient simulé, est donc une personne qui joue le rôle de patient. Il est une personne formée à simuler, à jouer l'histoire d'un vrai patient. À endosser ses caractéristiques, sa personnalité, son langage corporel et ses réactions ainsi que ses émotions. Le patient simulé est un acteur qui a été formé à reproduire systématiquement les symptômes et signes cliniques, qui lui auront été définis d'entrée de jeu pour les besoins d'apprentissage des apprenant-e-s lors d'une séance de simulation clinique. Qu'est-ce que dont la simulation avec patient simulé ou standardisé ?

La formation du personnel de santé qui inclut l'utilisation de patients simulés ou standardisés (PS) est particulièrement intéressante pour certains apprentissages. L'utilisation de PS permet de mettre l'apprenant face à des situations qui peuvent se présenter difficilement dans la pratique hospitalière ou ambulatoire, l'habituer très tôt à s'arrimer aux normes d'une bonne pratique clinique, de développer ses compétences communicationnelles et relationnelles. Le patient simulé standardisé permet par ailleurs de travailler en même temps le contenu et la forme de l'entretien de collecte de données, les différentes étapes étant traitées séparément ou en continuité (Cleland et al., 2009 ; Silvermann, 2005).

Le développement des habiletés ou compétences cliniques chez les apprenants en Science Infirmière est un des objectifs majeurs de la formation du personnel infirmier. Dès la première année, et plus encore au niveau deux, les programmes de formation ont pour intention de permettre aux apprenants d'intégrer savoir, savoir-faire et savoir-être. Les apprenants apprennent entre autres, à mener une anamnèse et à effectuer un examen physique, ceci grâce à l'usage du raisonnement clinique infirmier qu'ils étudient en cours dès la première année de formation dans la plupart des écoles et institutions de formation. Ils s'initient à des gestes techniques ou d'urgence, tout en développant leur capacité de communication avec le patient. Pour que cette initiation soit effective, elle s'effectue dans le meilleur des cas grâce à la mise en œuvre des méthodes pédagogiques comme la simulation, notamment la simulation basse fidélité qui utilise des patients synthétiques. Notons qu'ici seul les habiletés techniques (le geste), le savoir certes, mais surtout le savoir-faire est plus développé chez les apprenants. Pendant que les aptitudes en matière de communication le sont moins, d'où l'introduction du patient standardisé dans les techniques de simulation. Elle favorise une interaction avec l'apprenant, permettant à ce dernier de développer ses aptitudes en communication. Elle participe aussi, à l'acquisition des compétences cliniques des apprenants, car ces derniers ont l'opportunité de mettre en pratique leurs acquis théoriques (Boet et al., 2013).

La simulation par l'entremise d'un patient simulé ou standardisé (PS) contrairement aux autres techniques de simulation, permet d'établir avec une personne (patient simulé ou standardisé) des éventuelles interactions qui reconstituent toutes ou presque toutes les dimensions et la complexité d'une consultation. Le réalisme est d'autant plus renforcé par la mise en place dans le laboratoire de geste d'un environnement physique reflétant celui d'une institution hospitalière. Notons toutefois que pour le développement de ses habiletés techniques et de communication on peut aussi utiliser un patient réel- le qui lui ne serait pas un acteur, qui ne serait pas en train de simuler un rôle, mais en train « de jouer son propre rôle ». À la différence du patient simulé ou standardisé qui simule, le patient instructeur (PI) lui, est un patient réel* qui joue sa propre histoire et le vécu de sa maladie (Boet et al., 2013). Il est particulièrement intéressant d'avoir des patients instructeurs dans les situations où seul un patient peut sentir si un geste est correctement effectué, cela est par exemple observé chez les patients atteints de polyarthrite rhumatoïde (Boet et al., 2013).

V-2/ Patient standardisé ou simulé

L'utilisation de patients simulés dans la formation des professionnels de santé s'est développée majoritairement dans les pays anglo-saxons, notamment aux États-Unis d'Amérique, Canada, Angleterre, Australie, mais aussi aux Pays-Bas dans le courant des années 1980. Elle répondait au besoin de préparer les apprenants à la pratique clinique tout en réduisant la variabilité et le manque de contrôle de la formation clinique. Les textes rédigés par Barrows (1993) sont considérés aujourd'hui comme les textes fondateurs de l'approche « patient simulé ». Certains auteurs préfèrent toutefois parler de « patient standardisé ».

Le patient standardisé ou simulé serait dont toute personne entraînée à copier un patient avec un problème de santé définit pour aider l'apprentissage des apprenants. Pour ce faire, il apprend à lithographier les symptômes et si possible les signes d'une affection, à raconter une histoire de la maladie, à décrire les manifestations et répercussions d'une affection, ainsi qu'à manifester des émotions et des motivations en fonction d'un scénario. Le but étant de créer l'illusion d'une réalité (Boet et al., 2013).

Les patients simulés participent à créer des situations d'apprentissage encadrées permettant aux apprenant-e-s de s'exercer sans nuire à la santé physique ou psychique d'un vrai patient (Demaurex &Vu, 2013). Leur présence permet aux apprenants en soins infirmiers de s'entraîner à collecter et analyser des données afin d'identifier les problèmes et ressources du patient, de communiquer des informations, d'établir des relations d'aide avec les patients dans des moments difficiles, à discuter d'un projet de soins avec lui comme s'il s'agissait d'un patient réel, à suivre l'évolution d'un traitement, à réaliser un examen physique avec systématique, etc. Pour que cela soit effectif les patients standardisés sont appelés à répondre à intervenir lors de l'anamnèse, à simuler un ou des symptômes (tremblement, douleur, etc.), à manifester des émotions (sanglots, colère, peur, anxiété, tristesse, etc.). Les apprenants en Science Infirmière, dans le cadre de l'examen physique, peuvent être amenés à ausculter, palper, percuter certaines zones du corps, cet examen physique se fait en sous-vêtements. Il n'y a pas de gestes invasifs pratiqués tels que la ponction ou le toucher. Comme toutes stratégies d'apprentissage, la simulation standardisée a des avantages et des limites.

Principaux avantages de l'utilisation de patient-e standardisé-e dans la simulation

L'utilisation du patient simulé pendant une séance de simulation offre de nombreux avantages. Nous pouvons citer entre autres : la sécurité pour l'apprenant et pour le futur soigné/patient ; la possibilité de choisir les situations simulées en fonction du niveau de formation des apprenants ; la possibilité de complexifier ou de simplifier les situations d'apprentissage pendant les séances de simulation; la possibilité de créer un environnement ou laboratoire des gestes selon les objectifs pédagogiques poursuivis par la séance; la possibilité de permettre aux apprenants de se familiariser avec des situations prévues reflétant le terrain, assurant ainsi à chaque apprenant de se confronter également aux mêmes types de situations durant leur cursus de formation; la possibilité de rendre plus homogènes les expériences cliniques/immersion professionnelles d'un même cursus. La simulation donne la possibilité d'un feedback constructif après la séance (Demaurex &Vu, 2013). Bien que cet exercice en présence d'un acteur présente des avantages, il n'exclut toutefois pas quelques contraintes ou difficultés.

Limites et contraintes de l'utilisation de patients standardisés dans la simulation

Les contraintes notées ici sont plus d'ordre humain et financier (Boet et al., 2013). Les patient-e-s standardisé-e-s doivent répondre à un profil particulier, énoncé dans la situation. Il s'agit ici par exemple de l'âge, du sexe, de certaines caractéristiques physiques comme la corpulence. Ainsi, si la simulation porte par exemple sur une démarche informative chez une personne devant subir une mastectomie, nous ne pourrons avoir que des patientes simulées et probablement d'un âge déterminé en fonction de données épidémiologiques. Les patients simulés étant des « citoyens lambda », ils peuvent être indisponibles pendant la période où l'on a besoin d'eux (Boet et al., 2013). Les enfants et nourrissons peuvent difficilement apprendre des rôles et les jouer sur une longue durée. On ne peut arriver à simuler toutes situations: demander à un patient simulé une hyperventilation est impossible au-delà d'une période excédant deux ou trois minutes ou des situations en santé mentale, tout comme certains signes cliniques ou symptômes comme les bruits respiratoires ou cardiaques. Il en est de même des examens invasifs comme les examens gynécologiques, toucher rectal, ponction lombaire, frottis, etc. ne sauraient être effectués par le patient standardisé (Boet et al., 2013). Il en est de même de gestes techniques comme des prises de sang ou une réanimation cardio-respiratoire. Elle exige la nécessité de former des patients simulés par une personne compétente. Les patients simulés doivent apprendre un rôle et être formés sur plusieurs périodes, ce qui nécessite la présence de ressources disponibles (Demaurex &Vu, 2013). Contraintes financières, car les patients simulés sont généralement payés pour assurer leurs prestations. Qu'en est-il de leur recrutement ?

Mode de recrutement du patient simulé

Le bouche-à-oreille est le mode de recrutement le plus simple et, par ailleurs d'une efficacité avérée. Au début d'un programme, l'équipe peut utiliser ses propres réseaux. Ensuite, les PS déjà actifs proposent généralement et de manière spontanée de nouveaux candidats qui pourraient correspondre au profil recherché. Cela permet la constitution d'un échantillon de patient standardisé recruté par boule de neige. Il y a toutefois la possibilité d'utiliser les médias (grandes presses, radio et télévision) qui touchent à coup sûr un large public, mais suscitent beaucoup de candidatures, ce qui rend la sélection assez complexe. Les journaux plus ciblés et de plus petite audience offrent de bonnes possibilités de recrutement. Une autre méthode consiste à prendre contact avec certaines associations et cercles d'activité tels qu'écoles de théâtre, troupes d'acteurs amateurs. Il n'est pas absolument nécessaire de recourir à des acteurs professionnels, car, avec la pratique, les profanes deviennent souvent d'excellents PS (Wallace, 2007). Il faut noter que l'on peut également faire recours aux patients standardisés mineurs. Cependant, leur utilisation soulève beaucoup de problèmes d'ordre juridique, organisationnel et scolaire, financier et éthique (leur utilisation soulève le problème de travail des mineurs). Pour s'assurer que l'intérêt des jeunes est préservé, la stratégie serait de travailler souvent en partenariat avec des écoles.

Procédure de sélection des patients standardisés

La procédure a pour intention de retenir des personnes disponibles, fiables, ayant d'une bonne mémoire et un bon niveau intellectuel. Un talent d'acteur pourrait être un atout. Cette procédure doit pouvoir écarter les candidats ayant des problèmes de santé physique ou psychique, des motivations exclusivement financières ou des griefs envers le corps médical (Cleland et al., 2009). De manière générale, cette sélection s'effectue en trois étapes (Demaurex, 2016) : remplissage d'un formulaire informatisé, l'entretien et un jeu de rôle

Formulaire informatisé

Le remplissage d'un formulaire qui fournit les informations générales sur le candidat, notamment sur sa disponibilité et ses motivations. Le formulaire de candidature qui se trouve sur le site internet (http://www.unige.ch/medecine/ps) du programme PS est un exemple qui constitue un bon outil de recrutement.

Entretien

Dans un deuxième temps, les candidats sont interviewés par deux membres du programme PS qui scrutent leurs motivations, leur personnalité, leurs expériences passées dans le domaine du jeu de rôle, leur état de santé actuel, leurs antécédents médicaux, personnels et familiaux.

Jeu de rôle

À l'issue de l'entretien, un scénario est remis au candidat retenu. Il prépare seul le jeu de rôle test qui marquera la troisième étape de la sélection. Cette deuxième entrevue est l'occasion d'évaluer les compétences d'acteur du postulant et la justesse de son jeu, mais aussi sa capacité à comprendre les enjeux du jeu de rôle et à y adhérer. En outre, le candidat doit subir un examen clinique complet. À la fin de cette procédure, si le candidat est retenu, il doit signer un engagement de ne rapporter aucune information concernant les jeux de rôle ainsi que les personnes avec qu'il interagit. Il en est de même de la documentation fournie. Elle doit également rester strictement confidentielle.

Formation du patient standardisé

L'efficacité et l'efficience d'une séance de simulation reposent sur la qualité du jeu des patients standardisés. Une attention particulière est portée sur la formation des patients standardisés, mais également à la construction du scénario que le PS aura à reproduire avec une exactitude précise, rigoureuse. Les conditions de la formation des PS peuvent varier (Nestel et al., 2011). La durée de la formation va donc dépendre par exemple de la difficulté du rôle à jouer, des tâches demandées (jeu de rôle simple, feed-back, évaluation de l'apprenant) et de l'expérience des PS.

Parmi les participants à la formation nous avons le patient standardisé, le formateur du patient standardisé, le responsable clinique du cas. Notons toutefois que, le formateur du patient standardisé et le responsable clinique du cas peuvent être une même personne.

Les patient-e-s standardisé-e-s (PS)

Plusieurs PS peuvent être formés pour chaque cas. Il est recommandé, par prudence, de toujours prévoir un PS remplaçant, car un PS ne peut pas travailler plus de 4 heures, la fatigue contribue à baisser la fiabilité du jeu. Il est possible que le même cas ou scénario puisse être joué en parallèle dans plusieurs salles. La présence à cet effet de tous les PS, à tous les entraînements s'avère très importante. Ceci dans le but d'assurer une certaine automatisation, uniformisation ou standardisation du jeu dans les scénarii.

Le formateur PS et le responsable clinique du cas

Le formateur de PS est quelqu'un qui a effectué une formation dans le but de former les patients standardisés. Il connaît les PS ainsi que les techniques de formation et de simulation. Pendant que le responsable clinique du cas est l'auteur du cas ou le responsable de l'enseignement. Il est seul autorisé à apporter des changements au scénario.

Déroulement type d'une formation au jeu de rôle pour l'enseignement

Le déroulement de la formation s'effectue en plusieurs périodes d'entraînement.

1er entraînement

Cette période d'entrainement généralement d'une durée de deux heures est constituée des étapes ci-dessous.

- Scénario est envoyé aux PS à l'avance afin qu'ils se familiarisent avec le rôle à jouer.
- Les explications détaillées sur le cas à jouer sont données au PS, ainsi que les objectifs de l'exercice par le responsable clinique du cas ou du formateur.
- Lecture collégiale de la grille d'évaluation et explications sur la stratégie de l'interaction à mener avec l'apprenant pendant la séance de simulation.
- À tour de rôle, le formateur et le clinicien simulent le rôle de l'apprenant et du patient standardisé devant les PS.
- Le formateur et le responsable clinique du cas s'assurent ensuite que le scénario est compris et mémorisé par les patients standardisés. Ils observent et ajustent certains points s'il y a lieu. Notamment : la restitution adéquate de l'information par le PS, la crédibilité du PS pendant l'entretien et l'examen physique, l'usage de techniques spécifiques pour la simulation de signes cliniques. Il signale par ailleurs au PS, la remise des cartes descriptives à l'apprenant au moment où dans le scénario des signes non simulables surviennent (souffle cardiaque).
- Chaque PS joue son rôle au minimum une fois en entier.

2e entraînement (durée 2 heures)

La deuxième période d'entrainement dure également 2 heures, tout comme la première, est constituée d'étapes et se déroule dans les jours qui précèdent la séance de simulation avec les apprenants.

Reprise des jeux de rôles : cette deuxième séance de jeu de rôle est organisée dans le but de s'assurer que le PS a la maîtrise du jeu de son rôle. Pour cela, les formateurs confrontent les PS à différents types d'interlocuteurs. Ces interlocuteurs vont poser au PS plusieurs questions ouvertes et fermées, recueillir des informations de manière désordonnée et explorer des aspects que le scénario ne décrit pas...

Le second entraînement permet de consolider la normalisation du rôle par tous les PS afin que ces derniers jouent le rôle à l'identique et réagissent identiquement aux différentes interactions possibles et à certains gestes de l'examen physique.

Chaque PS joue le rôle une à deux fois en entier pendant cette séance d'entrainement.

À la fin de la séance d'entrainement, un rappel sur les détails de l'organisation de la séance est donné par le formateur. Notamment, la date et l'heure de la simulation, heure du rendez-vous, procédure à effectuer en cas d'indisponibilité subite d'un PS, personnes à contacter en cas d'imprévu.

Formation du PS au jeu de rôle pour l'évaluation

Il arrive que le patient standardisé soit utilisé pour participer à l'évaluation pratique de l'apprenant. Dans ce cas, trois éléments sont particulièrement à surveiller :

- L'exactitude et la précision du jeu pendant la séance;
- La normalisation des jeux des différents PS ;
- Tenir compte de la fatigabilité des PS afin de s'assurer que leur jeu reste fiable et reproductible.

Le jour de l'examen, une séance « d'entrainement » a lieu juste avant la séance d'évaluation avec le premier candidat, pour une mise en condition et pour une ultime vérification de la condition physique du PS par rapport au rôle à jouer. Le PS doit par ailleurs effectuer une autre formation pour avoir des aptitudes lui permettant de donner une appréciation de l'apprenant grâce à l'usage de grilles d'évaluation apprêtées à cet effet, il reçoit pour cela une formation spécifique, beaucoup plus longue.

Formation du PS au feed-back

Notons que la formation au feed-back est particulière du fait de son objectif. C'est pourquoi la formation du PS au feed-back soit l'objet d'une formation à part. Le but du feed-back est de l'utiliser comme un outil pédagogique formateur. Le risque encouru par la présence du PS pendant le débriefing serait que le PS porte un jugement trop tranché, ce qui aurait un effet plutôt destructeur sur l'apprenant. La présentation des principes et objectifs du feed-back constructif (Bokken et al., 2009) est suivie d'exercices pratiques. Pendant la formation, le formateur joue le rôle d'un apprenant et demande au PS d'identifier les actes et les attitudes qui ont été déterminants dans la relation, puis d'exprimer son ressenti dans un but constructif. Il est important, en effet, que le PS sache identifier les éléments de la relation qui sont positifs ainsi que ceux qui devraient être améliorés, afin de les rapporter ensuite à l'apprenant.

Exemple : « *J'ai trouvé très utile que vous organisiez votre explication en trois points. J'ai pu facilement vous suivre et j'ai compris ce qui m'arrivait. Par contre, j'ai eu l'impression que vous ne vous intéressiez pas vraiment à moi, je n'arrivais pas à croiser votre regard.* » (Bokken al., 2009).

Caractéristiques du patient simulé ou standardisé

Il faut noter que le patient standardisé va être ou pourrait être interrogé, examiné physiquement, tout comme il le serait par son médecin traitant, par des apprenants en formation. Au cours d'une séance de simulation, il peut être en interaction avec deux à huit apprenants à la suite.

L'utilisation du patient simulé donne l'opportunité à l'apprenant de se confronter à une situation clinique assez proche de la réalité, dans laquelle il peut mettre en exergue son savoir-faire (effectuer une anamnèse, faire un examen clinique) et son savoir-être (relation et communication avec le patient), sans avoir peur de porter préjudice à un vrai patient. Cet état de chose impose de développer des attitudes favorables au bon déroulement d'une séance de simulation. Ainsi un patient standardisé doit pouvoir développer les caractéristiques telles que:

- La disponibilité
- La ponctualité
- La confidentialité
- La fiabilité
- La mémoire
- La patience.

Après avoir vu le « patient standardisé », la suite de notre section s'attèlera à présenter ce qu'est une séance de simulation en santé, mais avant il est fondamental de présenter la scénarisation.

Conception de scénario

Introduction pour la construction de scénario

L'apprentissage par la simulation avec un mannequin haute-fidélité ou avec patient standardisé nécessite la création d'une situation dynamique de prise en charge d'un patient en imitant la réalité (Boet et al., 2016). Il s'agit de reproduire dans sa globalité la situation de soin ou de prise en charge d'un patient, permettant ainsi aux apprenants de solliciter et de tester non seulement leurs habiletés techniques, mais aussi leur capacité à poser des hypothèses diagnostiques en temps réel, à suivre les algorithmes de procédures nécessaires au traitement efficace. Enfin, la simulation permet de solliciter et de tester les aptitudes à travailler en équipe, à la prise de décision et à la hiérarchisation des tâches à accomplir (Boet et al.). La rédaction d'un scénario crédible et réaliste sert de base à cet enseignement. Le déroulement du scénario doit donner aux apprenants de multiples opportunités de démontrer leurs habiletés techniques et non techniques. La simplicité doit être la règle lors de la rédaction du scénario (Boet et al.). Il ne faut retenir que les éléments permettant la construction des compétences selon les objectifs d'apprentissage fixés.

Avant de commencer la rédaction

Le préalable indispensable à la rédaction d'un scénario de simulation est la connaissance du public auquel il est destiné, du cursus d'enseignement à l'intérieur duquel il sera intégré ainsi que des moyens matériels et humains qui seront disponibles pour cette séance (Boet et al. 2016). Il est en effet important de préciser que le scénario n'arrive qu'après la mise en place d'un programme de simulation avec trois étapes successives : conception du programme (objectifs généraux et pédagogiques) ; mise en œuvre du programme avec choix et description des scénarios, moyens, etc. ; et enfin évaluation du programme (et donc des scénarios également…) (Boet et al.).

Apprenants

Il est indispensable de connaître précisément les caractéristiques de ceux à qui s'adresse le scénario. Il faut savoir qui ils sont, quel est leur niveau de compétence et quelle est leur expérience antérieure de la simulation comme outil pédagogique. Il en est de même si les apprenants sont issus de différentes disciplines (par exemple infirmières, sages-femmes, médecins).

Objectifs d'apprentissage

Avant d'écrire un scénario, il faut se projeter à la fin du débriefing, et se demander ce que l'on veut que les participants aient acquis. On choisira donc la situation simulée en fonction des compétences que l'on souhaite construire chez les apprenants et non l'inverse. En d'autres termes, il est indispensable de déterminer, avant le débuter la rédaction du scénario, les objectifs d'apprentissage. La situation recréée (le scénario) doit permettre aux apprenants de se confronter à un ou plusieurs problèmes ou obstacles pertinents vis-à-vis des objectifs d'apprentissage préalablement définis. Cette confrontation permet aux formateurs d'observer un comportement et des actions, qui seront discutés lors du débriefing. Les objectifs d'apprentissage principaux d'un scénario donné doivent être en nombre limité (de deux à cinq selon la complexité de ces objectifs). Ils peuvent être répartis en deux grandes catégories :

- D'une part, les objectifs que l'on peut nommer « médicaux ». Ils se rapportent à la prise en charge diagnostique et thérapeutique d'un patient. Ces objectifs sont établis sur la base de recommandations ou de preuves clairement établies dans la littérature. Un des exemples les plus simples est la prise en soin d'un accès palustre selon les recommandations plus récentes de l'Organisation Mondiale de la Santé (OMS) et du Ministère de la Santé Publique (MINSANTE). D'autres exemples sont le traitement d'une crise d'asthme aigu grave chez un enfant (L'Her, 2002). Le traitement d'une hémorragie de la délivrance (HAS, 2004) ou de la prise en charge initiale d'un accident vasculaire cérébral. Les objectifs médicaux peuvent être subdivisés en deux sous-groupes. Premièrement, des objectifs médicaux théoriques (algorithme de prise en charge, connaissance médicale indispensable), par exemple la physiopathologie du paludisme. Deuxièmement, des objectifs techniques, par exemple enveloppement humide et administration parentérale du traitement, relation d'aide ou encore prévention d'escarre.

- D'autre part, les objectifs « non médicaux, non techniques » qui se rapportent au comportement, à l'aspect relationnel et humain au respect de processus de prise en soin. Les compétences non techniques *(non technichal skills)* correspondent aux ressources intellectuelles, sociales et personnelles nécessaires à la gestion d'une équipe en situation de crise. Par exemple, les capacités à diriger un groupe (leadership), la communication avec les membres de l'équipe de soin ou, encore plus simplement, la capacité d'écoute et de dialogue avec des patients sont des objectifs « non techniques » et non exclusivement médicaux. Ces objectifs peuvent être particulièrement intéressants à développer lors de séances de simulation « hybride » (Boet et al., 2010). En effet, les scénarios de simulation hybride comportent en général des objectifs médicaux et techniques spécifiques à chaque spécialité ou à chaque corps de métier et des objectifs « non techniques » communs à l'ensemble des participants.

Moyens matériels et humains disponibles

Une fois le public cible et les objectifs pédagogiques définis, il faut lister les moyens disponibles pour l'enseignement. C'est le moment où il est nécessaire d'arriver à un compromis entre ce que l'on aurait idéalement souhaité faire et ce qu'il est possible de faire. La transposition d'un environnement le plus proche possible de celui rencontré lors de la situation réelle est un facteur indispensable – bien qu'insuffisant à lui seul – pour contextualiser l'apprentissage et garantir l'immersion et l'adhésion des apprenants. Dans les disciplines à haute technicité comme la réanimation ou l'anesthésie, l'utilisation d'un matériel similaire à celui utilisé dans les box des patients de réanimation et en salle d'opération permet une immersion des apprenants qui favorise l'apprentissage (réalisme environnemental).

Il faut également préparer des documents annexes (dossier clinique du patient, compte rendu de consultations, résultats d'examens biologiques, imagerie, ECG...) pour pouvoir les fournir aux apprenants à un moment choisi durant le déroulement du scénario. Certains simulateurs haute fidélité permettent de faire apparaître ce type de document directement sur le moniteur du mannequin.

Dans d'autres circonstances, le choix de « documents papiers » à l'aspect identique à ceux utilisés dans l'institution dans laquelle travaille les participants, participe à l'amélioration du réalisme. Le choix du mannequin sera, lui, dicté par les nécessités du scénario. Le nombre de formateurs nécessaires doit être indiqué dès la rédaction du scénario. Trois formateurs sont souvent nécessaires, un pour piloter le mannequin (en cas de simulation haute- fidélité), un facilitateur qui participe au scénario et un observateur qui anime le débriefing. Le facilitateur et l'observateur peut être le même enseignant.

Base de départ d'un scénario

L'idée d'un scénario de simulation vient le plus souvent après avoir été confronté à une situation clinique concrète posant un problème ou une interrogation. Après avoir résolu (ou pas) le problème, le formateur en simulation note les caractéristiques cliniques et les circonstances « du cas » : c'est la base d'un nouveau scénario (Boet et al., 2010). Un cas clinique rapporté dans la littérature peut aussi servir de base à l'écriture d'un scénario, ainsi que les rapports d'accidents et d'incidents sont d'excellentes sources d'inspiration pour élaborer de nouveaux scénarios (Boet et al.).

Répartition des rôles : le casting

Les rôles des apprenants et ce que l'on attend d'eux durant la séance doivent être bien définit; un ou deux sont dans leur propre rôle, c'est-à-dire dans la position qu'ils occupent actuellement (formation continue) ou qu'ils occuperont à la fin de leurs études (formation initiale) : médecin pour les apprenants en médecine, infirmière pour les élèves infirmières, etc.

Si le scénario implique la présence d'autres intervenants, il existe plusieurs possibilités. Certains rôles peuvent être tenus par des apprenants, même si ce n'est pas leur fonction actuelle ; par exemple, le rôle d'une infirmière peut être tenu par un apprenant en médecine. Ce choix sera fait toujours en fonction des objectifs poursuivis par la séance de simulation. Enfin, des « acteurs » (acteurs professionnels ou amateurs, ou formateurs) peuvent intervenir durant la séance de simulation, notamment dans des rôles de membres de la famille du patient ou de personnages avec un trait de caractère très marqué ou exprimant ses émotions de façon singulière.

Rédacteurs

Dans notre expérience, la rédaction d'un scénario nécessite la collaboration d'une petite équipe de deux ou trois formateurs. L'idée de départ, portée par l'un des participants, s'enrichit progressivement par les propositions de chacun pour obtenir une première ébauche. Le responsable du scénario se charge ensuite de la rédaction d'une première version qui est proposée à l'ensemble du groupe. Ensuite, si aucun des rédacteurs n'est expert dans la situation choisie, il est souhaitable de soumettre le scénario à l'avis d'un expert.

Préparation du scénario

Les formateurs qui ont la responsabilité de monter des scénarii doivent s'accorder à élaborer une histoire qui soit autant que possible proche de la réalité tout en ciblant la pratique d'une ou plusieurs compétences déterminées en fonction des objectifs de l'enseignement/l'évaluation (Boet & Savoldelli, 2013). Dans un souci de se rapprocher de la vérité, il est conseillé de partir d'un cas réel, rencontré généralement en clinique. Le scénario doit être détaillé, complet et très clair. Il faut éliminer les termes médicaux et privilégier les termes utilisés généralement par les patient-e-s. Les éléments suivants du scénario sont impératifs pour la formation et la standardisation des patients simulés ou standardisés : résumé de l'histoire du patient, contexte de la situation/consultation, présentation du patient (âge, genre, corpulence), motif de la consultation/plainte principale (phrase standard qui contient l'information que le patient donne comme plainte initiale), état émotionnel du patient, ses craintes, ses représentations, l'impact des symptômes sur sa vie, ses attentes, éventuelle évolution du comportement au cours de l'entretien, anamnèse du problème actuel, description détaillée des symptômes et des douleurs, symptômes associés, anamnèse par systèmes, habitudes (médicaments, consommation d'alcool, tabagisme, allergies), antécédents personnels, antécédents familiaux, contexte social et professionnel, mise en évidence de l'information à ne donner que sur demande précise de l'apprenant, description très détaillée de l'examen physique avec des indications très claires sur les simulations (type de stimulus, type de réaction, degré d'intensité de la douleur, technique de simulation), si la simulation n'est pas possible, description de la procédure à suivre pour transmettre, l'information à l'apprenant, photos, si un maquillage est nécessaire, habillement du PS, accessoires (Boet & Savoldelli, 2013).

Pendant la rédaction du scénario, les responsables en charge de celui-ci doivent concevoir une grille d'observation qui précise les actes à accomplir et les attitudes à adopter par le formé pour répondre spécifiquement à un problème donné (Boet & Savoldelli, 2013).

Pendant la rédaction

Contenu

Il existe différentes trames de travail pour développer un scénario de simulation en santé (Gaba, 2004; Sprawls, 2008). Toutes proposent cependant d'utiliser les items suivants pour la rédaction d'un scénario : contexte de prise en charge, description du patient, évolution, objectifs pédagogiques, préparation de l'environnement (Mahoudeau & Berton, 2013)

Contexte/Résumé de la situation et environnement

Le scénario décrit de façon aussi précise que possible la façon de préparer l'environnement et le matériel nécessaire (avec ou sans mannequin). À partir d'une configuration de base (salle de réveil, chambre de patient, bloc opératoire, salle d'attente…), du matériel spécifique peut en effet être nécessaire à la réalisation du scénario. Dans le cas de l'utilisation d'un mannequin ou un acteur, la mise en condition doit être détaillée : habillage du patient, monitoring du patient, perfusion, intubation, sondes diverses, pansements, saignement simulé, maquillage si besoin (une photographie peut être utile); réactions possibles de l'acteur en cas d'entretien avec le médecin, réponse à apporter par le mannequin ou du patient simulé ou standardisé aux questions de participants.

Par ailleurs, il est indispensable de donner une place importante au briefing précédant le début du scénario. Il faut accorder un temps suffisant à cette séquence qui permet de positionner le contexte et la thématique proposée. Il faut replacer précisément les participants dans leur rôle, le lieu et le temps (par exemple : « *vous êtes un infirmier de garde du service de médecine, il est 22 heures, vous allez prendre en soin un nouveau patient* »). Il est important dès ce moment de bien identifier, et faire identifier, tous les participants, en particulier ceux qui peuvent intervenir au cours de la prise en charge (qu'ils soient simples acteurs ou nouveaux participants). La reformulation de toutes ces précisions par les participants est un moyen simple de s'assurer que tout a bien été compris. La venue d'un nouveau personnage mal identifié peut être la cause de malentendus, en particulier concernant la répartition des tâches et la gestion de l'équipe. Un nouveau personnage doit donc se présenter dès son entrée dans le scénario simulé « sur scène ». Dans le cas de la simulation avec patient simulé ou standardisé, il est nécessaire de rédiger clairement son rôle sur une feuille annexe au scénario (Mahoudeau & Berton, 2013).

Progression du scénario

L'évolution de la prise en charge est souvent représentée par un algorithme avec les principaux actes diagnostiques et thérapeutiques. Les différentes modifications de l'état du mannequin ou du patient simulé ou standardisé (évolution favorable ou non) sont indiquées en fonction des actions entreprises par les apprenants. Un algorithme simple, essentiellement orienté sur les objectifs pédagogiques, est suffisant dans la majorité des cas. Cela permet de garder une bonne visibilité de l'évolution de la prise en soin effectuée par les apprenants (Mahoudeau & Berton, 2013). En effet une des difficultés lors de la rédaction d'un scénario est d'envisager les différents chemins que pourront prendre les participants tant sur le versant diagnostique que thérapeutique. Certains choix des apprenants peuvent complètement bouleverser le scénario et les placer dans des situations surprenantes, ceci grâce à la créativité et l'originalité de certains apprenants. Tout ne peut pas être prévu, il faut donc rester vigilant, réactif et créatif en cas d'actions et de comportements inattendus des participants. (Mahoudeau & Berton).

Le rôle du facilitateur-e est ici essentiel (facilitateur-e = complice du formateur présent en salle ou acteur intervenant ponctuellement dans la salle ou au téléphone). Le facilitateur a schématiquement deux rôles. Premièrement, il donne des informations qui ne peuvent pas être simulées (par exemple l'état cutané du mannequin lors d'une réaction anaphylactique). Deuxièmement, il aide les apprenants à rester dans le cadre du scénario initialement prévu et les oriente ainsi vers les objectifs du scénario lorsque c'est nécessaire (Mahoudeau & Berton, 2013). Le téléphone est également un moyen très utile d'intervenir pour renforcer ou orienter les participants (par exemple : le sénior occupé dans une autre salle peut donner quelques pistes pour faire progresser les apprenants dans le cheminement diagnostique et thérapeutique). Parfois, le « facilitateur », ou un autre acteur formateur peuvent aussi jouer un rôle de perturbateur notamment lorsque l'on souhaite insister sur les difficultés de la gestion d'une équipe. Par ailleurs, les formateurs doivent savoir faire preuve de souplesse et de flexibilité sous peine de nuire au réalisme. Il est parfois judicieux de laisser les apprenants aller dans une direction imprévue par les rédacteurs du scénario. Enfin, il faut déterminer une action signant la fin du scénario (Mahoudeau & Berton, 2013). Les points majeurs à débriefer doivent être définis dès la rédaction du scénario même si le déroulement de la séance peut justifier une adaptation en raison d'événements inattendus. Ils sont étroitement liés aux objectifs pédagogiques (Mahoudeau & Berton).

Contenant du scénario

Le support papier est le moyen le plus simple pour retranscrire les scénarios. Il faudra alors faire un compromis entre une mise en page complexe sur plusieurs feuillets et une mise en page simple qui pourra être facilement lisible. Au centre de simulation d'Angers en France, les scénarios sont développés sur une page recto verso (enseignants centre de simulation d'Angers, 2020). Ce support peut aussi être celui dédié à la prise de notes au moment de la mise en situation, soit pour le débriefing, soit pour les modifications ou correctifs à apporter au scénario. Le classement des scénarii et des documents annexes (dossier du malade, feuille de consultation d'anesthésie, bilan sanguin, courrier médical, radiographie, ECG…) doit rapidement être mis en place. Le plus efficace est le classement sous forme de fichier informatique (un scénario = un dossier) dans lequel sera placé le scénario (et ses différentes variantes), mais également les documents annexes que sont par exemple les résultats d'examens biologiques et d'imagerie, des feuilles de transmissions, le dossier médical, des ordonnances… Ainsi vous pourrez apporter ultérieurement des modifications à ces documents qui pourront être imprimés à chaque nouvelle mise en situation.

Après la rédaction : gestion des scénarios

Il est souhaitable de tester une première fois « à blanc » le scénario en le faisant jouer par des formateurs. Lorsque le scénario est en partie programmé et que l'évolution des paramètres cliniques est automatisée, de multiples tests de pilotage « à blanc » sont nécessaires pour vérifier le réalisme clinique et effectuer les ajustements nécessaires. (Mahoudeau & Berton, 2016). Une fois écrit et utilisé lors de séances d'enseignement, le scénario doit être modifié dans un processus continu d'amélioration. Par exemple, si les apprenants se sont égarés et n'ont pas saisi les éléments permettant d'atteindre les objectifs pédagogiques, il est logique de prévoir pour les séances ultérieures un élément facilitateur. Malgré tout le soin apporté à l'élaboration d'un scénario, certains sont clairement déficients et les apprenants peuvent émettre des critiques du scénario lui-même. Il est sain d'entendre ces critiques et de s'en servir pour améliorer le déroulement des séances suivantes.

Un scénario écrit pour un certain public d'apprenants avec des objectifs d'apprentissage précis pourra être fréquemment décliné ultérieurement dans plusieurs versions. Des modifications de son déroulement ainsi que des objectifs d'apprentissage, mais surtout de l'aide apportée par le facilitateur aux participants permettent d'adapter le scénario initial à des publics cibles très différents.

Doser le réalisme ou la fidélité de la situation simulée

Le réalisme d'une situation simulée se définit non seulement par l'aspect visuel de l'environnement et fonctionnel de l'équipement (fidélité environnementale et de l'équipement), mais aussi par la crédibilité de la situation médicale proposée (fidélité psychologique). Ce travail (mise en place d'un bloc opératoire factice ou programmation d'un algorithme complexe pour gérer un mannequin) nécessite parfois des ressources importantes en matériel et souvent en temps. Il faudra donc faire un compromis entre les objectifs pédagogiques et les ressources. Dans tous les cas, les limites du réalisme, celles d'un mannequin (peut-il par exemple être ausculté dans le dos ?) ou d'un matériel particulier (par exemple un défibrillateur factice), devront être bien identifiées par les apprenants lors du briefing. La notion de respect de la durée est un autre élément important de crédibilité (fidélité temporelle). Lors du déroulement du scénario, il faut avoir prévu de laisser passer un temps suffisant avant d'observer l'effet d'un médicament ou bien si un examen complémentaire est demandé, n'en fournir le résultat qu'après un délai compatible avec la vie réelle.

La rédaction du scénario selon les quelques principes que nous avons rappelé est une étape indispensable au déroulement d'une séance de simulation de qualité, qui permettra aux apprenants d'acquérir de nouvelles compétences. Le réalisme indispensable à l'immersion des apprenants dans l'expérience qui a été proposée doit concerner non seulement le mannequin s'il y a lieu, le patient ou simulé ou standardisé ou instructeur, le matériel et l'environnement, mais aussi des aspects sociaux sous la forme d'interactions crédibles entre les différents membres de l'équipe soignante. Le but ultime de tous ces efforts étant de faciliter l'acquisition des objectifs d'apprentissage qui auront été soigneusement identifiés.

Séances de simulation : breffage, débreffage ; conception de scénarii

Cette section de notre travail a pour intention de présenter les articulations qui interviennent dans une séance de simulation. Il va s'agir de présenter les différentes articulations d'une séance à savoir : le breffage, la simulation proprement dite et le débreffage. On ne peut cependant pas occulter la conception d'un scénario, car en fait la séance de simulation s'effectue autour de celui-ci. Pour chacune des articulations, il va s'agir de détailler ses buts, ainsi que ses contenus et ses caractéristiques et le rôle prépondérant du formateur dans sa conception et la conduite de l'articulation. Il faut relever que les étapes successives d'une séance de simulation sont pratiquement les mêmes indifféremment du type de simulation, cependant on peut noter des nuances dans le contenu et la forme, en fonction des objectifs et de la technique de simulation utilisée (Fanning & Gaba, 2007).

Les étapes d'une séance de simulation

Un programme de simulation peut contenir une ou plusieurs sessions de simulation. Une session de simulation peut quant à elle comprendre une ou plusieurs séances de simulation. Chaque séance de simulation s'effectue selon un schéma préétabli et comprend trois périodes distinctes. La première est le *briefing ou breffage*, où le formateur précise le cadre de la séance et ses objectifs pédagogiques précis. La deuxième est le déroulement de simulation proprement dit à travers un scénario et enfin, la dernière période est le *débriefing ou débreffage* qui est la période où le formateur et le formé revoient ensemble ce qui s'est déroulé. Il s'agit en fait de la période de *feedback*.

Figure 6

Étapes d'une séance de simulation clinique

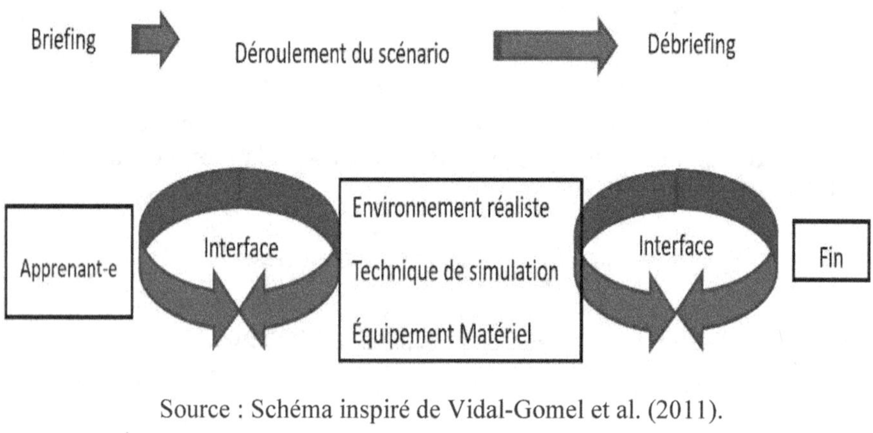

Source : Schéma inspiré de Vidal-Gomel et al. (2011).

Fm : formateur formé à la simulation

Briefing ou breffage

Définition et objectifs du breffage

Le breffage est une communication. C'est une séance d'échange d'informations entre le formateur et les participants. Celle-ci se tient avant la séance de simulation. On distingue deux types de briefings, dont le timing ou moment et les objectifs diffèrent : le briefing (d'introduction) et le pré-brief (pré-scénario). Il est par ailleurs nécessaire de faire la différence entre la notion de « pratique simulée » et celle de « séance de simulation » (fig. 6). Le même mot « simulation » est parfois utilisé pour se référer à ces deux notions distinctes, ce qui pourrait être à l'origine de plusieurs confusions. La *pratique simulée* (scénario et/ou procédure seule) comprend uniquement le temps pendant lequel l'apprenant réalise son entraînement pratique à l'aide d'une technique de simulation (cette pratique est aussi parfois appelée «scénario de simulation »). Pendant que la *séance* de simulation est définie comme l'entité pédagogique regroupant : briefing de la séance + l'unité (pré-brief + pratique simulée + débriefing) + conclusion de séance (Savoldelli & Boet, 2016). Certains distinguent encore la notion de « session de simulation » qui est en fait une séance de simulation incluant plusieurs répétitions de l'unité (pré-brief + pratique simulée + débriefing) (HAS, 2012).

Figure 7

Schéma représentant une séance de simulation, ses différents composants et leur durée relative (indicative)

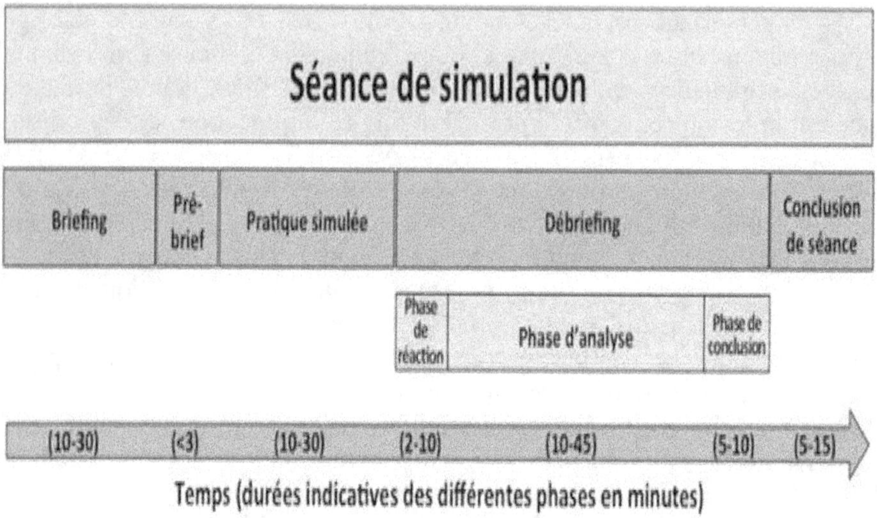

À noter que la séance de simulation représentée ne comporte qu'une seule unité [pré-brief + pratique simulée + débriefing], alors que souvent elle est constituée de plusieurs unités de ce type qui se répètent successivement. On parle alors souvent de « session de simulation ».

Sources : Boet et Savoldelli (2013)

Breffage de séance : période introductive à la séance de simulation

Le briefing ou breffage est une étape préparatoire avant la séance de simulation. Elle est indispensable, et son premier but est explicatif pendant que sa finalité est de créer un climat d'apprentissage favorable (Boet & Savoldelli, 2013). Chaque séance de simulation débute par un briefing ou un briefing élaboré et programmé par le formateur. C'est une étape très importante pour que la scène se déroule bien. Le breffage est un temps indispensable de familiarisation des apprenants avec le matériel quand il y a lieu (possibilités et limites du mannequin, matériel à disposition, etc.), de présentation du contexte ainsi que de l'environnement (locaux, présence de tiers ou participants à la séance de simulation). Pendant le breffage, le formateur doit créer un environnement propice à l'apprentissage de manière générale, en mettant le formé à l'aise et en réduisant son stress éventuel. En effet « *les séances de formation basées sur les techniques de simulation déclenchent parfois d'intenses émotions et du stress chez les participants* » (Simon et al., 2009).

Pendant le breffage, le formateur donne les objectifs pédagogiques généraux de la séance de formation (ex. : « gestion des situations critiques en urgence ») ainsi que les objectifs d'apprentissage spécifiques de la séance (ex. : « gestion d'un choc anaphylactique »). Ces objectifs seront repérés et discutés plus tard durant le débriefing. Cette approche favorise la spontanéité dans les réactions des apprenants, leur permettant d'aborder la simulation avec moins d'appréhension. Dans d'autres cas (ex. : apprentissage des gestes techniques ou de procédures), les objectifs d'apprentissage sont souvent présentés durant le briefing et permettent au formateur d'effectuer un rappel théorique.

Après cette introduction, le formateur présente le déroulement de la séance, ses diverses périodes, leur durée et les objectifs respectifs de chaque période. Il explique aux apprenants, mais aussi aux participants, le déroulement de la séance de simulation et les consignes pour la rendre optimale. Il précise par ailleurs, le rôle de chacun des participants et ce qui est attendu d'eux durant la simulation et le débriefing. Il mentionne aussi la présence et l'utilisation, dans le déroulement du scénario, d'un « complice » du formateur (dénommé « facilitateur » en français et « *confederate* » en anglais) s'il y a lieu. Le formateur pendant cette période va également préciser son rôle. Rôle qui peut se moduler en fonction du type de simulation.

Pendant les séances de simulation, l'adhésion formelle des apprenants dans l'environnement simulé est capitale pour un meilleur apprentissage. Il est certain que des participants peuvent avoir de la peine à entrer pleinement dans les jeux de rôle, ceci à cause de la situation qui semble réelle sans l'être pour autant. L'un des buts du breffage est donc d'établir un « contrat fictionnel » liant apprenants et formateur (Dieckmann et al., 2007 ; Simon et al., 2009 ;). Les « clauses » de ce contrat stipulent que le formateur doit s'engager à faire tout son possible pour maximaliser le réalisme de la pratique simulée, sans pour autant omettre que cette dernière reste cependant de la fiction donc imparfaite. Dans ce cas, elle peut interférer avec la performance des participants. Les apprenants de leur côté doivent s'impliquer pleinement dans l'environnement simulé (faire « comme si c'était réel ») et prendre la simulation au sérieux malgré son côté artificiel et théâtral (Dieckmann et al., 2007 ; Simon et al., 2009). Un ensemble de règles doivent être connues et acceptées par tous avant toute séance de simulation notamment : un apprentissage dans un respect mutuel, critique constructive des actions et des comportements et non destructive ou péjorative, interdiction de critiquer les personnes, mais plutôt les actions, car les erreurs sont des opportunités d'apprentissage. Toutes ces consignes contribuent à la mise en place d'un climat favorable à l'apprentissage et conditionnent le déroulement d'un débriefing réussi. Ainsi, le briefing peut être vu comme une phase de prévention de potentielles complications lors du débriefing, un briefing de qualité devant limiter au maximum la survenue de débriefings difficiles (Dieckmann et al. 2007; Simon et al., 2009).

Le formateur rappelle par ailleurs, les principes de confidentialité et les règles éthiques et déontologiques à respecter conformément à la réglementation établit dans l'institution de formation. Dans certains cas il peut être recommandé aux apprenants de ne pas diffuser les scénarii des précédentes séances de simulation afin de ne pas impacter sur le déroulement des prochaines séances de simulation, permettant ainsi de garder une qualité optimale pour chaque séance. Ces règles de confidentialité doivent être verbalisées. Une phrase souvent citée dans le briefing est : « *ce qui se passe au simulateur, reste au simulateur* ». Ces règles, basées le plus souvent sur un accord oral tacite, peuvent parfois faire l'objet d'un engagement écrit des participants. Le respect de la confidentialité est non seulement indispensable pour renforcer la sécurité affective des participants, mais c'est aussi un impératif légal lorsque l'on filme les séances (droit à l'image). Il faudra donc avertir les participants de l'enregistrement vidéo, et préciser comment ces images seront utilisées ainsi que leur devenir une fois la séance terminée. D'autres facteurs psychologiques sont aussi primordiaux à prendre en compte, notamment l'absence de jugement porté sur les pièges intentionnels de la part des formateurs, l'évitement de risques pour le « patient » en cas de simulation standardisée. Il faut noter que le formateur pendant le breffage doit créer un environnement propice à l'apprentissage de manière générale, en mettant le formé à l'aise et en réduisant son stress éventuel. Le briefing se termine généralement par la visite de la salle où se déroulera la simulation avec présentation de l'environnement, du matériel afin de familiariser les participants à ce lieu.

Pré-briefing : briefing pré-pratique simulé (scénario/procédure)

Le pré-brief est un briefing assez court par rapport au breffage. Il se produit avant l'exercice de simulation proprement dit. Son but est de guider et de réglementer et de mettre en condition les apprenants par rapport à l'activité qu'ils devront réaliser. Il s'effectue généralement par la lecture des vignettes cliniques qui décrivent des situations cliniques à simuler (ex.

: « *vous êtes médecin de garde aux urgences d'un hôpital de taille moyenne, un homme de 50 ans présentant des douleurs thoraciques vous attend en salle de consultation* ») (Boet & Savoldelli, 2013). L'apprenant, ou le groupe, peut ensuite commencer la pratique simulée sous l'observation du formateur qui l'a conduite. Dans la plupart des cas, la pratique se déroule sans interruption jusqu'au débriefing post-simulation. Contrairement au briefing de séance, le pré-brief n'est pas obligatoire et dépend des objectifs de la séance. Le tableau ci-après fait un résumé des éléments attendus dans le briefing.

Tableau 9

Objectifs et contenu du briefing et du pré-brief d'une séance de formation basée sur la simulation

	Objectifs	Caractéristiques	Déroulement/Contenu
Briefing	• Préparer les participants à la séance de simulation • Créer un climat d'apprentissage favorable • Favoriser la sécurité affective/ psychologique des participants • Garantir le respect des règles de confidentialité • Prévenir les complications du (des) débriefing(s) de la séance	• Centré sur l'exercice de simulation et son sujet/ses objectifs • Obligatoire • Une seule fois en début de séance de simulation • Plutôt long (souvent de 10 à 30 min) • Interactif entre formateurs et participants	• Rappeler les objectifs de formation • Expliquer le déroulement de la séance de simulation et du débriefing post-simulation • Expliquer les rôles respectifs des participants, du (des) formateur(s), du (des) facilitateur(s) • Expliciter le « contrat fictionnel » • Promouvoir les valeurs chères aux formateurs • Présenter l'utilisation éventuelle et le devenir des enregistrements vidéo, des grilles d'observation, des grilles d'évaluation, etc. • Rappeler les règles de • Confidentialité • Présenter l'environnement, le matériel et le simulateur
Pré-brief	• Préparer les participants à l'exercice simulé • Créer les conditions pour que la pratique simulée permette de mener aux objectifs d'apprentissage pré-établis	• Centré sur l'exercice de simulation et son sujet/ ses objectifs - optionnels en fonction des exercices simulés • Juste avant chaque pratique simulée de la séance de simulation • Court (quelques secondes à minutes) • Peu ou pas d'interaction entre formateur(s) et participant(s)	• Rappeler les objectifs spécifiques de l'exercice simulé • Décrire les rôles respectifs des participants (apprenants et/ou facilitateurs) à l'exercice • Présenter le contexte et les spécificités de l'environnement, du matériel disponible et du simulateur

Sources : Boet et Savoldelli (2013)

Déroulement du scénario

Une fois le briefing réalisé, le scénario est déroulé par les apprenants, encadré par le formateur qui adapte l'évolution du scénario en fonction des réactions des apprenants. Le rôle du formateur et sa compétence sont capitaux non seulement pour la construction du scénario, mais également pour son adaptation. D'où la nécessité pour le formateur de disposer de compétence, expérience et aptitude solides dans cette stratégie d'apprentissage ainsi que dans la thématique abordée pendant la séance de simulation.

Il est en fait question pour le formateur, dans la conduite de la séance, d'opérer des ajustements permanents du scénario, afin de maintenir les formés en situation de résolution de problème. Il peut pour cela, dans certaines conditions, intervenir seul ou par l'intermédiaire d'un formateur pour soutenir les apprenants, en particulier lorsqu'ils se retrouvent bloqués ou pour éviter des situations qui mènent à l'échec. C'est-à-dire situation non prévue par le scénario, par exemple, le « décès » du patient mannequin.

Une double contrainte s'impose cependant au formateur : la contrainte de faire évoluer le scénario et celle d'évaluer les apprenants en même temps. Cette contrainte peut être contournée par un enregistrement vidéo et/ou une indexation temps réel des événements; éléments pouvant alors être utilisés lors du *débriefing* (Boet & Savoldelli, 2013).

Pour le bon déroulement d'une séance de simulation il serait intéressant que le formateur-e en simulation mette en œuvre quelques règles pour s'assurer du bon déroulement de sa séance de simulation. Celles-ci peuvent être résumées en bonnes pratiques.

Bonnes pratiques d'une séance de simulation :

- Identification des objectifs pédagogiques
- Rédaction du scénario visant ces objectifs
- Définition d'un environnement réaliste permettant d'atteindre les objectifs pédagogiques
- Définition et préparation des équipements, du matériel, du mannequin, s'il y a lieu ou du patient standardisé, etc.
- Préparation du matériel vidéo si nécessaire
- Structuration de la séquence préparatoire de présentation du contexte et de l'équipement : *briefing*
- Déroulement du scénario

- Structuration de la séquence de synthèse et d'évaluation encadrée : *débriefing*
- Définition du document de fin de séance proposant des actions d'amélioration

Sources : Vidal-Gomel et al. (2011)

Débriefing

Approche définitionnelle de débriefing / feed-back

La rétroaction ou en anglais feed-back est d'après une revue de la littérature en éducation médicale des informations spécifiques basées sur la comparaison entre la performance observée d'un apprenant et la performance standard idéalement attendue. Ces informations sont restituées à l'apprenant dans le but d'améliorer ses performances futures (Van de Ridder et al., 2008).

Pendant que le débriefing est un concept qui prend naissance en stratégie militaire. Par la suite il s'est développé grâce aux psychologues et est progressivement adopté dans le monde du travail et de l'industrie, avec pour objectif l'amélioration des performances (Fanning & Gaba, 2007). La définition du débriefing est moins précise que celle du feed-back en simulation et couvre parfois des pratiques différentes en fonction des formateurs, du type de formation ainsi que des professionnels de la santé qui l'utilisent. Fanning et Gaba en donnent cependant la définition suivante : le débriefing représente une réflexion guidée ou facilitée durant un cycle d'apprentissage expérientiel (Fanning & Gaba). Cette définition explique que ce processus implique une participation active des apprenants, qui sont guidés par le formateur et dont l'objectif principal est d'aider les apprenants à identifier et combler les lacunes dans leurs connaissances ou compétences » (Raemer et al., 2011). De ce point de vue, le débriefing intègre donc une restitution d'un feed-back constructif aux apprenants, qui n'est pas restreint à la seule transmission active d'informations par le formateur aux apprenants.

Il est la période de temps d'analyse et de synthèse la simulation. C'est le temps fondamental d'apprentissage et de réflexion pour les leçons fictives. Il est au cœur même du concept de formation basée sur les techniques de simulation et toute séance doit inclure un débriefing ou un feed-back pour être efficace en termes d'apprentissage (Savoldelli et al., 2006). Il permet au formateur ainsi qu'au formé de revenir sur le déroulement du scénario, selon un processus structuré, afin de faire comprendre à l'apprenant les points correspondant à l'objectif fixé. Un tel retour d'expérience ou feedback concerne notamment l'analyse des performances lors d'un scénario. Le rôle du formateur est essentiel puisqu'il va gérer le débriefing, le fluidifier et orienter la réflexion des participants. Notons que cette phase de la simulation n'est en rien une période sanctionnante.

Objectifs du débriefing

Le premier objectif du débriefing est l'optimisation de l'apprentissage par la réflexivité des apprenants. Pendant que son objectif final est l'amélioration des performances, le développement de compétences cliniques des apprenants ainsi que le transfert de ces performances et compétences en pratique clinique. C'est la réflexivité, en lien direct avec la pratique simulée, qui rend le débriefing efficace en termes d'apprentissage (Boet et al., 2011 ; Boet et al., 2013). Les moyens de générer la réflexivité lors d'un débriefing sont multiples et varient quelque peu selon les auteurs et les concepts pédagogiques théoriques dont ils s'inspirent (Fanning & Gaba, 2007 ; Rudolph et al., 2006 ; Rudolph et al., 2008). De ces objectifs primordiaux découlent les objectifs « spécifiques » suivants :

- Exprimer les émotions et évacuer le stress provoqué par la simulation ;
- Activer les capacités réflexives des apprenants sur leur performance;
- Comparer la performance réalisée par les apprenants avec les standards attendus ;
- Explorer les raisons des différences entre performance réalisée et standard ;
- Générer un feed-back ciblé et constructif pour l'apprenant ;
- Aider les apprenants à « contextualiser » leurs connaissances ;
- Aider les apprenants à « décontextualiser » leurs connaissances pour pouvoir les généraliser, les appliquer et les transférer en pratique réelle ;
- Aider les apprenants à combler les lacunes dans leurs connaissances;
- Identifier de nouveaux objectifs d'apprentissage (Boet & Savoldelli, 2013).
-

Le débriefing dans la pratique

Le débriefing ou débreffage en pratique peut se résumer en cinq points ou éléments majeurs. En 2011, la revue de la littérature faite par

Raemer et al. (2011) ont identifié 5 catégories d'éléments clés dans le processus du débriefing qui s'articulent autour de cinq questions commençant par la lettre « W » en anglais (« 5Ws ») et qui sont listées dans le tableau 10. Ces éléments permettent de passer en revue ce qu'est un débriefing en simulation clinique.

Tableau 10

Les cinq questions fondamentales caractérisant le débriefing

« Who ? » - Qui ? - Qui effectue le débriefing ? Qui sont les participants ? *« What ? » - Quoi et comment ?* - Quels sont le contenu et la méthode utilisée pour le débriefing ?
« When ? » - Quand ? Quand le débriefing est-il réalisé et quelle est sa durée ?
« Where ? » - où ? - Dans quel environnement le débriefing est-il réalisé ?
« Why ? » - Pourquoi ? - Quels concepts théoriques soutiennent le débriefing proposé ?

Sources : Raemer et al. (2011)

Notons que les réponses à ces questions doivent être préalablement données lors de la conception même de la formation.

Éléments clés du débriefing ou débreffage

Qui ? : Formateurs et participants

Plus un formateur est apprécié pour ses compétences et capacités à mener le débriefing, plus l'expérience même de la simulation est perçue comme utile et de qualité par les apprenants. La perception que ces derniers ont des compétences du formateur (à animer le débriefing) est intimement corrélée à leur vécu de l'expérience en simulation (Fanning & Gaba,

2007). Cela traduit l'importance à attribuer au choix des formateurs ainsi qu'à leur formation. Dans la plupart des cas, le formateur conduisant le débriefing est expert de la discipline enseignée. Ceci est d'autant plus nécessaire si les objectifs d'apprentissage de la formation visent des compétences techniques et procédurales. Par contre, si les objectifs principaux de la formation relèvent plutôt des compétences non techniques telles que leadership, management, travail d'équipe, etc., le formateur-e ne doit pas absolument être un expert clinique, mais il doit posséder l'expertise requise en facteurs humains et en pédagogie. Ces spécificités n'excluent pas l'usage quand il y a lieu et les ressources nécessaires de deux formateurs pour le débriefing. Chaque formateur possédant des champs d'expertise différents, mais néanmoins complémentaires. Toutefois la gestion du débriefing devient un peu plus complexe lorsque plusieurs personnes mènent le débriefing. Cela nécessite une précision préalable des rôles et des tâches de chacun, afin d'assurer la réussite des débriefings à plusieurs intervenants.

Pendant le débriefing, le rôle primordial du formateur est celui d'être un facilitateur ou guide de l'apprentissage. Il doit guider l'apprenant afin que ce dernier puisse aboutir à la réflexivité. D'autres sources dans le feed-back, peuvent être les patients simulés ou standardisés et/ou les patients instructeurs formés à cet effet.

Les apprenants eux-mêmes et/ou les co-apprenants (de la même discipline ou pas dans le cadre d'une formation interprofessionnelle) peuvent aussi « s'auto-débriefer » efficacement en s'aidant de guides au débriefing qui peuvent par exemple reprendre les compétences ciblées (Boet et al., 2011 ; Boet et al., 2013).

Quoi ? : Contenu et méthode du débriefing

Parler de méthode stipule l'existence d'un processus, d'étapes. Ces étapes sont assemblées à partir d'un ensemble d'éléments que l'on peut nommer variables. Certaines variables ont une influence certaine dans le contenu et le style du débriefing. Nous pouvons citer : le formateur de par ses compétences, son expérience, sa formation ; les objectifs d'apprentissage de la simulation (techniques, non-techniques) ; le nombre d'apprenants (unique ou en groupe), leur domaine d'étude (unique, multiple), leur niveau d'expérience clinique et en simulation (novice, expert), la performance des participants lors de la pratique simulée, le temps à disposition, etc. (Fanning & Gaba, 2007). Notons toutefois que chaque débriefing est unique, ce qui rend le rôle du formateur capital dans sa conduite, puisqu'il a le devoir d'adapter le contenu et le style du débriefing aux besoins des apprenants. Il existe cependant des règles pour mener un débriefing notamment concernant l'attitude à adopter par le formateur.

Trois niveaux conceptuels de facilitation du débriefing post-simulation ont été décrits dans l'industrie aéronautique, qui s'appliquent tout à fait à la simulation en santé (Fanning & Gaba, 2007 ; Dismukes et al., 2006). Les niveaux conceptuels : hauts, intermédiaire ou bas de facilitation qui se réfère au degré de participation au débriefing des apprenants et qui est inversement proportionnelle à celui du formateur-e (Fanning & Gaba, 2007 ; Dismukes et al., 2006).

Dans un débreffage de « haut degré » de facilitation, les apprenants se « débriefent » eux-mêmes et le formateur joue le rôle de catalyseur de la discussion. À l'opposé, un « bas degré » de facilitation caractérise un débriefing où le formateur adopte un style plus traditionnel d'enseignement et où les apprenants sont peu participatifs. Pendant le « niveau intermédiaire » de facilitation comme son nom le stipule est l'entre-deux du haut degré et de bas degrés de facilitation. À cet effet il utilise pour le débriefing les techniques usuelles dans les deux précédents niveaux selon les besoins (Dismukes et al., 2006).

Quand ? : Chronologie du débriefing

En général, le débriefing et le feed-back sont effectués directement après la séance de simulation clinique. Cependant, certains auteurs préfèrent la technique du débriefing durant le scénario (*in-scénario débriefing* ou *pause and discuss* en anglais). Il est question dans cette approche d'effectuer le débriefing, pendant la séance de simulation. La simulation est interrompue et une réflexion est instruite sur un point d'apprentissage précis, puis la simulation reprend jusqu'à une prochaine interruption. Cette technique est généralement utilisée pour des débutants, en phase initiale d'apprentissage de procédures complexes. Cette technique a toutefois un revers. Les interruptions multiples interfèrent avec le réalisme de la situation simulée. Par ailleurs, les apprenants semblent préférer la méthode classique du débriefing post-simulation (Van Heukelom et al., 2010). Une étude s'intéressant à l'acquisition et au transfert de compétences techniques en gastroentérologie a comparé deux types de feed-back (pendant ou après la pratique simulée) et a conclu que le feed-back post-simulation semble plus efficace (Walsh et al., 2009). Il n'existe pas de durée idéale pour effectuer le *débriefing*. De manière générale en simulation en santé, elle dure souvent 2 à 3 fois plus de temps que l'expérience simulée elle-même. Cependant, il est conseillé qu'elle soit au moins égale à celle du déroulement du scénario. Le temps y consacré doit être suffisamment long pour permettre l'analyse de la situation, prendre en compte les questions des apprenants, y répondre et formuler une synthèse avec les messages et codes clés. Celle-ci pourrait être influencée par de nombreux facteurs.

Où ? : Environnement idéal pour le débriefing

Certains effectuent le débriefing directement dans la salle de simulation (Van Heukelom et al., 2010). Cependant dans la plupart du temps le débreffage est effectué dans une salle attenante, confortable pour les participants, équipée de moyens de projection vidéo. Il est question dans son aménagement d'éviter qu'elle soit la configuration d'une salle de classe peu propice à des discussions de groupe. De petites attentions peuvent être prévues telles que des boissons, nourriture. Ces dernières peuvent contribuer à créer et maintenir un environnement convivial de confiance favorable à l'apprentissage. Toutefois, il faut noter qu'aucune étude à notre connaissance n'a prouvé l'existence d'un lien entre ces attentions et le ressenti ou encore l'efficacité du débriefing.

Pourquoi ? : Concepts théoriques qui soutiennent le débriefing proposé

Le contenu et la méthode utilisés par le formateur pour le débriefing sont influencés par des choix institutionnels et individuels préalables qu'il est important de définir clairement, tels que les objectifs de formation du curriculum, les concepts théoriques pédagogiques et psychologiques sur lesquels le curriculum est fondé, ainsi que les modèles conceptuels de sécurité des soins et des erreurs dans le milieu de la santé auxquels adhèrent les instructeurs (Dieckmann et al., 2007 ; Simon et al., 2009).

Différentes phases du débriefing

Celui-ci comporte habituellement trois phases dont les objectifs et la durée sont différents: la phase descriptive ou de réaction, la phase d'analyse et enfin la phase dite d'application, de résumé ou de synthèse (Arafeh et al., 2010 ; Fanning & Gaba, 2007).

La phase de réaction ou descriptive

Elle dure quelques minutes : elle est composée d'une période informelle suivie d'une période formelle. La phase descriptive informelle commence dès la fin de l'exercice simulé et se termine au moment du début « officiel » du débriefing. Elle s'effectue généralement pendant le court trajet entre la salle de l'exercice simulé et la salle de débriefing. Pendant ce temps informel, les participants expriment de manière spontanée leurs émotions et impressions. Cette réaction initiale est importante à observer pour le formateur étant donné qu'elle donne des indications précieuses pour le débriefing à venir (Boet & Savoldelli, 2013). La phase de réaction formelle débute généralement par une petite période de rappel où le formateur fournille des informations permettant de travailler et de s'exprimer en toute confiance, afin d'éliminer de nouveau l'idée de jugement et/ou de piège. Premièrement dans un premier moment, il est nécessaire d'aborder avec les apprenants la manière dont ils ont vécu la séance de simulation. Ainsi, chaque apprenant est invité à s'exprimer, de donner ses impressions, ses émotions, sentiments sur ce qu'il a vécu, son ressenti immédiat ainsi que du stress potentiellement occasionné par la simulation.

Les réactions des participant-e-s varient fortement selon les individus et le type de simulation. Une frustration par exemple des apprenants, en relation avec l'environnement simulé et son réalisme imparfait, doit être repérée durant cette phase. Il en est de même, de l'appréciation que l'apprenant fait sur sa propre performance, ou sur d'éventuels conflits relationnels survenus en cours de simulation qui devront être identifiés et considérés immédiatement lors de la phase descriptive formelle tout en indiquant qu'ils feront l'objet d'une profonde analyse par la suite. Ensuite, l'enseignant pose des questions simples et ouvertes telles que : Pouvez-vous décrire le scénario ? Que s'est-il passé ? Les apprenant-e-s y répondent en exprimant les faits, les raisons et les justifications les motifs et les intentions de leurs actions, les motivations et les intentions. Exemple : quand j'ai fait cela je pensais que ; je voulais parvenir à… ; j'ai cru que X voulait ça, etc.

La phase d'analyse

Elle est la plus importante du débriefing. Elle occupe la plus grande partie du temps consacré au débriefing, car elle permet d'explorer de long en large les raisons pour lesquelles les actions ont été posées ou tout au contraire non effectuées. C'est là que le formateur-e joue son rôle de facilitateur qui conduit au processus réflexif des apprenant-e-s en s'assurant qu'un feed-back efficace, constructif et ciblé vers les apprenant-e-s est généré. Elle permet aussi d'interpréter le raisonnement qui sous-tendait les décisions prises par les apprenant-e-s. Notons que tous les apprenant-e-s ayant participé à la séance de simulation peuvent intervenir. Il est simplement nécessaire que l'ensemble des participants puisse s'exprimer dans un langage non agressif en dehors de tout jugement ou parti pris. Cette phase est généralement source de conflit d'où la nécessité pour le formateur-e de bien la diriger. Plusieurs approches et techniques peuvent être utilisées pour faciliter cette phase déterminante pour l'apprentissage.

Quelques techniques pour un bon feed-back

Durant la phase d'analyse, le formateur-e veillera à maintenir le climat d'apprentissage favorable qu'il aura su créer dès le briefing (Simon et al., 2009). Ceci peut paraître difficile au premier abord puisque son rôle, au fond, est d'évaluer de manière critique et honnête la performance des apprenants afin de les aider à progresser (Rudolph et al., 2007). Conduire un débriefing consiste pour le formateur-e à concilier ces deux objectifs. Il n'est cependant pas évident de le faire quand l'apprenant a commis une grave erreur ou présente des lacunes.

• Dans ce cas une des manières d'agir est d'alterner le feed-back positif en insistant sur les points forts de l'apprenant qu'il faut renforcer ; avec le feed-back négatif où le formateur présente les points à améliorer par l'apprenant, dans le but d'assurer un équilibre dans la perception du jugement par l'apprenant.

• La technique de la « *plus-delta* » appellation anglaise peut être aussi utilisée à cet effet (Fanning & Gaba, 2007). Celle-ci consiste à dresser une liste des points à renforcer et ceux à améliorer sur deux colonnes distinctes d'un tableau.

• Une autre technique est celle du crédit/débit, le principe ici n'étant pas de faire absolument une alternance entre points positifs et négatifs, mais d'aboutir à un solde globalement positif à la fin du débriefing (Boet & Savoldelli, 2013). Ces stratégies, bien qu'un peu caricaturales et prévisibles lorsqu'elles sont appliquées à la lettre, peuvent néanmoins servir de principes généraux rappelant l'importance d'un feed-back équilibré (Boet et al., 2013).

Le plus important reste la stratégie mise en place par le formateur pour susciter le processus réflexif des apprenants.

• La comparaison de la performance observée avec une performance attendue est souvent utile pour lancer ce processus (Rudolph et al., 2008). L'utilisation de questions ouvertes sur un objectif d'apprentissage précis ou sur un comportement observé chez l'apprenant est une meilleure façon de susciter la réflexion que des questions fermées et ciblées de l'instructeur (rice) (Arafeh et al., 2010; Fanning & Gaba, 2007). Schématiquement, il y a deux façons de formuler des questions ouvertes. La façon dite « sans jugement » qui vise à explorer soit les connaissances, soit la conscience d'une situation ou des rôles des participants : « *Qu'avez-vous fait pour reconnaître l'arrêt cardiaque ?* » et ensuite « *Auriez-vous pu faire autrement ?* » (Arafeh et al.; Fanning & Gaba) Dans ce premier type de questions, le formateur connaît la réponse à la question qu'il pose et veut juste s'assurer que les réponses des apprenants correspondent à la sienne. Un groupe de Boston a développé un second type de questions ouvertes reposant sur la technique de l'*advocacy/inquiry*. Cette technique de formulation des questions ouvertes permet d'explorer le processus cognitif de l'apprenant ayant mené ce dernier à effectuer telle action ou à prendre telle décision. Le formateur se crée en quelque sorte un accès au « schéma mental » de l'apprenant et peut ainsi mieux comprendre les raisons des comportements observés (Rudolph et al., 2008 ; Simon et al., 2009). À la fin, cela permet à l'apprenant d'identifier ses lacunes, que ce soit dans les connaissances, leur organisation ou leur mise en application.

- D'autres auteur-e-s ont proposé de faciliter le processus de débreffage, en utilisant un script ou un format spécifique structurant la phase d'analyse du débriefing *(scripted or structured debriefing)*. Dans ce type d'approche, le formateur utilise soit un formulaire incluant des questions ou des affirmations destinées à susciter la réflexion, soit il pose une série des questions prédéfinies dans différentes catégories (émotions, connaissances, etc.). L'intérêt est de conserver une certaine homogénéité dans la manière de débriefer et dans les messages pédagogiques importants qui sont transmis à différents groupes (Fox-Robichaud & Nimmo, 2007 ; Kuiper et al., 2008).

- Boet et al. (2016) ont aussi montré que l'apprenant-e lui-même et/ou les co-apprenant-e-s peuvent s'auto-débriefer efficacement seuls ou en équipe en s'aidant d'un guide au débriefing (Boet et al., 2011 ; Boet et al., 2013).

- Utilisation de la vidéo l'enregistrement vidéo des séances de simulation et son visionnement (partiel ou complet) pour faciliter la phase analytique du débriefing est largement répandue à travers le monde, que ce soit pour l'enseignement des compétences techniques ou non techniques. La vidéo permet une restitution objective des compétences et performances des apprenants. Ils peuvent ainsi analyser leurs compétences sans se reposer uniquement sur leurs souvenirs, ceux-ci étant influencés par l'interprétation de la réalité au moment de l'action. Cet avantage de la vidéo est particulièrement intéressant lors de formation en équipe, lors de scénarios complexes et lorsque l'on souhaite enseigner la notion de *shared mental models* (représentation partagée/commune) (Rudolph et al., 2007).

Il est nécessaire ou possible de faire une indexation en temps réel des événements qui peuvent être utilisés comme support de débriefing, mais ne doivent pas en constituer la majeure partie. En effet, il n'est pas nécessaire de revoir entièrement le déroulement du scénario, mais plutôt, grâce au système d'indexation, d'en sélectionner rapidement les phases importantes pour étayer au mieux les messages du formateur. Lorsque les séances de simulation se font en groupe, la vidéo permet aux apprenants qui n'ont pas participé à la séance d'avoir la possibilité d'observer la retransmission du scénario et de pouvoir par cette action de bénéficier au mieux du débreffage.

Il faut relever cependant que malgré ces avantages théoriques, il existe peu de preuves dans la littérature qu'un débriefing avec utilisation de la vidéo est plus efficace qu'un débriefing traditionnel. Notamment lors de formations d'individus ou d'équipes basées sur un mannequin simulateur pleine échelle. Au moins trois études randomisées de ce type n'ont pas pu mettre en évidence un bénéfice nette mesurable de l'utilisation de la vidéo lors du débriefing en termes d'amélioration des performances (Dieckmann et al., 2009 ; Savoldelli et al., 2006 ; Sawyer et al., 2012). Certaines raisons peuvent être envisagées pour expliquer cela : apprentissage à court ou long terme, type de simulation et d'apprenants, usage de la vidéo, etc.). On ne peut cependant pas conclure qu'il faut l'exclure complètement ou absolument l'intégrer pendant le débreffage.

La phase synthèse

Elle est aussi nommée phase d'application ou de résumé. C'est la période qui permet aux apprenants de faire une synthèse de ce qu'ils ont appris de la situation simulée. Après avoir participé à la situation simulée, les apprenants résument généralement leurs principaux points à retenir. Le formateur se renseignera généralement sur les actions alternatives qui auraient pu être prises, ainsi que sur la manière dont la simulation peut modifier leur approche future.

Il est habituel que le formateur-e leur demande s'ils auraient pu faire différemment et comment cette simulation pourrait faire évoluer leur façon de faire vis-à-vis de patient réel. Elle est une véritable phase de conclusion qui permet de clore le débriefing. Malgré son importance, elle est souvent négligée ou simplement non réalisée. Cette phase permet au formateur donner un *feedback* général aux apprenants sur la séance de simulation dans son ensemble. Elle est une période importante pour renforcer l'apprentissage et revenir sur les messages importants identifiés durant la phase d'analyse. Elle peut conduire à l'identification de nouveaux objectifs d'apprentissage non prévu au départ qui viseront à aider les apprenants à combler les lacunes identifiées.

Difficultés du débriefing et pistes pour progresser

La conduite de séances de simulation et des débriefings peut présenter un certain nombre de difficultés et de pièges, dont l'importance varie selon la formation et l'expérience du formateur, mais aussi en fonction des participants et de leurs interactions dans le groupe. Le tableau 11 résume des erreurs classiquement observées durant le débriefing.

Tableau 11

« Erreurs » ou difficultés de pratique classiquement observées lors du débriefing

Manque d'explications adéquates lors du briefing
Absence de phase de réaction (expression des émotions, stress)
Débriefing désordonné et non structuré
Débriefing sans lien avec les objectifs d'apprentissage
Le formateur « instruit » au lieu de stimuler la réflexion chez les apprenants
Focalisation sur les comportements observés sans chercher à les comprendre
Utilisation abusive de questions fermées
Jugements, commentaires ou attitudes non constructives et irrespectueuses
Absence de phase de résumé et d'identification des futurs objectifs d'apprentissage

Sources : Raemer et al. (2011)

Deux autres éléments devant être évoqués lors du *débriefing*

La gestion du stress : Pouvoir discuter de votre niveau de stress et reconnaître les moyens de le réduire peuvent être extrêmement bénéfiques pour le gérer face à des situations réelles. Il est donc crucial d'aborder ce sujet lors des débriefings afin de mieux outiller les apprenants pour gérer le stress à l'avenir. C'est un aspect essentiel de la gestion des pannes. Il est donc important de l'aborder lors du débreffage.

La gestion de l'échec : l'investissement psychologique demandé aux apprenants lors des séances de simulation est assez important et peut conduire à des situations de débriefing difficiles en cas d'échec lors du déroulement du scénario de simulation. La prise en compte de cet impact émotionnel fait partie de la gestion globale du débriefing par le formateur.

Certains facteurs permettent la bonne conduite d'un *débriefing* tel que : le niveau de compétences des apprenants et des formateurs, la définition claire et précise des objectifs pédagogiques, la crédibilité des scénarios et ainsi que leur durée, etc.

Les 12 bonnes pratiques de débriefing

1. Les *débriefings* doivent avoir un intérêt diagnostique (forces et faiblesses des participants).
2. Ils doivent être réalisés dans un environnement facilitant l'apprentissage.
3. Les formateurs et participants doivent privilégier les discussions sur le travail d'équipe.
4. Les formateurs doivent être formés à l'art et à la science du *débriefing.*
5. Les membres participants doivent se sentir à l'aise durant les *débriefings.*
6. Le *débriefing* doit être focalisé sur quelques points critiques.
7. Les comportements et interactions d'équipe performante doivent faire l'objet de descriptions ciblées.
8. Il est nécessaire d'utiliser des indicateurs d'objectifs de performance.
9. Les résultats du *débriefing* doivent être fournis.
10. Le *débriefing* doit être réalisé à la fois au plan individuel et sur le plan de l'équipe au moment le plus approprié.
11. Le *débriefing* après la séance doit avoir lieu dès que possible.
12. Pour faciliter les réunions ultérieures, les conclusions et les objectifs du débriefing doivent être documentés (Salas et al., 2008)

VI/ Simulation et formation initiale en SI

La formation en soins infirmiers est généralement organisée selon la méthode pédagogique en alternance. L'enseignement de connaissances théoriques est dispensé en salle de cours, alors que les savoirs pratiques sont essentiellement abordés en situation clinique réelle. Ce mode d'apprentissage dans l'action et par l'expérience facilite l'ancrage des acquisitions, notamment lorsque la pratique est poursuivie par son analyse réflexive, permettant sa conceptualisation (Pastré, 1992). Des préoccupations d'ordre pédagogique, en regard des conditions stressantes d'apprentissage, et d'ordre éthique, en rapport avec le principe de ne pas nuire au patient (Ziv et al., 2006) ont occasionné la recherche de structure identique au réel, permettant l'apprentissage des soins. Ainsi, les simulateurs de haute fidélité ont été introduits dans les formations infirmières. L'implantation de la simulation est très largement répandue en Amérique du Nord, au Royaume-Uni, en Allemagne et en Scandinavie (Bristol Medical Simulation Centre, n.d.), alors que les instituts de formation en soins infirmiers des pays francophones européens se situent au début de la démarche (Granry & Moll., 2012). Il ne s'agit aucunement d'innovations, les prémices datant du début du siècle dernier. Un mannequin de taille réelle fut utilisé en salle de cours (Hiestand, 2000). Dans les prochains paragraphes, nous aborderons l'intérêt de l'utilisation de la simulation pour le développement des compétences techniques et non techniques. Nous présenterons par ailleurs quelques preuves de son utilité, quelques avantages, inconvénients et contraintes liés à son utilisation et enfin son intérêt dans le développement du jugement clinique.

VII/ Simulation et compétences en Science Infirmière

Il va s'agir dans cette section de présenter l'apport de la simulation dans le développement des compétences techniques ensuite des compétences non techniques en Science Infirmière.

VII-1/ Simulation et compétences techniques

En soins infirmiers, les principaux outils de simulation utilisés sont les mannequins représentant tout ou partie du corps humain avec des degrés variables de fidélité : les simulateurs patients (mannequins) et procéduraux de basse fidélité sont les plus répandus, les plus adaptés, pour l'acquisition de procédures simples et l'entraînement aux gestes techniques (Decker et al., 2008) caractérisant le rôle propre (soins d'hygiène au patient) et celui délégué (cathétérisme veineux, vésical, gastrique, injections IV/IM/sous-cutané, etc.) de l'infirmier ; la simulation par modèles et réalité virtuelle des gestes techniques, une interface informatique est le support d'une formation à l'utilisation d'un nouvel appareil ou d'un enseignement procédural interactif *(e-learning)*. Peu répandue, elle s'adresse plus spécifiquement aux domaines aigus et spécialisés (anesthésie, endoscopie, soins intensifs, urgence, etc.), mais aussi à la formation des infirmières en soins généraux (pharmacie virtuelle). Des modèles sophistiqués favorisent l'apprentissage et l'entraînement aux gestes techniques avancés, tels que l'injection dans un cathéter implantable (Tsai et al., 2008) ou la biopsie lors d'une colonoscopie. La réalité virtuelle commence à s'intéresser à des aspects moins techniques tels que la simulation par patient virtuel (Forsberg et al., 2010) pour permettre l'anamnèse et le diagnostic infirmier.

VII-2/ Simulation et compétences non techniques

Le patient simulé ou standardisé est le plus souvent représenté par un pair ou un acteur professionnel et permet : de travailler l'anamnèse et le diagnostic infirmier ; de conduire une relation professionnelle dans un contexte de soin donné ; de former à l'accompagnement du patient dans un processus de gestion de sa santé (Boet & Savoldelli, 2013). Bien qu'utilisé pour le développement des compétences techniques, il est plus spécifique aux compétences non techniques. Le simulateur patient (mannequin) haute-fidélité permet l'apprentissage des deux types de compétences. En regard des coûts engendrés, son utilisation pour l'entraînement de gestes techniques isolés n'est pas indiquée. Son efficacité est documentée dans les domaines suivants (Lapkin & Levett-Jones, 2011) : acquisition de connaissances, application de procédures simples et complexes, communication, confiance en soi, réflexion critique *(critical thinking)*, travail en équipe, prise de décision.

Les compétences non techniques pourraient être développées également dans des groupes pluri-professionnels alors que les groupes exclusivement infirmiers sont plus adaptés à l'acquisition des compétences techniques. Le type de simulation le plus approprié doit être choisi en fonction des objectifs pédagogiques et du niveau des apprenant-e-s. Pour les novices, l'apprentissage est meilleur avec les simulateurs de basse fidélité, alors que pour les expérimentés ceux de haute fidélité ou avec patient-e-s simulé-e-s ou standardisés sont plus adaptés (Aggarwal et al., 2010).

VII-3/ Preuves de l'utilité de la simulation dans la formation en SI

La majorité des études démontrant les effets bénéfiques sont médicales. Une revue de la littérature sur la simulation sur écran d'ordinateur, ayant retenu neuf études, dont quatre dans le domaine des soins infirmiers, révèlent des effets positifs sur l'acquisition des connaissances et des aptitudes pratiques (Ravert, 2002). La plupart des publications infirmières décrivent essentiellement l'utilisation de la simulation dans des contextes spécifiques, y compris pour l'amélioration de la santé du personnel au travail, telles que les maux de dos occasionnés par la manutention de patients (O'Donnell et al., 2012).

Une évaluation faite par des pré-tests et des post-tests avec groupe contrôle démontre que la simulation moyenne fidélité, basée sur des scénarii, améliore les compétences cliniques des infirmières débutantes en formation initiale (Alinier et al.,. 2006). La satisfaction des infirmiers en formation initiale a également été cotée de bonne à excellente. Les questions portaient sur la pertinence de l'outil pour l'apprentissage. L'amélioration de la confiance en soi lors des anamnèses cliniques a été majoritairement soulignée (Bremner et al., 2006). Selon le modèle de Kirkpatrick et Kirkpatrick (2006), l'évaluation de la simulation se limite actuellement au niveau 2. La satisfaction des apprenants et l'acquisition de connaissances théoriques et pratiques sont explorées et placent la simulation à un niveau élevé d'efficacité parmi toutes les autres approches (Berragan, 2011). Le transfert des acquis dans l'activité réelle et les effets sur les patient-e-s demeurent encore inexplorés pour les soins infirmiers. Cependant, ce niveau de preuve n'a jamais été réclamé à toutes les autres approches pédagogiques traditionnelles (Seropian et al., 2004).

VII-4/ Quelques avantages, inconvénients et contraintes de l'utilisation de différents types de Simulations dans la formation en SI

Le tableau 12 nous présente une revisite de quelques avantages et inconvénients de l'utilisation de certains types ou tout au moins les types de simulation la plus usuelle dans la formation des apprenants en Science Infirmière. Comme nous l'avons signalé plus haut, l'usage d'un type de simulation dans la formation en Science Infirmière doit s'adapter à l'apprentissage, aux objectifs poursuivis ainsi qu'au niveau de formation des apprenants.

Tableau 12

Résumé des spécificités pour chaque type de simulation

Type de simulation	Avantages	Inconvénients	Contraintes
Le mannequin basse fidélité	-Immédiatement disponible -Développement rapide Des aptitudes gestuelles -Apprentissage en grand groupe -Entraînement possible sans la présence de formateur -Coût peu élevé -Pas de formation pour les formateurs -Absence de stress pour les apprenants	-Pratique pas ou peu réflexive -Niveau faible de réalisme -Apprentissages décontextualisés	Entretiens Techniques
La simulation par modèles et réalité virtuelle des gestes techniques	-Développement des compétences psychomotrices -Fidélité sensorielle et visuelle élevée -Absence de stress pour les apprenants	-Niveau faible de réalisme (écran) -Spécifiques aux secteurs spécialisés aigus	-Coût moyen à élevé -Nombre limité de participants -Formation des formateurs -Entretiens Techniques
Le patient simulé ou standardisé	-Développement des compétences en communication, évaluation et entretien	-Impossibilité de pratiquer des gestes techniques invasifs -Impossibilité de reproduire les paramètres physiopathologiques	-Coût très élevé -Formation des acteurs -Nombre limité de participants
Le mannequin haute-fidélité	-Niveau élevé de réalisme -Apprentissage de situations emblématique -Participation active des apprenants -Développement de la pratique réflexive -Situations	-Participants résistants à l'immersion mimétique -Attention anormalement élevée des participants -Enregistrement audiovisuel pouvant générer des	-Coût très élevé -Nécessité de locaux spécifiques et d'équipements multimédias -Temps de préparation du simulateur et du contexte -Nombre de formateurs élevé

	cliniques rarissimes programmables -Développement de compétences techniques et non techniques -Formations pluridisciplinaires pour le travail en équipe	inconforts -Absence de savoirs nécessaires à la situation simulée -Stress des participants gênant leur performance	(ratio 1 : 5 participants) -Nombre limité de participants -Formation des formateurs -Entretiens Techniques

Sources : Doureradjam et Dorsaz (2016)

VIII/ Évaluation de la simulation clinique

L'évaluation est fondamentale à un processus de formation, d'analyse des pratiques ou de recherche. La simulation n'échappe pas à cet aspect. Elle devrait s'appliquer aux apprenants, aux formateurs, aux programmes de simulation proposés et à l'organisation dans son ensemble. Généralement dans chaque infrastructure où il existe des centres de simulation, un processus d'évaluation et d'amélioration est formalisé et mis à jour régulièrement conformément aux principes de management de la qualité définit par l'infrastructure. Il décrit généralement : les modalités d'évaluation (indicateurs, audits et contrôles qualité) ; les outils d'évaluation ; la périodicité des évaluations ; les modalités d'identification des actions d'amélioration suite aux évaluations; les modalités de prise en compte et d'enregistrement (traçabilité) des retours/évaluations des apprenants et des formateurs dans les futures offres de programmes de simulation. Dans le cadre de notre travail, nous nous intéresserons à l'impact de la simulation sur les apprenants et la prise en charge des patients.

VIII-1/ Impact de la simulation sur les apprenants et la prise en charge des patients

Un modèle d'évaluation des formations souvent utilisé est celui de Kirkpatrick (cf. figure 8). Il comprend quatre niveaux d'analyse correspondant à des niveaux d'impact complémentaire que l'on cherche à évaluer. Ce modèle peut s'appliquer à des sessions de simulation dans le cadre d'un programme de simulation.

- Le premier niveau, appelé « réactions », s'intéresse à la satisfaction des apprenants (ce qu'ils ou elles ont apprécié) suite à la session de simulation sur plusieurs aspects (tels que les objectifs, le contenu, les techniques de simulation, les formateurs, le matériel mis à disposition, etc.). Cette satisfaction est appréhendée sous forme de questionnaires de satisfaction. Une évaluation positive ne préfigure pas un apprentissage réussi.
- Le deuxième niveau mesure « l'apprentissage » des apprenants en termes de connaissances, compétences et attitudes acquises lors de la session de simulation. Il s'agit de vérifier que les objectifs pédagogiques ont été atteints. Cette mesure s'effectue le plus souvent par le biais de questionnaires ou d'autres systèmes d'évaluation systématisés (examens de connaissances, exercices traduisant une connaissance, observation et entretiens, si possible avant et après la session, auto-évaluation par l'apprenant ou entre pairs, observations par le formateur).

- Le troisième niveau évalue « les changements comportementaux » liés à la session de simulation et le transfert d'apprentissage. Il s'agit d'évaluer si les connaissances, les compétences et les attitudes nouvellement acquises sont utilisées dans la pratique professionnelle. Cette mesure est, la plupart du temps, réalisée par questionnaires ou entretiens et peut être opérée à plusieurs reprises (au début, en fin et quelque temps après la session de simulation).

Figure 8

Modèle d'évaluation modifié de Kirpatrick

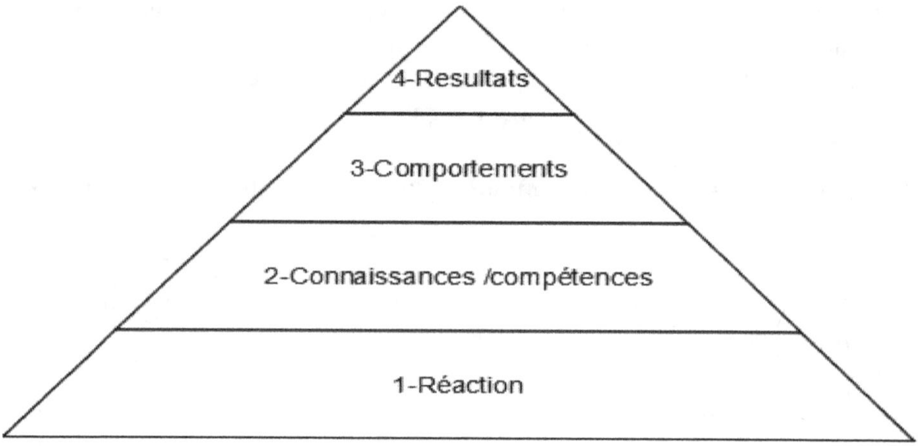

Sources: Kirkpatrick et Kirkpatrick (2006)

Légende

- **Niveau 4** - Résultats

Quel est l'impact de la session de simulation sur la prise en charge des patients ?

- **Niveau 3** - Comportements (ou transferts)

Est-ce que les apprenants utilisent ce qu'ils ont appris durant la session de simulation dans leur pratique ? Quels comportements professionnels nouveaux ont été mis en place ?

- **Niveau 2 - Apprentissage**

Qu'ont appris les apprenants à l'issue de la session de simulation ? Quelles connaissances, habiletés et/ou attitudes (savoir, savoir-faire, savoir-être) ont été acquises ? Les objectifs pédagogiques ont-ils été atteints ? Il s'agit ici de l'évaluation pédagogique.

- **Niveau 1 - Réactions**

Comment ont réagi les apprenants à l'issue de la session de simulation ? Ont-ils apprécié ? En sont-ils satisfaits ? Les trois premiers niveaux sont complétés par le quatrième qui permet d'évaluer « les résultats» obtenus grâce aux nouvelles acquisitions et de déterminer si les changements de comportement des apprenants ont contribué à l'évolution de l'organisation. En d'autres termes, il mesure l'impact de la session de simulation sur la prise en charge des patients.

Limites liées à l'apprentissage par simulation

Nous avons abordé la force de l'instructeur, mais il est en même temps un obstacle. Savoldelli (2005) le rappelle, et cela pour trois raisons :

1) le coût et le faible nombre d'instructeurs compétents (auquel s'ajoute le coût supporté par les institutions pour garantir la formation), le temps dévolu de l'instructeur à la simulation, souvent lui-même personnel de santé ou enseignant, et donc impact sur son temps clinique de soins et son emploi;

2) la nécessaire adaptation des séances de simulation médicale en fonction de la disponibilité des instructeurs (contrainte de temps d'organisation);

3) le débriefing par l'instructeur peut être ressenti par l'apprenant comme un moment délicat en raison de la remise en cause de ses pratiques (Savoldelli, 2005). Il faut alors insister sur le fait de comprendre le pourquoi de sa décision et permettre de reconstituer ses représentations et raisonnements.

Concernant l'instructeur-formateur-évaluateur, se pose la question de sa propre compétence en matière d'évaluation en simulation : types de formation suivie, validation de cette formation, expérience en évaluation et au-delà son expertise dans le champ de compétences requis à l'apprenant. L'instructeur peut aussi être un élément limitant par l'ascendant qu'il exerce sur l'apprenant : peur de l'apprenant de mal faire, ne pas décevoir le formateur.

Les participants à la simulation sont aussi contraints par le temps proposé par l'équipe menant la simulation clinique. C'est pour que l'apprenant mette à l'épreuve ses capacités de mobilisation de ses connaissances et de les appliquer de manière adaptée au contexte d'un scénario proposé et imposé. Il est parfois frustrant d'être évalué sur une partie des compétences et non sur la globalité des compétences (variabilité d'approche cognitive d'un scénario par rapport à une autre). Cela pose la problématique de la sous ou de la surévaluation de l'apprenant. Dans le même sens, le formateur agit en tant qu'expert. Il peut sous-évaluer ou surévaluer un apprenant, ce qui est source de conflit potentiel entre le formateur-e et l'apprenant et quelque part d'une certaine subjectivité tant reprochée au domaine de « l'expertise » et de l'évaluation certificative d'emblée perçue comme subjective, car liée au jugement d'une personne même s'il s'agit de l'enseignant. D'autre part, le caractère sommatif de l'évaluation est un facteur souvent mal vécu par l'apprenant, car c'est un processus qui remet en cause ses connaissances et ses compétences. Il est tout aussi important de s'assurer de la qualité et de reproductibilité des scénarios proposés. Ainsi que de l'existence d'une adéquation entre ce que l'on veut évaluer et le modèle de simulation choisi (Boulet, 2008).

La deuxième articulation, de la partie première de l'analyse conceptuelle, avait pour objectif de présenter la simulation clinique dans ses aspects pratiques. Nous l'avons ainsi organisée en trois sections comme cela a été fait pour la présentation des aspects théoriques. La simulation clinique simulée ou standardisée, type de simulation accessible dans un pays à moyens limités, a été clairement explicitée dans la première section. La deuxième section, elle, avait pour objectif de présenter la simulation et la formation initiale en Science Infirmière ; pendant que la troisième section a présenté l'évaluation de la simulation, notamment son impact sur les apprenants. Avec cette articulation, nous avons eu à analyser le concept de simulation clinique dans ses aspects théorico-pratiques.

Conclusion partielle

Ce troisième chapitre a exploré en profondeur la simulation clinique comme approche pédagogique innovante pour le développement du jugement clinique infirmier. Nous avons examiné ses fondements théoriques, ses modalités pratiques et son potentiel pour intégrer les savoirs théoriques aux compétences cliniques. Les données probantes présentées soulignent les atouts de la simulation pour créer un environnement d'apprentissage sécuritaire, favorisant l'acquisition de compétences techniques et non techniques essentielles à la pratique infirmière. Les mécanismes de breffage et débreffage, la conception de scénarios pertinents, et l'utilisation de patients simulés constituent des éléments clés pour maximiser l'efficacité de cette méthode. La simulation clinique apparaît ainsi comme une réponse prometteuse aux défis pédagogiques identifiés dans les chapitres précédents. Mais qu'en est-il de son application concrète dans le contexte spécifique de l'Afrique Centrale ? Les stratégies d'enseignement actuellement employées dans cette région permettent-elles effectivement le développement du jugement clinique des apprenants en science infirmière ? La deuxième partie de cet ouvrage s'attache précisément à répondre à ces questions. Le chapitre suivant présente l'enseignement du jugement clinique infirmier en Afrique Centrale, à travers une étude de terrain qui identifie les pratiques existantes, leurs forces et leurs limites. Cette analyse contextuelle permettra d'évaluer la pertinence et la faisabilité d'introduire la simulation clinique dans cet environnement spécifique, ouvrant ainsi la voie à une transformation des pratiques pédagogiques.

PARTIE 2 : ENSEIGNEMENT DU JUGEMENT CLINIQUE PAR LA SIMULATION

Cette deuxième partie est consacrée à l'enseignement du jugement clinique par la simulation, présentant les résultats d'une recherche empirique en trois phases complémentaires. Le quatrième chapitre expose l'état de l'enseignement du jugement clinique infirmier en Afrique Centrale, à travers une étude qualitative identifiant les stratégies pédagogiques utilisées dans ce contexte. Le cinquième chapitre analyse les liens entre ces stratégies d'enseignement et le développement effectif du jugement clinique chez les infirmiers, en mettant en évidence leurs forces et leurs limites. Le sixième chapitre présente les résultats d'une étude quasi-expérimentale évaluant spécifiquement l'impact de la simulation clinique sur le développement du jugement clinique des apprenants. Cette démarche empirique vient confirmer et enrichir les concepts théoriques explorés dans la première partie, en démontrant la valeur ajoutée de la simulation clinique comme méthode privilégiée pour l'acquisition de cette compétence essentielle, même dans un contexte de ressources limitées.

Chapitre 4 : Enseignement du jugement clinique infirmier en Afrique Centrale

Introduction

Le processus de soins infirmiers ou raisonnement clinique infirmier ou démarche de soins infirmiers désigne l'ensemble des méthodes intellectuelles ou factuelles par lesquelles l'infirmier délivre des soins infirmiers. Le raisonnement employé ici est la démarche intellectuelle de résolution de problèmes et se classe dans les théories déductives. Il se sert de la boucle Observation-Orientation-Décision-Action (OODA, Moudio et al., 2013). La démarche de soins infirmiers est un processus par lequel l'infirmier détermine, met en œuvre et évalue les actions relevant de son rôle propre ou autonome, dans le cadre d'un contrat de soins avec la personne soignée. Elle est un processus décisionnel par lequel l'infirmier peut sélectionner des données, les analyser, poser des diagnostics, les vérifier, intervenir, évaluer ses interventions et en planifier d'autres à venir. Elle s'apparente ainsi à une démarche scientifique.

La démarche requiert un jugement clinique qui est fondé sur la pensée critique ou pensée réflexive de l'infirmier. Cette pensée critique comporte une composante cognitive et une composante affective (Moudio et al., 2013). La composante cognitive émane des connaissances scientifiques que l'infirmier a acquises durant sa formation. La composante affective est matérialisée par la nature de la relation que l'infirmier entretien avec la personne soignée et sa famille (relation d'aide), il s'agit d'une interaction d'humain à humain : infirmier-patient-famille.

Les deux composantes que nous venons d'évoquer situent l'importance du jugement clinique dans la prise en soins des patients. Cependant, les observations sur le terrain semblent révéler une certaine difficulté des infirmiers praticiens à utiliser le raisonnement clinique infirmier dans leur pratique quotidienne. Cette difficulté est davantage visible lorsqu'on s'intéresse de près au dossier des patients. En effet, une analyse desdits dossiers permet de relever une quasi absence de jugement clinique émis par les soignants pour la prise en soins des patients (étude exploratoire, octobre 2018-2019). Cet état de choses soulève des questionnements. Notamment, celui de savoir si cette absence de résultats de jugement clinique dans les dossiers signifie une absence de raisonnement clinique par les infirmiers ? Ou alors, cette absence de jugement clinique dans les dossiers des patients découle plutôt d'un problème de transmission écrite ? Une réflexion conduite sur ces aspects amène à penser que l'absence de résultats de jugement clinique dans les dossiers des patients ne saurait être due à une absence de raisonnement clinique des infirmiers. En effet, lorsque l'on prête une attention minutieuse sur l'agir professionnel de ces soignants, l'on se rend compte aisément que même si chacune des étapes du processus de soins infirmiers ne sont pas respectées tel que le prévoit la théorie, elles sont effectives, malgré leur absence de visibilité dans les dossiers des patients (étude exploratoire, octobre 2018-2019); donc les infirmiers raisonnent cliniquement pour prendre en soin leurs patients. Cependant, pourquoi ne voit-on pas les traces de ce raisonnement dans les dossiers des patients, dans les plans de soins ou encore dans les transmissions écrites? L'on pourrait éventuellement trouver une explication à cela dans les résultats de l'étude de Moudio et al. 2013 où les auteurs parlent d'un refus d'engagement comme facteur inhibant la mise en œuvre du plan de soin. Le plan de soins étant le document par excellence où le jugement clinique est matérialisé dans le dossier du patient. Les auteurs expliquent à la lumière de la théorie de Kiesler (1971) que l'engagement est le lien qui unit l'individu à ses actes comportementaux. En appliquant cette vision à l'agir infirmier, cela signifie que les actes ou interventions infirmières visibles dans la planification, eux-mêmes découlant de jugement clinique notés et consignés dans le dossier du patient engageraient le soignant vis-à-vis de ces actes posés. Cet état de choses aurait pour conséquence de révéler son habileté ou pas à émettre ou poser un jugement clinique. Nous pensons in fine que, cette hésitation à émettre des jugements cliniques pour la plupart de ces soignants a pour substrat une maîtrise lacunaire ou fragmentaire de ce qu'est un jugement clinique. C'est en ce sens que Boileau-Despréaux (1815) dit « ce que l'on conçoit bien s'énonce clairement et les mots pour le dire arrivent aisément » (p.6). Or si les soignants ont des difficultés à concevoir, à énoncer clairement le jugement, cela suscite des questionnements relatifs à l'origine de ces difficultés. Cette origine est référée prioritairement à la formation initiale des apprenants en science infirmière (Moudio et al., 2022), qui devrait permettre le développement de leurs compétences techniques et non techniques, observables dans la mise en œuvre du raisonnement clinique. Cet état de choses devrait inciter les chercheurs à élaborer des stratégies, des méthodes facilitant le développement du jugement clinique par les praticiens.

Une littérature abondante issue des sciences de l'éducation permet de mettre en exergue une multitude de stratégies d'enseignement dont la finalité serait l'acquisition des connaissances et le développement des compétences. Il s'agit entre autres des stratégies d'enseignement direct/indirect, interactif/collaboration, étude indépendante et expérientiel

(Duffy & Kirkley, 2004, Khaldi, 2011; Wempe, 2019). Afin, d'identifier les principales stratégies d'enseignement utilisées pour la formation du jugement clinique des apprenants en science infirmière en Afrique Centrale, nous avons réalisé pour cette première phase de la recherche, une étude qualitative. Ainsi envisageons-nous de contribuer à l'étude du développement du jugement clinique auprès des apprenants en science infirmière à partir de la question suivante : quelles sont les stratégies d'enseignement du jugement clinique chez les apprenants en science infirmière ? Nous avons exploré cette question à travers l'analyse de 8 discours recueillis auprès d'infirmiers apprenants de l'Ecole des Sciences de la Santé de l'Université Catholique d'Afrique Centrale.

Cette étude comprend trois principales articulations.

Une première articulation se concentre sur les procédures méthodologiques ayant permis à la sélection des participants, le recueil des données et leur retranscription. Une deuxième articulation présente les principaux résultats en insistant sur les connaissances des participants sur le jugement clinique, ainsi que sur l'effectivité de cet enseignement pendant leur formation initiale. Par ailleurs, une appréciation des participants sur les stratégies et les méthodes d'enseignement utilisées pour développer leur jugement clinique a été faite. La troisième et dernière articulation de cette première phase est axée sur la discussion de ses résultats.

I/ Méthodologie

La présente articulation du chapitre présente les procédures méthodologiques envisagées pour atteindre l'objectif de l'étude. Ces procédures comprennent outre le type et la méthode de recherche choisie, l'outil de collecte, les participants à l'étude, l'échantillonnage, le traitement des données, ainsi que les considérations éthiques respectées. Nous commençons toutefois par présenter le lieu de collecte des données.

I-1/ Lieu de l'étude

La présente phase de la recherche a eu pour cadre l'École des Sciences de la Santé de l'Université Catholique d'Afrique Centrale (ESS). Elle est un établissement de l'Université Catholique d'Afrique Centrale spécialisé dans la formation des professionnels de la santé. L'ESS a été créée en 1959 par la société des sœurs de Jésus. Elle portait à cette époque, le nom d'École Privée Catholique d'Infirmiers de Yaoundé. Au fur et à mesure de son évolution structurelle et de sa totale adhésion comme établissement de l'UCAC, l'EPCIY est devenue l'ESS depuis 2010. L'ESS comporte en son sein, une équipe constituée de plus de 200 enseignants associés, environ 80 personnels permanents, parmi lesquels des enseignants, des personnels administratifs et d'appui, ayant à leur tête un directeur, assisté d'un directeur adjoint chargé des affaires académiques (Propos du chef service des ressources humaines, 2020). Cette équipe a pour objectif principal de conduire à bien la formation de plus de 1500 apprenants répartis dans différentes filières, notamment, les Infirmiers diplômés d'État, les Techniciens médicaux sanitaires option laboratoire, les sages-femmes, les aides-soignants, les licenciés en science infirmière et en analyses médicales, des masters en Science Infirmière option recherche, santé de la reproduction, anesthésie-réanimation, urgences et catastrophes, des masters en biologie cliniques, masters en santé publique, gestion hospitalière et sanitaire. L'ESS met par ailleurs à disposition des formations à distance pour les apprenants ne pouvant pas bénéficier des formations en présentielles.

Après avoir décrit le lieu de l'étude, l'articulation suivante décrit la manière dont l'étude a été conduite.

I-2/ Type et Méthode de recherche

Au regard de notre question de recherche et de l'objectif poursuivi par l'étude nous avons pensé qu'un devis qualitatif sera le plus approprié pour cette étude. Ce choix répond à la logique selon laquelle en recherche qualitative, l'investigateur cherche à répondre aux questions qui impliquent l'exploration, la description, la compréhension, l'explication de comportement et d'interactions (Fortin & Gagnon, 2016). Ce qui est le cas dans cette étude où nous cherchons à explorer, à décrire et même à comprendre la formation initiale des infirmiers en ce qui concerne le raisonnement clinique/jugement clinique dans le contexte de la sous-région Afrique Centrale en général et au Cameroun en particulier. Cela à la lumière de ceux qui ont reçu cette formation.

De la complexité de faire un choix entre la pluralité des méthodes dans les études qualitatives, nous avons envisagé d'utiliser l'approche exploratoire pour cette recherche. Cette méthode est fondée sur l'écoute et l'interprétation des propos recueillis auprès d'un informateur (Eymard, 2003). Elle nous semble la mieux adaptée à l'objectif de la recherche. Nous voulons recueillir des informations individuelles sur la formation des participants à l'étude par rapport au jugement clinique et en rechercher le sens. L'approche exploratoire comme la méthode clinique de recherche vise à décrire le réel et à en faire émerger des significations à partir du discours des informateurs. Étant donné que la méthode clinique a pour finalité, d'étudier les phénomènes humains dans leur réalité en vue de plus de compréhension et d'explication, qu'elle permet de comprendre la complexité et la richesse de la situation qu'on observe, ces raisons laissent donc penser qu'elle serait la méthode la mieux adaptée pour atteindre cet objectif de recherche.

I-3/ Outil de collecte des données

Le choix de l'outil de collecte des données dépend du type de population, de la nature de l'objet à étudier ainsi que des contraintes liées à la situation où se déroule la recherche. Dans le cadre de cette recherche, l'outil de collecte des données selon Eymard (2003) privilégie la rencontre et l'écoute du sujet. C'est en ce sens que le choix a été fait sur une technique d'observation indirecte, en l'occurrence un guide d'entretien. Dans le cadre de cette étude 1, nous retiendrons l'entretien semi-directif où le chercheur et l'informateur sont en interaction. Il permet de recueillir des informations précises. Notre guide d'entretien est reparti en deux rubriques principales. Une première concerne les caractéristiques socio-professionnelles des informateurs à savoir l'âge, le sexe, l'ancienneté dans la profession, le service, lieu de service. La seconde rubrique est en rapport avec les thèmes concernant la formation au jugement clinique. Le tableau suivant présente les thèmes de discussion et les objectifs poursuivis par chacun d'eux.

Tableau 13

Thèmes de discussion abordés dans le guide d'entretien

Thèmes	Objectifs
Connaissances des infirmiers sur le raisonnement clinique et le jugement clinique	Identifier les connaissances des informateurs sur le raisonnement clinique/jugement clinique : définition, but, étapes du raisonnement clinique, lien entre raisonnement et jugement clinique
Formation et développement du jugement clinique	Identifier l'effectivité de l'enseignement sur le raisonnement clinique/jugement clinique pendant la formation initiale (durée de l'enseignement, contenu de l'enseignement, méthode d'enseignement, encadrement pendant les stages, mode d'évaluation, qualification de l'enseignant, appréciation du cours par rapport à la pratique du raisonnement clinique et de l'utilisation du jugement clinique
	Identifier les méthodes d'enseignement favorisant le développement du jugement clinique chez les apprenants en science infirmière

Pré-test

Un pré-test a été effectué pour éprouver la fidélité et la validité de notre guide d'entretien. Il était question pour nous de déterminer si l'instrument permettrait d'obtenir l'information souhaitée (Loiselle et al., 2007). Nous avons choisi d'effectuer ce pré-test auprès de 3 apprenants en classe de Master 1 Science Infirmière de l'École des Sciences de la Santé, ayant les mêmes caractéristiques que les informateurs de l'étude. Ce pré-test s'est déroulé le 10 Novembre 2019. Cette étape de notre travail a permis de revoir les thèmes de notre guide d'entretien. Nous sommes parties de trois principaux thèmes de discussion à deux, car les informations obtenues dans le troisième thème de discussion étaient semblables à celles que les informateurs donnaient dans le premier thème. Par ailleurs, ce prétest nous a permis de comprendre que notre guide d'entretien était pour l'essentiel accessible à la majorité des informateurs, ce qui a permis sa validation par nos directeurs de thèse. Ce guide d'entretien validé par un expert en méthodologie et en science de l'éducation, permet son application à notre population d'étude 1 dont les caractéristiques nécessitent d'être présentées.

Participants

Comme dans cette étude 1, il est question d'avoir des informations en rapport avec la formation sur le jugement clinique, nous avons choisi d'avoir des entretiens avec des professionnels en activité. La sélection des informateurs susceptibles de nous fournir le matériel nécessaire à la mise en lumière des stratégies de formation du jugement clinique chez les infirmiers a été faite auprès des apprenants de Master Science Infirmière et de troisième année Licence Spéciale en Science Infirmière. Ces apprenants sont déjà infirmiers, viennent de milieux de soins différents et peuvent bien mettre en lumière les facteurs de la pratique du jugement clinique par les infirmiers dans les institutions hospitalières ainsi que les stratégies d'enseignement du jugement clinique.

Critères d'inclusion

Seront inclus dans l'étude, tout apprenant ayant la qualification d'infirmier, inscrit au cycle de Master Science Infirmière ou de Licence Spéciale Science Infirmière. Ces derniers devront être capables de s'exprimer en français ou en Anglais et avoir une activité professionnelle. Par ailleurs, ils devraient accepter volontairement de participer à l'étude après avoir pris connaissance de la note d'information y afférente et signé le consentement éclairé.

Critères d'exclusion

Les professionnels infirmiers inscrits en troisième année Licence Spéciale Science Infirmière n'exerçant pas d'activité professionnelle au moment de l'enquête, étant absents au moment de la collecte ou ne souhaitant pas participer à l'étude ont été exclus de l'échantillon.

Échantillonnage

Il a été réalisé un échantillonnage non probabiliste à choix raisonné. Cette technique d'échantillonnage voudrait diriger la recherche sur un genre de phénomène ou d'individus qui se distinguera des auteurs selon certaines caractéristiques (Nkoum, 2010). Il s'agit pour nous, de nous intéresser uniquement aux apprenants qui exercent une activité professionnelle.

Taille de l'échantillon

Selon Loiselle et al. (2007) la taille d'un échantillon par choix raisonné doit être évaluée selon l'objectif et la raison d'être de chaque étude. La taille de l'échantillon a été déterminée dans le cadre de cette étude par l'atteinte du seuil de saturation. Pour cette étude la taille de l'échantillon a été de 8 participants.

Technique de collecte et analyse des données

Le recueil des données a été réalisé au cours de huit entretiens d'une durée moyenne de 40 minutes par entretien. Les apprenants étaient invités à parler de leur ressenti concernant leur formation sur le jugement clinique. Cette invitation s'est effectuée à travers trois articulations principales. La première articulation était en lien avec leurs connaissances sur le raisonnement clinique, jugement clinique. Les demandes telles que celles-ci leur ont été posées : qu'est-ce que le raisonnement clinique d'après vous ? Qu'est-ce que le jugement clinique d'après vous ? Quel lien y a-t-il entre le raisonnement clinique et le jugement clinique? Quels sont les buts du raisonnement clinique ? Quels sont les buts du jugement clinique ? Quels sont les étapes du raisonnement clinique ? La deuxième articulation était en lien avec l'effectivité de la formation sur le jugement clinique. Les demandes telles que celles-ci ont été faites : pouvez-vous nous dire si vous avez fait le cours sur le raisonnement clinique, le jugement clinique ? Quel était le nombre de crédits accordés à ces cours ? Est-ce qu'au vu de leur nombre de crédits ou coefficients cela permettait de comprendre que ces enseignements avaient une grande importance par rapport aux autres cours ? Parlez-nous de l'importance de ces enseignements par rapport aux autres enseignements ? A quel niveau du cycle de formation avez-vous reçu l'enseignement ? A quelle période de l'enseignement avez-vous reçu l'enseignement par rapport à votre premier stage ? Est-ce que vous pouvez nous parler du contenu de l'enseignement ? Pouvez-vous nous parler de votre formation pendant les stages ? Pouvez-vous nous parler de la manière dont se passait vos immersions professionnelles concernant le raisonnement clinique? Comment vous a-t-on évalué sur le raisonnement clinique et le jugement clinique ? Parlez-nous des difficultés rencontrées pendant votre formation pour développer votre jugement clinique? Quelle qualification avait votre enseignant ? Quelle appréciation pouvez-vous faire de l'enseignement en ce sens qu'il vous permet d'utiliser le raisonnement clinique ou d'émettre un jugement clinique pendant les pratiques ? La troisième articulation était liée aux méthodes d'enseignement utilisées par leurs encadreurs pour développer leur jugement clinique. Les demandes suivantes ont été faites : Quelles méthodes d'enseignement utilisaient vos encadreurs pour dispenser leurs cours ? D'après vous quelle est la meilleure méthode qu'on doit utiliser pour l'enseignement de ce cours ? Avant d'entrer dans le vif du sujet, nous leur avons posé quelques questions concernant leurs caractéristiques socio-professionnelles. Celles-ci ont permis de contextualiser l'interview et de structurer la suite de l'entretien, en voici quelques exemples : quel est votre âge ? Quelle est votre expérience professionnelle ? Quel était le lieu de votre formation initiale ? Quel est votre niveau académique ?

Des relances étaient faites au cours de chaque entretien. A l'issue de chaque entretien, nous avons retranscrit le discours de l'interviewé de façon à identifier les connaissances des participants sur le raisonnement clinique et jugement clinique, les éléments concernant l'effectivité de la formation théorique et pratique sur le jugement clinique, les méthodes d'enseignement utilisées par les enseignants des participants pour développer leur jugement clinique. La retranscription a été réalisée dans le prolongement de la période des entretiens. Une fois la retranscription terminée, le fichier a été imprimé et présenté une première fois au participant correspondant. Ce dernier était invité à lire et de dire s'il accepte ou pas que chaque verbatim soit maintenu. A la demande des participants des corrections ont été portées sur l'âge de certains participants, le lieu de formation initiale et le poste occupé. Les retranscriptions ont fait l'objet de relectures et ont été présentées une seconde fois à chaque interviewé. Cette seconde fois, nous avons laissé à chacun d'eux, plus de temps (période non préciser à l'avance) pour la relecture. Cette seconde présentation avait pour but de valider les données avant leur présentation.

Structure des données après codification

Nous avons procédé à un codage axial, qui consiste à fixer les concepts identifiés de sorte qu'ils s'imbriquent sur chacun des verbatims susceptibles de les illustrer (Bernard & Barbosa, 2016). Nous avons ainsi cartographié le discours des participants (voir figure 9) de façon à ce qu'émergent de ces discours les informations en rapport avec les concepts qui eux-mêmes, ont été au préalable discutés et validés avec chaque participant avant d'être intégrés dans l'analyse. Après la codification, la structure des données inclut les informations issues des verbatims et développées à travers le codage des entretiens. Cette manière de procéder est conforme à l'approche proposée par Corley et Gioia (2004), et réitérée par Gioia et al. (2013). La figure 9 présente le résumé de la structure des données après codage.

Figure 9

Structure des données après codage

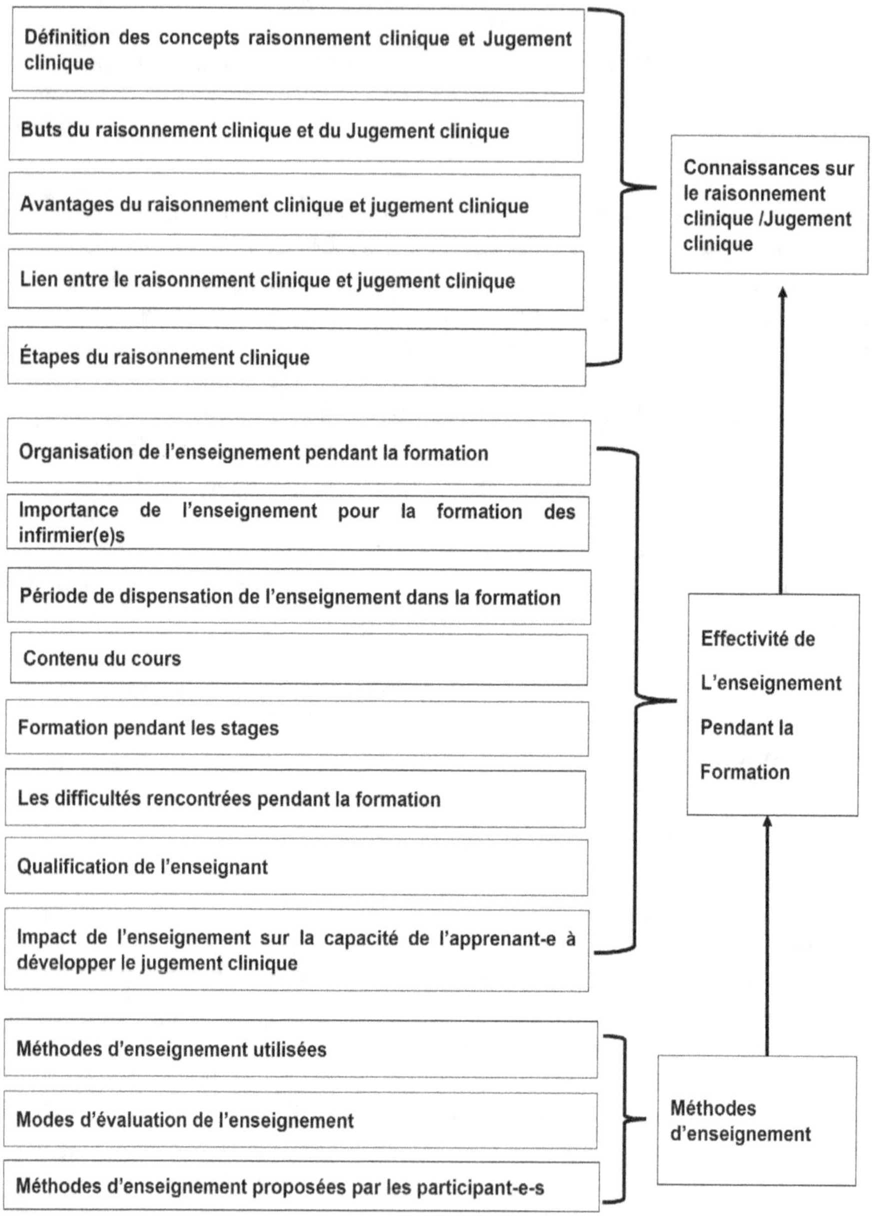

Considérations éthiques

Cette section est focalisée sur la population vulnérable, la rémunération, les conséquences, les risques, la divulgation des données, le consentement, la protection et l'utilisation ultérieure des données.

Populations vulnérables

Les apprenants en Licence Spéciale Science Infirmière et Master en Science Infirmière qui ont été inclus dans cette recherche ne sont pas considérés comme des personnes vulnérables. Ils ont toutes leurs facultés mentales pour comprendre et faire le choix de participer ou non à l'étude.

Mineurs, majeurs inaptes et population carcérale

Notre population ne concerne pas les mineurs ni les majeurs inaptes. Nous avons eu affaire aux personnes matures et aptes à donner leur consentement éclairé. Les milieux carcéraux ne sont pas concernés par cette recherche.

Liens de dépendance

Aucun lien de dépendance n'existe entre les informateurs et l'auteure de la recherche.

Implication de la communauté d'appartenance

La communauté universitaire n'est pas impliquée, car les données sont individuelles, personnelles et confidentielles. Les personnes concernées ont été recherchées et l'entretien a été individuel.

Compensation-incitatif-rémunération

Aucune compensation ni rémunération d'ordre monétaire n'a été accordée. Aucune dépense n'a été engagée par les informateurs.

Risques, inconvénients et avantages

Aucun risque n'est associé aux informateurs. Le temps consacré à l'entretien a été le seul inconvénient, soit environ trente minutes à quarante-cinq minutes. Le bénéfice direct que peuvent tirer les informateurs de cette recherche est une identification de leurs difficultés dans l'utilisation de la deuxième norme de qualité de la profession infirmière : l'utilisation effective du raisonnement clinique/jugement clinique. L'identification de ces difficultés permettra d'adapter leurs enseignements afin de renforcer leur capacité dans cette compétence.

Consentement écrit ou verbal

Avant de procéder à l'enquête, un consentement éclairé écrit de la part des informateurs a été requis.

Protection des données à caractère personnel

Les données recueillies par cette étude sont entièrement confidentielles et ne pourront en aucun cas exposer l'identification des informateurs. Les résultats de la recherche, qui pourront être diffusés sous forme d'articles, de thèse ou de communications à des congrès scientifiques, ne permettront pas d'identifier les informateurs. Les données recueillies ont été conservées en lieu sûr. Les données seront détruites après la publication finale de l'étude et des articles.

Utilisation ultérieure des données

Les données ne seront pas utilisées à d'autres fins que celles décrites dans le présent document.

Limites de l'étude

Il est important de relever que, bien qu'ayant atteint son objectif, qui était celui d'identifier les stratégies et méthodes d'enseignement utilisées pour développer le jugement clinique des apprenants en science infirmière dans le contexte de l'étude, cette phase présente toutefois des limites importantes à signaler.

La première pourrait être, la non -de la saturation après huit entretiens. En recherche qualitative, la saturation permet de déterminer la taille de l'échantillon de la population de recherche (Nkoum, 2019). Dans le cadre de cette étude, le fait d'avoir atteint cette saturation au huitième entretien après plusieurs descentes pour l'item concernant l'objectif primordial de cette phase de la recherche, nous a conduit à suspendre la collecte. Ladite suspension permet ainsi de retenir la taille de l'échantillon de cette étude à 8 participants, malgré le fait de ne pas avoir atteint la saturation pour l'ensemble des items du guide d'entretien.

La deuxième limite de recherche de cette phase pourrait s'inscrire dans le choix de la population d'étude. En effet, dans cette phase de la recherche, seul, les apprenants ont été retenus comme participants. Il aurait pourtant été intéressant de retenir également les enseignants, comme participants à cette phase de l'étude. La collecte des données au sein des deux populations aurait permis d'avoir plus d'informations sur l'identification des stratégies et des méthodes d'enseignement utilisées dans le contexte de l'étude, grâce à une triangulation des données. En effet, en ayant des entretiens avec ces deux groupes de participants, nous aurions pu identifier les perceptions déclarées par les enseignants sur les stratégies mises en place par eux d'une part, et les stratégies perçues par les apprenants d'autre part.

II/ Résultats de la phase 1

Cette articulation du chapitre quatrième est consacrée à la présentation des résultats issus des entretiens effectués avec la population 1 de la recherche. L'objectif de cette étude 1 était d'identifier les stratégies d'enseignement qui sont mises en œuvre pour le développement du jugement clinique des apprenants en science infirmière en cycle initial dans la sous-région Afrique Centrale.

Il a été question au cours de ces entretiens d'identifier premièrement les connaissances des participants sur le jugement clinique.

En deuxième lieu, de vérifier l'effectivité de la formation au jugement clinique en cycle initial et en troisième lieu, identifier les stratégies d'enseignement qui ont été mises en œuvre pour le développement du jugement clinique des apprenants en science infirmière en cycle initial. Une analyse de contenu a été faite à l'issus des entretiens. L'objectif de cette articulation est donc de faire un compte-rendu des entretiens effectués avec la population de l'étude. En dehors des caractéristiques socio-professionnelles des participants, nous présenterons également les connaissances des participants sur le jugement clinique, l'effectivité de la formation au jugement clinique et en dernier lieu les stratégies d'enseignement utilisées pour la formation au jugement clinique ainsi que celles plébiscitées par les infirmiers pour la formation au jugement clinique. Notons que les prénoms des participants contenus dans ces résultats sont purement fictifs, afin de préserver leur anonymat.

II-1/ Caractéristiques socio-professionnelles de la population d'étude

Il ressort des entretiens que tous les participants à l'étude ont au moins le grade d'infirmier, car nous avons 3 participants à l'étude qui sont inscrits au cycle de Licence spéciale en Science Infirmière et 5 participants inscrits en Master Science Infirmière. Ils ont une expérience professionnelle comprise entre 3 ans et 10 ans. Les participants à l'étude ont effectué leur formation initiale dans des établissements privés et publiques ; ce, dans plusieurs régions au Cameroun, au Tchad et en République Centrafricaine. Il s'agit d'une population relativement jeune, car le plus jeune des participants a 23 ans et le plus âgé a 40 ans. Cette population est en majorité constituée de la gente féminine et tous ont eu à prendre en soins des patients, car ils ont tous été en contact direct avec les patients dans des services d'hospitalisation.

II-2/ Connaissances des participants sur le jugement clinique : le jugement clinique un concept complexe pour les participants

La démarche clinique est un processus composé d'une série d'étapes logiques ordonnées, récursives, liées les unes aux autres permettant de prendre en soins un patient. Cette démarche clinique infirmière peut être assimilée au raisonnement clinique qui conduit l'infirmier à poser ou à émettre des jugements cliniques pour la prise en soins des patients dont elle a la charge. Les concepts de raisonnement clinique et de jugement clinique pourtant usuels dans la pratique infirmière semblent confondus, confus pour les participants lorsque l'on évalue leurs connaissances par rapport à ces deux notions. Cette confusion a été relevée au niveau de la définition des concepts, du lien entre le concept de raisonnement et le jugement clinique, leur but et leurs avantages, ainsi que des étapes du raisonnement clinique.

Définition de raisonnement clinique et jugement clinique

Une analyse des verbatims des participants à l'étude révèle que presqu'aucun des participants n'évoquent de manière claire la notion de jugement clinique dans leur définition des concepts de raisonnement et de jugement clinique. Presque tous occultent la notion du jugement clinique. Ceux des participants qui l'évoquent ont du mal à la définir. Cette difficulté à définir le concept de jugement clinique est mise en avant dans les propos de Berthe et Doriane. Pour Berthe « *le jugement clinique est basé sur euh, moi je pense que c'est basé sur le diagnostic hein, le problème quand il y a le problème qu'on peut juger norr* ». Quant à Doriane, elle dit « *en l'absence des administrateurs, pour pourvoir gérer la situation, faire face à certaines situations* ».

On note cependant cinq tendances en ce qui concerne l'approche définitionnelle du concept de raisonnement clinique. Pour certains, il s'agit d'un ensemble de processus, de méthodes, de procédés qui conduisent à l'identification d'un problème à résoudre. C'est le cas par exemple de Manuelle qui déclare : « *Je comprends, bon pour moi le raisonnement clinique ce sont les méthodes utilisées pour pourvoir résoudre une situation précise »;* ou encore Liliane qui dit : « *Je vais voir le raisonnement clinique comme, lorsque je suis sur le terrain que je sois capable d'identifier certains problèmes et que je sois aussi capable de comprendre ces problèmes »* elle ajoute : « *que je puisse raisonner ou bien trouver des solutions qui puissent résoudre ce genre de problèmes que j'ai pu identifier »*. Pour d'autre, c'est un ensemble de processus à mettre en œuvre par l'infirmier pour justifier son action. Doriane dit à cet effet : *« le raisonnement clinique est un ensemble de processus ou procédés que l'infirmier doit faire et ce qui lui permettrait de poser l'action »*. D'autres encore envisagent le raisonnement clinique comme un problème à résoudre. C'est le cas de Berthe qui pense que *« le raisonnement clinique fait partie d'un problème, on cherche à traiter ce problème là et donc on trouve une solution par rapport aux problèmes »*.

Une autre tendance dans laquelle s'inscrit Paule, envisage le raisonnement clinique, comme l'approche soignante infirmière. Elle dit c'est *« l'ensemble des étapes entreprises par un infirmier pour pourvoir prendre en soin un patient »*. Les participants de la dernière catégorie n'arrivent simplement pas à définir ce concept de manière précise. C'est le cas d'Alexandre qui dit que le raisonnement clinique *« c'est le fait de rationnaliser certaines situations cliniques qu'on a, donc tout ce qui est observable, essayer d'amener au niveau rationnel, au niveau scientifique donc pour moi il s'agit d'un raisonnement »*.

Lien entre raisonnement clinique et jugement clinique

En ce qui concerne le lien entre le raisonnement clinique et le jugement clinique, il ressort de l'analyse des discours des participants que la majorité d'entre eux n'arrivent pas à établir le lien entre raisonnement clinique et jugement clinique. Certains trouvent qu'il s'agit de concepts similaires ou de synonymes, d'autres établissent ce lien au niveau de la personne soignée.

Pour ce qui est de la similarité des concepts, l'on note dans les discours des participants que ces concepts sont des concepts interchangeables. Cela est mis en évidence chez Michael, Manuelle et Liliane qui attestent que *« le jugement clinique et le raisonnement clinique sont les termes similaires »; « bon pour moi le jugement clinique, je comprends ça pareillement »; « moi je pense que les deux vont ensemble parce que raisonnement, jugement clinique, je raisonne comment et quel est ce jugement que je fais, cette décision que je prends par rapport à la chose que j'ai identifiée donc pour moi je ne vois pas trop une grande différence entre ces deux, ils sont synonymes »*.

S'agissant du lien établi entre ces deux concepts au niveau de la personne soignée, l'on remarque que les participants ont de la difficulté à trouver le point de jonction entre ces deux concepts. Cette difficulté apparaît de manière évidente dans le discours de Berthe qui laisse transparaître le fait que *« le lien serait au niveau du patient parce que c'est sur le patient qu'on trouve un problème. Quand on trouve un problème chez le patient, il faut qu'on cherche une solution qu'on peut apporter à ce problème »*. Cette tendance est également observée chez Paule. Même si pour elle, il s'agit de deux méthodes : *« pour moi ces deux méthodes se rejoignent au niveau de la prise en soins du patient parce que quelquefois l'infirmier est appelé soit à utiliser son raisonnement clinique pour un regard critique dans la prise en soins, quelquefois aussi il est appelé à utiliser le jugement clinique, peut-être dans un processus de la prise en charge tel que la démarche scientifique »*.

Une autre tendance mentionne le fait que le jugement clinique serait une conséquence du raisonnement clinique. Dans ce cas, le raisonnement serait donc en amont du jugement clinique dans la prise en soin du patient. Cela est traduit dans le discours de Liliane qui pense qu'après avoir identifié le problème, on mettra en œuvre des stratégies. Ainsi, elle déclare que *« le jugement clinique je peux dire lorsque j'ai identifié ce genre de problème maintenant quelles sont les stratégies que je peux mettre en place, en faveur des bénéficiaires des soins »*. Alexandre va plus loin dans ses propos en attestant qu': *« il y a une sorte d'implication parce que l'un ne peut pas être objectivable sans l'autre ; on ne peut pas avoir un jugement clinique sans un raisonnement ; on raisonne ensuite on porte un jugement dont on peut dire ici c'est disons quelque chose qui vient a posteriori du raisonnement clinique »*.

Le But du raisonnement et du jugement clinique

L'analyse des verbatims de la majorité des participants à l'étude permet de mettre en évidence le fait que pour eux, le raisonnement clinique et le jugement clinique ont une finalité commune : la recherche du bien-être du patient. Cela est illustré clairement dans les discours de Michael, Liliane et Doriane qui déclarent que *« l'objectif du jugement clinique est de répondre aux besoins de la personne nécessiteuse, grâce au raisonnement clinique on peut répondre aux besoins de la personne »; « Le but du raisonnement et du jugement clinique est de contribuer au bien-être du patient parce que lorsque nous mettons en place les interventions, ça nous permet de prendre, c'est une prise en soins bio-psycho-sociale, toutes les dimensions de la personne et tous les soins que nous faisons c'est en faveur de celle-ci. Donc c'est justement pour contribuer au bien-être de la personne, améliorer son état de santé, sans forcément faire recours au rôle de collaboration »; « qu'on fait le jugement et le raisonnement clinique pour le bien-être du patient »*.

D'autres participants réduisent le but de l'utilisation du raisonnement clinique et du jugement clinique à l'atteinte d'un objectif de soins, ils se servent même d'exemple pour étayer leur propos. C'est le cas par de Paule et de Berthe qui disent : *« Je parlerais plutôt d'objectifs à atteindre parce que lorsqu'on entreprend un jugement clinique, c'est parce qu'on a un objectif précis qu'on voudrait atteindre et on passe par différentes étapes pour pourvoir atteindre cet objectif »*. Berthe rajoute et fait savoir que *« par exemple, si j'ai face à moi un enfant qui fait la fièvre, donc moi mon objectif sera de baisser la fièvre là alors je vais donc procéder par différentes étapes pour pourvoir baisser la fièvre »; « moi je prends toujours le cas d'un patient qui est malade hein, mais ici là je pense qu'au niveau du jugement clinique, le but serait de trouver la bonne solution »*.

Chez d'autres participants une confusion est perceptible en ce qui concerne l'apport de la profession infirmière comme science, la perception que le professionnel peut avoir de sa profession et l'objectif de l'utilisation du raisonnement clinique et du jugement clinique pour la prise en soin des patients. Cette confusion apparaît dans le discours d'Alexandre lorsqu'il fait savoir que *« le but du raisonnement clinique c'est d'arriver comme nous venons de dire plus haut à rationnaliser une situation parce que nous travaillons en tant qu'infirmier, c'est une science. Les sciences infirmières sont une arme. Donc en tant que science, notre agir doit être fondé sur des critères de scientificité qui nous invite à un raisonnement. Donc moi je pense que le but du raisonnement clinique c'est d'arriver à ce que nos jugements, nos actions soient élucidées et soient éclairées par des fondements scientifiques »*.

Les étapes du raisonnement clinique

En ce qui concerne les étapes du raisonnement clinique, l'analyse des verbatims laisse transparaître trois tendances. Une première reconnaît toutes les étapes ou alors quelques-unes. Un deuxième fait émerger une confusion avec les éléments du plan de soins. Une troisième quant à elle, ne se rappelle plus des étapes à suivre pour une prise en soins infirmiers dans le respect des normes de qualité de la pratique infirmière.

Parmi les participants qui reconnaissent les étapes, on relève qu'une seule participante dans ce groupe a été capable de citer toutes les étapes. Manuelle, puisqu'il s'agit d'elle, fait mention de cinq étapes lorsqu'elle déclare que *« le raisonnement clinique pour moi est déterminé par la démarche des soins, s'il faut parler des étapes je pense qu'on va commencer par une collecte des données premièrement, et par la suite l'analyse des données qui ont été collectées et l'interprétation de ces données-là. Après nous aurons la planification de ces données, l'exécution et l'évaluation »*. Pour le reste du groupe, certains comme Liliane considèrent la formulation du diagnostic comme une étape et occultent l'étape de planification des interventions : *« Bon la démarche des soins okay, nous avons d'abord la collecte des données, analyse et interprétation, bon ressortir d'abord le diagnostic et maintenant il y a la mise sur pied des problèmes identifiés et maintenant l'évaluation des activités menées »*. Certains encore insistent sur l'observation clinique, ensuite l'analyse et l'interprétation des données qui les conduit vers la formulation de jugement. C'est le cas par exemple d'Alexandre qui dit : « *Comme nous venons de le dire, nous ne sommes pas familiers de ses sujets, mais nous tentons de dire ce qui paraît assez juste. En tant que démarche, nous commençons par l'observation d'abord parce que clinique veut dire s'incliner au bord du lit. Donc il faut qu'on commence par observer, donc l'observation. Et cette observation ne peut pas être regardée comme l'homme de la rue, mais une observation scientifique, donc il regarde en discernant »*. Alexandre continue en disant : *« donc il y a l'observation, il y a ensuite disons une analyse des éléments observés mais ensuite après l'observation à l'aide de notre background en tant qu'infirmier, c'est au bout de cela que nous pouvons avoir un jugement ou porter un jugement »*.

Parmi les participants pour qui les étapes du raisonnement clinique sont similaires aux éléments du plan d'intervention ou plan de soins, l'analyse des verbatims laisse transparaître que pour certains les étapes du raisonnement clinique sont similaires à la planification. Ainsi, nous avons l'énoncé du problème identifié par l'usage du modèle conceptuel de Virginia Henderson, ensuite le diagnostic, les objectifs, les interventions, horaires et les évaluations. Cela se traduit clairement dans les propos de Phil : *« par rapport à la planification, comme le besoin, le diagnostic, les objectifs, les interventions bon on peut également avoir les horaires et les évaluations »*. Chez d'autres comme Paule, il n'y a pas mention du modèle conceptuel parmi les étapes de son raisonnement clinique : *« Je pense qu'il y a des étapes à suivre, par exemple, dans mon raisonnement clinique, je vais poser un diagnostic clinique, et j'aurai un objectif à atteindre et je vais utiliser des interventions infirmières et je vais évaluer si l'objectif a été atteint »*.

Une dernière tendance des participants avoue avoir simplement oublié les étapes à suivre pour une prise en soins infirmiers. C'est le cas par exemple de Liliane et Doriane qui déclarent : *« Les étapes du raisonnement clinique, je pense que j'ai déjà oublié hein »*; *« Je ne me rappelle plus, euhh, bon raisonnement clinique ou encore...»*

Avantages du raisonnement clinique et jugement clinique

L'analyse des verbatims concernant les avantages de l'utilisation du raisonnement clinique et du jugement clinique par l'infirmier relève que les participants sont presque tous unanimes sur des avantages communs. Ces derniers sont en rapport avec la qualité du suivi pour le patient, l'autonomie de la profession infirmière et un caractère plus scientifique des prestations infirmières. Les propos de Manuelle, Liliane et Alexandre l'illustrent assez clairement : *« lorsque l'infirmier utilise, fait recours au raisonnement clinique ou au jugement clinique, c'est déjà pour le patient, il y a un suivi plus rigoureux, parce que le suivi est meilleur, la traçabilité des soins est meilleure et pour l'infirmier ça l'aide à devenir plus autonome »*; « *oui il y a les avantages, parce que c'est pas d'abord donné à tout le monde selon les différentes formations qu'on reçoit une infirmière qui a un niveau de licence ou bien master a une autre vision donc lorsqu'elle fait le jugement clinique, elle identifie le problème, elle cherche des solutions et cela suppose que même si le médecin n'est pas là, elle est capable de prendre son patient en charge sans autant peut-être faire recours ou absolument aux médicaments. Cela contribue à la science et aussi pour le bien-être du patient et même pour le personnel qui fait cette démarche* ; *« le malade se sent retrouver sa santé »; « permet...d'agir de manière ciblée et être efficient ».*

Paule insiste sur l'autonomisation, la collaboration mais aussi sur la pertinence de l'apport de l'expertise infirmière dans la prise en soins du patient comme avantage de l'utilisation du raisonnement clinique et du jugement clinique pour la prise en soins infirmiers. Elle déclare : « O*ui dans la prise en soins du patient, même en général parce que pour prendre en soins le patient, je pense que ça tourne autour d'un jugement clinique. L'infirmier doit apporter dans son expertise, il doit avoir un raisonnement critique pour, il ne doit pas accepter tout, même si peut-être il travaille en collaboration avec un médecin, il doit quand même avoir un raisonnement clinique ».*

D'autres participants trouvent des avantages dans l'amélioration de la relation soignant-soigné. C'est le cas de Michael qui affirme : *« ça nous permet de ressortir le problème infirmier afin d'apporter une aide ou de sortir d'un problème, ça intensifie la relation soignant/soigné et augmente la confiance ».* Alexandre renchérit en disant : *« ça permet d'interagir... ».*

L'analyse des verbatims sur le premier thème de discussion qui était en rapport avec les connaissances des participants sur les concepts de raisonnement clinique et de jugement clinique à faire ressortir cinq catégories ou cinq sous-thèmes : définition des concepts, lien existant entre les concepts, buts du raisonnement clinique du jugement clinique, étapes du raisonnement clinique et du jugement clinique, avantages de l'utilisation du raisonnement clinique et du jugement clinique. Il ressort des analyses qu'en ce qui concerne la définition des concepts, tous occultent la définition du concept de jugement clinique et se concentrent sur la définition de celui du raisonnement clinique sans pour autant y arriver car on relève une grande confusion dans leurs propos. Cette confusion continue à être perceptible au niveau de l'établissement du lien entre le raisonnement clinique et le jugement clinique.

En effet la majorité des participants n'arrivent pas à établir le lien entre ces deux concepts, pour eux, il s'agit de concepts synonymes. Seuls deux participants pensent que le jugement clinique serait une conséquence du raisonnement clinique. Pour ce qui est du sous-thème en rapport avec les buts de l'utilisation du raisonnement clinique et du jugement clinique, l'on n'est pas surpris au regard des analyses issues du précédent sous-thème que pour les participants, le raisonnement clinique et le jugement clinique ont une finalité commune : la recherche du bien-être du patient. Par ailleurs, certains réduisent ces buts à l'atteinte d'un objectif de soins. Pour ce qui est des étapes du raisonnement clinique, une seule participante reconnaît les étapes du raisonnement clinique, plusieurs disent avoir oublié, pendant que d'autres encore confondent les étapes du raisonnement clinique aux éléments qui constituent le plan de soins ou le plan d'intervention infirmier. Pour ce qui est du sous-thème en rapport avec les avantages de l'utilisation du raisonnement clinique et du jugement clinique, l'analyse des verbatims relève que l'ensemble des participants sont unanimes sur le fait que le raisonnement et le jugement clinique ont des avantages communs. Ces avantages communs portent essentiellement sur une meilleure qualité des prestations de soins, l'autonomisation de la profession et le caractère plus scientifique des soins.

En somme, il apparaît que les notions de raisonnement et de jugement clinique sont d'une grande complexité pour les participants. Cela a été observé au niveau de la définition de ces concepts, du lien entre les concepts, leur but et leurs avantages, ainsi que des étapes du raisonnement clinique. Il semble que les connaissances des participants relativement à ces notions ne soient pas encore suffisamment ancrées dans la pratique professionnelle. Cet état de choses suscite des questionnements sur l'effectivité de cet enseignement pendant la formation des participants à l'étude.

II-3/ La démarche clinique infirmière : un enseignement fondamental dans la formation des infirmiers

La démarche clinique infirmière est l'un des enseignements de base d'une formation initiale pour les infirmiers. Apprécier son effectivité dans la formation des apprenants en science infirmière nous amène à échanger avec les participants sur des aspects tels que l'importance donnée à cet enseignement dans le programme de formation des infirmiers, la période où l'enseignement a été dispensé par rapport au 1er stage ou immersion professionnelle, le contenu de l'enseignement, la formation pendant les stages dont le travail avec les superviseurs et les encadreurs de stages ainsi que les stratégies ou encore les méthodes d'enseignement utilisées par l'enseignant pour l'appropriation de cette compétence par les apprenants.

Organisation de l'enseignement pendant la formation

Pour ce qui est de l'effectivité et de l'organisation de l'enseignement pendant la formation, presque tous sont unanimes sur le fait d'avoir reçu cet enseignement pendant leur formation de base. Les propos de Michael, Paule et Manuelle mettent clairement en évidence ce fait lorsqu'ils déclarent : *« Oui j'ai fait ce cours pendant la formation de base »* ; *« Oui nous avons fait des cours de démarche pendant notre formation l'école de base »*. L'analyse des verbatims révèle toutefois que cet enseignement a été dispensé à des niveaux de formation différents ».

Pour d'autres l'enseignement a été reçu au niveau 2. C'est le cas de Liliane qui précise qu'*« en Centrafrique, je n'ai pas fait ce cours là-bas pendant ma première année, ... mais néanmoins c'est en deuxième année qu'on apprend aux apprenants comment faire la démarche, mais étant donné que je n'avais pas fait tout le cycle, ... la deuxième année là-bas, c'est ici que j'ai fait mon entrée en deuxième année licence que j'ai pu voir ce cours avec Mme A »*.

Pour la dernière catégorie de participants par contre, le cours n'a pas été fait ou il a été survolé. C'est le cas de Doriane et Phil formés pourtant dans deux pays différents de la sous-région. Leurs propos permettent de relever ce manquement lorsqu'ils déclarent : *« On n'a pas fait de cours là-dessus, mais on est passé dessus »; « oui la démarche de soins a été faite, n'est-ce pas on apprend d'une manière à survoler... »*. Ce manquement se dégage également dans les propos d'Alexandre. Il fait savoir que *« pour vous dire vrai, je n'ai jamais fait un cours qui s'appelle raisonnement clinique ou jugement clinique pendant notre formation initiale. Mais néanmoins nous avons quelques cours disons dont les contenus nous portent quand même vers ces deux réalités »*.

Importance de l'enseignement pour la formation des infirmier(e)s

L'importance de ce cours peut se traduire par le nombre d'heures qui lui ont été allouées, le nombre de crédits, ou encore l'importance que les enseignants lui accordent pendant la formation. L'analyse des verbatims des participants relève que pour la plupart des participants cet enseignement ne leur a pas semblé avoir une importance particulière. Manuelle, Alexandre et Phil s'inscrivent dans cette logique et expriment clairement cet état de choses en ces termes : *«ce cours n'était pas assez présent, c'était peut-être 30 ou 40 heures par année »; « ... c'est un cours très important, mais c'est après la formation je me suis rendu compte que c'est un cours très important, mais qui n'a pas aussi été côté à la hauteur de son importance, donc c'était comme les autres cours »; « oui ils ont donné l'importance à cette démarche, mais sauf que l'école ne met pas trop d'accents dessus et c'était la base de notre formation ».* Liliane qui va dans le même sens que les précédents participants atteste : « Je *ne pense pas qu'on a mis beaucoup de coefficients dans ce cours, moi j'ai trouvé que c'est le cœur de notre profession normalement on devait accorder même plus de 30 heures parce que c'est capital ».* Pour Berthe et Michael, le temps alloué à cet enseignement semble limité et insuffisant pour une bonne assimilation. Ils le relèvent dans leurs propos en ces termes : *« euh çà fait peut-être dans les 20 heures hein »; « si j'ai bonne mémoire je pense que le volume d'heures, les cours parcouraient deux à trois semaines avec 2 heures fois 3 ça donne 6 heures par semaine donc, 12 heures par année ».*

D'autres participants comme Paule relèvent néanmoins l'importance de ce cours pendant sa formation initiale même si le nombre d'heures n'a pas été important. Elle décrit cette situation en ces termes : *« oui D..., surtout à l'école de base là, nos enseignants mettaient plus d'accent sur la démarche scientifique des soins, ce n'était pas évident pour valider même d'abord c'était une UE à l'école de base qu'il fallait valider à tout prix »; « Je pense que ça devait être un cours de 16h hein ».*

Période de dispensation de l'enseignement dans la formation

Apprécier l'importance de cet enseignement pour l'agir professionnel des apprenants ou la pratique professionnelle des futurs infirmiers reste la période ou le moment où le cours a été dispensé par rapport au premier stage. Cela permettrait aux apprenants de faire le lien entre cet enseignement et l'agir professionnel de l'infirmier, la méthode de prise en soins infirmiers ou encore le respect des normes de qualité de la pratique infirmière. L'analyse des verbatims fait ressortir trois tendances principales concernant la période où l'enseignement a été dispensé par rapport au premier stage. La première tendance est celle que la plupart des participants ont reçu après leur premier stage : la deuxième concerne ceux des participants qui ont reçu l'enseignement avant leur premier stage, la troisième tendance concerne les participants qui ont reçu l'enseignement de manière segmentée.

Parmi ceux des participants qui disent avoir reçu l'enseignement après le premier stage, certains relèvent l'avoir reçu en deuxième année ou encore à la fin de leur formation initiale, c'est-à-dire en troisième année. C'est le cas de Doriane qui révèle avoir fait ce cours au niveau 3 : *« J'ai reçu l'enseignement au niveau 3 »*, elle poursuit en déclarant *: « Le cours avait été fait après tous les stages ... »*. Berthe a aussi reçu ce cours au niveau 3 : « E*n troisième année, je ne sais vraiment pas euh, si en première et deuxième année on ne nous a pas donné ce cours, mais je me rappelle que M. N nous a donné ce cours en troisième année »* et précise que ce cours a été dispensé après le stage insistant dans ces propos que : *« oui nous sommes allés en stage en première année sans avoir le cours de la DSI (démarche de soins Infirmiers), en première année on faisait les stages dans les petites zones reculées, les petits centres de santé et tout et tout, en troisième année le cours a été fait au début d'année avant de partir en stage ; oui nous avons vu toutes les étapes de DSI. Ce cours a été planifié uniquement au premier semestre dès qu'on a fait l'évaluation c'était bon, on est revenu dessus juste pour la certification, pour nous entrainer »*. Michael, lui, précise avoir reçu l'enseignement après le premier stage lorsqu'il dit : *« c'était après le premier stage, il était question d'aller prendre les informations et on vient maintenant s'asseoir et on échange »* Pour Phil et Paule c'était au niveau 2 qu'ils ont reçu cet enseignement. Ils déclarent que : *« c'était au niveau 2, au niveau 3 je ne pense pas »; « c'est au niveau 2 ... le cours de DSI et c'était avant le premier stage du niveau 2 »*.

Très peu de participants disent avoir reçu l'enseignement avant leur premier stage, même si le cours n'a pas été compris. Manuelle qui est la seule dans cette catégorie, reconnaît avoir fait le cours même si la pratique sur le terrain n'a pas suivi. Elle met cette situation en évidence lorsqu'elle atteste : *« Si je me rappelle, c'était avant le premier stage, mais je me rappelle que je n'avais pas compris la démarche quand je suis arrivée sur le terrain »*

Les participants de la troisième tendance disent avoir reçu l'enseignement de manière alternée avec les périodes de stages. C'est le cas de Manuelle, Liliane et d'Alexandre. Par exemple Liliane fait savoir que : *« Je ne me rappelle pas trop, mais je pense qu'on a eu 3, 4,5 euuh séances, si je ne me trompe pas parce que c'était coupé entre aller en stage, revenir prendre morceau par morceau donc ».* elle a semblé aller plus loin lorsqu'elle déclare : *« en troisième année , je me rappelle que c'est lorsque nous revenons de stage que l'enseignante passait pour faire un peu de lien ou alors lorsqu'on veut déjà partir en stage qu'elle venait rappeler les étapes, mais ce cours n'a pas été si j'ai bonne mémoire, ce cours n'a pas été enseigné en troisième année »; « nous avons reçu ce cours de manière segmenté, je reviens c'est-à-dire, on nous a donné une petite partie au niveau 1 et niveau 3 où on nous a encore donné quelque chose là-dessus »*

In fine, nous pouvons retenir des verbatims que la période pendant laquelle le cours était dispensé ainsi que le nombre d'heures alloué à l'enseignement semblait dépendre de chaque établissement de formation voire de chaque enseignant.

Contenu du cours

En ce qui concerne le contenu de l'enseignement, l'analyse des verbatims relève des contenus similaires chez la majorité des participants. Cependant le niveau académique où l'enseignement a été reçu par l'apprenant varie non seulement en fonction des pays, mais aussi des établissements où la formation initiale a été effectuée.

Pour certains comme Manuelle, la collecte des données a principalement été vue en première année et les autres articulations en deuxième année ; la troisième année a été consacrée à des révisions. Ses propos illustrent assez clairement cet état de choses : *« Je me rappelle qu'on s'est plus attardé sur la collecte des données en première année. En deuxième année c'était l'analyse, l'interprétation, la planification et l'évaluation. En troisième année c'était comme une révision générale de tout ce qu'on avait eu à faire et on associait cela à l'étude des théories en science infirmière ».* Manuelle est rejoint dans ses dires par Alexandre sur le fait d'avoir uniquement vu la collecte des données en première année : *« Nous avons reçu ce cours au niveau 1 et 3, mais de manière segmentée, mais je reviens. C'est-à-dire on nous a donné une petite partie au niveau 1 et au niveau 3 on nous a encore donné quelque chose là-dessus ».* Il ajoute qu' *« au niveau 1 on nous a présenté la collecte des données.*

Pour d'autres participants comme Paule, l'enseignement a été entièrement vu en deuxième année, la troisième année a été consacrée aux révisions : « *C'était sectionné on a commencé par la collecté des données, selon les différentes étapes de la démarche des soins, donc on allait progressivement ».* Elle rajoute qu'*« on a fini au niveau 2, au niveau 3 on a juste repris. C'était comme des révisions parce qu'au niveau 2 on n'avait pas bien compris ».* Liliane dit qu'en Centrafrique l'enseignement était vu au niveau 2 et elle a vu l'enseignement au niveau 2 au Cameroun : *« Bon en Centrafrique je n'ai pas pu compter pour savoir comment est-ce que les enseignant-e-s enseignent ça. Mais ici le cours était donné par étape par exemple la collecte des données. On s'arrête d'abord au niveau de la collecte des données on voit comment les apprenants intègrent ça maintenant on avance sur l'analyse et interprétation ainsi que sur le plan de soins et interventions ».*

Pour d'autres participants encore l'enseignement a été vraiment effectif en troisième année, même si à chaque niveau de formation le cours était présent dans le programme. C'est le cas de Michael qui affirme : *« Justement ce cours a été fait pendant mes 3 années : en première année on présentait son rôle, ses étapes sans toutefois développer, en deuxième année on a cherché à développer ce qu'on entend par démarche des soins, en troisième année on a vraiment fait des études de cas proprement dit ».* Ces propos rejoignent ceux d'Alexandre où il dit que c'est en troisième année qu'ils ont vu comment utiliser la collecte des données : *« C'est au niveau 3 qu'on a commencé à parler de comment utiliser la collecte des données ».*

Les immersions professionnelles ou stages sont un moment-clé de la formation des apprenants. Ils leurs permettent d'appliquer ou de mettre en œuvre les connaissances reçues pendant la formation théorique grâce à l'accompagnement d'encadreurs et de superviseurs de stage. Cette période clé de la formation devrait permettre aux apprenants de mettre en œuvre le raisonnement clinique et par voie de conséquence développer leur jugement clinique.

Formation pendant les stages

La formation en science infirmière nécessite une formation par alternance avec un pôle théorique en institution de formation et un pôle pratique dans les institutions hospitalières. Le pôle pratique effectué en institution hospitalière porte généralement le nom de stage ou d'immersion professionnelle. L'apprenant durant cette période doit pouvoir mettre en œuvre dans le milieu professionnel, grâce à l'accompagnement d'encadreurs, la formation théorique reçue à l'institution de formation. Notamment, en l'occurrence ici, le raisonnement clinique infirmier et l'émission de jugement clinique pour la prise en soins des patients. L'analyse des verbatims relève que la formation pendant les stages n'a pas toujours été effective. Pendant que certains ont reçu un accompagnement pendant leurs immersions professionnelles, d'autres par contre n'en ont pas reçu. Les participants sont cependant tous unanimes sur le fait de ne pas avoir reçu un encadrement par les professionnels du terrain.

Pour plusieurs professionnels selon les participants, le processus est uniquement mental, il est détaché des soins techniques qui sont plus importants pendant le stage et il n'y a pas de temps pour l'effectuer pendant cette période de la formation. C'est dans cette logique que sont inscrits les propos de Paule, Phil, Doriane et Michael. Paule par exemple relate qu' « *en fait Dr pendant nos stages, je n'ai vu nulle part, je n'ai vraiment vu nulle part un encadrement sur la démarche de soins... mêmes les superviseurs par rapport à la démarche de soins... quand les superviseurs venaient, on te demande de faire un soin peut être s'il y a un soin pratique devant eux, mais pour la démarche vraiment nous en avons pas fait. Même au niveau du personnel que nous avons trouvé sur le terrain* ». Ce manquement qui a été relevé par Paule est également perçu chez Phil lorsqu'il affirme : « *Là-bas c'est tout un travail de routine, alors la démarche, ce qu'on appelle même la démarche je ne sais pas, c'est ce que je me questionne beaucoup plus est-ce que dans nos écoles de santé au Tchad on enseigne même la démarche ? Personne ne vous suit là-bas que ce soit les gens de l'hôpital que ce soit les gens de l'école* ». Doriane met également en exergue le fait qu'il n'y avait pas de superviseur à leur côté. Elle le certifie en ces termes : « *Ils ne nous supervisaient pas sur la démarche, on nous supervisait plus sur le rôle de l'infirmier, qu'est-ce que tu as fait, qu'est-ce que tu as fait comme soins? Tu as piqué combien de fois, tu as placé combien de voie ? sur les soins en fait...!* ». Toujours dans le même sens de l'absence du superviseur dans le lieu de stage, Michael fait savoir que « *pendant les stages, nous les stagiaires on a eu beaucoup de difficulté parce qu'il était question pour nous de chercher à comprendre. Les titulaires nous disaient ça se mémorise juste que c'est mental, et qu'il n'y a pas le temps pour réfléchir, et élaborer, et que le temps que tu devais utiliser pour administrer les médicaments tu te retrouves en train de faire ceci et ça te perd le temps...* ». Ce dernier renchérit en disant que « *entre nous camarades on le faisait, lorsque le superviseur arrive, il attend de nous une présentation de la démarche de soin, mais dans le cadre de l'hôpital c'était un peu difficile parce que le major du service disait que ces choses-là perdent le temps il faut aller faire les soins...* ».

Parmi les participants qui ont eu un encadrement pendant leurs stages, on peut relever le cas d'Alexandre et Manuelle, même si leurs expériences ne sont pas totalement identiques. Alexandre révèle par exemple que « *...pas pendant toutes les supervisions, il y a certains superviseurs qui demandaient la démarche de soins régulièrement et ça se passait très bien. Ces moments de supervision étaient des moments qui nous permettaient d'exposer nos problèmes* ». Il continue en affirmant : «*...Avec les encadreurs du terrain on apprenait plus les soins de collaboration avec ces majors-là, ils nous apprenaient plein de choses, mais du point de vue* *démarche non!... ».* Cette difficulté qui transparait dans ses propos met en évidence le manque de qualification de ses encadreurs du terrain. Il affirme à ce propos : «*... les référents, la plupart du temps eux-mêmes étaient dans la même situation que nous ... je peux donner un exemple, moi j'ai eu lors de mes stages trois majors qui sont brevetés et peut-être n'ont jamais entendu parler de la démarche dont ne pouvaient pas nous aider... ».* Manuelle de son côté rapporte qu': « *en deuxième année, j'avais toujours du mal à comprendre la suite de la démarche, c'est-à-dire l'analyse et l'interprétation. C'est lorsque j'étais en stage et que la supervision est passée et la dame venait toujours nous superviser a pris son temps pour nous expliquer, c'est encore à ce niveau-là que j'ai compris réellement la démarche, l'analyse et l'interprétation ».* Elle explique par exemple : *« Lorsque la superviseure arrivait, elle nous demandait d'abord de travailler, de faire nous-même une collecte parce qu'elle suppose tout naturellement que nous avons déjà fait le cours à l'école. Après notre travail personnel, elle prenait et corrigeait et s'il y avait des choses à améliorer, elle venait nous montrer comment ça se passe au chevet du malade ».*

D'autres participants pendant leur stage n'ont pas été accompagnés comme cela devrait être le cas. Liliane qui fait partie de cette catégorie rapporte cet état de choses en ces termes : *« Nous n'avons pas travaillé ensemble, mais ils venaient et on présentait les cas que vous avez eu à identifier, on présente juste après ils disent c'est bon ici...! Ou alors ils demandent à la fin de stage de déposer 03 ou 04 démarches qu'il va corriger... même s'il n'en corrigeait pas toujours...*et elle ajoute qu' *« avec les référents il n4y a pas eu d'encadrement sur la démarche de soins ».*

Tous ces propos ont démontré aisément que nos participants avaient des difficultés à mettre en pratique la démarche de soins à l'institution hospitalière et à développer ainsi leur jugement clinique. Pratiquement tous les participants à l'étude ont relevé des difficultés pendant leurs immersions professionnelles, celles-ci ne semblent pas avoir été seulement observées dans ce pôle de formation.

Les difficultés rencontrées pendant la formation

Les participants relèvent la présence de difficultés qui ont été un frein pour l'acquisition de cette compétence que ce soit dans le pôle théorique ou dans le pôle pratique. L'analyse des verbatims permet d'en ressortir dix.

Certains participants ont notifié la présence de difficultés au niveau communicationnel entre les apprenants et l'enseignant, du fait de l'usage d'une langue non commune. C'est le cas de Manuelle qui dit à cet effet : *« à l'institut, pour moi c'était très difficile à comprendre parce qu'il y avait une barrière de la langue entre nous et l'enseignant »*

D'autres participants comme Liliane, Manuelle relèvent un nombre d'heures de cours relativement insuffisants pour la compréhension de cet enseignement. Leurs propos sont assez illustratifs : « *Oui, je dirais la première difficulté est que le cours on ne donnait pas beaucoup d'heures parce que c'est un cours quand même qui demande beaucoup de réflexion, qui demande beaucoup d'énergie pour comprendre et tout, mais le temps est insuffisant. »; « les heures de cours étaient peu, ... ».*

D'autres encore relèvent une inadéquation entre la formation dans le pôle théorique et dans le milieu professionnel. C'est le cas de Liliane, Berthe qui affirment qu' : *« ... Il y a aussi ce problème d'implication des théories, des modèles dans la démarche de soins, quand on est à l'hôpital parce qu'il y a des hôpitaux qui n'utilisent pas des modèles alors que dans la démarche de soins on est sensé absolument utiliser, faire recours ou bien collecter avec un modèle »; « Ce que les référents de stage nous enseignaient était discordant avec le cours il présentait un patient et on devait travailler sur lui, donc on faisait les recherches, on vient lui présenter les résultats... »*

On note pour d'autres participants une dysharmonie entre les enseignants qui ne facilitent pas la compréhension de ces notions par les apprenants. Liliane rapporte à ce sujet : *« Je remarque... c'est la diversité des enseignants qui donnent le cours de démarche parce que j'ai l'impression que chacun a les raisonnements qui ne se rejoignent pas, chacun reste sur sa façon de penser, j'ai commencé avec une enseignante en deuxième année dès que j'arrive au niveau supérieur l'approche est différente et de fois je suis perdue au milieu et je n'arrive plus à faire le lien entre ce l'un et l'autre ont dit! ».*

En plus de ce qui a été notifié plus haut, des participants relèvent l'indisponibilité des enseignants. C'est le cas de Berthe qui évoque ce fait en ces termes : « *L'analyse des données me dépasse toujours et on ne pouvait pas soulever le problème au professeur, car quand il finissait son cours, c'était un peu difficile de le voir, on se battait entre apprenants (aide mutuelle), même au niveau de la collecte, c'était très différent par rapport à ce que vous avez donné, l'autre fois moi j'étais complètement perdu, car selon le document reçu quand on faisait le diplôme d'État les données ne sont pas comme ça. Au niveau de l'identification il prenait quatre données ; âge, nom, quartier. Le contenu du cours qu'on recevait par les enseignants n'était pas similaire. ... mais l'essentiel est que tu fasses le devoir, le problème est qu'il était indisponible ».*

On peut noter dans les différents discours des participants que les difficultés se trouvent au niveau de la qualité de l'enseignement. C'est par exemple le cas d'Alexandre et de Phil qui témoignent : *« Je pense que la difficulté se trouve à deux niveaux, les enseignements reçus à l'école qui comportaient déjà des lacunes ... Au niveau conceptuel, c'est l'enseignant en troisième année qui a tout gâté... » ; « le fait que le cours soit survolé ».*

D'autres encore relèvent que, le fait que le raisonnement clinique n'est pas vraiment pratiqué dans les hôpitaux contribue à ce que les apprenants ont des difficultés à s'approprier ces notions, donc à développer leur jugement clinique. Alexandre rapporte à cet effet : *« Sur le terrain le raisonnement clinique n'est pas toujours une réalité...»*

L'analyse conduit à identifier une absence d'accompagnement comme autres difficultés relevées par les participants. Ce qui génère du découragement chez les apprenants. C'est le cas par exemple de Phil, Manuelle qui rapportent : *« C'est d'abord le non-suivi des apprenants par l'école et par le personnel ... et qu'on ne suit pas ...»; « je voulais bien poser le jugement clinique, mais après je me demandais à quoi ça allait me servir puisque personne n'allait m'accompagner à la tâche, donc je me suis dit que ça ne sert à rien que je pose le jugement clinique parce qu'il n y a personne qui va m'accompagner non seulement dans le début, mais aussi pour la suite pour corriger. Donc en fait ça me décourageait...maintenant sur le terrain nous ne sommes pas accompagnés, nos aînés qui sont déjà professionnels ne le font pas, je ne sais pas pourquoi, »*

Certains participants relèvent aussi l'absence de matériel dans les structures, qui pourraient permettre aux soignants de noter les activités effectuées auprès du bénéficiaire de soin. C'est le cas de Phil qui rapporte : *« ... l'hôpital ne met pas à disposition des fiches pour gérer les malades dans les services et noter les activités... »*

Pour d'autres encore la difficulté principale viendrait des terrains de stage, où les professionnels n'encouragent pas les apprenants à effectuer la prise en soins infirmière dans le cadre d'un raisonnement clinique ou d'une démarche de soins. Ils donnent l'impression d'être tous ligués contre tous ceux des apprenants qui s'y risquent. Cet état de choses est source de démotivation, de découragement, de frustrations chez les apprenants. Doriane et Manuelle sont parmi ceux qui ont vécu cette expérience. Elles la racontent en ces termes : *« pour les difficultés que j'ai eu à rencontrer, il y a le fait que d'abord tu es la seule dans un service à faire ça et du coup les gens sont ligués contre toi. Aussi les patients se renferment lorsque la major va venir te trouver là entrain de causer avec le patient, elle va te demander ce que tu fais là, elle va te crier dessus. Il y a aussi le personnel infirmier qui va te dire pourquoi tu fais ça et du coup tu perds la motivation, tu n'es plus trop motivé »; « maintenant il y a aussi la frustration parce qu'on se dit ce que je vais dire ça ne servira à rien, on te dit que tu es stagiaire ne parle pas! »*

Au regard des difficultés évoquées par les participants, l'on note une redondance sur des difficultés en lien avec les enseignants d'où des questionnements sur la qualification de ces derniers.

Qualification de l'enseignant

La qualification de l'enseignant a de l'influence sur ses aptitudes à dispenser un enseignement et par conséquent celles-ci peuvent avoir des répercussions sur l'appropriation de cet enseignement par les apprenants.

L'analyse des verbatims fait ressortir que la majorité des participants à l'étude disent avoir reçu leur formation par des infirmiers de niveau académique différent. Cet état de choses transparaît dans les propos de Manuelle et de Michael lorsqu'ils déclarent : *« C'était le même enseignant, il avait un master en science infirmière »; « le directeur qui était infirmier supérieur et un enseignant ayant le master ».*

D'autres participants relèvent avoir reçu l'enseignement par des enseignants appartenant à d'autres corps de métier. C'est le cas de Liliane qui parle de la présence d'infirmiers et de médecins. Elle dit à ce propos : *« Les deux enseignants avaient un master en science infirmière et un autre docteur ».* Ou encore de Doriane qui évoque la présence d'un journaliste, en ces termes : *« C'était le directeur de l'école, il a fait dans le journalisme ».*

L'appréciation que peuvent avoir les apprenants sur la qualité de l'enseignement reçu peut avoir un impact ou peut influencer leur aptitude à acquérir des connaissances ou à développer une compétence. L'analyse des verbatims des participants à l'étude en relève quelques aspects dans la section ci-après.

Impact de l'enseignement sur la capacité de l'apprenant à développer le jugement clinique

La manière dont l'enseignement a été dispensé pourrait favoriser ou non la capacité de l'apprenant à émettre ou à développer son jugement clinique. À l'analyse des verbatims deux tendances se dessinent. La première concerne les participants pour qui l'enseignement n'a pas permis le développement du jugement clinique et la seconde, ceux pour qui l'enseignement à la favoriser l'acquisition de cette compétence.

Pour la plupart des participants, l'enseignement n'a pas favorisé le développement de leur jugement clinique. Cela est par exemple mis en exergue dans les discours de Manuelle, de Doriane ou encore de Paule. En effet, pour elles, c'était compliqué, moins bon. Elles déclarent : *«J'ai envie de dire non parce que comme je disais c'était très compliqué de comprendre ce cours je me dis aussi que si l'enseignement est accompagné de simulations je pense que ce sera plus facile pour l'apprenant de comprendre ce qu'il doit faire »; «C'était moins bon parce que pour moi, pour comprendre, pour essayer de comprendre la démarche de soins, il a fallu que je m'approche plusieurs fois des personnes qui n'étaient pas mes professeurs, mais qui enseignaient dans d'autres écoles »; « Je ne pense pas docteur, le cours en lui-même ne m'a pas permis de le faire ».*

Contrairement au premier groupe de participants, les participants du second groupe disent avoir apprécié la manière dont l'enseignement a été dispensé, ce qui leur a permis de poser des jugements cliniques. Michael qui peut être un exemple typique traduit sa satisfaction en affirmant : *« Pour moi je peux dire oui vu les différentes stratégies qu'ils ont mis sur pied à leur niveau ça nous a beaucoup aidé, édifier pour pouvoir poser un jugement clinique ».*

Ce deuxième thème de discussion portant sur l'effectivité de l'enseignement sur le raisonnement clinique / jugement clinique a permis la mise en exergue de neuf sous-thèmes ou catégories. Ces catégories ont concerné l'organisation et l'effectivité de l'enseignement du raisonnement clinique pendant la formation initiale des participants, l'importance donnée à cet enseignement pendant leur formation initiale, la période où l'enseignement a été dispensé par rapport au premier stage, le contenu de l'enseignement, la formation pendant les stages concernant l'utilisation du raisonnement clinique pour la prise en soin des bénéficiaires de soins, les difficultés rencontrées pendant la formation qui seraient un frein dans l'acquisition de cette compétence, la qualification de l'enseignant et l'impact de l'enseignement reçu sur la capacité du participant à développer le jugement clinique. Concernant l'organisation et l'effectivité de l'enseignement du raisonnement clinique pendant la formation initiale des participants, tous sont unanimes sur le fait d'avoir reçu cet enseignement. Pour certains l'enseignement a été reçu à un niveau de formation pour d'autres il a été reçu à chaque niveau de la formation initiale.

En ce qui concerne l'importance donnée à cet enseignement pendant leur formation initiale, pour la majorité des participants l'enseignement ne leur a pas semblé avoir une importance particulière car le volume horaire alloué était insuffisant ainsi que le nombre de crédits ou de coefficients prévus pour l'enseignement. Pour ce qui est du sous-thème en rapport avec la période où l'enseignement a été dispensé par rapport au premier stage, l'analyse des verbatims révèle que les participants ont reçu l'enseignement pour la plupart après leur premier stage, pour quelques-uns l'enseignement a été reçu en troisième année après avoir fait tous les stages. Notons que la période de dispensation de cet enseignement ainsi que son volume horaire était tributaire du pays de formation du participant ou encore de l'établissement de formation initiale.

Pour le sous-thème en rapport avec le contenu du cours, l'analyse révèle des contenus similaires indépendamment du lieu de formation des participants. Par ailleurs les contenus par niveau de formation étaient fonction des établissements de formation. En ce qui concerne la formation pendant les stages, les participants révèlent qu'elle n'a pas toujours été effective par l'ensemble des superviseurs. Ils notent par ailleurs aucun encadrement par les professionnels du terrain concernant le raisonnement clinique / jugement clinique. Cet état de choses a suscité l'émergence de difficultés contributives à limiter le développement du jugement clinique des participant-e-s à l'étude. L'analyse a permis l'émergence de quelques-unes : difficultés communicationnelles du fait de l'usage d'une langue non commune entre les apprenants et l'enseignant, un nombre d'heures allouées à l'enseignement jugé insuffisant pour la compréhension, une inadéquation entre les deux pôles de la formation concernant l'usage du raisonnement clinique pour la prise en soins des patients, une dysharmonie entre les enseignants qui dispensent cet enseignement, l'indisponibilité des enseignants, absence de mise en œuvre du raisonnement clinique en milieu hospitalier pour la prise en soins des patients, absence d'accompagnement pendant les stages. Plusieurs de ces difficultés sont en lien avec les enseignants. Cela a favorisé la naissance du sous-thème en rapport avec la qualification des enseignants qui dispensaient cette matière. Il ressort de l'analyse que la majorité des participants ont reçu leur formation des infirmiers. Quelques-uns relèvent cependant la présence de corps de métiers différents, notamment un enseignant-journaliste.

Le dernier sous-thème de l'effectivité de l'enseignement du raisonnement clinique/jugement clinique dans la formation des participants a été en rapport avec l'impact de l'enseignement sur le développement de leur jugement clinique. L'analyse des verbatims a relevé que pour la majorité des participants à l'étude, l'enseignement n'a pas favorisé le développement de leur jugement clinique, ce qui engendre un questionnement sur les méthodes d'enseignement qui ont été utilisées par les enseignants des participants à l'étude.

II-4/ Méthodes d'enseignement utilisées

Les stratégies d'enseignement ou encore les méthodes d'enseignement utilisées ici, concernent l'ensemble des procédés que les enseignants ont mis en place pour favoriser l'acquisition ou le développement de cette compétence chez les apprenants. L'analyse des verbatims relève que plusieurs méthodes d'enseignement ont été utilisées par les enseignants des participants à l'étude. Parmi ces méthodes, on peut citer les cours magistraux, des travaux dirigés, jeux de rôles, des études cas, des travaux de groupe, des observations du terrain. Il faut noter que pour la quasi-totalité des participants, leurs enseignants ont utilisé plusieurs méthodes.

Certains participants disent avoir été formés par l'usage de plusieurs méthodes d'enseignement à des niveaux de formation différents. C'est le cas de Manuelle lorsqu'elle relate la façon dont les cours ont été dispensés. Elle déclare : *« En première année c'était un cours magistral et à la fin nous avons fait des cas pratiques entre camarades. On se mettait en binôme, et on faisait les collectes des données ... oui des jeux de rôle, un camarade prenait le rôle du patient et l'autre celui de l'infirmier, et ce dernier collectait les données... »*. Elle continue en disant : *« En deuxième année c'était le cours magistral, et je me rappelle que le professeur nous présentait souvent des cas cliniques et nous amenait à réfléchir sur ces cas cliniques-là »*. Elle conclut en disant : *«En troisième année c'était le cours magistral »*. Michael également a été formé à partir d'une combinaison de plusieurs méthodes d'enseignement. Il parle d'ailleurs de sa formation par l'usage de plusieurs méthodes d'enseignement notamment les cours magistraux, les travaux de groupe, le travail sur des observations du terrain en ces termes : *« La méthode utilisée pour dispenser le cours était la méthode magistrale, parfois des travaux en groupe : on choisit un groupe, l'autre se comporte comme un malade et l'autre est chargé de prendre les informations, et la troisième méthode consistait à collecter les données en salle d'hospitalisation et on revient en salle discuter et aussi entre paires ça marchait »*.

Pour d'autres participants, la formation a été essentiellement faite par des cours magistraux et des exercices individuels. C'est le cas de Berthe qui, dans son discours dit avoir uniquement fait les cours magistraux et les exercices individuels lorsqu'elle affirme : *« Pour commencer, il nous a dit d'acheter le livre, c'était un document qu'il avait rédigé, bon on a acheté le document et il a dicté le cours, et parfois il faisait les exercices. On prenait un cas comme ça et chacun faisait son exercice, ce n'était pas en groupe, après on venait maintenant corriger l'exercice. Il choisissait un apprenant en classe et celui-ci venait maintenant présenter son exercice ».*

Pour d'autres participants encore l'enseignement a été reçu par l'entremise des études de cas et des travaux de groupe. Cela se traduit dans le discours de Liliane qui déclare : « … *l'enseignant maîtrise bien son contenu quelquefois et elle n'a pas toujours besoin d'un bord quand elle arrivait, c'était un cours vraiment participatif, et elle démontrait les différentes étapes, mais à la fin elle aimait beaucoup les études de cas c'est-à-dire elle ne restait pas seulement sur la théorie, mais à la fin des séances nous demandait de se mettre en groupe avec les études de cas qu'elle nous demande ou on discute , on essaie de comprendre le sujet, elle passe entre les groupes, après on répond et après il y a une séance de mise au point ».*

Pour d'autres participants, la méthode utilisée par leur enseignant reste assez confuse. C'est le cas de Doriane qui reste assez superficielle lorsqu'il s'agit de décrire la méthode utilisée par l'enseignant. Elle dit à ce propos : *« Eh bon, il a mis un cas au tableau, il a dit comment on doit recueillir les données selon Virginia, en fait c'était comme ça!».*

En somme, la méthode d'enseignement la plus utilisée était celle du cours magistral, complétée souvent par l'étude de cas et quelquefois des jeux de rôles, des travaux en groupe et des travaux dirigés et l'observation du terrain (stage). Vérifier les acquisitions des apprenants en formation, nécessite la mise en place d'évaluation. Connaissant la pertinence de l'utilisation d'un ou d'un autre mode d'évaluation pour le développement des compétences des apprenants, il est donc judicieux de connaître ceux qui ont été utilisés pour le développement du jugement clinique chez les apprenants en science infirmière.

Mode d'évaluation

Le mode d'évaluation joue un rôle fondamental dans la formation des apprenants en science infirmière comme dans toute formation professionnalisante. Il permet la vérification des savoirs acquis et une appréciation des capacités professionnelles des apprenants. Les participants nous relèvent qu'ils ont été évalués selon plusieurs modes d'évaluation, même s'il s'agissait plus d'une vérification des connaissances pour la plupart d'entre eux.

Pour la majorité des participants, les évaluations ont consisté à des questions sur table, des questions de cours. C'est le cas par exemple de Phil,

Michael qui reconnaissent avoir subi ce mode d'évaluation lorsqu'ils affirment : « *C'était des questions de cours »;« C'était un devoir sur table où on doit relever les informations essentielles, les questions de cours »*.

D'autres participants ont été évalué sur les questions de cours et des études de cas en fonction du niveau de formation. Ces différentes méthodes sont mises en avant dans les discours Manuelle qui relève : *« C'était des questions sur table, en fait ça dépendait en première année, c'était des questions ouvertes à réponses courtes, il y avait aussi les petits cas cliniques qu'on nous donnait pour nous permettre de collecter les données, c'était la même chose en deuxième année sauf qu'en troisième année c'était un peu plus compliqué »*.

D'autres participants déclarent avoir été évalué selon deux approches : le travail en groupe et des évaluations sur table. C'est le cas de Liliane qui déclare : « *Dans les évaluations, nous avons fait un travail de groupe et nous avons aussi fait une évaluation sur table* »

Un dernier groupe de participants déclarent n'avoir eu qu'un seul mode d'évaluation pour cet enseignement, il s'agit de l'étude de cas. Le discours d'Alexandre est assez révélateur sur le sujet lorsqu'il dit : *« étude de cas »*.

Au regard de tout ceci, le mode d'évaluation utilisé a été plus des questions de cours, éventuellement des études de cas et des travaux de groupe. Au regard de la formation reçue, les participants ont proposé une révision des méthodes d'enseignement utilisées par leurs enseignants.

Méthodes d'enseignement proposées par les participant-e-s

L'analyse des verbatim révèle que pour la quasi-totalité des participants à l'étude, il serait indiqué d'utiliser la simulation clinique comme méthode d'enseignement pour permettre le développement du jugement clinique des apprenants en science infirmière, ceci après que le cours magistral ait été dispensé ou associé à des cas pratiques. Les propos de Manuelle, Michael ainsi que ceux de Phil et Liliane l'illustrent clairement, lorsqu'ils déclarent : *« Si on fait le cours avec les cas pratiques ça devrait être plus facile, donc travailler en binôme et après on explique ... je pense qu'on devrait d'abord mettre l'enseignement magistral en première intention après cet enseignement-là, on associe cela à la simulation clinique, là on va facilement jumeler la théorie à la pratique ensuite le stage »; « cours magistral ensuite simulation »* ; *« la deuxième méthode, la simulation »; « la méthode qui consiste à faire le cours théorique et après la pratique, donc la simulation »*.

Pour d'autres participants, même si le terme simulation n'est pas employé dans leurs propos, on se rend compte que c'est cette méthode d'enseignement qui est d'abord plébiscitée pour former les apprenants à développer leur jugement clinique. Cette idée transparaît dans les propos de Berthe lorsqu'elle affirme : *« Pour moi il faut d'abord créer un environnement, mais donner les exercices, les études de cas, chacun peut chercher et on se retrouve pour trouver une solution ».*

En somme la quasi-totalité des participants proposent l'utilisation de la simulation clinique comme méthode d'enseignement pour développer le jugement clinique des apprenants. Tous insistent cependant sur l'enseignement magistral avant la mise en place de l'enseignement par la simulation clinique.

III/ Discussion des résultats de la phase 1

L'identification des stratégies d'enseignement usuelles dans le contexte de l'étude a été réalisée par l'entremise d'une étude qualitative, à travers la méthode clinique de recherche. Une analyse de contenu a été faite à l'issue des entretiens et a permis de faire ressortir des récurrences portant sur les connaissances des participants sur le jugement clinique, l'effectivité de la formation sur le jugement clinique et les méthodes d'enseignement utilisées pour développer le jugement clinique des apprenants en science infirmière. Ces récurrences feront l'objet des articulations de la discussion des résultats de cette première phase de l'étude. Nous commencerons cependant cette discussion par les caractéristiques socio-professionnelles de la population de la première phase de la recherche.

III-1/ La population de l'étude

Nous avons rencontré les participants à cette recherche à l'École des Sciences de la Santé de l'Université Catholique d'Afrique Centrale (ESS-UCAC). L'ESS-UCAC est un établissement universitaire sous-régional, précisément de la sous-région Afrique Centrale. Cette sous-région compte six nationalités : congolaise, gabonaise, équatoguinéene, centrafricaine, tchadienne et camerounaise. Cela explique la pluralité de nationalités (3) rencontrées au sein de la population d'étude, qui appartiennent toutes à cette sous-région. Cette pluralité s'observe aussi bien dans les établissements de formation initiale, qui sont à la fois publics et privés. Loin d'être un inconvénient, cela permet d'appréhender le phénomène étudié dans et en dehors du contexte national camerounais.

La majorité des participants (5/3) constitue la gente féminine. La prégnance du sexe féminin dans la population d'étude est en accord avec l'histoire de la profession infirmière qui est par essence féminine et attire de ce fait plus de femmes que d'hommes. Les statistiques d'admission à l'École des Sciences de la Santé dans le cycle de formation science infirmière le prouvent aisément. Pour un total de 1000 étudiants inscrits dans le cycle de formation en science infirmière, on enregistre 800 de sexe féminin et 200 de sexe masculin (Service la scolarité 2021).

Les résultats de l'étude 1 nous révèlent par ailleurs, que les participants sont tous des infirmiers et ont travaillé dans les services d'hospitalisation. Cela suppose qu'ils ont eu à recevoir l'enseignement sur le jugement clinique pendant leur formation initiale. Ils peuvent donc être capables d'identifier les stratégies et les méthodes d'enseignement qui ont été utilisées par leurs enseignants pour développer leur jugement clinique et donner leur appréciation sur l'acquisition de cette compétence. En effet, le cours sur le raisonnement clinique ou démarche de soins qui donnerait des aptitudes à l'apprenant en science infirmière à développer son jugement clinique est inscrit au programme de formation des infirmiers depuis les années soixante, ceci à la faveur des mouvements de libération de la femme (Moudio et al., 2013). Les soins, dès lors, sont entrepris avec davantage d'autonomie et s'élargissent vers certains processus de réflexion propre à l'infirmier (Moudio et al.).

Cette population d'étude est assez jeune. Les participants ont un âge compris entre 23 et 40 ans. Cela explique aisément une expérience professionnelle jeune (entre 3 et 10 ans), qui devrait être un gage de réussite dans l'administration des soins de qualité. En effet, le fait de cette jeunesse suppose l'absence de routine dans la prise en soins, l'enthousiasme, l'énergie, la volonté, non seulement pour administrer les soins de qualité au regard des normes professionnelles nouvellement apprises, mais aussi à acquérir de nouvelles connaissances et à renforcer leur capacité. Cela justifie leur présence en cycle de formation de Licence spéciale (3 participants) et en Master Science infirmière (5 participants). En outre, leur jeune expérience professionnelle prouve qu'ils sortent fraîchement des écoles de formation initiale. Ils devraient donc être capables de parler aisément du raisonnement clinique et par conséquent du jugement clinique Infirmier.

III-2/ Connaissances des participants sur le jugement clinique

En parlant des connaissances du jugement clinique, les participants ont abordé pendant les entretiens les aspects sur la définition, son lien avec le raisonnement clinique infirmier, ses étapes, son but et les avantages de son utilisation par le soignant.

La complexité de donner une définition consensuelle en science infirmière de ce qu'est le jugement clinique et le raisonnement clinique se traduit pareillement dans les propos des participants à l'étude. En effet, la quasi-totalité des participants à l'étude montrent dans leurs propos que le jugement clinique et le raisonnement clinique sont des notions confuses ou confondues pour eux. Les propos de Manuelle l'illustrent bien : « *Je comprends, bon pour moi le raisonnement clinique ce sont les méthodes utilisées pour pouvoir résoudre une situation précise* »; ou encore ceux de Liliane : « *Je vais voir le raisonnement clinique comme, lorsque je suis sur le terrain que je sois capable d'identifier certains problèmes et que je sois aussi capable de comprendre ces problèmes* » elle ajoute « *que je puisse raisonner ou bien trouver des solutions qui puisse résoudre ce genre de problème que j'ai pu identifier* ». Nous remarquons dans leurs assertions un mélange entre le processus de raisonnement et celui d'analyse qui conduit à l'émission d'une conclusion, d'une hypothèse, d'un jugement qui justifie la décision d'agir ou pas de l'infirmier. Nous y percevons la pensée de Psiuk (1990) et de Lasater (2007), qui définissent tour à tour, le jugement clinique comme une opération qui permet d'énoncer une opinion, un avis, après avoir fait un raisonnement sur une question, une difficulté, une hypothèse de problème. Un processus de réflexion et d'évaluation qui se centre sur la réponse de l'infirmier aux multiples problèmes d'un patient (Lasater). Sauf que pour nos participants, il s'agit du raisonnement clinique et non du jugement clinique comme pour les précédents auteurs. Tanner (2006) va plus loin à partir de sa revue systématique en disant qu'on entend par jugement clinique, une interprétation ou une conclusion au sujet des besoins d'un patient, de ses inquiétudes ou de ses problèmes de santé et/ou de la décision d'agir (ou pas), d'employer, de modifier et même d'improviser des approches considérées comme appropriées en fonction de la réponse du patient (Guitard & Michaud, 2011). Pour Phaneuf (2006), le jugement est une idée, une opinion explicite émise par un infirmier après observation, réflexion et raisonnement sur des données observées. Il est en définitive la conclusion qu'il en tire (Dabrion, 2011). En somme, la plupart de nos participants confondent ce qu'est le raisonnement clinique et le jugement clinique.

Quelques-uns vont cependant dans le sens de la littérature en voyant le raisonnement comme un processus qui conduit l'infirmier (ière) à poser une action envers le soigné. C'est le cas de Doriane qui déclare : *« Le raisonnement clinique est un ensemble de processus ou procédé que l'infirmier doit faire et ce qui lui permettrait de poser l'action ».* Ou encore Paule qui dit que le raisonnement est *« l'ensemble des étapes entreprises par un infirmier pour pouvoir prendre en soin un patient ».* Ces propos rejoignent ceux de Barrows et Tamblyn (1980) qui définissaient déjà le raisonnement clinique comme l'ensemble des processus cognitifs nécessaires à l'évaluation et à la prise en charge du problème médical d'un patient. Pour Phaneuf (1998), le raisonnement clinique ou le processus de soins infirmier désigne l'ensemble des méthodes intellectuelles ou factuelles par lesquelles l'infirmier délivre des soins infirmiers. Côté et St-Cyr Tribble (2012), renchérissent en affirmant que le raisonnement clinique est l'utilisation de la cognition et de stratégies cognitives pour analyser et interpréter des données de façon systématique, de générer des hypothèses et des alternatives de solutions pour résoudre un problème clinique. Pour une minorité de participants, les concepts de raisonnement clinique et de jugement clinique sont difficiles à définir et leurs propos sont donc en désaccord avec la littérature. Pour Berthe, *« le jugement clinique est basé sur euh, moi je pense que c'est basé sur le diagnostic hein, le problème quand il y a le problème qu'on peut juger norr »;* Doriane ajoute qu'en *« le jugement...absence des administrateurs (médecin), pour pouvoir gérer la situation, faire face à certaines situations ».*

L'on remarque que le concept de jugement clinique semble intimement lié à celui de raisonnement clinique. En science infirmière, le raisonnement peut plus spécifiquement être appréhendé comme désignant l'habileté du soignant à évaluer les problèmes ou les besoins d'un patient, et à analyser les données afin d'identifier avec justesse ces problèmes et de les cerner dans l'environnement du patient (Murphy, 2004). Nous remarquons dans les propos de Murphy l'habileté qu'a le soignant à identifier des problèmes de santé du patient, à émettre un jugement à la suite d'une analyse, d'un raisonnement. Or pour les participants à l'étude, le raisonnement clinique et le jugement clinique semble traduire la même réalité.

Pour certains, le raisonnement clinique est synonyme du jugement clinique. C'est ainsi que Michael déclare : *« Le jugement clinique et le raisonnement clinique sont des termes similaires ».* Manuelle va dans le même sens en disant : *« Bon, pour moi le jugement clinique, je comprends ça pareillement ».* Ce qui va dans le sens contraire de la littérature. Le jugement clinique qui est en fait une conclusion clinique provenant de la collecte des données et à la suite de l'utilisation des opérations mentales hypothético-déductives (analyse et interprétation des données) (Psiuk, 2010). D'autres participants y perçoivent un lien, mais n'arrivent pas à le définir clairement et se contentent de les associer. Liliane dit : *« Moi je pense que les deux vont ensemble parce que raisonnement, jugement clinique, je raisonne comment et quel est ce jugement que je fais, cette décision que je prends par rapport à la chose que j'ai identifié donc pour moi je ne vois pas trop une grande différence entre ces deux, ils sont synonymes ».* Ce qui serait conforme aux propos de Psiuk (1991, p. 91) « Juger est l'opération mentale qui permet d'énoncer une opinion, un avis, après avoir fait un raisonnement sur une question, une difficulté, une hypothèse de problème ». Pour Paule, l'établissement du lien est encore plus complexe. Elle dit au départ que *« c'est un regard critique que l'infirmier (ière) peut poser sur la prise en soin d'un patient »*. Ce qui va dans le sens de la littérature qui montre un lien en parlant du raisonnement clinique comme un processus intellectuel hypothético-déductif qui utilise les données provenant de l'observation du patient pour arriver à une décision de soins (jugement clinique) (Psiuk, 2010). Plus loin, elle parle de deux méthodes de prise en soins utilisée par le soignant : *« Pour moi ces deux méthodes se rejoignent au niveau de la prise en soin du patient parce que quelquefois l'infirmier est appelé soit à utiliser son raisonnement clinique pour un regard critique dans la prise en soins, quelquefois aussi il est appelé à utiliser le jugement clinique, peut-être dans un processus de la prise en charge tel que la démarche scientifique »* (Paule). D'autres encore comme Berthe voit le lien sur le patient *« le lien serait au niveau du patient parce que c'est sur le patient qu'on trouve un problème. Quand on trouve un problème chez le patient, il faut qu'on cherche une solution qu'on peut apporter à ce problème »*.

Si l'on relève une aussi grande confusion entre le raisonnement clinique et le jugement clinique chez nos participants, l'on note cependant qu'ils sont plus ou moins en accord avec la littérature en ce qui concerne le but du raisonnement et du jugement clinique. Malgré le fait que pour eux, l'objectif ou but du raisonnement clinique sont similaires à ceux du jugement et qu'ils n'en relèvent qu'un seul. Michael affirme : *« L'objectif du jugement clinique est de répondre aux besoins de la personne nécessiteuse, grâce au raisonnement clinique on peut répondre aux besoins de la personne »*. Liliane va dans le même sens en stipulant que *« Le but du raisonnement et du jugement clinique est de contribuer au bien-être du patient parce que lorsque nous mettons en place les interventions, ça nous permet de prendre, c'est une prise en soins bio-psycho-sociale, toutes les dimensions de la personne et tous les soins que nous faisons c'est en faveur de lui. Donc c'est justement pour contribuer au bien-être de la personne, améliorer son état de santé, sans forcément faire recours au rôle de collaboration »*. Doriane renchérit en déclarant *« qu'on fait le jugement et le raisonnement clinique pour le bien-être du patient »*. Or la littérature montre bien que même si l'utilisation du raisonnement clinique et du jugement clinique concoure *in fine* à une meilleure prise en soins du patient, on ne peut résumer leur objectif uniquement à cela.

Selon Phaneuf (2008), la démarche de soins ou raisonnement clinique ou processus de soins infirmiers a pour but de fournir un cadre pour la planification des soins infirmiers, personnaliser les soins afin de mieux répondre aux besoins de la personne, découvrir et maximiser les ressources personnelles et les ressources extérieures de la personne, planifier les interventions qui permettent de conserver à la personne un état de bien-être et d'indépendance optimal, coordonner le travail de l'équipe en indiquant ce qu'il faut faire et qui doit faire, assurer la continuité des soins malgré les différents quarts de travail, les changements d'équipes et les remplacements. La North American Nursing Diagnostics Association (NANDA, 2010) relève que le jugement clinique a pour but de servir de base pour choisir les interventions de soins visant l'atteinte des résultats dont l'infirmier est responsable.

L'analyse des entretiens avec les participants a pu faire ressortir quelques avantages de l'usage du raisonnement clinique et du jugement clinique, notamment pour le patient, la traçabilité de l'activité professionnelle ainsi que pour l'autonomie de la profession infirmière. C'est ce que nous relèvent les propos de Manuelle : *« Lorsque l'infirmier utilise, fait recours au raisonnement clinique ou au jugement clinique, c'est déjà pour le patient, il y a un suivi plus rigoureux, parce que le suivi est meilleur, la traçabilité des soins est meilleure et pour l'infirmier ça l'aide à devenir plus autonome »*. Les propos de Manuelle vont dans le sens de Psiuk (2019) où elle dit que l'avantage d'une telle approche est qu'elle permet à l'infirmier (d'être centrée sur la personne avec ses problèmes de santé, mais également avec ses capacités, plutôt que sur des actes ou des problèmes de l'infirmier ou du médecin.

Liliane insiste sur des avantages permettant de montrer l'autonomie de l'infirmier dans son agir professionnel, ainsi que le caractère scientifique de la profession infirmière : « *Oui il y a les avantages, parce que c'est pas d'abord donné à tout le monde selon les différentes formations qu'on reçoit, une infirmière qui a un niveau de licence ou bien master a une autre vision, donc lorsqu'elle fait le jugement clinique, elle identifie le problème, elle cherche des solutions et cela suppose que même si le médecin n'est pas là, elle est capable de prendre son patient en charge sans autant peut-être faire recours ou absolument au médicament. Cela contribue à la science et aussi pour le bien-être du patient et même pour le personnel qui fait cette démarche »*. Alexandre insiste davantage sur l'agir professionnel de l'infirmier qui «*permet…de manière ciblée et être efficient »*. Ces propos sont assez en adéquation avec les propos de Dickon dans la NANDA (2010) pour qui le jugement clinique, permet une planification de soins meilleure et plus cohérente, permet de centrer les interventions de l'infirmier sur des actions autonomes, permet d'adopter un vocabulaire commun accepté et compris par l'ensemble du personnel infirmier, une meilleure communication entre les membres de l'équipe de soins et le bénéficiaire de soins, une meilleure identification des problèmes de santé des bénéficiaires de soins, faciliter le travail de l'équipe en visant un but précis, fournir des éléments pour évaluer la charge de travail, améliorer la gestion clinique et circonscrire les risques, évaluer les pratiques soignantes et la qualité de soins au sein d'une institution. Michael insiste lui sur les apports dans la relation soignant-soigné : *« ça nous permet de ressortir le problème infirmier afin d'apporter une aide ou de sortir d'un problème, ça intensifie la relation soignant/soigné et augmente la confiance ».*

Alexandre renchérit l'idée que nous venons de développer en affirmant : *« permet d'interagir... ».* Ce qui va toujours dans le sens de la littérature. Seule une partie des propos d'Alexandre évoque parmi les avantages, la recherche d'un caractère scientifique à l'agir professionnel infirmier : « *...c'est une science. Les sciences infirmières sont une arme. Donc en tant que science, notre agir doit être fondé sur des critères de scientificité qui nous invite à un raisonnement. Donc moi je pense que le but du raisonnement clinique c'est d'arriver à ce que nos jugements, nos actions soient élucidées et soient éclairées par des fondements scientifiques ».* Aucun participant à l'étude, n'évoque un avantage en rapport avec l'adoption d'un langage commun pour identifier les problèmes infirmiers, comme le relève la NANDA (2010).

Pour effectuer le raisonnement clinique, l'infirmier suit un ensemble d'étape, qui le conduit à émettre des jugements cliniques. Certains des participant-e-s (2/8) ont pu citer les étapes. C'est le cas de Manuelle : *« Le raisonnement clinique pour moi est déterminé par la démarche des soins, s'il faut parler des étapes je pense qu'on va commencer par une collecte des données premièrement, et par la suite l'analyse des données qui ont été collectée et l'interprétation de ces données-là. Après nous aurons la planification de ces données, l'exécution et l'évaluation ».* Ces propos sont en conformité avec ceux de Gordon et al. (1994) et de Manias et al. (2004) qui estiment que les infirmiers mobilisent des processus de raisonnement à chaque étape de la prise en soins d'un patient : sa rencontre, le recueil d'informations, la formulation d'hypothèses et la planification des actions de soins, qui repose notamment sur l'administration des médicaments et l'évaluation de leurs effets. Phaneuf (1998, 2008) est plus précise et parle de cinq étapes comme l'a souligné Manuelle : la collecte des données, l'analyse et l'interprétation des données, la planification, la mise en œuvre des interventions et l'évaluation. Alexandre met un accent sur l'observation « ... *en tant que démarche, nous commençons par l'observation d'abord parce que clinique veut dire s'incliner au bord du lit. Donc il faut qu'on commence par observer, donc l'observation. Et cette observation ne peut pas être regardé comme l'homme de la rue, mais une observation scientifique, donc il regarde en discernant ».* Alexandre continue en affirmant : *« donc il y a l'observation, il y a ensuite disons une analyse des éléments observés mais ensuite après l'observation à l'aide de notre background en tant qu'infirmier, c'est au bout de cela que nous pouvons avoir un jugement ou porter un jugement ».*

Les propos qui précèdent vont dans le sens de Phaneuf qui parle de la collecte des données comme une quête systématique d'informations sur la personne sur le plan bio-psycho-social, son état de santé, son parcours thérapeutique. Elle est l'outil de base pour une prise de décision éclairée et rationnelle, donc du raisonnement clinique infirmier (Phaneuf, 2008). Sans la collecte, aucun diagnostic infirmier ou jugement clinique ne peut être posé, aucune action réfléchie ne peut être posée et aucune évaluation ne peut être faite. Il ne peut pas exister à proprement parler de raisonnement clinique sans collecte des données, car sans elle l'infirmier ne peut pas aboutir à un exercice efficace de son rôle et répondre aux besoins de santé du patient qui prennent en compte son environnement de vie.

A contrario de Manuelle et d'Alexandre, la plupart des participants confondent les étapes à suivre par l'infirmier ou les associent avec les éléments du plan de soins ou du plan d'intervention infirmier. C'est le cas de Liliane : *« Bon la démarche des soins okay, nous avons d'abord la collecte des données, analyse et interprétation, bon ressortir d'abord le diagnostic et maintenant il y a la mise sur pied des problèmes identifiés et maintenant l'évaluation des activités menées ».* C'est aussi le cas de Paule qui affirme : *« Je pense qu'il y a des étapes à suivre, par exemple, dans mon raisonnement clinique, je vais poser un diagnostic clinique, et j'aurai un objectif à atteindre et je vais utiliser des interventions infirmières et je vais évaluer si l'objectif a été atteint ».* Phil (Licence) va pratiquement dans le même sens que Paule dans ses propos : *« Par rapport à la planification, comme le besoin, le diagnostic, les objectifs, les interventions bon on peut également avoir les horaires et les évaluations ».* Propos qui ne sont pas en adéquation avec les propos de Phaneuf (2008) présentés plus haut en ce qui concerne les étapes du raisonnement clinique.

D'autres encore disent avoir complètement oublié. C'est le cas de Doriane : *« Je ne me rappelle plus, euhh, bon raisonnement clinique ou encore... ».* Cela suppose qu'ils n'utilisent pas la deuxième norme de qualité de la profession infirmière pour la prise en soins des patients dont ils ont la responsabilité. Liliane ajoute à ses précédents propos : *« Les étapes du raisonnement clinique, je pense que j'ai déjà oublié hein ».* A l'entendre, on comprend aisément pourquoi elle confond les étapes du raisonnement clinique avec les éléments qui constituent le plan de soins ou le plan d'intervention de l'infirmier.

De ce qui précède, nous pouvons dire que le jugement, dans son sens étymologique, serait une aptitude de l'esprit permettant de bien juger les choses qui ne font pas l'objet d'une connaissance immédiate certaine, ni d'une démonstration rigoureuse, de donner son opinion, de formuler une hypothèse à la suite d'observations, d'analyses. Le jugement clinique conduit l'infirmier à la décision d'agir ou pas. Le jugement clinique se base sur le raisonnement clinique. Il nécessite des savoirs théoriques de la part de l'infirmier, un savoir particulier de la personne soignée (Dallaire & Dallaire, 2008) et une connaissance de la culture et du contexte de l'unité de soins où il est exercé (Tanner, 2006). L'on remarque que le concept de jugement clinique semble intimement lié à celui de raisonnement clinique. Le raisonnement clinique en science infirmière serait dont avec Côté et St-Cyr Tribble (2012), l'utilisation de la cognition et de stratégies cognitives pour analyser et interpréter des données de façon systématique, de générer des hypothèses et des alternatives de solutions pour résoudre un problème clinique. Fonteyn et Ritter (2000) ajoutent qu'il guide les infirmiers à formuler un jugement clinique, les orientent dans leur prise de décisions, dans leur planification et dans leurs interventions infirmières, qui, elles sont axées vers une bonne qualité de soins. L'analyse des entretiens des participants à l'étude fait questionner sur la formation que ceux-ci ont eu concernant le raisonnement clinique/jugement clinique.

III-3/ Effectivité de la formation sur le Raisonnement clinique/jugement clinique

Dans cette articulation du chapitre, il sera question de faire une lecture des entretiens eu avec les participants au regard des programmes de formation des apprenants en science infirmière. Cette lecture sera particulièrement axée sur l'importance donnée à l'enseignement du raisonnement clinique/jugement clinique dans le programme de formation des infirmiers ; la période où l'enseignement a été dispensé par rapport au premier stage ou immersion professionnelle ; le contenu de l'enseignement ; la formation pendant les stages dont le travail avec les superviseurs et les encadreurs de stages et les stratégies ou encore les méthodes d'enseignement et d'évaluation utilisées par l'enseignant.

Lorsqu'on examine des propos des participants à l'étude, l'on fait la remarque que presque tous sans exception ont reçu l'enseignement sur le raisonnement clinique/ jugement clinique au cours de leur formation initiale. Qu'ils s'agissent des apprenants, ayant suivi leur formation au Cameroun, au

Tchad, et en République Centrafricaine ; ce, dans des établissements privés ou publics. Manuelle affirme : *« J'ai fait un cours sur la démarche de soins et le processus infirmier en première année, deuxième année et troisième année »*. Michael et Paule vont pratiquement dans son sens en disant avoir reçu cet enseignement en formation initiale. Michael : *« Oui j'ai fait ce cours pendant la formation de base »* ; Paule : *« Oui nous avons fait des cours de démarche pendant notre formation l'école de base »*.

L'enseignement sur le raisonnement clinique infirmier est inscrit dans les programmes de formation des infirmiers diplômés d'État au Cameroun (Décision n° 0700/DMINSANTE/SG/DRH du 21 juillet 2010, portant approbation de l'organisation des études et programmes de formation des Infirmiers Diplômés d'État) ainsi que dans le programme de formation des Licences en Science Infirmière de l'École des Sciences de la Santé de L'Université Catholique d'Afrique Centrale.

Tout comme pour les participants camerounais, la participante centrafricaine, affirme aussi la présence de cet enseignement pendant la formation des infirmiers en Centrafrique. Liliane : *« En Centrafrique, je n'ai pas fait ce cours là-bas pendant ma première année, ... mais néanmoins c'est en deuxième année qu'on apprend aux apprenants comment faire la démarche... » (Le programme centrafricain est le même que le programme de formation au diplôme d'État d'infirmier et du programme de Licence de l'ESS-UCAC)*. Phil affirme aussi avoir reçu cet enseignement : *« Oui la démarche de soins a été faite... »*. Ce qui correspond à ce qui est prévu par le programme de formation tchadien (Ministère de la santé Publique, 2014). Chez d'autres participants c'est un autre son de cloche. L'enseignement pourrait ne pas avoir été dispensé ou alors il a été survolé : *« On n'a pas fait de cours là-dessus, mais on est passé dessus »*. Phil ajoute : *« Oui la démarche de soins a été faite, n'est-ce pas on apprend d'une manière survolée... »*. Dans les programmes de formation des Infirmiers Diplômés d'État au Cameroun (Décision n° 0700/DMINSANTE/SG/DRH du 21 juillet 2010, portant approbation de l'organisation des études et programmes de formation des Infirmiers Diplômés d'État) ainsi que le programme de formation des Licences en Science Infirmière de l'École des Sciences de la Santé de l'Université Catholique d'Afrique Centrale, tout comme dans le programme tchadien (Ministère de la Santé Publique, 2014) et centrafricain (même programme qu'au Cameroun), le cours sur le raisonnement clinique est inscrit dans le programme de formation des Infirmiers Diplômés D'État et des Licences en Science Infirmière.

Notons toutefois que dans les programmes camerounais et centrafricain il porte le nom de démarche de soins, pendant qu'au Tchad il est inclus dans le cours intitulé concepts et théories en science infirmière.

Cette réalité peut permettre de comprendre l'ambiguïté que certains participants ont de ne plus se rappeler si l'enseignement a été reçu ou pas. C'est le cas d'Alexandre : « *Pour vous dire vrai, je n'ai jamais fait un cours qui s'appelle raisonnement clinique ou jugement clinique pendant notre formation initiale. Mais néanmoins nous avons quelques cours disons, dont les contenus nous portent quand même vers ces deux réalités* ». En fait, Alexandre a eu à faire sa formation de base au Cameroun dans un établissement privé. A l'analyse de son programme de formation, cet enseignement change de nom à chaque niveau de formation : d'initiation au processus infirmier en première année, à démarche / diagnostics infirmiers en deuxième année et devient démarche scientifique en SI en troisième année. La difficulté qu'a Alexandre à identifier cet enseignement pendant sa formation est une réalité en science infirmière. En effet, les membres de la discipline infirmière utilisent plusieurs synonymes pour désigner la même réalité. Round (2001) et Norman (2005) relèvent à cet effet qu'il est intéressant de remarquer que plusieurs auteurs utilisent indifféremment les concepts de démarche, de raisonnement clinique, de processus infirmier, de résolution de problèmes, de jugement ou encore de prise de décision pour désigner un même objet. Pendant que d'autres encore en font une distinction épistémologique (Schwartz & Elstein, 2008). Cet état de choses pourrait créer de la confusion dans l'esprit des apprenants non avertis, comme cela a été le cas d'Alexandre qui a pourtant suivi la formation dans le même établissement que Manuelle, qui, elle, dit avoir reçu l'enseignement et utilise le vocable démarche de soins et processus infirmier pour désigner l'enseignement : *« J'ai fait un cours sur la démarche de soins et le processus infirmier en première année, deuxième année et troisième année ».*

Le degré d'importance d'un enseignement dans une formation peut s'observer non seulement par son appartenance à une catégorie d'enseignement, mais aussi par le volume horaire et le nombre de crédits ou de coefficients qui lui est accordé. Dans le programme de formation de Licence en Science Infirmière, il appartient aux unités d'enseignement fondamental, de la première année à la troisième année de formation. Son volume horaire est de 30 heures en première année, 24 heures en deuxième année et 12 en troisième année (Document Pédagogique Opérationnel de la formation de Licence Science Infirmière de L'ESS-UCAC, 2021). Dans le programme de formation des infirmiers camerounais, il appartient au Domaine 4, intitulé, Sciences Infirmières dont le volume horaire est de 80 heures. La démarche Scientifique en Soins infirmiers est l'unité d'enseignement 3 (UE 3) qui a en son sein, la démarche de soins et la relation d'aide thérapeutique. Cette unité d'enseignement a 80 heures comme volume horaire et appartient au module 1 (Philosophie des soins infirmiers) du domaine, qui lui, a également 80 heures comme volume horaire (Décision n°0700/DMINSANTE/SG/DRH du 21 juillet 2010, portant approbation de l'organisation des études et programmes de formation des Infirmiers Diplômés d'État). Dans le programme tchadien il appartient à l'unité d'enseignement sciences infirmières/obstétricales et le cours porte le nom de concepts et théories en sciences infirmières. Ce cours a 20 heures comme volume horaire (Ministère de la Santé Publique, 2014).

A l'analyse des verbatims des participants à l'étude et du contenu des programmes de formation nous remarquons que tous les participants à l'étude ont certes reçu cet enseignement, mais chaque établissement a joué sa partition. En fait, aux dires des participants, aucune formation reçue par eux, n'a respecté le volume horaire prévu pour cet enseignement. Manuelle déclare : *« Ce cours n'était pas assez présent, c'était peut-être 30 ou 40 heures par année »*. Liliane dit ne plus se rappeler : « *« Je ne me rappelle pas trop, mais je pense qu'on a eu 3, 4, 5 huuuh séances.* Or, toutes les deux ont suivi la même formation dans le même établissement privé ou le programme prévoit, 30 heures en première année, 24 en deuxième et 12 en troisième (Document Pédagogique Opérationnel, 2021). Pour Doriane, ainsi que Michael, le gap est encore plus important par rapport au volume horaire prévu dans le programme. Doriane révèle avoir reçu l'enseignement : *« J'ai reçu l'enseignement... euh çà fait peut – être dans les 20 heures hein »*. Michael déclare : *« Si j'ai bonne mémoire je pense que le volume d'heures, les cours parcouraient deux à trois semaines avec 2 heures fois 3 ça donne 6 heures par semaine donc, 12 heures par année »*. On aurait pensé que ce serait différent avec les participants formés au cycle de base dans des établissements privés, ce n'est pas le cas. Paule déclare : *« Je pense que ça devait être un cours de 16h hein »*. Or le programme de formation des infirmiers diplômés d'État stipule que cet enseignement doit s'effectuer pendant 80 heures (Décision n° 700/DMINSANTE/SG/DRH du 21 juillet 2010, portant approbation de l'organisation des études et programmes de formation des Infirmiers Diplômés d'État).

Dans le programme de formation au Tchad, l'enseignement sur le raisonnement clinique ou démarche de soinS n'apparaît pas de manière concrète. Il est noyé dans le cours consacré aux théories et concepts en sciences infirmières qui a un volume horaire de 20 heures. Cet enseignement sur les théories et concepts en sciences infirmières comporte des enseignements : Historique de la science infirmière, Concepts homme/santé/maladie ..., Démarche de soins, Modèles conceptuels.

Au regard de ce qui précède, il est aisé de comprendre Phil qui a certes relevé le fait d'avoir reçu l'enseignement, mais que celui-ci a été survolé. Cela ne peut en être autrement, puisqu'en 20 heures de cours, l'enseignant avait quatre matières fondamentales à dispenser aux apprenants. A travers ces faits l'on peut comprendre les difficultés que pourraient avoir les apprenants tchadiens dans la mise en œuvre du processus de soins infirmiers. Ce d'autant plus que le programme ne prévoit aucune heure de travaux pratiques ni de travaux dirigés pour cet enseignement (Programme de formation des agents sanitaires et sociaux : Infirmiers Diplômés d'État, Ministère de la Santé Publique, Janvier, 2014). En Centrafrique qui paraît-il utilise le programme de formation camerounais, c'est l'écart entre ce qui est prévu par la tutelle et la réalité dans les formations qui peuvent amener à comprendre les difficultés qu'ont les infirmiers à développer leur jugement clinique, car le temps utilisé pendant la formation semble réduit pour favoriser l'acquisition de cette compétence chez l'apprenant de la région Afrique Centrale.

Outre le volume horaire prévu pour un enseignement, le nombre de crédits ou le coefficient alloué à cet enseignement peut aussi orienter sur son importance dans la formation. Le constat fait dans les programmes de formation révèle que cet enseignement n'a pas plus de valeur que les autres. En effet, dans le programme de licence, l'enseignement sur la démarche scientifique est un cours dont le nombre de crédits fluctue de manière décroissante quand on passe de la première à la troisième année. On passe de 2 crédits au niveau 1, à 1,5 au niveau 2 et moins d'un crédit au niveau 3 (Document pédagogique Opérationnel, ESS, 2021). Cet état de choses n'est pas très différent dans les programmes de formation validés par les ministères de tutelle même si on n'y parle pas de crédit.

Dans le programme Camerounais, non seulement l'enseignement n'est pas crédité, mais on n'observe pas de coefficient par rapport aux autres matières. Il est certes logé au domaine 4 du programme, mais rien ne spécifie l'importance de ce domaine par rapport aux autres domaines du programme. De plus, on remarque une discordance entre le volume horaire prévu pour le domaine qui devrait être plus grand que celui du module, et encore plus grand que celui de l'unité d'enseignement (démarche de soin/relation d'aide thérapeutique).

Or, que ce soit le domaine qui est l'ensemble, le module qui est le sous-ensemble, et l'unité d'enseignement qui est l'élément, tous ont le même volume horaire : 80 heures (Décision n° 0700/DMINSANTE/SG/DRH du 21 juillet 2010, portant approbation de l'organisation des études et programmes de formation des Infirmiers Diplômés d'État). Cela rend complexe la mise en œuvre de ce programme pour la formation. Dans le programme tchadien, comme on l'a souligné plus haut l'enseignement sur la démarche de soins ou raisonnement clinique est une sous-matière parmi les quatre qui constituent l'enseignement sur les théories et concepts en sciences infirmières avec 20 heures comme volume horaire. Dans ce programme, rien ne précise son importance pour le développement du jugement clinique des apprenants en science infirmière, que ce soit en termes de crédits ou de coefficients alloués à l'enseignement ou à la matière.

Les propos des participants reflètent aisément cette réalité. En effet, la plupart d'entre eux n'ont pas perçu durant leur formation de base l'importance de cet enseignement. Manuelle affirme : *« Ce cours n'était pas assez présent,... »* Alexandre va plus loin : *« Là, il est difficile de dire les choses vraies parce que je peux me tromper, mais c'est un cours très important, mais c'est après la formation que je me suis rendu compte que c'est un cours très important, mais qui n'a pas aussi été coté à la hauteur de son importance, donc c'était comme les autres cours ».* Phil rejoint Alexandre dans ses propos lorsqu'il dit : *« Oui ils ont donné l'importance à cette démarche, mais sauf que l'école ne met pas trop d'accent dessus et c'était la base de notre formation ».* Liliane va dans le même sens qu'Alexandre et Phil en ajoutant : « *Je ne pense pas qu'on a mis beaucoup de coefficients dans ce cours, moi j'ai trouvé que c'est le cœur de notre profession normalement on devait accorder même plus de 30 heures parce que c'est capital ».* Seule, Paule relève l'importance de ce cours pendant sa formation, ce qui serait conforme à ce qui est prévu par le programme de formation au diplôme d'État camerounais où l'enseignement est prévu pour 80 heures : « *oui D..., surtout à l'école de base là, nos enseignants mettaient plus d'accent sur la démarche scientifique des soins, ce n'était pas évident pour valider même d'abord c'était une UE à l'école de base qu'il fallait valider à tout prix ».*

Pour une prise en soin de qualité du patient, l'infirmier doit respecter les normes de qualité de la profession. Il ou elle doit notamment appliquer la deuxième norme de la profession qui est celle d'utiliser la démarche de soin pour la prise en soin de patient. La période de stage ou d'immersion professionnelle est donc un moment privilégié pour permettre à l'apprenant de mettre en application cette norme et d'apprendre à se conformer à l'agir professionnel infirmier avec le concours de professionnel du terrain. Pour permettre à l'apprenant de prendre en soin les patient-e-s en respectant cette norme de qualité de la profession, donc de commencer à développer leur jugement clinique, il est important que l'enseignement sur le raisonnement clinique infirmier soit dispensé avant que les apprenant-e-s n'aillent en stage. Si cela est fait ainsi, l'apprenant pourra faire le lien entre l'enseignement et la prise en soin du patient. Or à l'analyse des propos des participants à l'étude, cela n'a toujours pas été le cas. Doriane dit *« j'ai reçu l'enseignement au niveau 3 ».* Elle ajoute que *« le cours avait été fait après tous ses stages en première année ».* Berthe va dans son sens : *«en troisième année, je ne sais vraiment pas euh, si en première et deuxième année on ne nous a pas donné ce cours, mais je me rappelle que Mr N. nous a donné ce cours en troisième année ».* Elle rajoute dans ses propos *« oui nous sommes allés en stage en première année sans avoir le cours de la DSI».* Michael va dans le même que les autres participant-e-s en déclarant avoir reçu l'enseignement après le premier stage *« c'était après le premier stage ».* Il en est de même de Paule qui signale avoir reçu l'enseignement en deuxième année de formation, après être allée en stage pendant la première année. Seule, Manuelle parmi les participants formés au Cameroun dit avoir reçu cet enseignement avant d'aller en stage dit *« si je me rappelle, c'était avant le premier stage... »,* car, les propos d'Alexandre et Manuelle pourtant formé selon le même programme de formation de base sont discordants. Alexandre *« je pense que c'était avant le 2ᵉ stage ».* A écouter les participants l'on pourrait se demander les causes de ces discordances quant à la période où l'enseignement a été dispensé. Cela s'explique aisément à l'analyse des programmes de formation. Que ce soit le programme de formation des Infirmiers Diplômés d'État Camerounais (Décision n° 0700/DMINSANTE/SG/DRH du 21 juillet 2010, portant approbation de l'organisation des études et programmes de formation des Infirmiers Diplômés d'État), ou encore celui de la Licence en Science Infirmière. Il n'est mentionné nulle part le moment où l'enseignement doit être dispensé. Cette absence pourrait justifier le fait que chaque établissement, voire même, chaque responsable ou coordonnateur de filière peut se sentir libre de planifier cet enseignement selon son « bon sens » : avant ou après le premier ou tous les stages. Cette situation est similaire dans les autres programmes analysés de la sous-région. En effet, en République Centrafricaine, tout comme au Tchad, l'enseignement sur le raisonnement clinique semble être un enseignement du niveau 2. Phil dit à ce propos *« c'était au niveau 2, au niveau 3 je ne pense pas ».* Or le programme tchadien le prévoit au premier semestre de la formation (Ministère de la Santé Publique, 2014). Liliane ayant commencé sa formation en Centrafrique se rappelle ne pas avoir reçu cet enseignement en première année, mais aussi, qu'il était dispensé en deuxième année. Nous retrouvons la même discordance dans l'organisation de programme, car la période où l'enseignement doit être dispensé par rapport au stage ou l'immersion professionnelle n'apparaît nulle part dans ces programmes de formation. La remarque qui est fait est celle que l'apprenant dans ces conditions n'arrive pas à faire le lien entre cet enseignement et la prise en soin du patient, ainsi qu'avec son agir professionnel et par conséquent aura des difficultés à développer son jugement clinique. Particulièrement pour ceux qui ont reçu l'enseignement au niveau 3, cela est encore plus complexe, car l'aptitude à émettre ou poser un jugement clinique est un processus qui commence en début de formation, d'où le terme « développement » employé dans la littérature (Lasater, 2017).

La formation en Science Infirmière nécessite une formation par alternance, une alternance vraie, non juxtaposée (Nkoum, 2017a). Les deux pôles de formation se compénètrent et permettent ainsi à l'apprenant de faire le lien et de mettre en œuvre sur le terrain de stage les apprentissages reçus dans le pôle institutionnel. Pour que cela soit effectif, il est indispensable que l'apprenant soit accompagné non seulement par des encadreurs tant professionnels qu'académiques. Or la quasi-totalité des participants relèvent une absence d'encadrement en ce sens, que ce soit un encadrement des professionnels du terrain ou encore des encadreurs académiques (superviseurs). Paule a dit à cet effet « e*n fait...pendant nos stages, je n'ai vu nulle part, je n'ai vraiment vu nulle part un encadrement sur la démarche de soin...les mêmes superviseurs par rapport à la démarche de soins... quand les superviseurs venaient, on te demande de faire un soin peut être s'il y a un soin pratique devant eux, mais pour la démarche vraiment nous n'en avons pas fait. Même au niveau du personnel que nous avons trouvé sur le terrain.* Phil va dans le même sens que Paule en disant qu'il s'agissait de la routine en stage, les apprenants n'étaient pas suivis. Doriane ajoute une absence de supervision sur la démarche soin mais plutôt sur l'exécution des soins techniques (injections parentérales...). Ces propos relèvent un handicap dans la formation des futur-e-s professionnel- les, car ils n'ont pas eu la possibilité d'allier théorie à la pratique; le cours n'étant généralement pas vu en amont, c'est-à-dire avant d'aller en stage. Ils deviennent donc incapables de prendre en soin le patient en respectant la deuxième norme de qualité de la profession infirmière qui est celle de l'utilisation ou la mise en œuvre effective de la démarche de soins infirmiers pour la prise en soin des patients, mais aussi d'en mesurer la pertinence de son usage pour cette prise en soin. Par ailleurs, « ces lacunes » et difficultés s'observent aussi bien chez les professionnel-le-s du terrain que les superviseurs qui confondent le rôle de l'infirmier et la démarche de soin ou le raisonnement clinique. Or le rôle de l'infirmier autonome ou de collaboration se matérialise, prend corps, dans le raisonnement clinique infirmier ou le processus de soins infirmiers ou encore dans la démarche de soins, notamment à la quatrième étape : exécution ou mise en œuvre des interventions. Interventions qui sont soient autonomes, soient de collaborations.

Les encadreurs font en outre, une scission entre l'utilisation de la démarche de soin et l'exécution des soins. C'est pourquoi, ils demandent aux apprenants de « faire les soins » Ce qui ne devrait pas être le cas, car la phase d'exécution des soins ou mise en œuvre des interventions constitue la quatrième étape de la démarche de soin (Phaneuf, 2008). Celle-ci ne devrait être réalisée sans avoir au préalable collecté les données du patient, les avoir analysé et interprété (émission des jugements cliniques) et planifié des interventions (Phaneuf). Ce qui n'altère en rien le caractère dynamique et récursif des étapes du processus de soins infirmiers. Ceux des participants ayant reçu ce type de formation pratique auront assurément des difficultés pour développer de leurs jugements cliniques et vont reproduire l'agir professionnel de leur encadreur tant académique que professionnel. Cela est relevé dans les propos d'Alexandre qui évoque des difficultés de ses encadreurs du terrain pouvant être dû à leur qualification professionnelle «*...les référents, la plupart du temps eux-mêmes étaient dans la même situation que nous ... je peux donner un exemple, moi j'ai eu lors de mes stages trois majors qui sont brevetées et peut être n'ont jamais entendu parler de la démarche dont ne pouvaient pas nous aider...* ». Toujours dans le même sens, Michael dit que pendant les stages, il n'était guère encouragé par les infirmiers titulaires. Pour qui, le processus est mental, il ne dispose pas de temps pour réfléchir, l'élaborer. Le seul temps disponible doit être utilisé pour l'administration des médicaments. Or la littérature relève certes, certaines étapes mentales (analyse et interprétation) dans le processus de raisonnement clinique, mais dont on retrouve toujours les traces dans les dossiers du patient (Lasater, 2017 ; Phaneuf, 2008). Michael ajoute dans ses propos qu'il s'exerçait avec ses camarades pour une présentation pendant la supervision, seulement le responsable du service estimait qu'ils perdent du temps et qu'il devait donner la priorité à l'administration des soins, entendez administration des médicaments.

A l'analyse de ces verbatims, on pourrait se questionner sur la pertinence de la nécessité de l'immersion professionnelle dans la formation pour « ses professionnels du terrain ». Si « *dans le cadre de l'hôpital c'était un peu difficile parce que le major du service disait que ces choses-là perdent le temps* » on n'arrive pas à mettre en œuvre le raisonnement clinique pendant le stage ou l'immersion professionnelle à quel pôle de formation serait-il donc idéal pour le faire?

Nous faisons le constat que l'encadrement des apprenants en période d'immersion professionnelle par les professionnels du terrain ou les superviseurs de stage se déroulaient selon la conception ou le bon sens de chaque superviseur ou référent de stage. Cela s'explique sans doute par le fait que nous n'avons rencontré aucunes règles ou indications dans les programmes de formation des infirmiers qui pourraient guider ou orienter l'encadrement ou la formation des apprenants dans le pôle pratique. C'est ainsi que nous avons des encadreurs qui n'évoquent pas le raisonnement clinique pendant la supervision des apprenants, pendant que certains le font et travaillent avec les apprenants sur le terrain, d'autres encore, demandent aux apprenant-e-s de faire des démarches de soins et de les rapporter au campus sans pour autant y jeter un œil, Liliane :« *ils demandent à la fin de stage de déposer 03 ou 04 démarche qu'il va corriger... même s'il n'en corrigeait pas toujours...* ». Le type d'encadrement reçu par les apprenants pendant l'immersion professionnelle va motiver, encourager et même conditionner celui-ci à mettre en œuvre le raisonnement clinique et par conséquent à développer ou pas son jugement clinique pour la prise en soin des patients, en fonction de ce qu'il ou qu'elle a vu faire pendant les stages. Manuelle « *je voulais bien poser le jugement clinique, mais après je me demandais à quoi ça allait me servir puisque personne n'allait m'accompagner à la tâche, donc je me suis dit que ça ne sert à rien que je pose le jugement clinique... Donc en fait ça me décourageait....nos aînés qui sont déjà professionnel-le-s ne le font pas, je ne sais pas pourquoi!...* ».

Autant la majorité des participant-e-s ont eu des difficultés sur le terrain pour mettre en œuvre le raisonnement clinique et développer leur jugement, notons que pour pratiquement tous celles-ci ont commencé au pôle de formation institutionnel. En effet les contenus de formation analysés ne sont pas suffisamment clairs en ce qui qui concerne les articulations de l'enseignement. Le programme de formation des infirmiers diplômés d'État camerounais ne précise quasiment pas de descriptif de l'enseignement. Il y est simplement notifié que c'est un enseignement du niveau 2 (Décision n° 0700/DMINSANTE/SG/DRH du 21 juillet 2010, portant approbation de l'organisation des études et programmes de formation des Infirmiers (ières) Diplômés d'État). Cela justifie le fait que des participants (Paule, Phil...) ont dit avoir reçu ce cours en deuxième année. Or d'autres ayant portant eu le même cursus de formation ont reçu l'enseignement au niveau 3 (Doriane...). Seul le programme de Licence en Science Infirmière donne le descriptif de l'enseignement au niveau 1 et au niveau 2. Tous les participants (Liliane, Manuelle, Alexandre) ayant eu ce cursus de formation à la base sont unanimes là-dessus. Cette absence de précision et discordance quand il y a lieu, dans les contenus de formation expliquent davantage la problématique du développement du jugement par les apprenants.

Dans le programme de Licence en Science Infirmière à l'ESS-UCAC, c'est l'étape de collecte des données qui est principalement abordée en première année, comme le précise la plupart des participants. Les autres étapes, notamment celles de l'analyse et interprétation des données qui conduit à la formulation de jugement clinique sont vues en deuxième année. Ce choix académique se fonde sûrement sur les propos de Phaneuf (2008) qui conditionne la réussite du processus à 80% si l'étape de collecte est bien faite. L'enseignement est vu par les apprenants de manière segmentée. Paule « *c'était sectionné on a commencé par la collecte des données, selon les différentes étapes de la démarche des soins, donc on allait progressivement ». Ou encore* Liliane *« le cours était donné par étape par exemple la collecte des données. On s'arrête d'abord au niveau de la collecte des données on voit comment les apprenants intègrent ça maintenant on avance sur l'analyse et interprétation ainsi que sur le plan de soins et interventions ».* Ces participantes ont été formées dans le même établissement dans des cycles différents. En troisième année, il y est question pour les apprenants de faire des révisions, afin de favoriser le développement de leur jugement clinique avant de devenir professionnel. Ceux des participants qui ont reçu l'enseignement en deuxième année ou en troisième année peuvent avoir plus de difficultés à développer le jugement clinique puisque celui se développe et se bonifie avec l'expérience. Nous faisons l'observation tout de même que le fait d'être formé dans la même institution ne garantit pas toujours la même formation. Certains participants relèvent que certes, le cours a été segmenté, mais c'est en troisième année qu'ils ont vu l'utilisation de la collecte des données Alexandre « *au niveau 1 on nous a présenté la collecte des données. C'est au niveau 3 qu'on a commencé à parler de comment utiliser la collecte des données ».* Cela traduit une absence d'harmonisation dans les contenus de programme, le champ est laissé libre aux enseignants de faire selon leur bon sens et non dans celui de faciliter le développement du jugement clinique des apprenants. Si le contenu de l'enseignement n'est pas clairement précisé dans les descriptifs de cours il en est de même du ou des mode (s) d'évaluation utilisé(s) pour évaluer les capacités des apprenants à émettre le jugement clinique.

L'évaluation joue un rôle fondamental dans toute formation professionnelle. Elle contribue tout comme le contenu et la qualité du programme à assurer le processus de professionnalisation des apprenants. Compris dans ce sens, l'évaluation des apprenants en Science Infirmière, qui est une profession par essence tournée vers l'action, la pratique, doit être questionnement de sens et non contrôle de connaissances. En effet, l'infirmier met en œuvre tous les acquis et connaissances reçus dans les sciences connexes pour la prise en soin des patients dont il a la charge à travers le processus infirmier. Le processus de soins infirmiers ou raisonnement clinique est une approche de résolution de problème. Le processus permet à l'infirmier d'identifier les problèmes de santé du patient et de les résoudre (jugement clinique). Il est utilisé comme base théorique pour la pratique infirmière (Saranto et al., 2014 ; Wang et al., 2011). Si ce dernier n'est pas bien compris et intégré par l'apprenant cela peut devenir une barrière pour une prise en soin de qualité. Seulement, les participants, nous relèvent qu'il a été plus question d'une vérification des connaissances. Manuelle *« c'était des questions sur table, en fait ça dépendait en première année c'était des questions ouvertes à réponses courtes...».* Phil renchérit

« c'était des questions de cours ». Michael reste congruent avec les autres participants en disant que *« c'était un devoir sur table où on doit relever les informations essentielles, les questions de cours ».* La vérification des connaissances n'est pas un mode d'évaluation permettant d'analyser l'acquisition de compétences des apprenants, même si l'on ne pourrait parler de compétences sans connaissances. En effet une compétence peut se définir comme la faculté de mobiliser un ensemble de ressources cognitives (savoirs, capacité, informations) (Nkoum, 2020). La compétence sera donc un potentiel d'action, le savoir-agir (Nkoum). Peut-on donc évaluer les capacités d'un apprenant sur son potentiel d'action, son savoir-agir en lui posant des questions de cours? Nous pensons que cela ne peut être possible. C'est peut-être en ayant cette vision que certains enseignants ont opté pour des études de cas comme mode d'évaluation. C'est ce que relève Alexandre en parlant d'*« étude de cas ».* L'étude de cas est une méthode d'enseignement qui s'inscrit plus que les questions de cours dans la forme d'évaluation questionnement de sens.

Au regard de ce qui précède, c'est sans surprise que les participants relèvent des difficultés pendant leur formation initiale qui ont limité leur capacité à développer leur jugement clinique. Ces difficultés sont de plusieurs ordres.

Les participants notent en premier lieu, que ce soit au Cameroun, au Tchad ou en République Centrafricaine un volume horaire insuffisant pour l'enseignement. En effet en comparaison avec ce qui est prévu dans les différents programmes de formation, les volumes horaires réellement dispensés sont généralement inférieurs par rapport à ceux prévus. Cela cloisonne les enseignants à des cours magistraux qui permettent juste de donner l'information (connaissances) en un temps limité à un plus grand nombre d'apprenants. Contrairement à des méthodes d'enseignements inspirées sur les théories du traitement de l'information, basée sur les théories de Piaget, Bruner, d'Atkinson et Shiffrin d'Ansubel qui visent à développer les capacités de traitement de l'information par l'individu, ici l'apprenant. Ces modèles permettent de mettre en lumière l'acquisition, la maîtrise et le traitement de l'information des apprenants. Ils sont axés sur le fonctionnement cognitif de celui-ci (Joyce et al., 2015 ; Nkoum, 2017a). Certes consommatrices de plus de ressources temporelles, humaines et matérielles, elles favorisent mieux que l'enseignement magistral le développement de compétences.

Une inadéquation entre la formation reçue au pôle institutionnel et le milieu professionnel, une absence tangible de trace du raisonnement clinique infirmier dans le milieu professionnel ainsi que des frustrations, moqueries et railleries subies par les apprenants pendant les immersions professionnelles du fait de vouloir utiliser le raisonnement clinique sont en deuxième lieu les difficultés relevées par les participants. Le fait d'une absence de congruence entre les enseignements reçus dans le pôle institutionnel et le milieu professionnel, aggravé par le fait que les apprenants ne voient pas de manière tangible la matérialisation ou l'utilisation du raisonnement clinique dans la prise en soin des patients par les professionnels sont des facteurs de démotivation et de remise en question sur la nécessité de l'utilisation de cette norme de qualité dans les pratiques soignantes. Ceci d'autant plus que ces apprenants subissent souvent des moqueries et frustrations par le personnel soignant sensé les accompagner pour développer leur jugement clinique. Doriane « *...la difficulté principale était celle du terrain, pour les difficultés que j'ai eu à rencontrer, il y a le fait que d'abord tu es la seule dans un service à faire ça et du coup les gens sont ligués contre toi. Aussi les patient-e-s se renferment lorsque la major va venir te trouver là entrain de causer avec le patient, elle va te demander ce que tu fais là, elle va te crier dessus. Il y a aussi le personnel infirmier qui va te dire pourquoi tu fais ça et du coup tu perds la motivation, tu n'es plus trop motivé* ». Si les professionnels se passent de cet outil et se moquent des apprenants qui veulent l'utiliser, est-ce donc si nécessaire de l'utiliser ? Ne serait-il pas mieux de se conformer et d'éviter ainsi les railleries? Voilà des questions auxquelles les apprenants peuvent être confrontés et les encourager à revoir leurs attitudes par rapport à leur environnement professionnel.

Les apprenants par soucis de conformisme et d'uniformisation auront donc tendance pour la plupart à abandonner l'utilisation du raisonnement clinique, car ils subissent l'influence sociale de leur entourage. Mvessomba (2010) dit à cet effet que l'influence procède d'abord par la simple présence d'autrui que nous imitons le plus souvent à notre insu. Cette imitation peut s'effectuer de manière subtile à travers la suggestibilité. L'effet de la pression subtile peut entrainer chez l'individu une contamination émotionnelle ou une comparaison sociale pour qu'il se sente plus à l'aise au sein du groupe (Moudio et al., 2013). Cette pression sociale subtile ou non peut entrainer un découragement chez les apprenants à utiliser le raisonnement clinique et par conséquent une régression dans leur capacité à développer leur jugement clinique.

Les participants ont relevé en troisième lieu une absence de congruence entre les enseignants. En effet, ils rapportent que chaque enseignant-e semble avoir sa conception et son approche sur le raisonnement clinique, ceux-ci quand il s'agit des enseignants qui sont du même corps de métier, donc infirmier. Liliane dit : *« je remarque... c'est la diversité des enseignants qui donnent le cours de démarche parce que j'ai l'impression que chacun a les raisonnements qui ne se rejoignent pas, chacun reste sur sa façon de penser, … de fois je suis perdue au milieu et je n'arrive plus à faire le lien entre ce l'un et l'autre ont dit! ».* L'absence d'harmonie remarquée par les participants peut trouver une explication à travers le fait qu'il s'agit d'enseignants différents donc de personnes différentes qui peuvent avoir un raisonnement différent, une façon d'analyser différente, pas opposer, mais différente. Or notons que le jugement clinique serait en soins infirmiers, poser un diagnostic infirmier et déterminer des interventions infirmières afin de résoudre des problèmes (Depuis & Lefebvre, 1993). Pour y parvenir, l'infirmier utilise un processus de résolution de problèmes qu'on appelle la démarche de soins infirmiers ou encore le raisonnement clinique infirmier.

Certes, la littérature en Science Infirmière jusqu'ici ne parvient pas à avoir une définition consensuelle du raisonnement clinique, mais elle s'accorde sur le fait que l'infirmier qui pourrait être aussi enseignant, pour raisonner, doit faire usage de la cognition, de l'utilisation de stratégies cognitives (heuristiques, métacognition, inférences), d'une démarche systématique d'analyse et d'interprétation des données, de la génération d'hypothèses, ainsi que de la génération d'alternatives (Côté & St-Cyr Tribble, 2012). Or tous les individus, les infirmiers donc les enseignants ne raisonnent pas de la même façon, mais devront arriver à poser des jugements cliniques. Cependant, ces différentes façons de raisonner au lieu de perdre les apprenants devraient en principe les conduire à développer leur jugement clinique par l'usage des différentes approches proposées pendant les enseignements du processus de raisonnement clinique. Cela ne peut être possible que si les apprenants étaient accompagnés par les enseignants et les professionnels du terrain pendant leur immersion professionnelle et pendant leur formation sur le campus de formation. Or cela n'est pas toujours le cas. Alexandre *« Je pense que la difficulté se trouve à deux niveaux, les enseignements reçus à l'école qui comportait déjà des lacunes et ensuite sur le terrain le raisonnement clinique n'est pas toujours une réalité… »*. Phil renchérit en évoquant une absence d'accompagnement des apprenant-e-s dans les deux pôles de formation et de la qualité de l'enseignement dispensé : *« c'est d'abord le non suivi des apprenants par l'école et par le personnel et enfin le fait que le cours soit survolé et qu'on ne suit pas et même l'hôpital ne met pas à disposition des fiches pour gérer les malades dans les services et noter les activités ».* Cette absence d'accompagnement des apprenants dès l'orée de la formation, vient en plus du reste limiter leur capacité à développer leur jugement clinique. Surtout encore quand l'on attend l'accompagnement d'enseignant qui n'est pas du corps de métier auquel on aspire. En effet, certains participants ont relevé le fait d'avoir reçu l'enseignement sur le raisonnement clinique par des médecins ou encore par un journaliste. Liliane parle de la présence d'infirmier et de médecin. *« …les deux enseignants avaient un master en Science Infirmière et un autre docteur ».* Doriane évoque une formation reçue par un autre corps de métier *« c'était le directeur de l'école, il a fait dans le journalisme ».*

III-4/ Méthodes d'enseignement utilisées pendant les formations initiales des infirmiers dans certaines régions d'Afrique Centrale et proposées par les participant-e-s à l'étude

Dans cette articulation, il est question de faire ressortir les différentes méthodes d'enseignement usuelles dans la formation initiale des apprenants en Science infirmière au regard de l'analyse des verbatims des participants à l'étude. Rappelons que dans le cadre de cette recherche, une stratégie ou encore une méthode d'enseignement serait ici, le ou les procédés mis en œuvre par un enseignant pour dispenser l'enseignement permettant à l'apprenant de développer son jugement clinique. Nous avons eu des entretiens avec 8 participants, de trois pays de la sous-région Afrique Centrale et qui ont reçu leur formation initiale d'infirmier dans ces trois Pays : Centrafrique, Tchad et Cameroun.

Des entretiens, il ressort cinq méthodes d'enseignement qui sont les plus utilisées dans l'enseignement pour le développement du jugement clinique des apprenants en Science infirmière dans cette sous-région. Il s'agit des cours magistraux, travaux dirigés, étude de cas, travaux de groupe, des stages. Ces différentes méthodes d'enseignement usuelles dans notre contexte sont quelque peu en adéquation avec ce qui s'effectue dans d'autre région mondiale. Notons toutefois que les stratégies d'enseignement qui y semblent plus utilisées mettent l'apprenants au centre de son processus de développement. La littérature relève des stratégies d'enseignement comme l'utilisation de carte conceptuelle, ou encore la pratique réflexive, des jeux de rôle, l'apprentissage par les pairs, le E-learning etc. (Bartlett et al., 2008 ; Gerdemann et al., 2013 ; Glynn, 2012). Or l'analyse des verbatims, relève que malgré le fait qu'on retrouve aussi quelques stratégies qui favorisent aussi le développement des compétences en plaçant l'apprenants au centre de ce processus comme les travaux de groupes, l'étude de cas ou le stage, c'est le cours magistral qui reste la méthode d'enseignement le plus prisée par les enseignants et la plus répandue dans la formation initiale des infirmiers dans la sous-région Afrique Centrale. Il faut relever par ailleurs qu'après avoir reçu leur formation sur le jugement clinique, par l'usage de l'enseignement magistral ; les participants estiment que cette méthode n'a pas facilité le développement de leur jugement clinque. Ils recommandent tous l'utilisation de la simulation clinique comme méthode d'enseignement pour l'enseignement au jugement clinique, car pensent-ils qu'elle est la meilleure méthode d'enseignement pour permettre ou favoriser le développement du jugement clinique des apprenants en science infirmière.

Conclusion partielle

Cette étude avait pour intention fondamentale d'identifier les stratégies et méthodes d'enseignement utilisées pour la formation des infirmiers dans notre contexte, en particulier en ce qui concerne le jugement clinique. Pour ce faire, un devis qualitatif a été effectué à travers la méthode exploratoire de recherche. La collecte des données a été effectué au moyen d'entretien individuel auprès de 8 participants infirmiers tous en formation à l'ESS-UCAC dans les cycles de de Licence et Master Science Infirmière. Une analyse de contenu des données a relevé une diversité de formation, car les participants à l'étude venaient de divers horizons. Cet état de chose a permis d'avoir une meilleure appréhension et compréhension du phénomène, en ce sens qu'il ne s'agit pas seulement d'une réalité institutionnelle (ESS-UCAC), mais nationale et voire internationale, car nous avons eu des informateurs qui venaient de trois pays de la sous-région Afrique Centrale.

En dehors de l'analyse des caractéristiques de la population d'étude, nous nous sommes intéressée aux connaissances des participants sur le Jugement clinique. Il ressort des entretiens que c'est un concept connu des participants, mais non maîtrisé pour la majorité, car ils n'en connaissent pratiquement pas l'antécédent et encore moins les liens avec le concept connexe qui est le raisonnement clinique. Ce fait a justifié des entretiens sur l'effectivité de l'enseignement sur le raisonnement clinique infirmier et par voie de conséquence sur le jugement clinique. L'issue des analyses montre que si tous ont reçu l'enseignement sur le raisonnement clinique et jugement clinique, l'enseignement n'a pas capacité ces apprenants à le comprendre. La majorité n'a pu faire le lien avec la pratique soignante, ni saisir la pertinence de son utilisation pour la prise en soin des bénéficiaires de soin ou encore pour la profession infirmière durant leur formation initiale. Presque tous attribuent cet état de chose à l'organisation de l'enseignement, à un manque de suivi des apprenants au niveau institutionnel et pendant les stages, à une inadéquation des apprentissages entre le pôle de formation institutionnel et le terrain de stage, à la prégnance d'une formation basée sur l'enseignement magistral et des évaluations contrôle de connaissances et non questionnement de ce sens. Ils relèvent l'utilisation des méthodes d'enseignement dites traditionnelles dans leur formation sur le jugement clinique, notamment les cours magistraux, les études de cas, les travaux dirigés, travaux de groupes et stages. Tous préconisent une révision des méthodes d'enseignement utilisées pour cet enseignement et proposent la simulation clinique comme méthode d'enseignement à mettre en place pour favoriser l'acquisition ou le développement de cette compétence chez les apprenants en Science Infirmière. Le chapitre prochain, correspondant à la deuxième phase de l'étude, permet de vérifier dans quelle mesure les recommandations des participants peuvent s'avérer exacte, car il permettra de corréler les méthodes d'enseignement identifiées à cette première phase de l'étude et le développement du jugement clinique des apprenants en science infirmière.

Chapitre 5 : Développement du jugement clinique chez des apprenants en Science Infirmière à l'UCAC

Introduction

Lorsque l'on demande aux infirmiers de décrire leur activité, ils énumèrent la plupart du temps une liste d'actes de collaboration et souvent autonomes. Lorsque l'on demande aux mêmes infirmiers d'expliquer pourquoi ils réalisent ces soins de cette manière-là, peu d'entre eux arrivent à dire que c'est la mise en œuvre du raisonnement clinique qui les a amenés à poser un jugement clinique et qui les conduit à ce choix. L'infirmier dans son activité quotidienne est constamment confronté aux signes et symptômes que présente le patient. Le raisonnement clinique commence par le réflexe qui consiste à se questionner sur les causes des signes et symptômes observés chez le patient afin de poser un jugement clinique qui conduit les infirmiers à la mise en œuvre d'un plan thérapeutique infirmier.

Cette manière de penser devrait être ancrée dans les habitudes quotidiennes des infirmiers. Or pour que cela soit effectif, ce processus réflexif devrait commencer son développement chez les apprenants dès le début de la formation initiale et s'acquérir tout au long de celle-ci. Cet état de choses rendrait les infirmiers capables de documenter, expliquer et même d'analyser leurs activités quotidiennes. Toutefois, le constat fait depuis plusieurs années dans notre contexte (Moudio et al., 2013; étude exploratoire Octobre 2018-2019) est que les infirmiers semblent faire le choix dans le processus de soins infirmiers de ne documenter que l'étape de planification et en particulier la planification des interventions de collaboration. Cette situation s'expliquerait-elle par le fait que l'infirmier n'arrive pas à mettre en œuvre le raisonnement clinique ? Donc à émettre ou développer son jugement clinique ? Jugement clinique qui lui permettrait pourtant d'analyser, de faire le choix, de justifier et de décider des interventions à mener auprès du bénéficiaire de soin. A ce stade de la recherche nous nous sommes posée la question du pourquoi. Pourquoi ce choix des soignants de ne documenter que l'étape de planification? Pourquoi cette planification ne concerne que les activités de collaboration? Pour tenter de comprendre ce phénomène, nous avons réalisé une enquête. Celle-ci a été réalisée en mai 2018 auprès des apprenants en science infirmière, des enseignants et des professionnels du terrain. L'analyse des résultats a permis la mise en évidence des difficultés pendant la formation initiale des apprenants en science infirmière. Les stratégies d'enseignement mises en œuvre par les formateurs pour l'acquisition et le développement de cette compétence par l'apprenant d'hier et le soignant d'aujourd'hui ont principalement été incriminées. Ce qui nous a conduit à nous questionner sur le lien qui existerait entre les stratégies d'enseignement et le développement du jugement clinique des apprenants en science infirmière. En effet, grâce à l'utilisation de stratégies d'enseignement par les formateurs, les apprenants doivent pouvoir développer leur jugement clinique. Il est dont question dans cette étude de découvrir à quel point les stratégies d'enseignement peuvent être liées au développement du jugement clinique chez les infirmiers. Cela s'est fait à travers l'atteinte de l'objectif de cette deuxième phase de la recherche qui était d'établir le lien entre les stratégies de formation du jugement clinique et le développement du jugement clinique chez les infirmiers. Pour l'atteindre, un devis de recherche quantitatif avec la méthode corrélationnelle a été envisagé. La collecte les données s'est effectuée auprès de 99 participants de la même population d'étude que celle de la phase 1 grâce à un questionnaire.

Cette étude comme la précédente comprend trois principales articulations. La première concerne les procédures méthodologiques qui ont permis la mise en évidence des variables de l'étude, la construction du plan de recherche, les hypothèses, les participants, ainsi que les stratégies de traitement et de collecte des données. La deuxième articulation de cette étude présente les principaux résultats qui tournent autour de deux axes. Le premier concerne l'analyse et l'interprétation des résultats en rapport avec les facteurs secondaires, pendant que le second concerne l'analyse et l'interprétation des résultats en rapport avec les facteurs principaux. La troisième et dernière articulation de cette deuxième étude est consacrée à la discussion de ces résultats.

I/ Méthodologie

I-1/Type et Méthode de recherche

La deuxième phase de cette étude est quantitative de type descriptif et corrélationnel. Descriptive et corrélationnelle, car elle vise à étudier les relations entre les variables en vue de les décrire. Dans ce type d'étude, le chercheur se trouve souvent en présence de plusieurs variables dont il ignore lesquelles peuvent être associées les unes aux autres (Fortin & Gagnon, 2016). Cette recherche a permis d'établir des corrélations entre plusieurs variables. De manière précise, il a été question d'établir le lien entre les stratégies de formation et le développement du jugement clinique chez les infirmiers. Pour atteindre cet objectif, nous allons tour à tour aborder les variables, le plan de recherche, les hypothèses, la collecte des données et les participant, ainsi que les stratégies de traitement des données.

I-2/Variables de l'étude

Cette étude porte sur deux types de variables : une variable indépendante et une variable dépendante.

La Variable indépendante

Cette étude est constituée d'une variable indépendante issue des entretiens de l'étude 1. Cette variable indépendante est nommée stratégie d'enseignement et codifiée (A). Elle comporte 6 modalités : Cours Magistraux (A1), Travaux Dirigés (A2), Étude de cas (A3), Groupes de recherche (A4), Observations du terrain (A5), Simulation clinique (A6).

La Variable dépendante

La variable dépendante de cette étude est le développement du jugement clinique par les infirmiers. Il s'agit de l'aptitude à poser un jugement clinique par les infirmiers. Elle est codifiée (DJC). Elle a pour indicateurs : remarquer (R), interpréter (I), réagir (RE) et Réfléchir (RF). Cette opérationnalisation découle de la théorie du jugement clinique de Lasater (2017). La présentation des variables de notre étude, leurs modalités et indicateurs oriente la construction d'un plan de recherche, lequel constitue l'essentiel de la section suivante.

I-3/ Plan de recherche

Dans notre plan de recherche, nous avons effectué toutes les combinaisons possibles entre les variables de notre recherche. Dans la pratique, nous croisons chaque modalité de la variable indépendante avec les indicateurs de la variable dépendante.

I-4/ Hypothèses de recherche

A partir du plan de recherche, nous avons formulé une hypothèse générale pour cette deuxième phase de la recherche. Cette hypothèse est issue des observations sur le terrain car sa variable indépendante comme relevée plus haut découle des résultats de la première phase de la recherche. Elle est formulée ainsi qu'il suit : **les stratégies d'enseignement sont liées au développement du jugement clinique des infirmiers**. Autrement dit, plus une stratégie d'enseignement est utilisée, plus les infirmiers développeront leur jugement clinique.

Hypothèses opérationnelles

L'opérationnalisation de l'hypothèse générale permet son éclatement en six hypothèses opérationnelles.

HO1 : les cours magistraux sont liés au développement du jugement clinique des infirmiers. De manière pratique, plus l'infirmier est formé par les cours magistraux, plus il sera capable de remarquer (c'est-à-dire faire des observations ciblées, cerner les écarts par rapport aux tendances prévues, rechercher de l'information); d'interpréter (c'est-à-dire prioriser les données, comprendre les données); de réagir (c'est-à-dire faire une démarche calme et assurée, communiquer clairement, mener une intervention bien planifiée/de la flexibilité, se montrer habile dans la mise en application des compétences) et de réfléchir (c'est-à-dire Évaluer/s'analyser, s'engager à l'égard de l'amélioration). .

HO2 : les travaux dirigés sont liés au développement du jugement clinique des infirmiers. De manière pratique, plus l'infirmier est formé par les travaux dirigés, plus il sera capable de remarquer (c'est-à-dire faire des observations ciblées, cerner les écarts par rapport aux tendances prévues, rechercher de l'information); d'interpréter (c'est-à-dire prioriser les données, comprendre les données); de réagir (c'est-à-dire faire une démarche calme et assurée, communiquer clairement, mener une intervention bien planifiée/ de la flexibilité, se montrer habile dans la mise en application des compétences) et de réfléchir (c'est-à-dire Évaluer/s'analyser, s'engager à l'égard de l'amélioration).

HO3 : l'étude de cas est liée au développement du jugement clinique des infirmiers. De manière pratique, plus l'infirmier est formé par l'étude cas plus il sera capable de remarquer (c'est-à-dire faire des observations ciblées, cerner les écarts par rapport aux tendances prévues, rechercher de l'information); d'interpréter (c'est-à- dire prioriser les données, comprendre les données); de réagir (c'est-à-dire faire une démarche calme et assurée, communiquer clairement, mener une intervention bien planifiée/ de la flexibilité, se montrer habile dans la mise en application des compétences) et de réfléchir (c'est-à-dire Évaluer/s'analyser, s'engager à l'égard de l'amélioration).

HO4 : les groupes de recherche sont liés au développement du jugement clinique des infirmiers. De manière pratique, plus l'infirmier est formé par les groupes de recherche plus il sera capable de remarquer (c'est-à-dire faire des observations ciblées, cerner les écarts par rapport aux tendances prévues, rechercher de l'information); d'interpréter (c'est-à- dire prioriser les données, comprendre les données); de réagir (c'est-à-dire faire une démarche calme et assurée, communiquer clairement, mener une intervention bien planifiée/ de la flexibilité, se montrer habile dans la mise en application des compétences) et de réfléchir (c'est-à-dire Évaluer/s'analyser, s'engager à l'égard de l'amélioration).

HO5 : les observations du terrain sont liées au développement du jugement clinique des infirmiers. De manière pratique, plus l'infirmier est formé par les observations du terrain plus il sera capable de remarquer (c'est-à-dire faire des observations ciblées, cerner les écarts par rapport aux tendances prévues, rechercher de l'information); d'interpréter (c'est-à-dire prioriser les données, comprendre les données); de réagir (c'est-à-dire faire une démarche calme et assurée, communiquer clairement, mener une intervention bien planifiée/ de la flexibilité, se montrer habile dans la mise en application des compétences) et de réfléchir (c'est-à-dire Évaluer/s'analyser, s'engager à l'égard de l'amélioration).

HO6 : la simulation clinique est liée au développement du jugement clinique des infirmiers. De manière pratique, plus l'infirmier est formé par la simulation clinique, plus il sera capable de remarquer(c'est-à-dire faire des observations ciblées, cerner les écarts par rapport aux tendances prévues, rechercher de l'information); d'interpréter (c'est-à-dire prioriser les données, comprendre les données); de réagir (c'est-à-dire faire une démarche calme et assurée, communiquer clairement, mener une intervention bien planifiée/ de la flexibilité, se montrer habile dans la mise en application des compétences) et de réfléchir (c'est-à-dire Évaluer/s'analyser, s'engager à l'égard de l'amélioration).

Outil de collecte des données

En matière d'investigation, la science infirmière a plusieurs outils en fonction de la méthode de recherche choisie. C'est ainsi que nous avons les outils tels que le questionnaire, l'entretien, l'observation (directe participante et non participante), l'analyse de contenu, le focus group discussion, etc. Pour la collecte des données de cette étude, notre choix s'est porté sur un questionnaire adressé au personnel infirmier. Le choix de cet instrument a été orienté par plusieurs raisons : il est facile à administrer, il se prête bien aux tests statistiques, il est peu onéreux et avantageux pour notre échantillon, il permet de garantir également l'anonymat (Delhomme & Meyer, 2002). Le questionnaire de cette étude comporte trois parties. La première présente les items sur la variable indépendante (stratégies d'enseignement), la deuxième sur la variable dépendante (développement du jugement clinique) et la troisième sur les caractéristiques socioprofessionnelles.

La formulation des items relatifs aux stratégies d'enseignement a été faite en prenant en compte la combinaison des différentes modalités de la variable indépendante avec l'échelle d'évaluation de l'enseignement par les apprenants (Université du Québec Outaouais, 2003). Cette combinaison se justifie par le fait que l'objectif poursuivi par ces différentes stratégies d'enseignement est de permettre à l'apprenant d'acquérir des compétences spécifiques à la profession infirmière à la fin de sa formation initiale. La présente section comprend vingt-sept items, pour chacune des méthodes d'enseignement où l'évaluation de l'enseignement concerne la prestation de l'enseignement (« *pendant le cours magistral, le plan du cours est clair et précis* » *ou encore* « *pendant les travaux dirigés, le professeur ou la professeure a clairement expliqué les objectifs du cours* »); le contexte de l'enseignement (« *pendant les études de cas l'environnement physique permet le bon déroulement du cours* »); la pertinence du cours (« *la simulation clinique est un élément important de mon programme d'études* »). Les participants étaient invités à répondre aux questions sur une échelle de Likert allant de 1(pas du tout d'accord) à 4 (tout à fait d'accord).

La section 2 du questionnaire présente les items permettant de mesurer le développement du jugement clinique. Leur formulation s'est appuyée sur les indices des différents indicateurs du développement du jugement clinique. Ces indices se rattachaient aux quatre éléments du jugement clinique (Lasater, 2017), à savoir : remarquer, interpréter, réagir et réfléchir. Nous avons retenu 11 items dont 3 pour remarquer (exemple : « *Je peux faire des observations ciblées* »); 3 pour interpréter (« *Je priorise les données* »); 3 pour réagir (« *Je peux faire une démarche calme et assurer* »); 2 pour réfléchir (« *Je peux m'engager à l'égard de l'amélioration* »). Les participants étaient invités à répondre aux questions sur une échelle de Likert allant de 1 (pas du tout d'accord) à 4 (tout à fait d'accord).

La troisième articulation relative aux caractéristiques socioprofessionnelles permet d'avoir les informations sur l'âge, le sexe, le nombre d'années d'exercice, le niveau d'étude des participants. Notons cependant que ce questionnaire ne s'est pas arrêté à sa première rédaction, nous sommes passée par un pré-test.

Pré-test et validation du questionnaire

Pour vérifier la fidélité et la validité du questionnaire, nous avons effectué un pré-test. Il était question de faire un essai pour déterminer si l'instrument permettrait d'obtenir l'information souhaitée (Loiselle et al., 2007). Nous avons choisi de l'effectuer auprès des apprenants de troisième année Licence spéciale Science Infirmière en ligne. Nous avons retenu 8 participants. Cette étape de notre travail nous a permis de vérifier si notre questionnaire sera compréhensible pour l'ensemble des participants de l'étude.

L'Alpha de Cronbach a été utilisé pour tester la cohérence interne entre les items. Cette analyse de la cohérence interne est une condition nécessaire de l'homogénéité de l'échelle. Dans le cadre de cette étude, deux échelles ont été utilisées. Les résultats obtenus après le calcul de l'Alpha de Cronbach, pour chacune des deux échelles sont présentés dans les tableaux 14 et 15.

Tableau 14

Résultats du calcul de l'alpha de Cronbach des dimensions de l'échelle des stratégies d'enseignement du jugement clinique.

	Alpha de Cronbach	**Alpha de Cronbach basé sur des éléments normalisés**	**Nombre d'éléments**
Cours magistraux	0 ,712	0,716	27
Travaux dirigés	0,727	0,733	27
Études de cas	0, 718	0, 718	27
Groupes de recherche	0,708	0,710	27
Observations sur le terrain	0,728	0,732	27
Simulation clinique	0, 720	0,728	27

Le tableau 15 présente l'Alpha de Cronbach des sous-échelles de l'échelle des stratégies d'enseignement du jugement clinique. Il ressort que l'alpha de la sous-échelle cours magistraux est égal à 0,712 ; celui de la sous-échelle travaux dirigés est égal à 0,727 ; celui de la sous-échelle études de cas est égal à 0,718 ; celui des groupes de recherche est égal à 0,708, celui des observations sur le terrain est égal à 0,728 et celui de la simulation clinique est égal à 0,720. Ces différentes valeurs de l'alpha pour chacune des sous-échelles sont supérieures à la valeur normale de α= 0,7. Par rapport à ces résultats, nous pouvons estimer que cette échelle a une cohérence interne satisfaisante.

Tableau 15

Résultats du calcul de l'alpha de Cronbach des dimensions de l'échelle du développement du jugement clinique

	Alpha de Cronbach	**Alpha de Cronbach basé sur des éléments normalisés**	**Nombre d'éléments**
Remarquer	0,739	0,741	3
Interpréter	0,724	0, 730	3
Réagir	0,731	0,734	3
Réfléchir	0,702	0,706	2

Le tableau 15 montre l'Alpha de Cronbach des sous-échelles de l'échelle du développement du jugement clinique. Il ressort que l'alpha de Cronbach de la sous-échelle *remarquer* est égal à 0,739, celui de la sous-échelle *interpréter* est égal à 0,724, celui de la sous-échelle *réagir* est égal à 0,731 et celui de la sous-échelle réfléchir est *égal* à 0,702. Ces différentes valeurs de l'alpha pour chacune des sous-échelles sont supérieures à la valeur normale de α= 0,7. Par rapport à ce résultat, nous pouvons estimer que cette échelle a une cohérence interne satisfaisante.

Participants à l'étude

Les participants à cette étude sont les apprenants inscrits au cycle de troisième année Licence spéciale et en Master en Science Infirmière en présentielle de l'École des Sciences de la Santé de l'UCAC. Ces apprenants sont tous des infirmiers. Cela suppose qu'ils ont tous eu le cours sur le raisonnement clinique /jugement clinique au cycle de base. Ils ont par ailleurs une certaine expérience professionnelle et sont donc capables de faire un choix sur la stratégie de formation qui favoriserait le développement du jugement clinique chez les infirmiers. La taille de cette population est de 113 apprenants (service de la scolarité, 2021). Étant donné que ces participants sont issus de la même population que ceux de l'étude 1, les mêmes règles d'éthique seront respectées, nous nous attarderons donc uniquement sur l'échantillonnage de la population.

Technique d'Echantillonnage et Taille de l'échantillon

En science sociale, tout comme en science infirmière, l'on dispose de deux stratégies pour construire l'échantillon de son étude : soit le chercheur réalise une enquête exhaustive et il collecte les données auprès de tous les individus de la population d'étude, soit, il se contente d'en examiner les morceaux, sous-ensembles ou fractions appelés échantillons (Martin, 2017). Dans le cadre de cette phase de la recherche, nous avons eu recours à la technique d'échantillonage non probabiliste de convenance et nous avons utilisé la table de Dépelteau (Nkoum, 2005) pour estimer la taille de notre échantillon. Selon ce tableau, avec une population de 113 participants, la taille de l'échantillon correspond à 99 participants. Cette technique d'échantillonage de convenance a été par ailleurs retenue parce qu'elle nous permet de travailler avec des apprenants LSI3 spéciale et Master 1 Science Infirmière en présentielle. Nous avons choisi cette technique car il a été possible de choisir les participants présents pendant la période de collecte et qui ont accepté de remplir le questionnaire.

Déroulement de l'enquête

La présente étude s'est effectuée en août 2021. Nous avons profité du début d'un enseignement pour entrer en contact avec les apprenants. Avec l'aide du coordinateur de la filière, nous avons rencontré dans la salle de classe tous les apprenants désirant faire partie de notre étude. Nous leur avons expliqué l'objectif de l'étude qui était d'établir le lien entre les stratégies d'enseignement et le développement du jugement clinique des apprenants en science infirmière, l'intérêt de cette recherche, mais aussi, les règles d'éthique adoptées ; puis nous leur avons proposé le formulaire de consentement éclairé, précédé de la notice d'information.

Celui-ci a été rempli et signé en deux exemplaires par le participant et contresigné par nous-mêmes. Le participant a gardé un exemplaire et nous avons conservé l'autre. Les apprenants ayant accepté de participer à l'étude ont été invités à remplir le questionnaire au même moment pour éviter que ceux l'ayant déjà rempli ne puissent discuter du contenu avec ceux qui ne l'auront pas encore fait. Après remplissage du questionnaire, nous avons pris congé des participants ainsi que de leur enseignant. Dans cette démarche d'enquête, nous avons choisi de ne pas perturber l'organisation et le fonctionnement de la filière, mais de nous y adapter.

Stratégie de traitement et d'analyse des données collectées

Après la collecte des données, nous avons utilisé le logiciel SPSS (Statistical package for social sciences version 21.0) pour le traitement statistique des données. Parmi la diversité d'outils d'analyse inférentielle (Chi carré, le « Z » test, le « T » de student, l'analyse de corrélation, la régression, l'ANOVA, etc.) qui existent, nous avons opté pour l'analyse de corrélation et de régression en ce sens que ces outils sont appropriés au type d'étude et à la nature des données collectées.

L'analyse corrélationnelle de Pearson nous a permis d'établir les liens linéaires entre la variable indépendante et la variable dépendante. Le coefficient de corrélation noté *r* et sa valeur devra osciller entre -1 et +1. S'il est positif, cela signifie que lorsque les infirmiers obtiendront des scores élevés sur la VI, ils obtiendront également des scores élevés sur la VD ou alors s'ils obtiennent un score faible sur la VI, cela signifie qu'ils obtiendront également un score faible sur la VD. S'il est négatif, cela signifie que lorsque les infirmiers obtiendront un score élevé sur la VI, ils auront des scores faibles sur la VD. Si le coefficient de corrélation est égal à zéro cela signifie que les deux variables sont indépendantes (Fortin & Gagnon, 2016).

L'analyse de régression faite dans le cadre de ce travail est une analyse de régression linéaire. En effet, l'analyse de régression linéaire sert à prévoir la valeur d'une variable en fonction de la valeur d'une autre. (Source). La variable dont on souhaite prévoir la valeur est la variable dépendante, le pendant de la variable qu'on utilise pour prévoir la valeur de variable dépendante est la variable indépendante. Cette analyse de régression linéaire a donc permis d'estimer le poids de la VI sur la VD. Dans le cadre de notre travail, le développement du jugement clinique et variable dépendante est fonction des modalités de la variable indépendante : les cours magistraux, les travaux dirigés, les études de cas, les groupes de recherche, les observations du terrain et la simulation clinique. L'analyse de la régression nous a permis d'évaluer le poids de chacune de ces modalités sur le développement du jugement clinique et ainsi, de déterminer celle qui permet une meilleure prédiction (Fortin & Gagnon, 2016). Le poids de chaque modalité a été exprimé sous la forme d'un coefficient de beta qui se nomme coefficient de régression partielle.

Ainsi, plus la valeur absolue de ce coefficient est élevée, plus le poids de la modalité de la variable indépendante est fort. Dans le cadre de cette étude, nous avons calculé le coefficient de régression partielle de chacune des modalités de la VI. La valeur du coefficient de régression partiel de la modalité de la VI qui est la plus élevée correspond à la modalité de la VI, la plus prédictive du développement du jugement clinique. Les procédures méthodologiques retenues, puis justifiées et présentées nous ont permis de collecter les données et de les analyser. Les principaux résultats de l'étude sont présentés dans la section suivante.

II/ Résultats de la phase 2

Cette articulation de ce chapitre cinquième est consacrée à l'analyse des données et la présentation des résultats en rapport avec la deuxième phase de l'étude. L'objectif de cette étude était d'établir le lien entre les stratégies de formation et le développement du jugement clinique chez les infirmiers. Pour ce faire, nous avons collecté les données auprès de la même population d'étude que celle de la phase 1. C'est cette population d'étude qui a permis à la première étude d'identifier des stratégies d'enseignement que nous avons corrélées au développement du jugement clinique dans cette deuxième phase.

Nous sommes partis de l'hypothèse selon laquelle des stratégies d'enseignement sont liées au développement du jugement clinique des infirmiers. L'analyse et l'interprétation des résultats de cette étude s'est donc faite autour de deux principaux axes. Le premier concerne l'analyse des résultats en rapport avec les facteurs secondaires de l'étude, pendant que le second sera consacré à l'analyse des résultats en rapport avec les facteurs principaux. En ce qui concerne l'analyse des facteurs secondaires, elle se fera sur un aspect descriptif et un aspect inférentiel.

Au niveau descriptif, notre attention sera portée sur la mise en évidence des mesures de tendances centrales à travers une analyse croisée des facteurs socioprofessionnels (âge, sexe, niveau d'instruction et le nombre d'année d'expérience) par rapport au développement du jugement clinique (remarquer, interpréter, réfléchir, agir).

Au niveau inférentiel, l'accent sera mis sur l'étude de l'effet des facteurs socioprofessionnels sur le développement du jugement clinique. Pour ce qui est de l'analyse des facteurs principaux, elle portera sur la vérification de nos différentes hypothèses spécifiques de recherche à travers une analyse de corrélation. Son but est de vérifier les liens qui existent entre les modalités des stratégies d'enseignement et les modalités du développement du jugement clinique. Elle sera suivie d'une analyse de régression linéaire qui vise l'identification des meilleurs prédicteurs des modalités du développement du jugement clinique.

II-1/ Analyse des facteurs secondaires

Les facteurs secondaires font référence aux facteurs qui ne font pas l'objet d'une hypothèse dans la recherche. Cependant, ils apportent non seulement des informations détaillées sur les caractéristiques des participants, mais aussi, ils permettent de voir leur influence sur le phénomène étudié. Dans le cadre de ce travail, quatre caractéristiques socioprofessionnelles ont été retenues : l'âge, le sexe, le niveau d'instruction et le nombre d'années d'expérience. Ces facteurs seront mis en rapport avec le développement du jugement clinique.

Sexe et développement du jugement clinique

L'analyse du facteur secondaire qu'est le sexe du participant à l'étude sera corrélé aux modalités du jugement clinique de Lasater (2017). Les résultats sont observables dans le tableau 16.

Tableau 16

Développement du jugement clinique en fonction du sexe

Sexe du participant		N	Moyenne	Ecart type
	Remarquer	0,62	2.9892	0.55308
	Interpréter	0,62	3.2177	0.54035
	Réagir	0,62	3.1613	0.49401
Femme	Réfléchir	0,62	3.1935	0.50696
	Développement du jugement clinique	0,62	3.1305	0.35862
	Remarquer	0,37	3.2793	1.71686
	Interpréter	0,37	3.0676	1.62541
	Réagir	0,37	3.2027	1.51315
Homme	Réfléchir	0,37	3.2973	1.54594
	Développement du jugement clinique	0,37	3.2177	1.51546

Le tableau 16 présente les dimensions du développement du jugement clinique en fonction du sexe. Les résultats montrent que tous nos participants ont développé le jugement clinique (femme M=3.13, ET=0.35 ; hommes M=3.21, ET=0.51). De manière globale, il apparaît que les hommes semblent l'avoir davantage développé que les femmes. De manière spécifique, cette tendance est observée au niveau des dimensions *remarquer*, *réagir* et *réfléchir*. En ce qui concerne la dimension remarquer, il transparaît que les hommes (M=3,27 ; ET=1,71) sont plus à même de faire des observations ciblées et cerner les écarts par rapport aux tendances prévues que les femmes (M=2,09 ; ET=0,55). S'agissant de la dimension réagir, les hommes (M=3,20 ; ET=0,51) semblent davantage capables de faire une démarche assurée et calme et communiquer clairement que les femmes (M=3,16 ; ET=0,49). Pour ce qui est de la dimension réfléchir, les hommes (M=3,29 ; ET=0,54) semblent davantage capables d'évaluer, de s'évaluer et de s'engager en faveur de l'amélioration que les femmes (M=3,19 ; ET=0,50). Par contre, pour ce qui est de la dimension interpréter, les femmes (M=3,21 ; ET=0,54) donnent l'impression de mieux prioriser les données et les comprendre que les hommes (M=3,06 ; ET=0,62). Ces différences apparentes ont fait l'objet d'une analyse inférentielle à travers le test Z.

Tableau 17

Variation des dimensions du développement du jugement clinique en fonction du sexe

		Z	Ddl	P
SEXE	Var Remarquer	-1.231	0,97	0.221
	Var Interpréter	1.261	0,97	0.210
	Var Réagir	-.398	0;97	0.692
	Var Réfléchir	-.957	0,97	0.341
	Var DJC	-.991	0,97	0.324

Le tableau 17 présente les résultats issus de la comparaison des moyennes obtenues par les participants sur les dimensions du développement clinique. Ces résultats laissent transparaître une absence de différence au niveau des moyennes obtenues par les hommes et celles obtenues par les femmes (Z=-0,99; p=0,324). Cela signifie que le développement du jugement clinique ne varie pas en fonction du sexe des participants.

Age et développement du jugement clinique

Le tableau 18 présente l'analyse du facteur secondaire qu'est l'âge avec le développement du jugement clinique.

Tableau 18

Dimensions du jugement clinique en fonction de l'âge

Âge du participant		N	Moyenne	Ecart type
20-30	Var Remarquer	61	3.0383	0.52739
	Var Interpréter	61	3.1148	0.61504
	Var Réagir	61	3.1639	0.55318
	Var Réfléchir	61	3.2295	0.48797
	Var Développement du jugement clinique	61	3.1326	0.32886
30-40	Var Remarquer	34	3.1765	1.81879
	Var Interpréter	34	3.1912	.49259
	Var Réagir	34	3.1985	.39302
	Var Réfléchir	34	3.2059	0.52394
	Var Développement du jugement clinique	34	3.1941	0.55649
40-50	Var Remarquer	4	3.3333	0.27217
	Var Interpréter	4	3.6250	0.47871
	Var Réagir	4	3.1875	0.55434
	Var Réfléchir	4	3.5000	1.00000
	Var Développement du jugement clinique	4	3.3636	0.45757

Le tableau 18 présente les variations des dimensions du développement du jugement clinique en fonction de l'âge des participants. De manière globale, il apparaît que les participants ayant un âge compris entre 40 et 50 ans (M=3,36 ; ET=0,45) semblent avoir développé plus le jugement clinique que les participants âgés entre 30 et 40 ans (M=3,19 ; ET=0,55) et ceux dont l'âge est compris entre 20 et 30 ans (M=3,13 ; ET=0,32). De manière spécifique, cette tendance est observée au niveau de toutes les dimensions du développement du jugement clinique (remarquer, interpréter, réagir et réfléchir). En ce qui concerne la dimension remarquer, il transparaît que les participants ayant un âge compris entre 40 et 50 ans (M=3,33 ; ET=0,27) ainsi que les participants âgés entre 30 et 40 ans paraissent plus à même de faire des observations ciblées et cerner les écarts par rapport aux tendances prévues que ceux de la tranche d'âge 30-40 ans (M=3,17 ; ET=1,81) et ceux dont l'âge est compris entre 20 et 30 ans

(M=3,03 ; ET=0,52). S'agissant de la dimension réagir, il semble que les participants ayant un âge compris entre 40 et 50 ans (M=3,62 ; ET=0,47) sont davantage capables de prioriser les données et de les comprendre que ceux de la tranche d'âge 30-40 ans (M=3,19 ; ET=0,49) et ceux dont l'âge est compris entre 20 et 30 ans (M=3,11 ; ET=0,61). Ce résultat est similaire sur les autres dimensions du développement du jugement clinique (interpréter, réfléchir). Les différences apparentes que nous venons de relever ont fait l'objet d'une analyse inférentielle à travers l'ANOVA.

Tableau 19

Variation des dimensions du développement du jugement clinique en fonction de l'âge

		Ddl	**F**	**Signification**
	Var Remarquer	2	0.247	0.782
		96		
		98		
	Var Interpréter	2	1.564	0.215
		96		
		98		
Âge	Var Réagir	2	0.052	0.949
		96		
		98		
	Var Réfléchir	2	0.566	0.569
		96		
		98		
	Var Développement du jugement clinique	2	0.693	0.503
		96		
		98		

Le tableau 19 présente les résultats issus de la comparaison des moyennes obtenues par les participants sur les dimensions du développement clinique. Ces résultats montrent que les moyennes obtenues par les participants des différentes tranches d'âge ne diffèrent pas significativement les unes des autres (F=0,693; p=0,503). Cela signifie que le développement du jugement clinique ne varie pas en fonction de l'âge.

Niveau d'instruction et développement du jugement clinique

Le tableau 20 présente l'analyse du niveau d'instruction avec le développement du jugement clinique.

Tableau 20

Dimensions du développement du jugement clinique en fonction du niveau d'instruction

	Niveau de formation	N	Moyenne	Ecart type
Licence	Var Remarquer	70	2.9714	0.56393
	Var Interpréter	70	3.2214	0.54928
	Var Réagir	70	3.1964	0.45622
	Var Développement du jugement clinique	70	3.1462	0.31916
Master	Var Remarquer	29	3.4023	1.89900
	Var Interpréter	29	3.0172	1.61937
	Var Réagir	29	3.1293	1.59620
	Var Réfléchir	29	3.2414	1.57664
	Var Développement du jugement clinique	29	3.2038	1.61209

Le tableau 20 présente les variations des dimensions du développement du jugement clinique en fonction du niveau de formation. Cependant, de manière globale, il ressort que les participants titulaires d'un master (*M*=3,20 ; *ET*=0,61) semblent avoir davantage développé le jugement clinique que ceux titulaires d'une licence (M=3,14 ; ET=0,31). De manière spécifique, cette tendance est observée au niveau des dimensions du jugement clinique. En ce qui concerne la dimension remarquer, il transparaît que les participants titulaires d'un master (*M*=3,240 ; *ET*=1,89) semblent davantage capables de faire des observations ciblées et cerner les écarts par rapport aux tendances prévues que ceux qui ont une licence (*M*=2,97 ; *ET*=0,56). Par contre, en ce qui concerne les dimensions réagir et interpréter, les participants qui sont titulaires d'une licence (*M*=3,19 ; *ET*=0,45) semblent non seulement plus à même de prioriser les données et les comprendre que ceux qui sont titulaires d'un Master (*M*=3,12 ; *ET*=0,59), mais aussi semblent davantage capables de prioriser les données et les comprendre (*M*=3,22 ; *ET*=0,54) que les participants qui sont titulaires d'un Master (*M*=3,01 ; *ET*=0,61). Ces différences apparentes ont fait l'objet d'une analyse inférentielle à travers le z test, le t de student.

Tableau 21

Variation des dimensions du développement du jugement clinique en fonction du niveau d'instruction

		z	Ddl	P
Niveau d'instruction	Var Remarquer	-1.733	97	0.086
	Var Interpréter	1.621	97	0.108
	Var Réagir	.607	97	0.545
	Var Réfléchir	-.111	97	0.912
	Var Développement du jugement Clinique	-.613	97	0.541

Le tableau 21 met en évidence les résultats issus de la comparaison des moyennes obtenues par les participants sur les différentes modalités du jugement clinique. Ces résultats montrent que les différentes moyennes obtenues sont sensiblement égales (*Z*=-0, 613 ; *p*=0,541). Par conséquent, le jugement clinique ne varie pas en fonction du niveau de formation.

Ancienneté et développement du jugement clinique

Le dernier facteur secondaire pris en compte dans cette étude a été l'ancienneté dans la profession. Celui-ci a également été en lien avec le développement du jugement clinique. Le tableau 22 présente les résultats.

Tableau 22

Dimensions du développement du jugement clinique en fonction de l'ancienneté

Ancienneté		N	Moyenne	Ecart type
1	Var Développement du jugement clinique	50	3.0945	0.33362
2	Var Développement du jugement clinique	21	3.1342	0.40413
3	Var Développement du jugement clinique	5	3.3636	0.32141
4	Var Développement du jugement clinique	2	3.3636	0.00000
5	Var Développement du jugement clinique	7	3.0909	0.21641
6	Var Développement du jugement clinique	7	3.4805	1.02814
7	Var Développement du jugement clinique	2	3.1364	0.32141
8	Var Développement du jugement clinique	1	3.6000	0.32141
9	Var Développement du jugement clinique	1	3.0000	0.32141
12	Var Développement du jugement clinique	1	3.1818	0.32141
16	Var Développement du jugement clinique	2	3.5000	0.06428

Le tableau 22 présente les variations des dimensions du développement du jugement clinique en fonction du nombre d'années d'ancienneté des participants. De manière globale, il est observé que les participants ayant une ancienneté de 8 ans (*M*=3,60 ; *ET*=064) apparaissent comme les plus à même de développer le jugement clinique. Ils sont suivis des participants qui ont 16 ans d'ancienneté (*M*=3,50 ; *ET*=0,06), de ceux qui ont 4 et 3 ans d'ancienneté (*M*=3,36 ; *ET*=0,00 ; *M*=3,36 ; *ET*=0,32). Ensuite viennent ceux qui ont 6 ans d'ancienneté (M=3,48 ; ET=1,02), ceux qui ont 12 ans d'ancienneté (*M*=3,18 ; *ET*=0,32) et ceux qui ont respectivement 7 et 2 ans d'ancienneté (*M*=3,13 ; *ET*=0,32 ; *M*=3,13 ; *ET*=0,40). En dernière position figurent ceux qui ont respectivement 1 et 5 ans d'ancienneté (*M*=3,09 ; *ET*=0,33 ; *M*=3,09 ; *ET*=0,21).

Tableau 23

Variation des dimensions du développement du jugement clinique en fonction de l'ancienneté

		ddl	F	Signification
	Var Remarquer	10 88 98	1.284	0.252
	Var Interpréter	10 88 98	0.774	0.654
Ancienneté	Var Réagir	10 88 98	0.644	0.773
	Var Réfléchir	10 88 98	0.932	0.508
	Var Développement du jugement clinique	10 88 98	0.955	0.488

Le tableau 23 met en évidence les résultats issus de la comparaison des moyennes obtenues par les participants sur les différentes modalités du jugement clinique. Ces résultats montrent que les différentes moyennes obtenues sont sensiblement égales. Par conséquent, le jugement clinique ne varie pas en fonction du nombre d'années d'ancienneté des participants (F=0,95 ; p=0,48).

Au terme de cette analyse, il ressort que les caractéristiques des participants de cette étude semblent avoir une influence sur le développement du jugement clinique lorsque l'on se réfère aux moyennes issues de l'analyse descriptive. Cependant, lorsque l'on compare ces moyennes par le biais d'un z ou une ANOVA, l'on se rend compte que les différences observées ne sont pas significatives. Ce qui nous amène à conclure que le sexe, l'âge, le niveau de formation et l'ancienneté dans l'activité n'ont aucun effet sur le développement du jugement clinique. Après cette présentation et cette analyse des résultats en lien avec les facteurs secondaires de l'étude, nous présentons par la suite l'analyse des résultats des facteurs principaux de l'étude.

II-2/ Analyse des facteurs principaux

Cette articulation porte essentiellement sur l'analyse des facteurs principaux. Il s'agit des facteurs qui nous ont permis de formuler les différentes hypothèses spécifiques de cette étude. Dans le cadre des études descriptive et corrélationnelle, la démarche permettant de statuer sur les hypothèses de recherche est l'application d'un test de corrélation de Pearson suivi des analyses de régression. Ce travail s'inscrit dans cette logique et mobilise ces deux outils d'analyse. Les corrélations nous ont permis d'examiner la relation postulée entre nos différentes variables ; et les régressions ici, linéaires, nous ont permis de vérifier la pertinence des modèles proposés et de déterminer la portion de la variance expliquée par nos différents prédicteurs. Les six (06) hypothèses spécifiques de l'étude 2 qui ont été formulées dans la section méthodologie sont éprouvées ici.

Cours magistraux et développement du jugement clinique

Nous procédons ici à la vérification de notre première hypothèse de recherche. Elle a été formulée comme suit : Les cours magistraux sont liés au développement du jugement clinique des infirmiers. Concrètement, cette hypothèse stipule que plus l'infirmier est formé par des cours magistraux, plus il sera capable de remarquer, d'interpréter, de réagir et de réfléchir. Comme nous l'avons évoqué plus haut, la vérification de cette hypothèse se fera par le biais d'une analyse descriptive, de corrélation, suivie d'une analyse de régression pour rendre compte de la pertinence du modèle proposé.

Tableau 24

Moyenne Cours Magistraux et Développement du jugement clinique

	N	Minimum	Maximum	Moyenne	Ecart type
Var Développement du jugement Clinique	99	2,00	5,73	3,1631	0,42362
Var Remarquer	99	1,33	13,00	3,0976	1,13714
Var Interpréter	99	1,50	4,00	3,1616	0,57511
Var Réagir	99	1,25	4,00	3,1768	0,49905
Var Réfléchir	99	2,00	4,00	3,2323	0,52154
VarCM	99	1,30	3,89	3,0882	0,41470

Le tableau 24 précédent présente les moyennes des participants sur les différentes variables. Il ressort des résultats que les participants de cette étude ont développé le jugement clinique (M= 3,1631; Ecart type= 0, 42362). Cette tendance est observable au niveau de Remarquer (M=3,0976; Ecart type=1,13714); d'Interpréter (M=3,1616; Ecart type=0,57511); de Réagir (M=3,1768; Ecart type=0,49905); de Réfléchir (M=3.2323; Ecart type= 0,52154). De même au niveau du cours magistral, les résultats montrent que cette méthode d'enseignement est utilisée pour la formation des apprenants à développer leur jugement clinique (M=3,0882; Ecart type=0,41470).

Tableau 25

Corrélation entre les cours magistraux, développement du jugement clinique et ses indicateurs

Corrélations						
	VarCM	**Var Remarquer**	**Var Interpréter**	**Var Réagir**	**Var Réfléchir**	**Var Développement du jugement clinique**
VarCM						
	99					
	0.006					
Var Remarquer	0.951					
	99	99				
	0.262**	0.106				
Var Interpréter	0.009	0.298				
	99	99	99			
	0.141	0.058	0.091			
Var Réagir	0.162	0.571	0.373			
	99	99	99	99		
	-.077	0.007	0.044	0.345**		
Var Réfléchir	0.448	0.943	0.668	0.000		
	99	99	99	99	99	
Var	0.111	0.784**	0.372**	0.572**	0.390**	
Développement	0.272	0.000	0.000	0.000	0.000	
du jugement Clinique	99	99	99	9 9	99	99

Note. CM= cours magistraux ; ** p<0.01 ; * p<0.05

Le tableau 25 présente la matrice de corrélation entre les cours magistraux, le développement du jugement clinique et ses indicateurs. Globalement, il ressort de ce tableau que les cours magistraux ne sont pas corrélés au développement du jugement clinique (r=0, 111 ; p=0. 272 ; ns). Cependant, de manière détaillée, il transparaît une corrélation entre les cours magistraux et un indicateur du développement du jugement clinique à savoir : interpréter (r=0, 262 ; p=0,009). Cela signifie que plus l'infirmier est formé au travers des cours magistraux, plus il sera capable de prioriser et de comprendre les données cliniques. La vérification de cette hypothèse ne s'est pas poursuivie par une analyse de régression, car l'analyse de corrélation a révélé une absence de corrélation entre les cours magistraux et le développement du jugement clinique des infirmiers.

Travaux dirigés et développement du jugement clinique

Nous procédons ici à la vérification de notre deuxième hypothèse de recherche. Elle a été formulée comme suit : Les travaux dirigés sont liés au développement du jugement clinique des infirmiers. Concrètement, cette hypothèse stipule que plus l'infirmier est formé au travers des travaux dirigés, plus il sera capable de remarquer, d'interpréter, de réagir et de réfléchir. Comme nous l'avons évoqué plus haut, la vérification de cette hypothèse se fera par le biais d'une analyse descriptive, de corrélation, suivie d'une analyse de régression pour rendre compte de la pertinence du modèle proposé.

Tableau 26

Moyenne Travaux Pratiques et Développement du jugement clinique

	N	Minimum	Maximum	Moyenne	Ecart type
Var Développement du jugement Clinique	99	2,00	5,73	3,1631	0,42362
Var Remarquer	99	1,33	13,00	3,0976	1,13714
Var Interpréter	99	1,50	4,00	3,1616	0,57511
Var Réagir	99	1,25	4,00	3,1768	0,49905
Var Réfléchir	99	2,00	4,00	3,2323	0,52154
Var Travaux dirigés	99	2,26	3,96	3,0711	0,36564

Le tableau 26 précédent présente les moyennes des participants sur les différentes variables. Il ressort des résultats que les participants de cette étude ont développé le jugement clinique (M= 3,1631; Ecart type= 0, 42362). Cette tendance est observable au niveau de Remarquer (M=3,0976; Ecart type=1,13714); d'Interpréter (M=3,1616; Ecart type=0,57511); de Réagir (M=3,1768; Ecart type=0,49905); de Réfléchir (M=3.2323; Ecart type= 0,52154). De même au niveau des travaux dirigés, les résultats montrent que cette méthode d'enseignement est utilisée pour la formation des apprenants à développer leur jugement clinique (M=3,0711; Ecart type=0,36564).

Tableau 27

Corrélation entre les travaux dirigés, le développement du jugement clinique et ses indicateurs

Corrélations						
	Var Remarquer	**Var Interpréter**	**Var Réagir**	**Var Réfléchir**	**Var Développement du jugement clinique**	**Var Travaux dirigés**
Var Remarquer	1					
	99					
	0.106					
Var Interpréter	0.298	1				
	99	99				
	0.058	0.091				
Var Réagir	0.571	0.373	1			
	99	99	99			
	0.007	0.044	0.345**			
Var Réfléchir	0.943	0.668	0.000	1		
	99	99	99	99		
Var Développement du jugement Clinique	0.784**	.372**	0.572**	0.390**		
	0.000	0.000	0.000	0.000	1	
	99	99	99	99	99	
Var Travaux dirigés	0.080	0.222*	0.127	0.115	0.192	
	0.432	0.027	0.210	0.258	0.057	1
	99	99	99	99	99	99

Note. TD= travaux dirigés; ** p<0.01 ; * p<0.

Le tableau 27 présente la matrice de corrélation entre les travaux dirigés, le développement du jugement clinique et ses indicateurs. Globalement, il ressort de ce tableau que les travaux dirigés sont corrélés au développement du jugement clinique (*r*=0, 784; p=0. 000). Une analyse détaillée laisse transparaître une corrélation entre les travaux dirigés et un indicateur du développement du jugement clinique à savoir : interpréter (*r*=0, 222 ; *p*=0,027). Cela signifie que plus l'infirmier est formé au travers des travaux dirigés, plus il sera capable de prioriser et de comprendre les données cliniques. La vérification de cette hypothèse s'est poursuivie par une analyse de régression.

Tableau 28

Régressions des travaux dirigés par rapport aux indicateurs du développement du jugement clinique

=,192[a] ; R-deux=, 037 ; R-deux ajusté=,027 ; Erreur standard de l'estimation = 41785 ; F=3,725; p=, 057

Modèle		**Coefficients non standardisés**		**Coefficients standardisés**	**T**	**Sig.**
		A	Erreur standard	Bêta		
1	(Constante)	2.479	0.357		6.944	0.000
	Var TD	.223	0.115	0.192	1.930	0.057

Note. VarTD= variable travaux dirigés

Le tableau 28 met en évidence les résultats de l'analyse de régression des travaux dirigés par rapport au développement du jugement clinique. Ces résultats révèlent que le modèle de prédiction proposé n'est pas pertinent (*F*=3,725 ; *p*=,057). Ces résultats montrent que les travaux dirigés ne permettent de pas prédire le développement du jugement clinique.

Étude de cas et développement du jugement clinique

Nous procédons ici à la vérification de notre troisième hypothèse de recherche. Elle a été formulée comme suit : l'étude de cas est liée au développement du jugement clinique des infirmiers. Concrètement, cette hypothèse stipule que plus l'infirmier est formé au travers de l'étude de cas, plus il sera capable de remarquer, d'interpréter, de réagir et de réfléchir. Comme nous l'avons évoqué plus haut, la vérification de cette hypothèse se fera par le biais d'une analyse descriptive, de corrélation suivie d'une analyse de régression pour rendre compte de la pertinence du modèle proposé.

Tableau 29

Moyenne Etude de cas et Développement du jugement clinique

	N	Minimum	Maximum	Moyenne	Ecart type
Var Développement du jugement Clinique	99	2,00	5,73	3,1631	,42362
Var Remarquer	99	1,33	13,00	3,0976	1,13714
Var Interpréter	99	1,50	4,00	3,1616	,57511
Var Réagir	99	1,25	4,00	3,1768	,49905
Var Réfléchir	99	2,00	4,00	3,2323	,52154
Var Etude de cas	99	2,11	3,96	3,0750	,37576

Le tableau précédent présente les moyennes des participants sur les différentes variables. Il ressort des résultats que les participants de cette étude ont développé le jugement clinique (m= 3,1631; Ecart type= 0, 42362). Cette tendance est observable au niveau de Remarquer (M=3,0976; Ecart type=1,13714); d'Interpréter (M=3,1616; Ecart type=0,57511); de Réagir (M=3,1768; Ecart type=0,49905); de Réfléchir (M=3.2323; Ecart type= 0,52154). De même au niveau Etude de cas, les résultats montrent que cette méthode d'enseignement est utilisée pour la formation des apprenants à développer leur jugement clinique (M=3,0750; Ecart type=0,37576).

Tableau 30

Corrélation entre l'étude de cas et les indicateurs du développement du jugement clinique

	Var Remarquer	**Var Interpréter**	**Var Réagir**	**Var Réfléchir**	**Var Développement du jugement clinique**	**Var Étude de cas**
Var Remarquer	1					
	99					
	0.106					
Var Interpréter	0.298	1				
	99	99				
	0.058	0.091				
Var Réagir	0.571	0.373	1			
	99	99	99			
	0.007	0.044	.345**			
Var Réfléchir	.943	0.668	0.000	1		
	99	99	99	99		
Var	0.784**	0.372**	0.572**	0.390**		
Développement	0.000	0.000	0.000	0.000	1	
du jugement Clinique	99	99	99	99	99	
	0.096	0.236*	0.189	0.164	0.245*	
Var Étude de cas	0.342	0.019	0.062	0.105	0.014	1
	99	99	99	99	99	99

Note. EC= Étude de cas ; ** p<0.01 ; * p<0.

Le tableau 30 présente la matrice de corrélation entre l'étude de cas et les indicateurs du développement du jugement clinique. Globalement, il ressort de ce tableau que l'étude de cas est corrélée au développement du jugement clinique (r=0, 245; p=0. 014). Une analyse détaillée laisse transparaître une corrélation entre l'étude de cas et un indicateur du développement du jugement clinique à savoir : interpréter (r=0, 236 ; p=0,019). Cela signifie que plus l'infirmier est formé au travers de l'étude de cas, plus il sera capable de prioriser et de comprendre les données cliniques. La vérification de cette hypothèse s'est poursuivie par une analyse de régression.

Tableau 2

Régressions de la méthode d'enseignement étude de cas par rapport aux indicateurs du développement du jugement clinique

R=,245[a] ; R-deux=, 060 ; R-deux ajusté=,050 ; Erreur standard de l'estimation = 41280 ; F=6,206; p=, 014

Modèle		**Coefficients non standardisés**		**Coefficients standardisés**	**t**	**Sig.**
		A	Erreur standard	Bêta		
1	(Constante)	2.313	.344		6.729	.000
	Var EC	.276	.111	.245	2.491	.014

Note. VarEC= variable étude de cas

Le tableau 30 met en évidence les résultats de l'analyse de régression de l'étude de cas par rapport au développement du jugement clinique. Ces résultats révèlent que le modèle de prédiction proposé est pertinent (F=6,206 ; p=,014) et explique 6% de la variance du développement du jugement clinique (R^2=, 060). Ces résultats montrent que l'étude de cas permet de prédire le développement du jugement clinique.

Groupes de recherche et développement du jugement clinique

Nous procédons ici à la vérification de notre quatrième hypothèse de recherche. Elle a été formulée comme suit : les groupes de recherche sont liés au développement du jugement clinique des infirmiers. Concrètement, cette hypothèse stipule que plus l'infirmier est formé au travers des groupes de recherche, plus il sera capable de remarquer, d'interpréter, de réagir et de réfléchir. Comme nous l'avons évoqué plus haut, la vérification de cette hypothèse se fera par le biais d'une analyse descriptive, de corrélation, suivie d'une analyse de régression pour rendre compte de la pertinence du modèle proposé.

Tableau 31

Moyenne Groupe de recherche et Développement du jugement clinique

	N	Minimum	Maximum	Moyenne	Ecart type
Var Développement du jugement Clinique	99	2,00	5,73	3,1631	,42362
Var Remarquer	99	1,33	13,00	3,0976	1,13714
Var Interpréter	99	1,50	4,00	3,1616	,57511
Var Réagir	99	1,25	4,00	3,1768	,49905
Var Réfléchir	99	2,00	4,00	3,2323	,52154
Var Groupes de recherche	99	1,78	3,96	2,9914	,42284

Le tableau 31 précédent présente les moyennes des participants sur les différentes variables. Il ressort des résultats que les participants de cette étude ont développé le jugement clinique (m= 3,1631; Ecart type= 0, 42362). Cette tendance est observable au niveau de Remarquer (M=3,0976; Ecart type=1,13714); d'Interpréter (M=3,1616; Ecart type=0,57511); de Réagir (M=3,1768; Ecart type=0,49905); de Réfléchir (M=3.2323; Ecart type= 0,52154). De même au niveau de Groupe de recherche, les résultats montrent que cette méthode d'enseignement est utilisée pour la formation des apprenants à développer leur jugement clinique (M=2,9914; Ecart type=0,42284).

Tableau 32

Corrélation entre les groupes de recherche et les indicateurs du développement du jugement clinique

Corrélations						
	Var Remarquer	Var Interpréter	Var Réagir	Var Réfléchir	Var Développement du jugement clinique	Var Groupes de recherche
Var Remarquer	1					
	99					
	0.106					
Var Interpréter	0.298	1				
	99	99				
	0.058	0.091				
Var Réagir	0.571	0.373	1			
	99	99	99			
	0.007	0.044	0.345**			
Var Réfléchir	0.943	0.668	0.000	1		
	99	99	99	99		
Var	0.784**	0.372**	0.572**	0.390**		
Développement	0.000	0.000	0.000	0.000	1	
du jugement Clinique	99	99	99	99	99	
Var Groupes de recherche	0.052	0.293**	0.134	0.186	0.209*	
	0.611	0.003	0.185	0.066	0.038	1
	99	99	99	99	99	99

Note. GR= groupe de recherche; ** $p<0.01$; * $p<0$.

Le tableau 32 présente la matrice de corrélation entre les groupes de recherche et les indicateurs du développement du jugement clinique. Globalement, il ressort de ce tableau que les groupes de recherche sont corrélés au développement du jugement clinique (r=0, 209; p=0. 039). Une analyse détaillée laisse transparaître une corrélation entre les groupes de recherche et un indicateur du développement du jugement clinique à savoir : interpréter (r=0, 293 ; p=0,003). Cela signifie que plus l'infirmier est formé au travers des groupes de recherche, plus il sera capable de prioriser et de comprendre les données cliniques. La vérification de cette hypothèse s'est poursuivie par une analyse de régression.

Tableau 33

Régressions des groupes de recherche par rapport aux indicateurs du développement du jugement clinique

R=,209[a] ; R-deux=, 044 ; R-deux ajusté=,034 ; Erreur standard de l'estimation = 41642 ; F=4,419; p=, 038

Modèle		**Coefficients non standardisés**		**Coefficients standardisés**	**T**	**Sig.**
		A	Erreur standard	Bêta		
1	(Constante)	2.538	.301		8.444	0.000
	Var GR	0.209	0.099	0.209	2.102	0.038

Note. Var GR= variable groupes de recherche

Le tableau 33 met en évidence les résultats de l'analyse de régression des groupes de recherche par rapport au développement du jugement clinique. Ces résultats révèlent que le modèle de prédiction proposé est pertinent (F=4,419 ; p=,038) et explique 4,4% de la variance du développement du jugement clinique (R^2=, 044). Ces résultats montrent que les groupes de recherche permettent de prédire le développement du jugement clinique.

Observations sur le terrain et développement du jugement clinique

Nous procédons ici à la vérification de notre cinquième hypothèse de recherche. Elle a été formulée comme suit : les observations de terrain sont liées au développement du jugement clinique des infirmiers. Concrètement, cette hypothèse stipule que plus l'infirmier est formé au travers des observations de terrain, plus il sera capable de remarquer, d'interpréter, de réagir et de réfléchir. Comme nous l'avons évoqué plus haut, la vérification de cette hypothèse se fera par le biais d'une analyse descriptive, de corrélation, suivie d'une analyse de régression pour rendre compte de la pertinence du modèle proposé.

Tableau 34

Moyenne Observation du terrain et Développement du jugement clinique

	N	Minimum	Maximum	Moyenne	Ecart type
Var Développement du jugement Clinique	99	2,00	5,73	3,1631	0,42362
Var Remarquer	99	1,33	13,00	3,0976	1,13714
Var Interpréter	99	1,50	4,00	3,1616	0,57511
Var Réagir	99	1,25	4,00	3,1768	0,49905
Var Réfléchir	99	2,00	4,00	3,2323	0,52154
Var Observation de terrain	99	1,52	3,89	2,8900	0,46493

Le tableau 34 présente les moyennes des participants sur les différentes variables. Il ressort des résultats que les participants de cette étude ont développé le jugement clinique (m= 3,1631; Ecart type= 0, 42362). Cette tendance est observable au niveau de Remarquer (M=3,0976; Ecart type=1,13714); d'Interpréter (M=3,1616; Ecart type=0,57511); de Réagir (M=3,1768; Ecart type=0,49905); de Réfléchir (M=3.2323; Ecart type= 0,52154). De même au niveau d'observation de terrain, les résultats montrent que cette méthode d'enseignement est utilisée pour la formation des apprenants afin de développer leur jugement clinique (M=2,8900; Ecart type=0,46493).

Tableau 35

Corrélation entre les observations sur le terrain et les indicateurs du développement du jugement clinique

Corrélations						
	Var Remarquer	Var Interpréter	Var Réagir	Var Réfléchir	Var Développement du jugement clinique	Var Observation de terrain
Var Remarquer	1					
	99					
	0.106					
Var Interpréter	0.298	1				
	99	99				
	0.058	0.091				
Var Réagir	0.571	0.373	1			
	99	99	99			
	0.007	0.044	0.345**			
Var Réfléchir	0.943	0.668	0.000	1		
	99	99	99	99		
Var	0.784**	0.372**	0.572**	0.390**		
Développement	0.000	0.000	0.000	0.000	1	
du jugement Clinique	99	99	99	99	99	
Var	0.067	0.147	0.205*	0.201*	0.218*	
Observation de	0.507	0.146	0.042	0.046	0.030	1
terrain	99	99	99	99	99	99

Note. OT= observation de terrain; ** p<0.01 ; * p<0.

Le tableau 35 présente la matrice de corrélation entre les modalités des observations sur le terrain et les indicateurs du développement du jugement clinique. Globalement, il ressort de ce tableau que les observations sur le terrain sont corrélées au développement du jugement clinique (*r*=0, 218; *p*=0. 030). Une analyse détaillée laisse transparaître une corrélation entre les observations de terrain et deux indicateurs du développement du jugement clinique à savoir : réagir (*r*=0, 205 ; *p*=0,042) et réfléchir (*r*=0, 201 ; *p*=0,046). Cela signifie que plus l'infirmier est formé au travers des observations sur le terrain, plus il sera capable de faire une démarche assurée et calme, de communiquer clairement et de mener une intervention bien planifiée avec de la flexibilité. De même, plus il est formé au travers des observations sur le terrain, plus il sera capable d'évaluer et de s'évaluer et de s'engager pour devenir meilleur. La vérification de cette hypothèse s'est poursuivie par une analyse de régression.

Tableau 36

Régressions des observations sur le terrain par rapport aux indicateurs du développement du jugement clinique

R=,218[a] ; R-deux=, 048 ; R-deux ajusté=,038 ; Erreur standard de l'estimation = 41553 ; F=4,854; p=, 030

Modèle		Coefficients non standardisés		Coefficients standardisés	t	Sig.
		A	Erreur standard	Bêta		
1	(Constante)	2.588	0.264		9.795	0.000
	Var Observation de terrain	0.199	0.090	0.218	2.203	0.030

Note. Var OT= variable observation de terrain

Le tableau 36 met en évidence les résultats de l'analyse de régression des observations de terrain par rapport au développement du jugement clinique. Ces résultats révèlent que le modèle de prédiction proposé est pertinent (F=4,854 ; p=,030) et explique 4,8% de la variance du développement du jugement clinique (R^2=, 048). Ces résultats montrent que les observations de terrain permettent de prédire le développement du jugement clinique.

III/ Simulation clinique et développement du jugement clinique

Nous procédons ici à la vérification de notre sixième hypothèse de recherche. Elle a été formulée comme suit : la simulation clinique est liée au développement du jugement clinique des infirmiers. Concrètement, cette hypothèse stipule que plus l'infirmier est formé au travers de la simulation clinique, plus il sera capable de remarquer, d'interpréter, de réagir et de réfléchir. Comme nous l'avons évoqué plus haut, la vérification de cette hypothèse se fera par le biais d'une analyse descriptive, de corrélation, suivie d'une analyse de régression pour rendre compte de la pertinence du modèle proposé.

Tableau 37

Moyenne Simulation clinique et Développement du jugement clinique

	N	Minimum	Maximum	Moyenne	Ecart type
Var Développement du jugement Clinique	99	2,00	5,73	3,1631	,42362
Var Remarquer	99	1,33	13,00	3,0976	1,13714
Var Interpréter	99	1,50	4,00	3,1616	,57511
Var Réagir	99	1,25	4,00	3,1768	,49905
Var Réfléchir	99	2,00	4,00	3,2323	,52154
Var Simulation Clinique	99	1,52	3,89	2,9719	,49527

Le tableau précédent présente les moyennes des participants sur les différentes variables. Il ressort des résultats que les participants de cette étude ont développé le jugement clinique (m= 3,1631; Ecart type= 0, 42362). Cette tendance est observable au niveau de Remarquer (M=3,0976; Ecart type=1,13714); d'Interpréter (M=3,1616; Ecart type=0,57511); de Réagir (M=3,1768; Ecart type=0,49905); de Réfléchir (M=3.2323; Ecart type= 0,52154). De même, au niveau de la simulation clinique, les résultats montrent que cette méthode d'enseignement est utilisée pour la formation des apprenants à développer leur jugement clinique (M=2,9719; Ecart type=0,49527).

Tableau 38

Corrélation entre les observations sur le terrain et les indicateurs du développement du jugement clinique

Corrélations						
	Var Remarquer	**Var Interpréter**	**Var Réagir**	**Var Réfléchir**	**Var Développement du jugement clinique**	**Var Simulation Clinique**
Var Remarquer	1					
	99					
	0.106					
Var Interpréter	0.298	1				
	99	99				
	0.058	0.091				
Var Réagir	0.571	0.373	1			
	99	99	99			
	0.007	0.044	.345**			
Var Réfléchir	0.943	0.668	0.000	1		
	99	99	99	99		
Var	0.784**	0.372**	0.572**	.390**		
Développement	0.000	0.000	0.000	0.000	1	
du jugement Clinique	99	99	99	99	99	
Var Simulation	0.036	0.187	0.127	0.091	0.147	
Clinique	0.720	0.063	0.209	.372	0.148	1
	99	99	99	99	99	99

Note. SC= simulation clinique; ** p<0.01 ; * p<0.05

Le tableau 38 présente la matrice de corrélation entre les modalités de la simulation clinique et les indicateurs du développement du jugement clinique. Globalement, il ressort de ce tableau que la simulation clinique n'est ni corrélée au développement du jugement clinique (r=0, 147 ; p=0. 148 ; Ns) ni à ses indicateurs. Cette hypothèse n'a donc pas fait l'objet d'une analyse de régression.

L'analyse des facteurs principaux montrent que les stratégies d'enseignement sont corrélées au développement du jugement clinique (r=0,223 ; p=0,027). Ce qui en fait un prédicteur significatif du développement du jugement clinique. Bien que les modalités des dimensions de stratégies d'enseignement ne soient pas corrélées à toutes les indicateurs du développement du jugement clinique, les résultats de l'analyse de corrélation et de régression montrent que les stratégies d'enseignement sont liées à la capacité de l'infirmier à interpréter (r=0,267 ; p=0,008).

L'analyse des données de cette deuxième phase de l'étude a permis la mise en évidence des méthodes d'enseignement étude de cas, groupe de recherche et observations sur le terrain : comme des prédicteurs du développement du jugement clinique, particulièrement pour la modalité interpréter du jugement clinique de Lasater (2017). Les résultats ont par ailleurs montré une corrélation entre les méthodes d'enseignement (cours magistraux et travaux dirigés) avec le développement du jugement clinique mais avec des prédicteurs non pertinents, ce qui nous a conduit à l'invalidation de ces hypothèses spécifiques. L'hypothèse en rapport avec la méthode d'enseignement simulation clinique n'a pas été validée dans notre étude. Elle est cependant la seule dans la littérature occidentale, parmi ces méthodes d'enseignement, qui semble le plus être corrélée au développement du jugement clinique pour l'ensemble des modalités de celui-ci. Par ailleurs, rappelons que les participants à l'étude qui ne connaissent pas la simulation clinique comme méthode d'enseignement, ont été formés par des méthodes d'enseignement dites traditionnelles qui n'ont pas toutes donné de prédicteurs pertinents pour le développement du jugement clinique dans cette étude. Nos résultats ne vont pas toujours dans le sens des conclusions de plusieurs travaux et suscitent une discussion relativement à des positions théoriques en vigueur dans le champ de la formation en science infirmière et en science de l'éducation.

IV/ Discussion des résultats de la phase 2

La deuxième étude correspondant à la phase 2 de la recherche naît de la première, où il a été question d'identification des stratégies et des méthodes d'enseignement utilisées pour former les infirmiers au jugement clinique. Cette phase deuxième avait donc pour objectif d'établir le lien entre les stratégies de formation du jugement clinique identifiées dans l'étude précédente et le développement du jugement clinique chez les infirmiers. Nous sommes partis de l'hypothèse principale que des stratégies d'enseignement sont liées au développement du jugement clinique des infirmiers. Celle-ci a été partiellement vérifiée. Cela confirme ainsi l'assertion selon laquelle certaines stratégies/méthodes d'enseignement sont liées au développement du jugement clinique pendant que d'autres le sont moins. Cette partie du chapitre est donc consacrée à l'explication de ces résultats à la lumière de la littérature. Toutefois, nous commencerons par la discussion des résultats en rapport avec les facteurs secondaires de l'étude que sont les caractéristiques socioprofessionnelles des participants à cette phase.

IV-1/ Caractéristiques socioprofessionnelles et Développement du Jugement clinique

Les caractéristiques socioprofessionnelles retenues dans cette étude ont été le sexe, l'âge, le niveau de formation et le nombre d'années d'ancienneté dans l'activité. Les résultats montrent que ces caractéristiques semblent avoir une influence sur le développement du jugement clinique au regard de l'analyse descriptive qui a été faite. Ce qui n'est pas toujours confirmé par l'analyse inférentielle. Cela nous amène à conclure que le sexe, l'âge, le niveau de formation et le nombre d'années d'ancienneté dans l'activité n'ont aucun effet sur le développement du jugement clinique. Ces résultats sont assez conformes à la littérature où nous n'avons pas rencontré de travaux qui présentent un effet de l'une de ces caractéristiques socioprofessionnelles sur le développement du jugement clinique. L'étude d'Adamson (2016) qui s'est intéressée à l'étude de l'effet d'un biais ethnique sur les performances des apprenants en simulation au regard de la rubrique du jugement clinique de Lasater est conforme à nos résultats. Adamson n'a aussi trouvé aucun lien significatif dans l'analyse inférentielle concernant l'ethnie, l'âge et le sexe des participants à l'étude en lien avec leur performance sur chaque rubrique du jugement clinique de Lasater (2017). On pourrait attribuer cette différence de résultats entre l'analyse descriptive et l'analyse inférentielle au hasard comme certains auteurs qui se sont intéressés également à vérifier si le développement du jugement clinique peut être influencé par des facteurs secondaires comme des caractéristiques sociodémographiques (Adamson, 2016; Yang et al., 2019).

Cependant les facteurs secondaires en lien avec le niveau académique et l'ancienneté dans la profession méritent qu'on s'y attarde légèrement. Ces deux caractéristiques socioprofessionnelles peuvent être associées. De manière générale, plus l'on a un niveau académique élevé, plus l'ancienneté dans la profession devrait l'être aussi. Ce qui n'est pas toujours le cas chez les participants à l'étude. Cet état de choses peut s'expliquer au regard de l'histoire de la profession infirmière au Cameroun et même dans la sous-région Afrique Centrale.

Ce n'est que depuis 2007 que les professionnels médico-sanitaires, dont les infirmiers ont pu continuer leurs formations dans le système LMD (Licence-Master-Doctorat). Ce qui pourrait expliquer l'inadéquation entre le niveau académique et l'ancienneté souvent observée dans les résultats de l'étude. Par ailleurs, le paradigme de la formation des infirmiers avant cette date, était calqué sur un modèle ne favorisant pas l'autonomie professionnelle de l'infirmier dont le développement de la pensée critique de celui-ci. Cela peut expliquer le fait que les résultats ne soient pas conformes à la littérature qui relève une bonification dans la capacité à développer son jugement clinique du professionnel, au fur et à mesure que celui-ci gagne en ancienneté professionnelle (Phaneuf, 2008). En outre, ces résultats viennent confirmer les analyses faites à la première phrase où les participants à l'étude indifféremment de leur niveau académique, ont montré des difficultés avec l'appréhension des concepts de raisonnement clinique et jugement clinique. Ce qui montre que malgré les années d'ancienneté dans l'exercice professionnel, malgré l'évolution de leur niveau académique, l'acquisition de la compétence « émettre un jugement clinique » demeure un problème. Ce qui amène à se questionner sur l'efficacité des stratégies et des méthodes d'enseignement utilisées dans la formation des infirmiers pour développer leur jugement clinique.

IV-2/ Cours magistraux et Développement du Jugement clinique

La première hypothèse spécifique de cette étude était la suivante : les cours magistraux favorisent le développement du jugement clinique des infirmiers. Concrètement, plus l'infirmier est formé par les cours magistraux, plus il sera capable de remarquer, d'interpréter, de réagir et de réfléchir. Les résultats obtenus montrent que les cours magistraux ne sont pas corrélés au développement du jugement clinique (r= 0, 111 ; p=0. 272 ; ns). Cependant, de manière détaillée, il transparaît une corrélation entre les cours magistraux et un indicateur du développement du jugement clinique à savoir : interpréter (r = 0, 262 ; p = 0,009). Cela signifie que plus l'infirmier est formé au travers des cours magistraux, plus il sera capable de prioriser et de comprendre les données cliniques. La vérification de cette hypothèse s'est poursuivie par une analyse de régression. Les résultats de l'analyse de régression des cours magistraux par rapport au développement du jugement clinique révèlent que le modèle de prédiction proposé n'est pas pertinent (F=1,220 ; p=,272). Ces résultats montrent que les cours magistraux ne permettent pas le développement du jugement clinique. Ce qui est assez conforme à la littérature.

Ces résultats peuvent s'expliquer de par même la nature du jugement clinique. Le jugement clinique est un concept complexe, qui amène l'infirmier pour se l'approprier, à le manipuler, à faire usage de processus mentaux et cognitifs. Le jugement clinique est un processus de réflexion et d'évaluation qui se centre sur la réponse de l'infirmier aux multiples problèmes d'un patient (Lasater, 2007). Il nécessite des savoirs théoriques de la part de l'infirmier, une connaissance particulière de la personne soignée (Dallaire & Dallaire, 2008) et une connaissance de la culture et du contexte de l'unité de soins où il est exercé (Tanner, 2006). Le jugement clinique repose sur des connaissances, sur des attitudes et sur une pratique professionnelle réfléchie (Higgs et al., 2008). Les mécanismes décisionnels maniés lors du jugement clinique sont de deux ordres : soit analytiques, soit intuitifs. Ils sont choisis selon que l'information est consciemment utilisée ou non (King & Mcleod, 2002). Pour Depuis et Lefebvre (1993), le jugement clinique serait en soins infirmiers, poser un diagnostic infirmier et déterminer des interventions infirmières afin de résoudre des problèmes. Pour y parvenir, l'infirmier utilise un processus de résolution de problèmes qu'on appelle la démarche de soins infirmiers ou le raisonnement clinique infirmier.

Au regard de tout ce qui précède, le jugement clinique résulte d'une combinaison de plusieurs activités procédurales et cognitives complexes. Il s'agit ici de l'observation, des raisonnements, des réflexions et ainsi que des processus décisionnels. Par ailleurs, la figure 4 de cette étude montre bien les processus utilisés par le soignant pour parvenir à un jugement clinique. Elle a été proposée par Phaneuf (2008). Nous y remarquons autant d'activités théoriques que pratiques. Il va s'agir pour l'apprenant de développer ses capacités de réflexion, d'analyse et de synthèse. Pour ce faire, il a besoin des savoirs théoriques, d'une connaissance particulière de la personne soignée (Dallaire & Dallaire, 2008) et d'une connaissance de la culture et du contexte de l'unité de soins où il est exercé (Tanner, 2006). L'acquisition de ces savoirs théoriques et de ces connaissances lui permettent d'interpréter efficacement, c'est-à-dire prioriser et comprendre les données cliniques du patient. Seule modalité du jugement clinique corrélé aux cours magistraux.

Les cours magistraux sont une méthode d'enseignement qui appartient aux stratégies d'enseignement direct. Cette stratégie est une méthode basée sur la transmission du savoir par le cours magistral, conférence ou exposé (Centre Ministériel de Valorisation des Ressources Humaines, 2016). L'enseignant est celui qui détient les connaissances et les transmet verticalement aux élèves/apprenants. Ainsi, l'apprenant devient passif dans le contenu des enseignements. Il acquiert donc ce savoir de manière mécanique sans déformer le contenu (Marie, 2017). Dans le cas du cours magistral, Lafont et al. (2012) ont montré qu'il permet aisément d'enseigner des savoirs à un grand nombre d'apprenants et demande peu de moyens didactiques complexes. Bonneau et Legault (2016) affirment que cette méthode préconise l'acquisition des connaissances, le développement d'automatismes et de mémorisation. Ce qui est bénéfique pour l'apprenants et pourrait expliquer pourquoi le cours magistral a été corrélé à la modalité interpréter les données. Pour interpréter les données, il faut les prioriser et les comprendre. Or, pour prioriser et comprendre les données, il faut avoir des connaissances. Connaissances que l'apprenant acquiert pendant l'enseignement magistral.

On pourrait expliquer l'absence de corrélation entre les cours magistraux et les autres modalités du jugement clinique : remarquer efficacement, réfléchir efficacement et réagir efficacement, du fait de la nature de ces modalités du jugement clinique et des limites de l'enseignement magistral. Ces modalités du jugement clinique sont par essence des modalités tournées vers l'action. L'apprenant devra faire appel à l'observation, aux raisonnements, à la réflexion et aux processus décisionnels pour remarquer (c'est-à-dire faire des observations ciblées, cerner les écarts par rapport aux tendances prévues, rechercher l'information) ; pour réagir (c'est-à-dire mener une démarche calme et assurer, communiquer clairement, mener une intervention bien planifier en ayant de la flexibilité, se montrer habile dans la mise en application des connaissances); pour réfléchir (c'est-à-dire évaluer et s'évaluer, s'engager à l'égard de l'amélioration). Ces modalités du jugement clinique sont traduites en substance dans la définition du jugement clinique de Depuis et Lefebvre (1993), pour qui, le jugement clinique serait en soins infirmiers, poser un diagnostic infirmier et déterminer des interventions infirmières afin de résoudre des problèmes. Par ailleurs, dans les cours magistraux, l'apprenant est passif (Marie, 2017). Cette passivité des apprenant amène l'enseignant à effectuer les tâches intellectuelles les plus importantes : identifier, explorer et confronter les informations et les savoirs (Langevin, 2007). L'apprenant qui reçoit ces savoirs ne peut donc les transformer, se les approprier en profondeur, n'agit pas comme le préconise ces modalités du jugement clinique.

IV-3/ Travaux dirigés et développement du jugement clinique

La deuxième hypothèse de cette étude stipulait que les travaux dirigés sont liés au développement du jugement clinique des infirmiers. Concrètement, plus l'infirmier est formé au travers des travaux dirigés, plus il sera capable de remarquer, d'interpréter, de réagir et de réfléchir. Les résultats montrent que les travaux dirigés sont corrélés au développement du jugement clinique (r=0, 784; p=0. 000). Cependant, le modèle de prédiction proposé n'est pas pertinent (F=3,725 ; p=,057). Il apparaît ainsi que les travaux dirigés ne permettent pas de prédire le développement du jugement clinique. Ces résultats vont aussi dans le sens de la littérature. Tout comme nous l'avons vu dans la précédente hypothèse, nous pouvons comprendre que les travaux dirigés sont corrélés au jugement clinique, mais ne permettent pas de prédire son développement.

La principale explication peut venir du fait de la nature du jugement clinique et celle des travaux dirigés. Comme nous l'avons vu précédemment, le jugement clinique nécessite pour qu'il soit développé chez l'apprenant, l'usage des stratégies et des méthodes d'enseignement où l'apprenant peut acquérir des connaissances et des savoirs qui lui serviront à développer des dimensions de son jugement clinique comme l'interprétation des données. L'interprétation des données est une dimension du jugement clinique que l'apprenant peut développer pendant les travaux dirigés, car ces ceux-ci font partie des méthodes d'enseignement que l'on retrouve dans l'enseignement direct, où l'apprenant acquiert des connaissances, des savoirs. Pour les autres dimensions que sont remarquer, réagir et réfléchir, qui elles, sont tournées vers l'action, il peut tout aussi les développer à travers les travaux dirigés. Cette éventualité est possible, car les travaux dirigés sont nés des limites des cours magistraux où l'apprenant était essentiellement passif, afin de rendre le cours magistral un peu plus interactif. Les travaux dirigés sont une méthode d'enseignement où l'enseignant transmet son savoir-faire en présentant des méthodes et des techniques aux apprenants. Ils sont tenus de les reproduire grâce aux interactions avec les idées et les informations reçues pendant l'enseignement. Cette approche définitionnelle, laisse transparaître le rôle central de l'enseignant qui rend parfois passif l'apprenant, surtout lorsque cette méthode d'enseignement est utilisée de manière traditionnelle. De ce fait, les apprenants attentifs y parviennent généralement par mimétisme, ou au mieux par un véritable travail d'appropriation des connaissances dispensées. Les travaux dirigés sont un plus au cours magistral ou exposé magistral. De par leur contenu, ils renforcent le contenu du cours magistral grâce à l'application des notions théoriques qui y sont vues et étudiées. Cet état de choses pourrait expliquer pourquoi les travaux dirigés, malgré leur avantage à réduire la passivité de l'apprenants ne sont pas des prédicteurs pertinents pour développer le jugement clinique. Sauf que, dans les travaux dirigés l'enseignant met tout en œuvre pour faire participer les apprenants et les faire sortir de leur passivité généralement observée quand cette méthode est utilisée par le formateur (Moutault et al., 2006).

IV-4/ Études de cas et Développement du Jugement clinique

La troisième hypothèse de cette phase était l'étude de cas. Elle est liée au développement du jugement clinique des infirmiers. Concrètement, plus l'infirmier est formé au travers de l'étude de cas, plus il sera capable de remarquer, d'interpréter, de réagir et de réfléchir. Les résultats de l'étude montrent que l'étude de cas est corrélée au développement du jugement clinique (r=0, 245; p=0. 014). Une analyse détaillée laisse transparaître une corrélation entre l'étude de cas et un indicateur du développement du jugement clinique à savoir : interpréter (r=0, 236 ; p=0,019). Cela signifie que plus l'infirmier est formé au travers de l'étude de cas, plus il sera capable de prioriser et de comprendre les données cliniques. L'analyse de régression de l'étude de cas par rapport au développement du jugement clinique révèle que le modèle de prédiction proposé est pertinent (F=6,206 ; p=,014) et explique 6% de la variance du développement du jugement clinique (R^2=, 060) donc, l'étude de cas permet de prédire le développement du jugement clinique. La nature du jugement clinique, ainsi que celle de l'étude de cas, permettent de comprendre la validité de cette hypothèse.

Comme nous l'avons souligné plus haut, le jugement clinique est un processus de réflexion et d'évaluation qui se centre sur la réponse de l'infirmier aux multiples problèmes d'un patient (Lasater, 2007). Pour que l'apprenant soit capable de donner cette réponse, il doit pouvoir développer ses capacités de réflexion, d'analyse et de synthèse. Or, l'étude de cas est une méthode d'enseignement qui appartient aux méthodes de l'enseignement indirect.

L'enseignement indirect est un type d'enseignement dont l'objectif est de mettre les apprenants au défi afin de penser de manière critique, de prendre des décisions et de résoudre des problèmes. L'objectif général de l'étude de cas est de permettre aux apprenants de comprendre le rôle qu'ils auront à jouer dans leur futur métier, de s'identifier aux personnes en cause (Chamberland et al., 2003). Comme le jugement qui repose donc sur des connaissances, sur des attitudes et sur une pratique professionnelle réfléchie (Higgs et al., 2008).

L'étude de cas, par une démarche de résolution de problèmes, va permettre à l'apprenant de poser un diagnostic, de proposer des solutions, d'avoir recours à une démarche cohérente, de déduire des règles et des principes applicables à la vie réelle ou à des situations similaires. Ce qui va permettre le développement de son jugement clinique. L'étude de cas permet à l'apprenant d'avoir conscience de l'existence de plusieurs approches de résolution de problèmes pour la même situation problématique. Son objectif n'est donc pas que l'apprenant trouve la bonne solution, mais plutôt que l'apprenant ait recours à une démarche cohérente et applicable dans un contexte réel. Cela va susciter chez lui le développement de processus mentaux de niveau supérieur tels l'analyse, la synthèse, le jugement et l'intégration des connaissances et font donc de l'étude de cas une méthode intéressante sur le plan pédagogique (Chamberland et al., 2003) pour développer le jugement clinique. Ce qui explique la validation de cette hypothèse.

Par ailleurs, du fait que cette méthode pédagogique permet d'entraîner les apprenants ou les responsables à aborder des situations concrètes tirées des cas de la vie réelle, particulièrement pour exercer leur esprit à effectuer un diagnostic, à poser correctement les problèmes malgré la complexité des critères d'importance et d'urgence, à rechercher les solutions qui répondent le plus complètement aux problèmes à résoudre, et à prévoir leur mise en œuvre en choisissant les moyens et en planifiant les actions (Brien et al., 1984), l'on peut comprendre aisément pourquoi les participants à cette étude estiment l'étude de cas comme un prédicteur pertinent pour le développement du jugement clinique. Ce qui est en conformité avec la littérature.

En effet, une étude réalisée auprès des apprenants de trois classes a mis en évidence le choix préférentiel de la méthode de cas comparativement aux autres méthodes d'enseignement. Ces apprenants ont été soumis au choix sur deux méthodes d'enseignement : exposé magistral et méthode des cas. Les résultats ont indiqué que la très grande majorité des apprenants préféraient la méthode des cas (Van Stappen, 1989). Par ailleurs, une étude de Bond rapporté par Van Stappen dont l'objectif était de comparer l'efficacité des deux méthodes (exposé magistral-méthode des cas) dans l'enseignement des soins à apporter aux malades chroniques a montré que la méthode basée sur la discussion-décision avait modifié de façon significative et durable les attitudes et les comportements. Ce qui a conduit cette auteure à conclure que la discussion, basée sur l'argumentation, les échanges, les raisons à fournir, est seule capable d'influencer les attitudes.

Des travaux réalisés dans le domaine de la psychologie ont par exemple fait recours à cette méthode, notamment la méthode d'apprentissage par problème (APP), qu'on pourrait associer ici à l'étude de cas. Cette méthode représente selon Tarradas et Achim (2016) un vecteur des plus puissants pour travailler simultanément les aspects intellectuels, affectifs et relationnels. L'APP est une méthode pédagogique centrée sur l'apprenant et au sein de laquelle des situations problèmes sont abordées sous la supervision d'un tuteur – le professeur, en petits groupes de discussion composés d'environ huit apprenants (Bédard, 2008a). Elle consiste en la présentation d'une courte situation problème, d'environ une page, construite à partir d'une histoire de cas issue de situations cliniques réelles.

Pour qu'elle soit efficace, la situation problème doit susciter une certaine curiosité chez les apprenants et représenter pour eux un défi. Elle doit déclencher plusieurs processus cognitifs, soit l'activation des connaissances acquises, soit la recherche active de nouvelles informations et la réorganisation de l'information reçue en tenant compte des apprentissages réalisés antérieurement (Bédard, 2008b). Ainsi, les chercheurs ont conclu que l'APP permet de stimuler la participation active des apprenants au processus d'apprentissage via la co-construction des savoirs et l'intégration de la théorie et de la pratique et à la contextualisation des connaissances à l'intérieur de situations professionnelles authentiques (Bédard et al., 1995).

IV-5/ Groupes de recherche et développement du jugement clinique

La quatrième hypothèse de l'étude a été formulée comme suit : les groupes de recherche favorisent le développement du jugement clinique des infirmiers. Concrètement, plus l'infirmier est formé au travers des groupes de recherche, plus il sera capable de remarquer, d'interpréter, de réagir et de réfléchir. Les résultats de l'étude montrent que les groupes de recherche sont corrélés au développement du jugement clinique (r=0, 209; p=0. 039). Une analyse détaillée laisse transparaître une corrélation entre les groupes de recherche et un indicateur du développement du jugement clinique à savoir : interpréter (r=0, 293 ; p=0,003). Cela signifie que plus l'infirmier est formé au travers les groupes de recherche, plus il sera capable de prioriser et de comprendre les données cliniques. Par ailleurs, l'analyse de régression des groupes de recherche par rapport au développement du jugement clinique révèle que le modèle de prédiction proposé est pertinent (F=4,419 ; p=,038) et explique 4,4% de la variance du développement du jugement clinique (R^2=, 044).

La particularité de la méthode d'enseignement par groupe de recherche peut aisément expliquer ces résultats. Le travail de groupe est une méthode d'enseignement où les apprenants sont mis en petits groupes sous un mode interactif pour réaliser une tâche, ou une activité plus ou moins structurée dans le but d'atteindre un ou des objectifs fixés. L'enseignant dans son rôle de superviseur, médiateur, explique préalablement aux apprenants ce qui est attendu d'eux, les éléments nécessaires pour atteindre les objectifs, le temps alloué, les contraintes à respecter (Guillemette & Leblanc, 2012). Le travail de groupe favorise le développement des compétences de collaboration chez les apprenants, permet aux apprenants de s'exprimer, d'approfondir davantage certains aspects de l'enseignement, une rétroaction rapide des acquis et un enseignement réciproque entre les enseignés et les enseignants.

Or dans la pratique clinique, ces interactions sont une réalité. La prise en soins d'un patient s'effectue en équipes pluri et intra disciplinaires. Ce qui permet à l'apprenant de se projeter et de travailler en collaboration, d'être rassuré, car ses éventuelles erreurs peuvent être corrigées au sein de l'équipe, lui permettant ainsi de s'améliorer, de mieux comprendre et de fixer ses connaissances.

La littérature relève que le travail de groupe ou groupe de recherche appartient aux stratégies d'enseignement collaboratif/interactif. Ce type d'enseignement qui utilise un « apprentissage coopératif » est l'une des méthodes d'enseignement qui a fait ses preuves dans plusieurs domaines en général et dans le domaine de la santé en particulier.

D'après plusieurs chercheurs (Garrett, 1998 ; Johnson & Johnson, 1989 ; Lasdon & Liebman, 1998 ; Slavin, 1995), les apprentissages établis dans un contexte d'apprentissage avec les pairs se révèlent plus efficaces que ceux faits individuellement. Cette idée est conforme aux résultats obtenus par Stone et al. (2013). En effet, ils ont réalisé une revue de littérature dans laquelle sont mis en évidence les effets positifs de l'apprentissage avec les pairs sur le jugement clinique. Ainsi, les apprenants qui avaient été soumis à cette méthode avaient développé leur pensée critique. D'autres travaux réalisés auprès des contremaîtres ont montré que la méthode collaborative aboutit aux résultats significatifs. En effet, Van Stappen (1989) a rapporté l'étude réalisée par Levine et Butler qui avaient fait une étude avec trois groupes de contremaîtres. Le groupe de contremaîtres où la méthode de discussion a été utilisée a rapporté de meilleurs résultats que les autres. Toutefois des travaux issus « *Californa Critical Thinking Disposition Inventory* », ont signifié le fait que l'apprentissage avec les pairs peut être recommandé, mais son efficacité n'est pas démontrée de façon claire pour le développement du jugement clinique.

IV-6 /Observations sur le terrain et développement du Jugement clinique

La cinquième hypothèse de cette étude a été formulée comme suit : les observations de terrain sont liées au développement du jugement clinique des infirmiers. Concrètement, plus l'infirmier est formé au travers des observations de terrain, plus il sera capable de remarquer, d'interpréter, de réagir et de réfléchir. Les résultats montrent que les observations sur le terrain sont corrélées au développement du jugement clinique (r=0, 218; p=0. 030). Une analyse détaillée laisse transparaître une corrélation entre les observations de terrain et deux indicateurs du développement du jugement clinique à savoir : réagir (r=0, 205 ; p=0,042) et réfléchir (r=0, 201 ; p=0,046). Cela signifie que plus l'infirmier est formé au travers des observations sur le terrain, plus il sera capable de faire une démarche assurée et calme, de communiquer clairement et de mener une intervention bien planifiée avec de la flexibilité. De même, plus il est formé au travers des observations sur le terrain, plus il sera capable d'évaluer et de s'évaluer et de s'engager pour une amélioration.

Une analyse de régression d'observations sur le terrain par rapport au développement du jugement clinique révèle que le modèle de prédiction proposé est pertinent (F=4,419 ; p=,038) et explique 4,4% de la variance du développement du jugement clinique (R^2=, 044). Ces résultats montrent que les observations sur le terrain permettent de prédire le développement du jugement clinique. Ces résultats sont conformes à la littérature. L'observation du terrain ou stage ou encore immersion professionnelle est en fait, une méthode d'apprentissage par l'expérience. L'apprenant est mis en situation clinique pendant une période définie pour qu'il puisse mettre en pratique les enseignements théoriques reçus dans le pôle de la formation.

Pendant les observations du terrain ou les stages, l'apprenant est appelé à observer et à mettre en œuvre le raisonnement clinique qui va le conduire à développer son jugement clinique. Il faut que l'apprenant soit en situation d'expérience, sur le terrain clinique pour développer son jugement clinique. C'est dans ce sens que Noël de Tilly (2014) dit que le jugement clinique se développe avec l'expérience. Cette expérience et cette capacité peuvent lors de l'immersion clinique permettre à l'apprenant de réorganiser ses connaissances et de les mettre en œuvre. Cette réorganisation représentant un exercice intellectuel difficile, complexe, mais ô combien nécessaire à la progression du jugement (Deschênes et al., 2016). C'est la raison pour laquelle les stages en contexte réel de soins hospitaliers sont un levier du développement du jugement dans le cadre d'une formation en soins infirmiers (Deschênes et al., 2016).

L'idée qui précède a amené Noël de Tilly (2014) à relever le fait que pour expérimenter le jugement clinique, les écoles d'infirmiers choisissent des contextes particulièrement propices à savoir des stages en milieu clinique. En effet, selon cet auteur, l'apprenant en stage se voit confronté à des situations cliniques qui permettent d'accumuler de l'expérience et de mettre en pratique ce qui a été appris en classe. Les stages dans les milieux de soins favorisent un arrimage entre les enseignements effectués au pôle théorique de formation et les enseignements cliniques et le vécu clinique. Pour ce faire, les apprenants sont soumis à des situations complexes en stage qui visent et sollicitent le transfert des apprentissages pour développer leur jugement clinique (Vachon, 2018). Nous pouvons voir à quel point les stages sont fondamentaux, car comme le dit Phaneuf (2006), l'enseignement en milïeu clinique permet de passer de la théorie à la pratique en favorisant l'acquisition des connaissances par la répétition. Il permet également de mettre l'apprenant dans une situation expérientielle où il est constamment amené à réfléchir sur son expérience et à développer sa réflexion. Cette analyse de Phaneuf permet d'expliquer aisément le fait que les participants ont particulièrement corrélé les observations du terrain aux dimensions du jugement clinique que sont « réagir » : (r=0, 205 ; p=0,042) et « réfléchir » : (r=0, 201 ; p=0,046). Ces dimensions du jugement clinique sont davantage tournées vers l'action.

En effet, pour réagir efficacement, l'apprenant devra être capable de faire une démarche assurée et calme, de communiquer clairement et de mener une intervention bien planifiée avec de la flexibilité. Il effectue une démarche calme et assurée pendant la prise en soins du bénéficiaire de soins ; il communique clairement avec le bénéficiaire de soins et les membres de l'équipe soignante, il planifie des interventions autonomes et de collaboration en tenant compte de la dynamique de la prise en soins du patient. Ces activités ne peuvent être faites en théorie. Il en est de même de réfléchir efficacement. Ici, l'apprenant, dans la pratique, doit toujours se questionner sur les interventions menées. Il doit les évaluer, évaluer ses interventions et toujours chercher comment améliorer la prise en soins du bénéficiaire.

La sixième hypothèse de cette étude a été formulée comme suit : la simulation clinique est liée au développement du jugement clinique des infirmiers. Concrètement, cette hypothèse stipule que plus l'infirmier est formé au travers de la simulation clinique, plus il sera capable de remarquer, d'interpréter, de réagir et de réfléchir. Les résultats montrent que la simulation clinique n'est ni corrélée au développement du jugement clinique (*r*=0, 147 ; *p*=0. 148 ; Ns) ni corrélée à ses indicateurs. Ces résultats vont dans le sens contraire de la littérature concernant le lien entre la simulation clinique et le développement du jugement clinique.

Des auteurs montrent que cette méthode pédagogique est devenue un outil incontournable dans le domaine de l'enseignement des soins infirmiers (Simoneau et al., 2012). L'étude de Lasater (2007) dont l'objectif était d'examiner l'impact de la simulation clinique sur le développement du jugement clinique auprès de 48 apprenants de première année de programme en soins infirmiers révèle que cette méthode d'apprentissage rend nerveux au début avec une courte période d'adaptation des apprenants, mais, elle apporte satisfaction. Lasater conclut et note que la simulation clinique concourt au développement du jugement clinique. Elle contribue également au développement des habiletés en communication et au développement de la pensée critique (Simoneau et al., 2012). L'habileté en communication et la pensée critique sont les modalités des dimensions du jugement clinique, notamment celles d'interpréter, de réagir, de réfléchir. Dans une autre étude menée auprès de 24 apprenants volontaires, appartenant au programme collégial soins infirmiers du collège de Maisonneuve et de Vannier collège de Montréal, celle-ci a permis de montrer le rôle de l'apprentissage par simulation clinique dans le processus d'acquisition d'une meilleure maîtrise du jugement clinique.

L'objectif de cette étude était de mesurer à quel niveau la simulation clinique pouvait jouer un rôle dans le développement du jugement clinique infirmier. Les résultats obtenus sont mis en avant dans les propos de certains apprenants : « *Cette expérience en simulation m'aide par rapport à mon autonomie. Demain, je retourne en stage. Je sens que je vais arrêter d'attendre et que je vais amorcer une réflexion par moi-même. Lors d'une simulation, je peux prendre des décisions au risque de me tromper, mais ça me permet d'apprendre. On a carte blanche, c'est moi qui suis là. Je dois agir maintenant. En stage, j'attends après l'approbation du professeur ou de l'infirmie. Dans ces temps-là, on dirait que je ne pense pas toujours jusqu'au bout par moi-même* ». Un autre dira par exemple : « *Je faisais une collecte de données de façon mécanique au début. Mais en voyant les autres qui réussissaient bien, je me suis ajusté non pour avoir une vision en tunnel...mais une vision globale du patient et de la situation* » Ce qui correspond pour ce cas précis à remarquer efficacement.

Au regard de ce qui précède, nous remarquons que tout concourt à croire à un lien entre la simulation clinique et le développement du jugement clinique. Cependant, notre hypothèse n'a pas été validée. Cela préconise une absence de corrélation entre le développement du jugement et la simulation clinique. De manière concrète, les participants à l'étude n'ont pas estimé que la simulation clinique puisse aider à développer le jugement clinique des apprenants en science infirmière. Lorsqu'on fait une analyse du contexte dans lequel cette étude a été réalisée et de l'histoire de la simulation clinique, l'on peut comprendre pourquoi cette hypothèse n'a pas pu être validée comme les autres.

C'est dans des professions non médicales que s'est initialement développé l'enseignement par la simulation. Notamment la marine, l'industrie nucléaire, l'armée et particulièrement l'aéronautique qui est considérée comme le berceau de la simulation (Carron et al., 2011; Rosen, 2008). Elle s'y est naturellement imposée, dès le début du XXème siècle, concomitamment avec l'apparition des premiers avions et après le constat des bilans humains et financiers très lourds liés à l'entraînement initial en vol réel sur des machines inconnues de l'apprenant (Betz et al., 2014).

Dans le domaine de la santé, c'est dans la seconde moitié du XXème siècle que l'on voit apparaître les prémices d'un enseignement par la simulation (Granry & Moll, 2012 ; Rosen, 2008), grâce à Peter Safar du Baltimore City Hospital. Ce dernier tente de perfectionner l'enseignement des manœuvres de réanimation cardio-pulmonaire en sollicitant, comme sujets d'étude, ses propres collaborateurs qu'il doit sédater et intuber, il trouve évidement peu de volontaires. Ce n'est qu'au cours des dernières décennies, et particulièrement de ces vingt dernières années, que la simulation médicale ou simulation clinique s'est imposée, et s'impose de plus en plus comme une modalité incontournable d'enseignement des professionnels de santé (Betz et al., 2014). La simulation clinique découle du principe selon lequel « *jamais la première fois d'un apprenant sur le patient* ». Elle permet d'expérimenter les erreurs et de répéter les gestes de manière reproductible, dans un environnement le plus réaliste possible, sans faire courir au patient un risque socialement de moins en moins toléré (Betz et al., 2014).

La simulation clinique répond à une structure très codifiée : briefing, scenario, puis debriefing, lequel constitue l'étape-clé de l'enseignement où le candidat, par un travail d'autocritique, acquiert des compétences tant techniques que non techniques (Betz et al., 2014; Granry & Moll, 2012).

D'abord apparue en Amérique du Nord, la simulation clinique n'apparaît qu'en second rang en Europe (Betz et al. 2014). Ce n'est que plus récemment (avant 2013) qu'elle émerge en France et en Belgique (Ministère des Affaires Sociales et de la Santé. Instruction DGOS/Pf2/2013/383 du 19 novembre 2013 relative au développement de la simulation en santé). En Afrique nous n'avons rencontré dans la littérature que le centre de simulation Basse et Haute-Fidélité, inauguré à Tunis en 2018 (Alwihda Info, 2020).

Cet historique sur la simulation clinique permet de comprendre la jeunesse de cette méthode d'enseignement par rapport aux méthodes plus traditionnelles qui ont cours dans la formation des apprenants en science infirmière dans le monde et en Afrique Centrale en particulier. Les participants à cette étude sont formés dans un contexte où la simulation clinique n'est pas une méthode d'enseignement usuelle. De ce fait, ils n'ont pratiquement aucune idée de la simulation clinique (étude 1) et ne pouvaient par conséquent pas la préconiser comme méthode d'enseignement favorisant le développement du jugement clinique.

Conclusion partielle

Il a été question dans cette deuxième phase de la recherche d'établir le lien entre les stratégies d'enseignement identifiées à la première phase de la recherche et le développement du jugement clinique. L'analyse des résultats a relevé d'une part que, même si les méthodes d'enseignement à savoir les cours magistraux et les travaux dirigés semblent corrélés au développement du jugement clinique à l'analyse descriptive, uniquement pour la modalité interpréter, leur modèle de prédiction n'est pas pertinent. Ce qui amène à conclure que l'utilisation de ces méthodes d'enseignement ne prédit pas le développement du jugement clinique des apprenants en science infirmière. D'autre part, les méthodes d'enseignement, à savoir études de cas, groupes de recherche et observations sur le terrain ont, elles, montré des prédicteurs pertinents pour le développement du jugement clinique.

Même s'il ne s'agit que de la modalité interpréter efficacement pour les méthodes études de cas et groupes de recherche ; réagir et réfléchir pour la méthode d'enseignement des observations sur le terrain. Par ailleurs, seule la méthode d'enseignement simulation clinique n'a pas été corrélée au développement du jugement clinique dans cette étude. Ce qui est contraire à tous les travaux lus à ce propos.

Nous y avons trouvé une explication par rapport au paradigme qui régissait la formation des apprenants en science infirmière et par rapport au contexte du lieu de l'étude où la simulation clinique dans son sens vrai est une méthode d'enseignement non ou peu connue, donc non usuelle. Ce qui a néanmoins motivé l'expérimentation de cette méthode d'enseignement dans notre contexte. Ce d'autant plus qu'aucune autre méthode d'enseignement n'a pu montrer une complète corrélation avec le développement du jugement clinique des apprenants en science infirmière pour l'ensemble des modalités du jugement clinique de Lasater (2017). Cet état de choses nous a conduit dans la phase 3 à étudier l'effet de la simulation clinique sur le développement du jugement clinique des apprenants en science infirmière dans notre contexte.

Chapitre 6 : Simulation clinique et développement du jugement clinique des apprenants en Science Infirmière

Introduction

Ce sixième chapitre du livre correspond à la troisième phase de la recherche. Cette troisième phase de la recherche avait pour intention d'étudier l'effet de la méthode d'enseignement qui prédit le mieux le développement du jugement clinique des apprenants en science infirmière. La troisième phase de l'étude naît des résultats obtenus à l'étude 2 ou deuxième phase de la recherche. Il y a été question d'établir des corrélations entre les méthodes d'enseignement identifiées à l'étude 1 et le développement du jugement clinique. Les résultats ont certes montré que certaines méthodes d'enseignement prédisent le développement du jugement clinique des apprenants en science infirmière, mais seulement pour quelques modalités du jugement clinique de Lasater (2017). L'hypothèse en rapport avec la corrélation de la simulation clinique et du développement du jugement clinique a été complètement réfutée. Or la littérature occidentale est unanime sur les effets positifs de la simulation sur le développement du jugement clinique des apprenants en science infirmière (Boet, Granry & Savoldelli, 2016; Brunet, 2017 ; Buckley & Gordon, 2011).

Nous avons pensé que cette hypothèse a été rejetée car la population d'étude a peu de connaissances et /ou n'a pas été formée par cette méthode d'enseignement. Aucune méthode d'enseignement dite traditionnelle n'étant donc suffisamment prédictive pour le développement du jugement clinique des apprenants en science infirmière dans notre contexte, nous avons donc fait le choix d'étudier l'effet de la simulation clinique sur le développement du jugement des apprenants en science infirmière dans notre contexte. Un devis de recherche quasi-expérimental avec groupe contrôle et groupe expérimental a été mis en place. Les apprenants inscrits au cycle de Licence Science Infirmière niveau 3 ont donc été retenus pour l'étude. Ce sixième chapitre est donc le lieu de faire un compte rendu de cette phase de la recherche à travers une problématique, la méthodologie, les résultats et la discussion.

I/ Problématique

Le raisonnement clinique est une compétence fondamentale à acquérir comme pendant de la formation de professionnel de santé, particulièrement pour les professions médicales et infirmières. Il conduit nécessairement le soignant à émettre des hypothèses diagnostiques ou des jugements cliniques. En effet, les futurs soignants doivent être capables à la fin de leur formation d'acquérir de manière itérative des informations relatives à un ou plusieurs patients présentant un ou des problèmes de santé qu'il faut résoudre (Nendaz et al., 2011). L'entraînement à cette compétence se fait habituellement pendant la formation au chevet du patient, pendant des observations du terrain ou lors d'immersions professionnelles.

L'environnement pédagogique traditionnel fait intervenir la restitution par les apprenants de raisonnements diagnostics et thérapeutiques parfois complexes, sans démonstration de la maîtrise de techniques indispensables à la prise en soin des patients. Il est courant de constater, au travers des examens écrits ou lors de l'observation des apprenants dans leur service hospitalier, l'existence de lacunes dans la maîtrise de certaines techniques ou dans le comportement en équipe soignante. Ces lacunes résultent la plupart du temps de la structure de l'enseignement traditionnel qui met en avant l'acquisition de connaissances médicales et l'observation de situations cliniques comme des fondements essentiels de l'apprentissage médical ou en science infirmière. Or ces étapes ne sont pas suffisantes pour acquérir des compétences médicales solides. Bloom décrit l'apprentissage cognitif comme une évolution d'un niveau de raisonnement basal (connaissance, compréhension et application), vers un niveau cognitif complexe (analyse, synthèse, et évaluation) (Bloom, 1956 ; Knowles, 1998). Les méthodes d'enseignement traditionnel (cours magistral, travaux dirigés…) font appel aux niveaux de base de cette taxonomie et sont le fondement essentiel de l'enseignement médical et en science infirmière. Cependant, ces méthodes ne permettent pas d'assurer l'évolution vers les niveaux cognitifs les plus complexes que sont l'analyse, la synthèse et l'évaluation, nécessaires au développement de compétences cliniques comme le jugement clinique infirmier. Les résultats de l'étude 2 de cette recherche le montrent assurément.

En effet, il y a été question d'établir le lien entre les stratégies d'enseignement et le développement du jugement clinique des infirmiers. Les résultats ont révélé que même si les méthodes d'enseignement en cours magistraux et travaux dirigés semblent corrélées au développement du jugement clinique à l'analyse descriptive, ceux, uniquement pour la modalité interpréter, leur modèle de prédiction n'est pas pertinent. Ce qui amène à conclure que l'utilisation de ces méthodes d'enseignement ne prédit pas le développement du jugement clinique des apprenants en science infirmière.

D'autre part, les méthodes d'enseignement étude de cas, groupes de recherche et observations sur le terrain ont montré des prédicteurs pertinents bien que faibles, pour le développement du jugement clinique des apprenants en science infirmière. Même s'il ne s'agit que de la modalité interpréter efficacement pour les méthodes études de cas et groupes de recherche ; réagir et réfléchir pour la méthode d'enseignement observations sur le terrain. Nous remarquons qu'aucune des méthodes d'enseignement dites classiques ou traditionnelles n'a pu être corrélée à l'ensemble des modalités du jugement clinique de Lasater (2017). Ce qui permet d'affirmer qu'elles ne sont pas suffisamment efficaces pour l'acquisition de cette compétence par ces apprenants en science infirmière dans notre contexte.

La recherche constante de l'amélioration de la qualité et de la sécurité des soins, ainsi que les avancées dans les concepts et les outils pédagogiques obligent les acteurs de la formation en santé à se questionner sur les stratégies et les méthodes d'enseignement les plus efficaces pour le développement de compétences des futurs professionnels. À ce titre, il est particulièrement intéressant de pouvoir proposer l'amélioration des programmes pédagogiques existants en y intégrant des solutions innovantes, dont l'efficacité a été démontrée (evidence-based education), permettant d'incorporer ces différentes notions dans l'apprentissage des apprenants (Cook, et al., 2011). Afin de pouvoir développer ces niveaux cognitifs complexes, de nombreux experts proposent l'intégration de la simulation clinique dans les programmes de formation des professionnels de santé.

En effet, la simulation clinique permet de proposer une participation active des apprenants dans des scénarii réalistes et sécurisés, suivie d'une séance de debriefing ayant pour objectif l'analyse constructive de la situation et des événements, des réactions des soignants, des erreurs potentielles et des améliorations nécessaires. Ainsi, le renforcement des connaissances et l'acquisition des compétences des apprenants sont garantis par une participation active de ceux-ci, plutôt que par une observation ou une lecture passive.

Les apports de la simulation clinique dans les programmes de formation des professionnels de santé ont été confirmés dans une méta-analyse extensive (Cook et al., 2011), en différenciant à partir des données sélectionnées de la littérature (notamment études contrôlées), les aspects de compétences et de comportements de la formation. L'ensemble des travaux publiés valident l'intérêt et l'apport de la simulation clinique dans les programmes de formation. Même si cela n'a pas été le cas dans le contexte de la deuxième phase de l'étude, car la simulation clinique n'a pas été corrélée au développement du jugement clinique des apprenants en science infirmière. Faire une apologie de la méthode d'enseignement simulation clinique dans notre contexte n'étant pas notre objectif, mais montrer la pertinence de son apport dans l'acquisition des compétences des apprenants, nous conduit à éprouver son efficacité, notamment dans le développement du jugement clinique des apprenants en science infirmière. Ce qui a justifié la mise en place des procédures méthodologiques de cette troisième phase de cette étude.

II/ Méthodologie

La méthodologie de cette étude retrace comme les précédentes, les règles et les procédures respectées pour parvenir à nos résultats. Le lieu de collecte des données étant toujours l'École des Sciences de la Santé de l'Université Catholique d'Afrique Centrale, nous avons fait le choix d'insister particulièrement sur les aspects uniquement liés au processus méthodologique. Ainsi, nous présentons le type et la méthode de recherche, les participants à l'étude, le site précis de l'expérimentation, les variables de l'étude, le plan de recherche, les hypothèses, le plan d'expérience, la procédure expérimentale, la stratégie d'analyse des données.

II-1/ Type et méthode de recherche

L'objectif de cette recherche était d'étudier l'effet de la simulation clinique sur le jugement clinique des apprenants en science infirmière. Il a été question d'introduire la simulation clinique dans le processus de formation sur le jugement clinique chez les apprenants en science infirmière et d'en mesurer l'effet. Atteindre cet objectif de recherche nécessite la mise en place d'un devis avant et après avec groupe témoin équivalent. Il s'agit d'un devis quasi-expérimental dans lequel des mesures sont prises auprès d'un groupe expérimental et d'un groupe contrôle avant et après l'intervention (Fortin & Gagnon, 2016). Dans cette étude, le groupe expérimental sera équivalent et homogène au groupe contrôle parce qu'il y aura randomisation des participants de l'étude (Mvessomba, 2013). Le fait que les sujets soient répartis de façon aléatoire dans les différents groupes de l'étude permettra de limiter l'obstacle lié à la validité interne de ce devis de recherche (McMillan & Schumacher, 2006). Nous avons opté pour ce type de devis parce qu'ils sont généralement utilisés dans les recherches où les groupes de participants sont déjà constitués, comme des groupes de personnes hospitalisées pour un type d'affection, des classes d'apprenants, comme c'est le cas de cette étude.

À la suite des précédentes observations, notamment celle de l'étude 2, nous avons formulé une hypothèse théorique : la simulation clinique a un effet sur le développement du jugement clinique. Cette hypothèse sera vérifiée auprès des participants de l'étude.

II-2/ Participants à l'étude

Notre population pour cette troisième étude est constituée de tous les apprenants inscrits en troisième année Licence Science Infirmière à l'École des Sciences de la Santé de l'Université Catholique d'Afrique Centrale (UCAC). Cette population représente un effectif de 92 apprenants (Service de la scolarité ESS, 2020). Une rencontre de classe a été effectuée entre l'investigatrice et les apprenants en présence de la responsable adjointe de la filière. Lors de cette rencontre, des explications concernant le but de l'étude ainsi que sa portée seront transmises. Ils auront un délai d'une semaine pour réfléchir quant à leur participation ou non à cette étude. Ils ont confirmé leur participation à l'étude auprès de l'investigatrice ou la responsable de filière.

Technique d'échantillonnage, critères d'inclusion et randomisation, taille de l'échantillon

Pour constituer notre échantillon, nous avons eu recours à deux techniques d'échantillonnage : l'échantillonnage par convenance et l'échantillonnage aléatoire simple. L'échantillonnage par convenance, qui consiste à choisir les participants en fonction de leur disponibilité (Fortin & Gagnon, 2016), nous a permis de sélectionner 80 participants. L'échantillonnage aléatoire simple quant à lui donne la possibilité à tous les participants d'avoir une chance égale d'être affectés dans l'un des groupes de l'étude. Dans le cadre des études quasi-expérimentales ou expérimentales dans lesquelles s'inscrit notre étude, elle permet de ventiler les participants au hasard dans les différents groupes. Pour la randomisation des participants, nous avons premièrement eu recours à la liste de la classe avec les moyennes obtenues sur l'enseignement théorique et pratique du raisonnement clinique/jugement clinique (Service de la scolarité, 2019). Grâce à cette liste, nous avons regroupé les apprenants dans cinq groupes en fonction des moyennes obtenues : groupe F ou faible (moyenne inférieure ou égale à 6/20), groupe M ou médiocre (moyenne inférieure ou égale 9/20), groupe P ou passable (moyenne inférieure ou égale11/20), groupe B ou bien (moyenne inférieure ou égale 15/20) et groupe T ou très bien (moyenne supérieure ou égale à 16/20). Deuxièmement, nous avons attribué des codes aux apprenants en fonction du groupe auquel ils appartiennent : F1, F2, M1, M2,

P1, P2, B1, B2, T1, T2 etc., ces codes ont été mis dans des urnes correspondantes à chaque groupe. Les apprenants des différents groupes ont donc été répartis de manière aléatoire soit dans le groupe expérimental A, soit dans le groupe témoin B grâce à un tirage sans remise (Beaud, 2009) dans chaque urne. Ces précautions sont prises dans le but d'assurer une homogénéité des groupes de l'étude et une répartition aléatoire des apprenants.

Nous avons pu obtenir un échantillon de 47 participants à l'étude, dont 23 dans le groupe contrôle et 24 dans le groupe expérimental. Cet échantillon s'est trouvé réduit par le fait que tous les apprenants des groupes contrôle et expérimental ne sont pas venus au deuxième essai. Ce qui a conduit à l'élimination de ces participants.

II-3/ Site de l'étude

L'intervention a été faite à l'Ecole des Sciences de la Santé, en particulier dans les laboratoires de gestes de Science Infirmière, c'est-à-dire la salle 18 et la salle 19 du bâtiment A de l'ESS. La salle 18 a été aménagée de sorte à créer l'environnement d'une chambre d'hospitalisation à deux lits, pendant que la salle 19 a été aménagée pour le briefing et le debriefing.

La salle 18

La salle 18 se trouve au premier étage du bâtiment. Elle comporte une seule porte d'entrée avec deux fenêtres, il y a disposé le matériel ci-après : deux lits défaits avec drap de dessous et de dessus avec quelques vêtements du malade, une table de chevet pour chaque lit, un paravent séparera les deux lits, deux chaises pour les garde-malades, une potence pour un lit muni d'une poche de sérum glucosé 500 cc, contenant quinine 300mg, une ampoule d'hydrosol poly-vitaminé, sel minéraux, un bassin de lit, deux sceaux, des bouteilles d'eau posées par terre, les assiettes du malade sous le lit, sac de voyage sous le lit du patient, le matériel de toilette du patient déposé sur la table de chevet avec une bouteille d'alcool et coton, un carton de médicaments déposé sur le lit, une armoire, un lave-mains non fonctionnel. Un dossier complet du malade posé sur sa table de chevet. Trois caméras miniatures ainsi que trois micros y seront aussi disposés de manière discrète dans la chambre hospitalisation.

La salle 19

Cette salle réservée pour le briefing et le debriefing est constituée d'un écran permettant de visionner la séance de simulation de manière simultanée. En dehors de cet écran, une dizaine de chaises et 5 tables y ont été disposés en demi-cercle. Cette salle présente une seule porte d'entrée, quatre fenêtres.

II-4/ Variables de l'étude

Cette étude comporte deux variables. Une variable indépendante et une variable dépendante.

Variable indépendante

La variable indépendante de l'étude correspond à la simulation clinique (**SC**). Elle présente deux modalités : présence de la simulation clinique (**PSC**) et absence de la simulation clinique (**ASC**).

Variable dépendante

La variable dépendante de l'étude correspond au développement du jugement clinique. Elle présente quatre indicateurs : remarquer (R), Interpréter (I), réagir (RE) et réfléchir (RF). La combinaison de la VI et de la VD a permis la construction du plan recherche ci-après.

Tableau 39

Plan de recherche

Variable dépendante / Variable indépendante	R	I	RE	RF
PSC	PSC*R	PSC*I	PSC*RE	PSC*RF
ASC	ASC*R	ASC*I	ASC*RE	PSC*RF

Légende : PSC : présence simulation clinique, R : réfléchir, ASC : absence de simulation clinique, I : interpréter

RE : réagir, RF : réfléchir

Le tableau 39 issu du croisement des modalités de nos différentes variables sous-tend la formulation des différentes hypothèses de cette recherche.

III/ Hypothèses de recherche

A partir du plan de recherche, nous avons formulé une hypothèse générale de l'étude. L'hypothèse générale est la suivante : *la simulation clinique améliore le développement du jugement clinique chez les apprenants en science infirmière*. De manière pratique, si les apprenants en science infirmière sont formés par la simulation clinique, ils développeront plus facilement leur jugement clinique.

III-1/ Hypothèses opérationnelles

L'opérationnalisation de l'hypothèse générale permet son éclatement en quatre hypothèses opérationnelles.

HO1 : la présence de la simulation clinique dans la formation des apprenants en science infirmière améliore le développement de leur capacité à remarquer efficacement. Autrement dit, les participants qui seront formés par la simulation clinique développeront plus leur capacité à remarquer efficacement comparativement à ceux n'ayant suivi aucune formation par la simulation clinique.

HO2 : la présence de la simulation clinique dans la formation des apprenants en science infirmière améliore le développement de leur capacité à interpréter efficacement. Autrement dit, les participants qui seront formés par la simulation clinique développeront plus leur capacité à interpréter efficacement comparativement à ceux n'ayant suivi aucune formation par la simulation clinique.

HO3 : la présence de la simulation clinique dans la formation des apprenants en science infirmière améliore le développement de leur capacité à réagir efficacement. Autrement dit, les participants qui seront formés par la simulation clinique développeront plus leurs capacités à réagir efficacement comparativement à ceux n'ayant suivi aucune formation par la simulation clinique.

HO4 : la présence de la simulation clinique dans la formation des apprenants en science infirmière améliore le développement de leurs capacités à réfléchir efficacement. Autrement dit, les participants qui seront formés par la simulation clinique développeront plus leurs capacités à réfléchir comparativement à ceux n'ayant suivi aucune formation par la simulation clinique.

La construction du plan de recherche et des hypothèses permet la mise en place du plan d'expérience ci-après.

IV/ Le plan d'expérience

Le plan d'expérience était un plan mixte ($S*E_2*<SC_2>$), avec un facteur apparié à deux modalités (Essai : essai1 *vs*. Essai 2) et un facteur indépendant à deux modalités (Simulation Clinique : absence de simulation clinique ($n = 23$) *vs*. Présence de la simulation clinique ($n = 24$)).

La vérification de ces hypothèses passe par la mise en place d'une procédure expérimentale.

IV-1/ Procédure expérimentale

La procédure expérimentale s'est déroulée en six points : le choix de la situation à simuler ainsi que la rédaction du scénario clinique, la formation des patients simulés, la validation par les experts de la grille d'observation des indicateurs comportementaux du jugement clinique, première évaluation sur le développement du jugement clinique (phase pré-expérimentale), intervention (phase expérimentale), deuxième évaluation sur le développement du jugement (phase post-expérimentale).

IV-2/ Le choix de la situation à simuler et la rédaction du scénario

Le choix de la situation à simuler et la rédaction du scénario constituent le premier point de la procédure expérimentale. Il est articulé en deux sections : la première présente le choix de la situation à simuler et la seconde présente la rédaction du scenario.

Le choix de la situation à simuler

La première étape a consisté à identifier et à faire le choix d'une situation clinique appropriée à l'objectif poursuivi par l'intervention. Il est question de mesurer les capacités des apprenants à développer le jugement clinique. La plupart de ces apprenants à la fin de la formation auront pour lieu de service les institutions hospitalières. Or, l'objectif de la formation par la simulation clinique est de mettre les apprenants dans des situations cliniques pseudo-réelles, sans risque pour le patient afin de leur permettre d'acquérir des compétences utilisables dans des situations cliniques réelles. Dans le souci de se rapprocher le plus possible de la réalité, il a été question de faire le choix d'une situation clinique récurrente dans les hôpitaux au Cameroun, pays où se déroule la recherche. Pour ce faire, une analyse des statistiques des motifs de consultations les plus récurrents dans les hôpitaux du Cameroun a été effectuée. Le tableau suivant résume en pourcentage les différents motifs de consultation dans les dix régions du Cameroun.

Tableau 40

Répartition des patients selon le motif de consultation et le milieu d'implantation

Zone d'enquête	Paludisme/fièvre/maux de tête	Grippe/Toux	Maladies diarrhéiques	Soins buccodentaires	Planning familial	Soins prénatal	Soins postnatal	Vaccination	Test du VIH/SIDA	Examens et autres tests	Fractures ou malformation des os	Autres	Ensemble
Douala	38.9	6.8	6.8	3.1	0.6	6.2	0.0	1.9	0.6	5.6	1.2	28.4	100.0
Yaoundé	31.2	9.2	6.4	5.7	0.0	2.8	2.8	2.8	0.0	5.7	2.8	30.5	100.0
Adamaoua	38.8	5.1	8.2	4.1	0.0	6.1	3.1	6.1	0.0	0.0	2.0	26.5	100.0
Centre	41.5	0.0	13.2	1.9	0.9	3.8	0.0	0.9	0.0	3.8	0.9	33.0	100.0
Est	40.5	2.5	9.5	0.0	0.0	9.5	2.7	8.1	0.0	1.4	5.4	20.3	100.0
Extrême-Nord	44.4	19.8	10.8	0.7	0.3	2.1	1.7	1.4	0.0	1.4	1.7	15.6	100.0
Littoral	40.0	9.0	3.0	1.0	0.0	1.0	2.0	0.0	0.0	4.0	2.0	34.0	100.0

Nord	47.2	5.6	6.9	0.9	0.4	1.3	0.9	2.2	0.0	0.4	2.2	32.0	100.0
Nord-Ouest	45.1	13.8	3.1	2.6	0.5	0.0	0.0	3.6	1.0	2.1	1.5	26.7	100.0
Ouest	44.1	9.0	4.8	4.3	0.5	2.1	0.5	2.7	0.0	3.7	2.7	25.5	100.0
Sud	40.4	6.4	9.2	8.3	0.0	2.8	0.0	1.8	0.9	10.1	5.5	14.7	100.0
Sud-Ouest	43.4	5.0	5.0	0.0	0.0	3.1	1.9	0.0	0.0	0.6	3.8	37.1	100.0
Milieu de Résidence													
Urbain	41.9	8.9	6.6	3.0	0.4	2.6	1.3	2.4	0.2	3.7	2.5	26.6	100.0
Rural	43.4	9.6	8.3	1.4	0.2	3.4	1.0	2.2	0.3	1.4	2.2	26.7	100.0
Statut de la Formation Sanitaire													
Public	42.3	6.2	7.1	2.4	0.4	3.4	1.4	3.3	0.3	3.8	3.1	26.4	100.0
Privé	41.8	7.7	7.0	2.8	0.4	2.8	1.4	1.6	0.0	2.6	1.9	30.0	100.0
Ensemble	42.1	6.7	7.0	2.6	0.4	3.2	1.4	2.7	0.2	3.4	2.7	27.7	100.0

Source : PETS Cameroun, 2010 Enquête Budget Tracking. 2ème enquête sur le suivi des dépenses publiques et le niveau de satisfaction des bénéficiaires dans les secteurs de l'éducation et de la santé au Cameroun

Le constat est que le paludisme est l'affection la plus récurrente dans les services de consultation dans ces hôpitaux. Cela signifie que les apprenants seront très régulièrement confrontés à des patients atteints de paludisme dans leurs activités professionnelles indépendamment de la région de l'exercice. Cet état de choses nous a conduit à retenir le paludisme comme situation clinique à utiliser pour l'intervention.

La rédaction du Scénario

La rédaction du scénario s'est effectuée en trois phases. La première phase consistait à préciser les éléments entrant dans la section pédagogique. La deuxième précisait les éléments de la section opérationnelle et logistique. La troisième consistait à valider le scenario.

Dans la section pédagogique, il a été prioritairement question d'identifier les apprenants à qui s'adressent la séance de simulation, notamment en ce qui concerne leur expérience en simulation clinique et au regard du cas clinique qui sera simulé. Par la suite, un résumé de la situation est énoncé, ce qui permet de définir les objectifs pédagogiques généraux et spécifiques à atteindre par les apprenants. Il a été aussi question de définir les compétences techniques et non techniques qui devaient constituer le scenario.

La section opérationnelle et logistique consiste en l'identification de toutes les ressources humaines, matérielles et infrastructurelles nécessaires au montage et à la mise en place de la séance de simulation. Il va s'agir aussi de la mise en scène : choix et rôles des acteurs, la préparation du patient simulé, rédaction des éléments du brieffage et du debrieffage, ainsi que des principaux éléments du déroulement de la simulation.

La section de validation a consisté premièrement à la présentation du scenario pour critique et validation clinique auprès de deux infirmières travaillant dans des services de médecine dans des hôpitaux de Yaoundé et ayant le grade de Master Science Infirmière. Ces dernières ont pris 24 heures pour le faire. Suite à cela, nous avons organisé une séance de travail dans le but de faire des ajustements, afin que le scénario reflète autant que possible la réalité de la situation de soins. Deuxièmement, nous avons présenté le scenario à nos formateurs du Centre de simulation clinique de l'Université d'Angers France, ceci dans le but d'obtenir une validation théorique. La troisième étape de validation du scenario a été effectuée par les encadreurs de recherche. Le tableau 41 présente la synthèse des éléments pris en compte pour la rédaction du scenario.

Tableau 41

Synopsis des éléments pris en compte dans la rédaction du scénario

Section pédagogique

- Identification des apprenants et expérience en simulation
- Identification de leurs connaissances sur la situation clinique à simuler
- Résumé de la situation clinique
- Formulation des objectifs généraux et spécifiques
- Identification des compétences techniques et non techniques

Section opérationnelle et logistique

- Identification des ressources humaines et précision de leur rôle
- Identification des ressources matérielles (lit, potence, médicaments, dossier du patient…)
- Sélection des salles de simulation, breffage et débreffage
- Précision du jeu du patient simulé
- Rédaction des éléments du breffage et du débreffage
- Rédaction des principaux éléments de la simulation
- Mise en scène du scénario et ajustement.

Section Validation

- Validation clinique
- Validation théorique
- Validation par les encadreurs de recherche.

V/ La formation des patients simulés

La formation des patients simulés est le deuxième point de la présentation de la procédure d'expérimentation. Elle a été effectuée au cours de mai à juin 2021. Nous avons formé six patients simulés. Cette formation s'est faite en deux phases.

La première a consisté à une présentation sommaire de la simulation clinique. Dans cette présentation nous avons précisé aux acteurs l'objectif de la simulation, ses principes, les types de simulation, quelques avantages et inconvénients. Cette présentation a permis de définir le patient simulé en précisant son rôle et son importance pour la simulation et particulièrement pour la réalisation de l'intervention. À la suite de cela, la documentation sur le patient simulé a été remise aux acteurs afin que ces derniers s'imprègnent de ce que l'on attend d'eux. Cette documentation met également en exergue les qualités, les droits et devoirs des patients simulés. Un échange de questions - réponses a été effectué et a mis fin à la séance de formation. Cette première séance a duré environ 1 heure.

La deuxième phase de la formation a été faite à deux semaines d'intervalle de la première. Cette période a été prévue pour donner du temps aux acteurs afin que ces derniers réfléchissent aux implications de leur adhésion à l'intervention, mais aussi pour la lecture des documents portés à leur attention. Pendant cette phase de formation, une lecture collégiale des scénarii a été faite et a donné lieu à des explications sur le jeu attendu. Par la suite, une mise en scène des scénarii a été effectuée, ce qui a suscité quelques ajustements du jeu des acteurs. Cette séance de formation a duré environ deux heures. A la fin, nous avons pris congé d'eux et un rendez-vous pour la remise des scénarii a été pris une semaine avant l'intervention. L'ordre du jour de cette rencontre a porté sur la remise des scénarii aux patients simulés, la communication de la date, l'heure ainsi que la durée des séances de simulation. Il a été par ailleurs précisé aux patients simulés que cette semaine avant l'intervention a pour but de leur permettre de mieux s'approprier leur rôle.

Notons que les acteurs ont été retenus sur la base du volontariat parmi les apprenants du club arts et spectacles de l'université de Yaoundé 1. Le choix s'est porté sur eux en raison de leurs aptitudes et leurs expériences dans les mises en scène. Pour leur sélection, nous nous sommes rapprochée de quelques connaissances que nous avons au sein de cette université. Celles-ci nous ont mis en relation avec ce groupe d'étudiants, au sein duquel nous avons recruté six acteurs donc les caractéristiques physiques et psychologiques répondaient à nos attentes : âge, sexe, le poids, la taille, stabilité émotionnelle, absence de pathologie invalidante. Une indemnité symbolique de 5000f cfa par rencontre a été décidé d'accord parties pour leur jeu et leur disponibilité. La formation des patients simulés. a été effectuée à l'ESS dans les laboratoires des gestes de science infirmière.

Pour étudier l'effet de la simulation clinique sur l'acquisition de la compétence développement du jugement clinique chez les apprenants en science infirmière, nous avons mesuré leurs capacités à développer leur jugement clinique grâce à une grille d'évaluation du développement du jugement clinique. Cette grille d'évaluation du développement du jugement clinique s'appuie sur le modèle théorique du jugement clinique de Lasater et al. (2019)

Cette grille a été utilisée pour les examens diplômant des apprenants dans le cadre d'un programme de formation en soins infirmiers. L'étude ayant été menée certes dans la même langue, mais dans un contexte différent de celui du Cameroun, il est important de procéder par une validation d'experts avant de l'utiliser dans le cadre de cette étude.

V-1/ Validation par les experts de la grille d'observation des indicateurs comportementaux du jugement clinique

Dans le but d'assurer la validité de contenus de la grille d'indicateurs du développement du jugement clinique, nous l'avons présenté à deux juges-experts. Ils ont été sélectionnés selon les critères suivants : bonnes connaissances des fondamentaux en science infirmière, en sciences de l'éducation, spécialiste de l'évaluation en santé, détenteur de diplôme de deuxième cycle et troisième cycle en science infirmière et en sciences de l'éducation. Ceux-ci ont été invités à vérifier que les items de la grille d'indicateurs du développement du jugement clinique correspondent bien aux étapes du raisonnement clinique en se basant sur le modèle théorique de Lasater et al. (2019). Ils ont par ailleurs vérifié que les items étaient compréhensibles, précis et correctement formulés. Ils ont également validé la pertinence des items en rapport avec le contexte camerounais. Afin d'éviter une seconde correction, les juges-experts ont été invités à relever ce qui leur semblait impertinent, imprécis, inadapté ou mal formulé en proposant une formulation qui leur semblait la plus appropriée.

Après la validation de la grille d'indicateurs du développement du jugement clinique par les experts, nous avons procédé à son utilisation dans le cadre de la mesure du développement du jugement clinique des apprenants. Cette évaluation a été faite à deux reprises, séparée par une séance de formation au jugement clinique par la simulation clinique avec patient simulé. Les sections suivantes décrivent ces différentes phases.

V-2/ La phase pré-expérimentale : première évaluation du développement du jugement clinique

Tous les apprenants de la classe ont été convoqués pour la première phase d'évaluation indifféremment de leur appartenance au groupe expérimental et au groupe témoin, ainsi que deux patients simulés. Ils ont été cependant identifiés par le code de leur groupe. Cette phase pré-expérimentale s'est effectuée pendant deux journées successives d'environ 10 heures chacune. Pendant que la moitié des apprenants de la classe soit (47 apprenants) étaient en phase pré-expérimentale, l'autre moitié était en séance de travaux dirigés selon le planning établi par la responsable de la filière et vice-versa. Deux salles ont été apprêtées à cet effet où les patients simulés jouent le scénario 1 sur le paludisme. L'aptitude à émettre le jugement clinique de chaque apprenant a été observée lors d'un passage individuel auprès d'un patient simulé, soit dans la salle 18, soit dans la salle 19. Il leur a été donné la consigne d'effectuer une prise en soins globale du patient retrouvé dans le lit en salle 18 ou en salle 19. Tout le matériel et la documentation nécessaires à cette prise en soins sera disponible dans lesdites salles. La consigne pour cette phase a été donnée en salle de classe, par ailleurs les apprenants auront 15mn chacun, ceci de manière anonyme, pour effectuer cette prise en soins. A la fin de ces 15 mn, l'investigatrice principale ou secondaire interviendra soit en salle 18 ou en salle 19 pour mettre fin à la phase pré-expérimentale de l'apprenant, tout en le remerciant de sa disponibilité et l'invitant à partir du campus sans communiquer avec ses camarades. Une grille d'observation du développement du jugement clinique basé sur le modèle de Lasater (2017) permettra d'évaluer le niveau de développement du jugement clinique de chaque apprenant. Pendant la phase de pré-expérimentation, aucune intervention de l'investigatrice principale ou secondaire ne sera effectuée. A la fin de chaque journée de pré-expérimentation, les grilles d'observation individuelles ont été cotées, collectées et remises à l'investigatrice principale en fonction des groupes, pour exploitation lors du traitement des données.

L'intervention : phase expérimentale

L'expérimentation a été organisée selon la méthode décrite par Ledoux et Paquette (2012) qui s'appuie sur le cadre conceptuel NLN-JSF de Jeffries, cadre conceptuel servant d'assise théorique sur la simulation clinique dans cette étude. Cette méthode se base sur des stratégies d'apprentissages répétitifs et collaboratifs, elle exige ainsi la répartition de six apprenants en dyades (Deschênes & Fournier, 2016). Dans le but de nous conformer à cette méthode, nous avons réparti les apprenants du groupe expérimental en groupes de six apprenants ainsi que ceux du groupe contrôle. Au vu de l'effectif, nous aurons 6 groupes de six apprenants et un groupe de 4 apprenants. La phase expérimentale s'est déroulée en deux périodes ou séquences. La première séquence s'est effectuée une semaine après la phase pré-expérimentale, la seconde, deux semaines après cette phase. Cela dans l'objectif de respecter le caractère répétitif de la méthode décrite par Simoneau et al. (2012).

Pendant ces phases expérimentales, les scenarios 1 et 2 sur le paludisme ont été utilisés, le second scenario pour la première séquence, pendant que le premier pour la deuxième séquence. Nous avons eu besoin pour chacune de ces séquences de simulation, un patient simulé. Chaque séance de simulation a duré environ une heure et trente minutes. L'encadrement des séances a été assuré par l'investigatrice principale, enseignante, formatrice des formateurs en simulation en santé et assistée par une infirmière enseignante, cadre de santé rencontrant et travaillant régulièrement avec les apprenants en immersion professionnelle sur le raisonnement clinique/jugement clinique. Cette dernière a été formée à la conduite de séances de simulation clinique. Le déroulement d'une séance de simulation clinique a été fait sur le mode classique d'une séance de simulation. Celle-là a comporté une phase briefing pour le groupe de six apprenants, la phase de simulation proprement dite, puis la phase de debriefing pour le groupe de six apprenants.

➢ La phase de briefing, première phase de la séance a duré environ 10 mn. Elle s'est articulée en deux temps. Il a été question dans un premier temps d'expliquer brièvement aux apprenants ce qu'est la simulation clinique, de recueillir ainsi leur expérience et leur appréhension sur la simulation clinique, leur donner l'objectif général de la séance tout en présentant brièvement la situation clinique. Ce temps du briefing s'est déroulé en salle 19 qui a servi aussi de salle pour le debriefing. Le second temps du briefing s'est déroulé en salle 18, où il a été demandé aux apprenants de faire une observation minutieuse de la salle afin que ceux-là s'imprègnent de l'environnement où ils devront jouer et s'attèlent à identifier tous les éléments dont qu'ils pourraient avoir besoin pendant la séance de simulation.

➢ Pour la phase de simulation proprement dite, tous les apprenants du groupe expérimental ont été convoqués le samedi suivant la phase pré-expérimentale ainsi qu'un patient simulé. Une première dyade dans le premier groupe de six, a réalisé la simulation avec le patient simulé en salle 18 et en salle 19, les pairs ont observé le déroulement par vidéoconférence. Ils ont noté par ailleurs les savoirs, savoir-faire et savoir-être mobilisés pendant l'activité. Ce qui leur a permis de préparer leur passage. Après 15 minutes, une deuxième dyade a procédé à la même activité de simulation, en ayant en esprit la précédente séance. Le même principe a été répété jusqu'à ce que chacune des dyades aient participé. C'est le scénario 2 sur le paludisme qui a été joué par un patient simulé au cours de la première journée d'expérimentation, correspondant à la première séquence de simulation. Notons que dans les dyades, un apprenant a joué le rôle d'infirmier principal ou chef d'équipe et a été secondé par l'autre apprenant. Ces rôles ont été inversés pendant la deuxième journée d'expérimentation correspondante à la deuxième séquence de simulation et le scénario 1 a été joué avec un autre patient simulé. Pendant la séance, l'investigatrice principale a observé le jeu des apprenants dans la salle 19 en présence des autres apprenants en prenant quelques notes sur le jeu des apprenants. Ces éléments observés ont été utilisés au debriefing. L'investigatrice secondaire a eu le rôle de facilitatrice en fonction de l'état d'esprit de l'apprenant. Elle a pu se retrouver dans la salle 18 pour guider ou attirer l'attention de l'apprenant sur un ou un autre élément non observé par lui.

➢ La phase de debriefing a clôturé le passage de chaque groupe de six étudiants. Il s'est agi d'un debriefing individuel et collectif, dirigé par l'investigatrice principale. Cette phase a duré environ 30 minutes et s'est tenue en salle 19. Pendant cette phase une rétroaction structurée a été faite, permettant l'explication et la verbalisation par les apprenants des stratégies cognitives mises en place afin de parvenir à développer leur jugement clinique. Nous avons essayé d'y amener les apprenants à effectuer une analyse réflexive et rétrospective de leur propre activité. Les investigatrices principale et secondaire ont eu pour but pendant cette phase d'aider les apprenants à comprendre, à analyser et à faire une synthèse de leur raisonnement, leurs émotions, et leurs actions survenus pendant la simulation. Elles ont également amené les apprenants à faire l'analyse de leurs performances et à projeter leur amélioration dans une autre situation. Cette phase a aidé aussi à identifier et à combler des lacunes de connaissances ou de compétences des apprenants. Pendant le debriefing, une retransmission des vidéos n'a été pas faite.

La deuxième évaluation sur le développement du jugement : phase post-expérimentale

Tout comme dans la phase pré-expérimentale, tous les apprenants de la classe ont été convoqués pour la deuxième phase d'évaluation sur le développement du jugement clinique, indifféremment de leur appartenance au groupe expérimental et au groupe témoin, ainsi que deux patients simulés. Ils ont été cependant identifiés par le code de leur groupe. Cette phase post-expérimentale s'est effectuée également pendant deux journées successives d'environ 10 heures chacune. Pendant que la moitié des apprenants de la classe soit (47 apprenants) étaient en phase post-expérimentale, l'autre moitié était en séance de travaux dirigés selon le planning établi par la responsable de la filière et vice-versa. Deux salles ont été apprêtées à cet effet où les patients simulés. ont joué le scénario 3 sur le paludisme. Le développement du jugement clinique de chaque apprenant a été observé lors d'un passage individuel auprès d'un patient simulé, soit dans la salle 18, soit dans la salle 19. Il leur a été donné la consigne d'effectuer une prise en soins globale du patient retrouvé dans le lit en salle 18 ou en salle 19. Tout le matériel et la documentation nécessaires à cette prise en soins étaient disponibles dans lesdites salles. La consigne pour cette phase a été également donnée en salle de classe. Par ailleurs les apprenants ont eu 15mn chacun, ceci de manière individuelle, pour effectuer cette prise en soins. À la fin de ces 15 mn, l'investigatrice principale ou secondaire a intervenu soit en salle 18 ou en salle 19 pour mettre fin à la phase post-expérimentale de l'apprenant, tout en le remerciant de sa disponibilité, et l'invitant à partir du campus sans communiquer avec ses camarades. Une grille d'observation du développement du jugement clinique basée sur le modèle de Lasater (2017) a permis d'évaluer à nouveau le niveau de développement du jugement clinique de chaque apprenant comme utilisé dans la phase pré-expérimentale. Pendant la phase post-expérimentale également, aucune n'intervention de l'investigatrice principale ou secondaire n'a été effectuée. A la fin de chaque journée post-expérimentale, les grilles d'observation individuelles ont été cotées, collectées et remises à l'investigatrice principale en fonction des groupes pour exploitation lors du traitement des données.

VI/ Stratégie d'analyse des données

Après la phase expérimentale, nous avons utilisé le logiciel SPSS (Statistical Packge for Social Sciences version 20.0 pour le traitement statistique des données. Plusieurs tests (paramétriques et non paramétriques) sont utilisés pour vérifier les différences entre les groupes. On peut citer entre autres le test U de mann-Whitney, le test de Wilcoxon, le test de Kruskal-Wallis, l'analyse de la variance (ANOVA), le *t* de student, etc. Dans le cadre de cette étude, nous avons utilisé l'ANOVA et le t de student. Pour ce qui est de l'ANOVA, il s'agissait précisément de l'ANOVA mixte, car nous avons un facteur indépendant (la simulation clinique) et un facteur à mesures répétées (l'essai). L'ANOVA mixte est donc le test approprié pour évaluer l'effet d'interaction entre deux variables. Elle a permis d'évaluer l'interaction entre la simulation clinique et l'essai sur le jugement clinique. Autrement dit, elle a permis de statuer si l'absence ou la présence de la simulation clinique lors du premier ou du second essai modifient le niveau de jugement clinique du participant. En ce qui concerne le t de student, il nous a permis de tester l'effet principal de chacune de nos variables indépendantes (la simulation clinique et l'essai) sur la variable dépendante (jugement clinique). Il s'agit donc précisément d'un t de student pour groupe indépendant qui permet d'évaluer la différence entre deux groupes indépendants. Il nous a permis au premier essai de comparer le niveau de jugement clinique entre les groupes expérimental et contrôle pour statuer sur l'équivalence des groupes dès le départ. Il a également été utile pour évaluer le niveau du jugement clinique entre ces mêmes groupes cette fois-ci après la formation. C'était une analyse complémentaire pour statuer sur l'effet de la simulation clinique sur le jugement clinique.

VII/ Résultats de la phase 3

Cette articulation de ce chapitre sixième est consacrée à la présentation et à l'analyse des résultats en rapport avec la troisième phase de l'étude. L'objectif de cette phase était *Étudier l'effet de la simulation clinique sur le développement du jugement clinique des apprenants en Science Infirmière.* Pour ce faire, un devis de recherche quasi-expérimental avec groupe contrôle et groupe expérimental a été mis en place. Les apprenants inscrits au cycle de Licence Science Infirmière niveau 3 ont dont été retenus pour l'étude. Cette présentation des résultats de cette troisième phase de la recherche sera donc organisée en six points correspondant aux résultats de l'effet de la simulation clinique sur le développement du jugement clinique des apprenants au regard des quatre dimensions du jugement clinique de Lasater (2017) que sont Remarquer, Interpréter, Réfléchir et Réagir. Ensuite les résultats de l'effet de la simulation sur le développement du jugement clinique pris dans sa globalité seront présentés. La présente articulation du chapitre s'achèvera par la présentation des résultats en rapport avec l'effet de la simulation sur le sexe des participants à l'étude.

VII-1/ Remarquer

Pour la dimension remarquer, nous commençons par une vérification expérimentale pour s'assurer que nos groupes étaient équivalents à travers la comparaison des scores à l'essai 1. Les résultats montrent que l'aptitude à remarquer entre le groupe expérimental ($M = 1.40$, $ET = 0.34$) et le groupe contrôle ($M = 1.20$, $ET = 0.30$) au premier essai est différente : $T(47) = 2.142$, $p = .038$. Cela signifie que malgré les précautions prises pour équilibrer les groupes, le groupe expérimental était supérieur au groupe contrôle quant à l'aptitude à remarquer. Pour statuer sur l'effet de la simulation clinique en dépit de cette différence, nous nous appuierons sur l'indicateur de progrès tel que suggéré par Beedie et al. (2000) et Follenfant et al. (2005) : [(Essai2 – Essai1)/Essai2 × 100]. Cet indicateur a le mérite de neutraliser les fluctuations interindividuelles.

L'analyse des résultats du *t* de Student à partir des indicateurs de progrès montre un effet principal du groupe sur l'aptitude des apprenants à remarquer. La progression du groupe expérimental est supérieure à celle du groupe contrôle : $T(47) = 3.20$, $p = .003$. En d'autres termes, de l'essai 1 à l'essai 2, l'on note une progression des deux groupes. Cependant, celle du groupe expérimental est plus importante que celle du groupe témoin. Ce résultat atteste que la méthode d'enseignement par simulation améliore l'aptitude à remarquer des apprenants. En effet, le groupe formé avec cette méthode d'enseignement a connu une augmentation moyenne de 1.11 (*ET* = 0.14) sur leur performance de base quant à la capacité d'identifier efficacement les caractéristiques cliniques du patient. Tandis que ceux n'ayant pas suivi cette formation n'ont réalisé qu'une augmentation moyenne de 0.22 (*ET* = 0.12) (figure 10). Cela montre que la méthode d'enseignement par simulation clinique permet de franchir un palier sur l'échelle d'expertise (de débutant à en développement) relative à l'aptitude à remarquer (figure 10) des apprenants.

Figure 10

Indicateur de progrès sur l'aptitude à remarquer en fonction du groupe

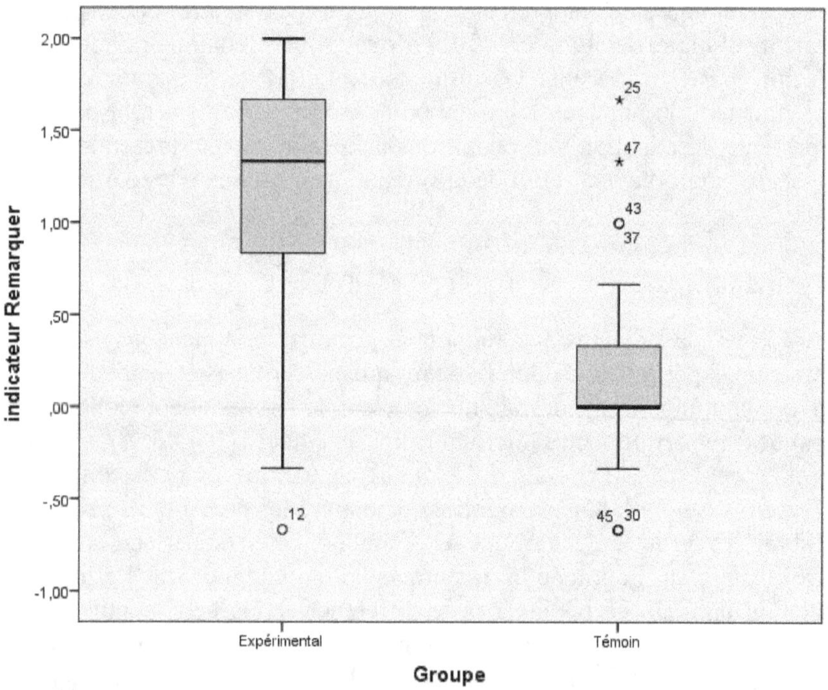

Tableau 42

Moyenne pour l'aptitude à remarquer en fonction du groupe

Groupe	N	Moyenne	Ecart type
Expérimental	24	1.1111	.70654
Contrôle	23	.2174	.60810

Ces résultats de la dimension remarquer du jugement clinique de Lasater (2017) sont en faveur de l'utilisation de la simulation comme méthode d'enseignement pour développer le jugement clinique des apprenants de manière générale. Pour remarquer efficacement, il faut : des observations ciblées, cerner les écarts par rapport aux tendances prévues, rechercher l'information (Lasater). Les sections suivantes ont donc pour intention de montrer comment les participants du groupe expérimental et ceux du groupe contrôle se sont comportés relativement à ces dimensions.

Observations Ciblées

La vérification expérimentale à travers une comparaison des groupes à l'essai 1 ($M_{Expérimental} = 1.54$; $M_{contrôle} = 1.35$), montre que les groupes étaient équivalents relativement à la capacité à faire des observations ciblées : $T(47) = 1.33, p = .20$.

L'analyse de variance mixte a montré d'abord un effet principal du groupe sur l'observation ciblée : F (1.45) = 37.85, p <.0001, η2 = .46. Les participants du groupe expérimental (M = 2.12; ET = 0.61) sont plus aptes à faire des observations ciblées que ceux du groupe contrôle (M = 1.31; ET = 0.51). L'analyse a ensuite montré un effet principal de l'essai sur l'observation ciblée : F (1.45) = 17.99, p <.0001, η2 = .29. Les participants ont obtenu de meilleurs scores sur l'observation ciblée à l'essai 2 (M = 1.94 ; ET = 0.919) comparativement à l'essai 1 (M = 1.45; ET = 0.503). Enfin, l'analyse a montré un effet d'interaction entre le groupe et l'essai sur l'observation ciblée : F (1.45) = 25.13, p <.0001, η2 = .39. Les participants du groupe expérimental ont obtenu de meilleurs scores à l'essai 2 (M = 2.58; ET = 0.72) comparativement à ceux/celles du groupe contrôle (M = 1.26 ; ET = 0.54). Les apprenants exposés à la méthode d'enseignement par simulation clinique ont été plus aptes à faire des observations ciblées au second essai par rapport à ceux/celles qui ne l'ont pas été. Une analyse complémentaire à partir de l'indicateur de progrès montre que les premiers enregistrent la plus grande marge de progression : T(47) = 5.01, p <.0001.

La simulation clinique leur a permis de gagner un grade sur l'échelle d'expertise (de débutant à en développement) relative aux observations ciblées (M = 1.04; ET = 0.86). Pour les participants du groupe contrôle, en l'absence d'enseignement par simulation l'on note une régression (M = -0.08; ET = 0.67).

Figure 11

Score moyen d'observations ciblées en fonction du groupe et de l'essai

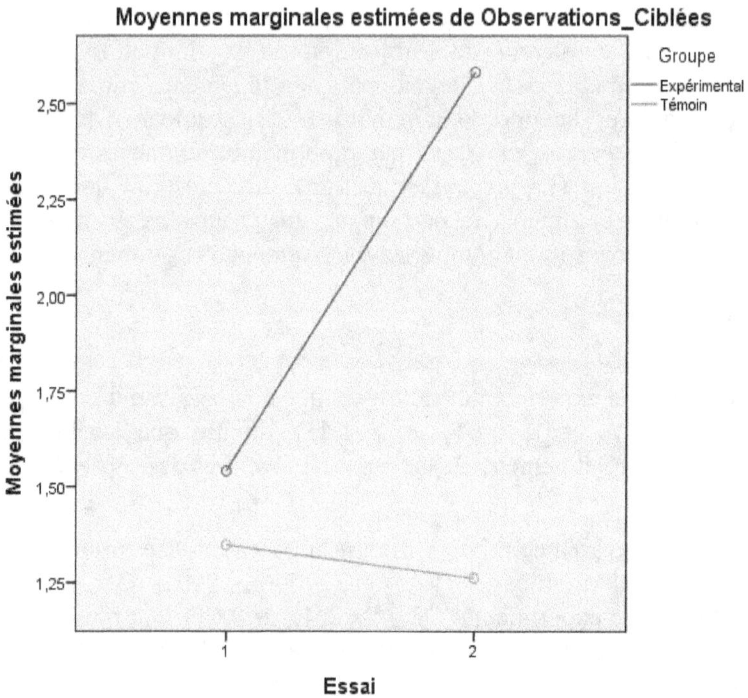

Cerner les écarts par rapport aux tendances prévues

La vérification expérimentale à travers une comparaison des groupes à l'essai 1 ($M_{Expérimental}$ = 1.13; $M_{Contrôle}$ = 1.04), montre que les groupes étaient équivalents relativement à la capacité à cerner les écarts : $T(47) = 1.00$, $p = .324$.

L'analyse de variance mixte a montré d'abord un effet principal du groupe sur l'aptitude à « cerner les écarts par rapport aux tendances prévues » : $F\ (1.45) = 28.12$, $p < .0001$, $\eta^2 = .39$. Les participants du groupe expérimental (M = 1.75; ET = 0.55) sont plus aptes à cerner les écarts par rapport aux tendances prévues que ceux du groupe contrôle (M = 1.15; ET =

0.38). L'analyse a ensuite montré un effet principal de l'essai sur l'aptitude à cerner les écarts par rapport aux tendances prévues : *F* (1.45) = 55.75, *p* <.0001, η^2 = .55. Les participants ont mieux cerné les écarts par rapport aux tendances prévues à l'essai 2 (*M* = 1.81 ; *ET* = 0.87) comparativement à l'essai 1 (*M* = 1.08; *ET* = 0.28). Enfin, l'analyse a montré un effet d'interactions entre le groupe et l'essai sur l'aptitude à cerner les écarts par rapport aux tendances prévues : *F* (1.45) = 27.61, *p* <.0001, η^2 = .38. Les participants du groupe expérimental ont obtenu de meilleurs scores à l'essai 2 (*M* = 2.37; *ET* = 0.77) comparativement à ceux du groupe contrôle (*M* = 1.26 ; *ET* = 0.54). Les apprenants exposés à la méthode d'enseignement par simulation clinique ont été plus aptes à cerner les écarts par rapport aux tendances prévues au second essai comparativement à ceux qui ne l'ont pas été (figure 12). Une analyse complémentaire à partir de l'indicateur de progrès montre que les premiers (*M* = 46.53; *ET* = 24.07) comparativement aux seconds (*M* = 7.25 ET =32.50) enregistrent la plus grande marge de progression : *T* (47) = 4.72, *p* <.0001. La simulation clinique leur a permis de gagner un grade (M = 1.25 ; ET= 0.15) sur l'échelle d'expertise (de débutant à en développement) relative à l'aptitude à cerner les écarts par rapport aux tendances prévues. Pour les participants du groupe contrôle en l'absence d'enseignement par simulation clinique, l'on note un gain de 0.22 (ET = 0.13).

Figure 12

Moyennes marginales estimées de Cerner les Écarts

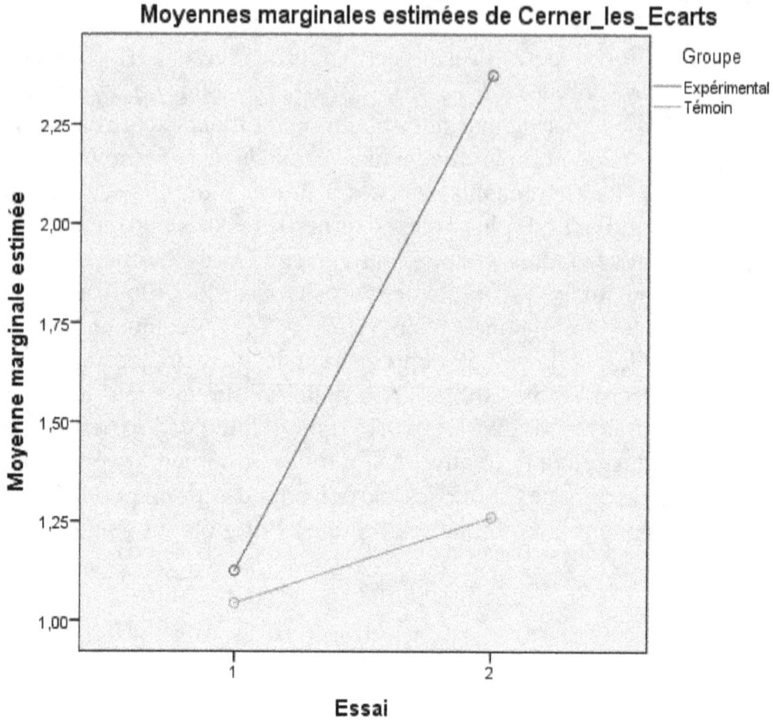

VII-2/ Rechercher l'information

Pour la modalité rechercher l'information, nous avons commencé par une vérification expérimentale pour s'assurer que nos groupes étaient équivalents à travers la comparaison des scores à l'essai 1. Les résultats montrent que l'aptitude à rechercher l'information entre le groupe expérimental (M= 30.56 ET = 45.75) et le groupe contrôle (M= 18.84 ET = 45.59) au premier essai est différente : $T(47) = 2.38$ $p = .02$. Cela signifie que malgré les précautions prises pour équilibrer les groupes, le groupe expérimental était supérieur par rapport à l'aptitude à rechercher l'information que le groupe contrôle dès le départ. Pour statuer sur l'effet de la simulation clinique en dépit de cette différence, nous nous appuierons sur l'indicateur de progrès tel que suggéré par Beddie et al. (2000) et Follenfant et al. (2005) : [(Essai2 – Essai1)/Essai2 × 100]. Cet indicateur a le mérite de neutraliser les fluctuations interindividuelles.

L'analyse des résultats du *t* de Student à partir de l'indicateur de progrès montre qu'il n'y a pas un effet principal du groupe sur l'aptitude des apprenants à rechercher l'information. La progression des participants du groupe expérimental est égale à celle de ceux du groupe contrôle : $T(47) = 0.88$, $p = .38$. En d'autres termes, de l'essai 1 à l'essai 2, l'on note une progression similaire des deux groupes. Ce résultat atteste que la méthode d'enseignement par simulation c n'a pas amélioré l'aptitude à rechercher l'information des apprenants du groupe expérimental, comparativement à ceux du groupe contrôle.

Les articulations précédentes ont examiné le comportement des participants du groupe expérimental et ceux du groupe contrôle en absence ou en présence de la méthode d'enseignement : simulation sur le développement du jugement clinique des participants à l'étude. Les analyses ont été faites particulièrement sur la première dimension, *remarquer efficacement*, du modèle du jugement clinique de Lasater (2017). Celles-ci se sont intéressées à la dimension *remarquer* ainsi qu'aux trois modalités qui la constituent : *observations ciblées*, *cerner les écarts par rapport aux tendances prévues* et *rechercher l'information*. Les résultats révèlent que le groupe expérimental a une meilleure performance sur la capacité à *remarquer efficacement* par rapport au groupe contrôle, sauf pour la modalité concernant la *recherche d'information*. Le prochain paragraphe est consacré à la présentation des résultats concernant le comportement des groupes sur la deuxième dimension du modèle du jugement clinique de Lasater (2017): Interpréter.

VII-3/ Interpréter

La vérification expérimentale à travers une comparaison des groupes à l'essai 1 ($M_{Expérimental} = 1.06$; $M_{Contrôle} = 1.69$) montre que les groupes étaient équivalents relativement à la capacité à *interpréter efficacement* : $T(47) = 1.81, p = .08$.

L'analyse de variance mixte a montré d'abord un effet principal du groupe sur *interpréter* : $F(1.45) = 49.66$, $p < .0001$, $\eta 2 = .52$. Les participants du groupe expérimental ($M = 1.66$; $ET = 0.43$) sont plus aptes à interpréter que ceux du groupe contrôle ($M = 1.$; $ET = 0.19$). L'analyse a ensuite montré un effet principal de l'essai sur interpréter : $F(1.45) = 64.09$, $p < .0001$, $\eta 2 = .59$. Les participants ont mieux interprété à l'essai 2 ($M = 1.73$; $ET = 0.76$) comparativement à l'essai 1 ($M = 1.03$; $ET = 0.12$). Enfin, l'analyse a montré un effet d'interactions entre le groupe et l'essai sur *interpréter* : F

(1.45) = 32.96, p <.0001, η2 = .42. Les participants du groupe expérimental ont obtenu de meilleurs scores à l'essai 2 (M = 2.25; ET = 0.68) comparativement à ceux du groupe contrôle (M = 1.2 ; ET = 0.39). Les apprenants exposés à la méthode d'enseignement par simulation ont été plus aptes à interpréter au second essai par rapport à ceux qui ne l'ont pas été (figure 13). Une analyse complémentaire à partir de l'indicateur de progrès montre que les premiers (M = 46.37; ET = 26.76) comparativement aux seconds (M = 10.58 ; ET =19.03) enregistrent la plus grande marge de progression : T(47) = 4.72, p <.0001. La simulation leur a permis de gagner un grade (M = 1.19 ; ET= 0.15) sur l'échelle d'expertise (de débutant à en développement) relative à *interpréter*. Pour les participants du groupe contrôle en absence d'enseignement par simulation l'on note un gain de 0.20 (ET = 0.08).

Figure 13

Moyennes marginales estimées de Interpréter

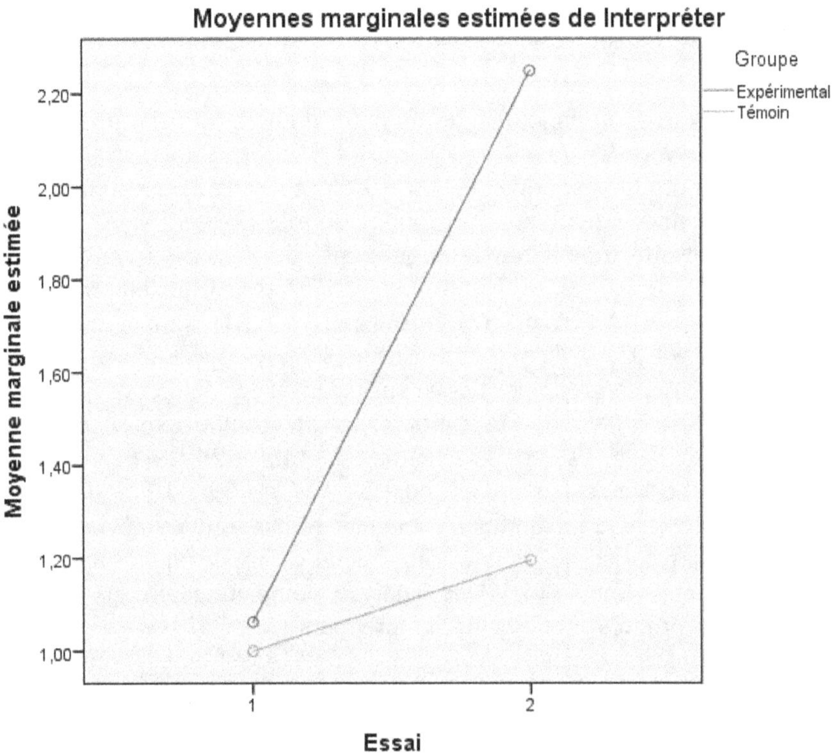

Ces résultats sur la dimension *interpréter* du Jugement clinique de Lasater (2017), sont en faveur de l'utilisation de la simulation comme méthode d'enseignement pour développer le jugement clinique des apprenants de manière générale. Pour la dimension *Interpréter efficacement*, il faut : prioriser les données et comprendre les données d'après le modèle théorique de Lasater (2017). Les articulations suivantes vont montrer comment le groupe expérimental et le groupe contrôle se sont comportés par rapport à la présence ou à l'absence de la simulation concernant les modalités de la dimension *Interpréter du jugement clinique.*

VII-4/ Prioriser les données

La vérification expérimentale à travers une comparaison des groupes à l'essai 1 ($M_{Expérimental}$ = 1.04; $M_{Contrôle}$ = 1), montre que les groupes étaient équivalents relativement à la capacité à prioriser les données : T (47) = 1.00, p = .33.

L'analyse de variance mixte a montré d'abord un effet principal du groupe sur *prioriser les données* : F (1.45) = 4.79, p <.0001, η^2 = .49. Les participants du groupe expérimental (M = 1.63; ET = 0.52) sont plus aptes à prioriser les données que ceux du groupe contrôle (M = 1.04; ET = 0.14). L'analyse a ensuite montré un effet principal de l'essai sur prioriser les données : F (1.45) = 39.25, p <.0001, η^2 = .47. Les participants ont mieux priorisé les données à l'essai 2 (M = 1.66 ; ET = 0.84) comparativement à l'essai 1 (M = 1.03; ET = 0.15). Enfin, l'analyse a montré un effet d'interactions entre le groupe et l'essai sur prioriser les données : F (1.45) = 29.12, p <.0001, η^2 = .39. Les participants du groupe expérimental ont obtenu de meilleurs scores à l'essai 2 (M = 2.21; ET = 0.83) comparativement à ceux du groupe contrôle (M = 1.09 ; ET = 0.29). Les apprenants exposés à la méthode d'enseignement par simulation clinique ont été plus aptes à prioriser les données au second essai par rapport à ceux qui ne l'ont pas été (figure 14). Une analyse complémentaire à partir de l'indicateur de progrès montre que les premiers (M = 42.01; ET = 38.34) comparativement aux seconds (M = 4.35 ET = 14.41) enregistrent la plus grande marge de progression : T (47) = 4.49, p <.0001. La simulation leur a permis de gagner un grade (M = 1.17 ; ET= 0.19) sur l'échelle d'expertise (de *débutant* à *en développement*) relative à prioriser les données. Pour les participants du groupe contrôle en absence d'enseignement par simulation clinique l'on note un gain de 0.09 (ET= 0.06).

Figure 14

Moyennes marginales estimées de Prioriser Données

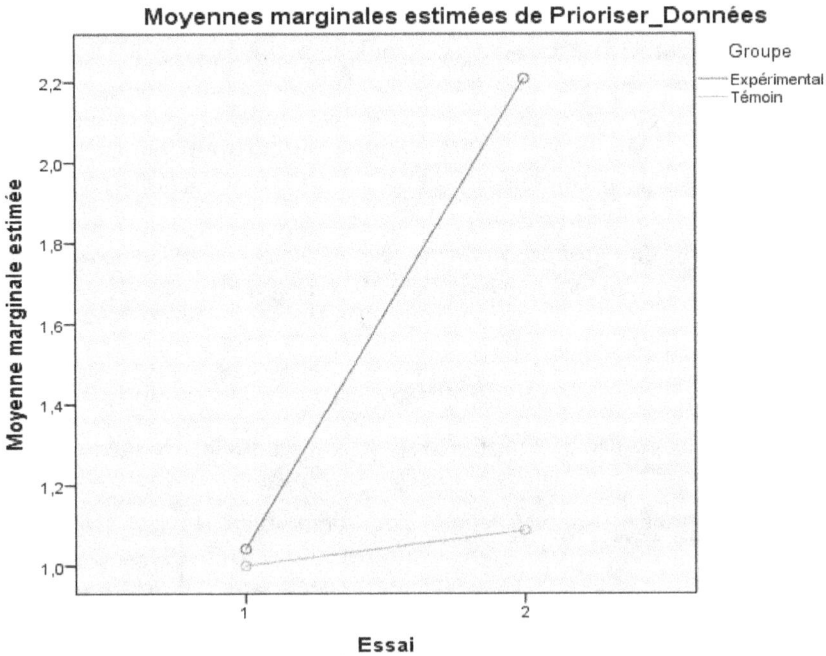

VII-5/ Comprendre les données

La vérification expérimentale à travers une comparaison des groupes à l'essai 1 ($M_{Expérimental}$ = 1.08; $M_{Contrôle}$ = 1), montre que les groupes étaient équivalents relativement à la capacité à comprendre les données : $T(47) = 1.45, p = .16$.

L'analyse de variance mixte a montré d'abord un effet principal du groupe sur *comprendre les données* : F (1.45) = 29.56, p <.0001, $\eta^2 = .39$. Les participants du groupe expérimental (M = 1.69; ET = 0.49) sont plus aptes à comprendre les données que ceux du groupe contrôle (M = 1.15 ; ET = 0.28). L'analyse a ensuite montré un effet principal de l'essai sur comprendre les données : F (1.45) = 64.23, p <.0001, η^2 = .58. Les participants ont mieux compris les données à l'essai 2 (M = 1.81 ; ET = 0.80) comparativement à l'essai 1 (M = 1.04; ET = 0.20). Enfin, l'analyse a montré un effet d'interaction entre le groupe et l'essai sur comprendre les données : $F(1.45) = 22.94$, $p < .0001$, $\eta^2 = .34$. Les participants du groupe expérimental ont obtenu de meilleurs scores à l'essai 2 (*M* = 2.29; *ET* = 0.69) comparativement à ceux du groupe contrôle (*M* = 1.30 ; *ET* = 0.60). Les apprenants exposés à la méthode d'enseignement par simulation ont été plus aptes à comprendre les données au second essai par rapport à ceux qui ne l'ont pas été (figure 15). Une analyse complémentaire à partir de l'indicateur de progrès montre que les premiers (*M* = 47.22; *ET* = 23.40) comparativement aux seconds (*M* = 13.77 ET = 4.99) enregistrent la plus grande marge de progression : $T(47) = 4.85$, $p < .0001$. La simulation leur a permis de gagner un grade (M = 1.20 ; ET= 0.15) sur l'échelle d'expertise (de *débutant* à *en développement*) relative à *comprendre les données*. Pour les participants du groupe *contrôle en absence d'enseignement par simulation clinique* l'on note un gain de 0.30 (ET= 0.11).

Figure 15

Moyennes marginales estimées de Comprendre les Données

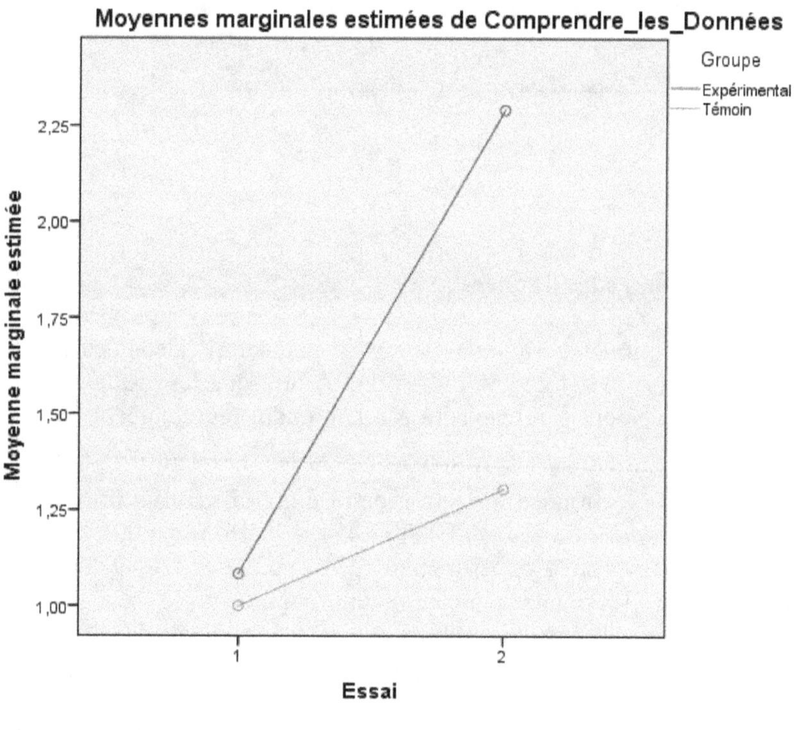

Les paragraphes précédents ont examiné le comportement des participants du groupe expérimental et ceux du groupe contrôle en absence ou en présence de la méthode d'enseignement : simulation sur le développement du jugement clinique des participants à l'étude. Les analyses ont été faites cette fois sur la deuxième dimension, *interpréter efficacement* du modèle du jugement clinique de Lasater (2017). Celles-ci se sont aussi bien intéressées à la dimension *interpréter* qu'aux deux modalités qui la constitue : *prioriser les données*, *comprendre les données*. Les résultats révèlent que les participants du groupe expérimental ont une meilleure performance sur la capacité à *interpréter efficacement* par rapport à ceux du groupe contrôle, que ce soit pour la dimension ou pour ses modalités. Le prochain paragraphe présente les résultats concernant le comportement des participants de chacun des deux groupes sur la troisième dimension du modèle du jugement clinique de Lasater (2017): Réagir.

VII-6/ Réagir efficacement

La vérification expérimentale à travers une comparaison des groupes à l'essai 1 ($M_{\text{Expérimental}}$ = 1.17; $M_{\text{Contrôle}}$= 1.14) montre que les groupes étaient équivalents relativement à la capacité à réagir : $T(47) = 0.433$, $p = .67$.

L'analyse de variance mixte a montré d'abord un effet principal du groupe sur *réagir efficacement* : $F\ (1.45) = 26.81$, $p <.0001$, $\eta^2 = .38$. Les participants du groupe expérimental ($M = 1.85$; $ET = 0.35$) sont plus aptes à réagir que ceux du groupe contrôle ($M = 1.14$; $ET = 0.39$). L'analyse a ensuite montré un effet principal de l'essai sur *réagir efficacement* : $F\ (1.45) = 140.74$, $p <.0001$, $\eta^2 = .76$. Les participants ont mieux réagi à l'essai 2 ($M = 2.11$; $ET = 0.69$) comparativement à l'essai 1 ($M = 1.15$; $ET = 0.20$). Enfin, l'analyse a montré un effet d'interactions entre le groupe et l'essai sur réagir : $F\ (1.45) = 28.10$, $p <.0001$, $\eta^2 = .37$. Les participants du groupe expérimental ont obtenu de meilleurs scores à l'essai 2 ($M = 2.53$; $ET = 0.51$) comparativement à ceux du groupe contrôle ($M = 1.66$; $ET = 0.55$). Les apprenants exposés à la méthode d'enseignement par simulation ont été plus aptes à réagir au second essai par rapport à ceux qui ne l'ont pas été (figure 16). Une analyse complémentaire à partir de l'indicateur de progrès montre que les premiers ($M = 51.75$; $ET = 13.51$) comparativement aux seconds ($M = 25.12$ ET = 23.45) enregistrent la plus grande marge de progression : $T(47) = 4.75$, $p <.0001$. La simulation leur a permis de gagner un grade (M = 1.36 ; ET= 0.11) sur l'échelle d'expertise (de débutant à en développement) relative à réagir. Pour les participants du groupe contrôle en absence d'enseignement par simulation l'on note un gain de 0.52 (ET= 0.12).

Figure 16

Moyennes marginales estimées de Réagir « efficacement »

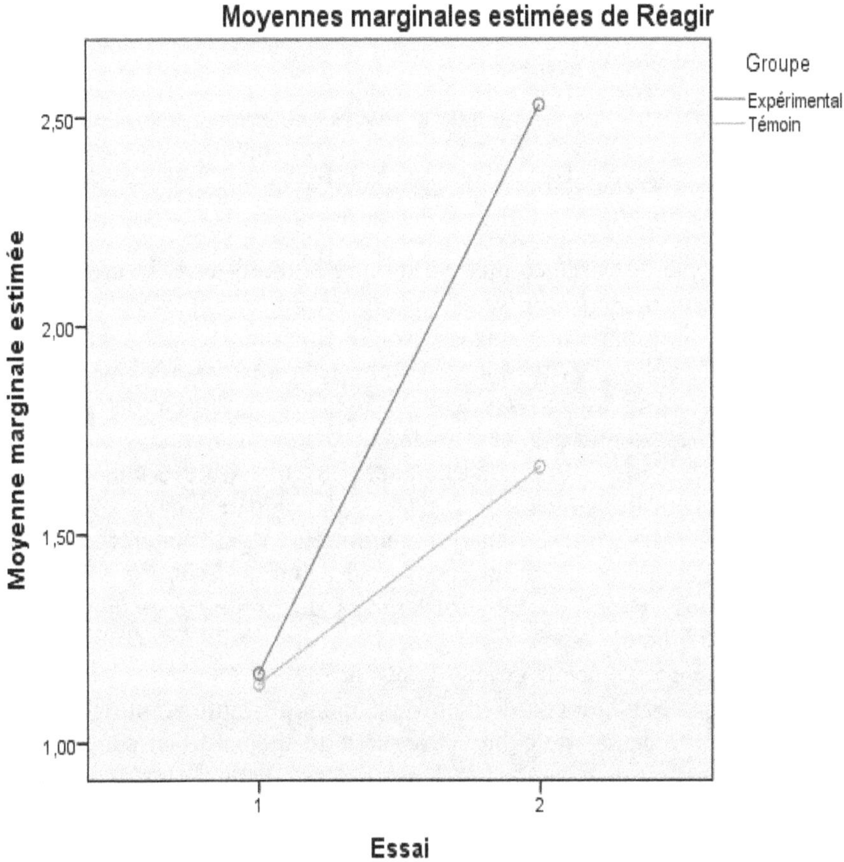

Tout comme les deux précédentes dimensions du jugement clinique de Lasater (2017), les résultats sur la dimension *Réagir* du Jugement clinique sont en faveur de l'utilisation de la simulation comme méthode d'enseignement pour développer le jugement clinique des apprenant, de manière générale. La dimension *Réagir* s'opérationnalise en quatre modalités dans ce modèle théorique : une démarche calme et assurée, communiquer clairement, une intervention bien planifiée/de la flexibilité, se montrer habile dans la mise en application des compétences. Le comportement des participants du groupe expérimental et celui de ceux du groupe contrôle par rapport à la présence ou à l'absence de la simulation sera analysée pour chacune des modalités de la dimension réagir du jugement clinique.

Une démarche calme et assurée

La vérification expérimentale à travers une comparaison des groupes à l'essai 1 ($M_{Expérimental}$ = 1.08; $M_{Contrôle}$ = 1.04), montre que les groupes étaient équivalents relativement à la capacité d'avoir une démarche calme et assurée : $T(47) = 0.549, p = .59$.

L'analyse de variance mixte a montré d'abord un effet principal du groupe sur *avoir une démarche calme et assurée* : F (1.45) = 47.67, p <.0001, $\eta^2 = .38$. Les participants du groupe expérimental (M = 1.92; ET = 0.45) sont plus aptes à avoir une démarche calme et assurée que ceux du groupe contrôle (M = 1.26 ; ET = 0.44). L'analyse a ensuite montré un effet principal de l'essai sur avoir une démarche calme et assurée : F (1.45) = 101.54, p <.0001, $\eta^2 = .70$. Les participants ont mieux mené une démarche calme et assurée à l'essai 2 (M = 2; ET = 0.9) comparativement à l'essai 1 (M = 1.06 ET = 0.25). Enfin, l'analyse a montré un effet d'interactions entre le groupe et l'essai sur avoir une démarche calme et assurée : F (1.45) = 34.89, p <.0001, $\eta^2 = .51$. Les participants du groupe expérimental ont obtenu de meilleurs scores à l'essai 2 (M = 2.75; ET = 0.61) comparativement à ceux du groupe contrôle (M = 1.48 ; ET = 0.67). Les apprenants exposés à la méthode d'enseignement par simulation ont été plus aptes à avoir une démarche calme et assurée au second essai par rapport à ceux qui ne l'ont pas été (figure 17). Une analyse complémentaire à partir de l'indicateur de progrès montre que les premiers (M = 65.72; ET = 26.68) comparativement aux seconds (M = 19.71 ET = 34.81) enregistrent la plus grande marge de progression : $T(47) = 5.07$, p <.0001. La simulation clinique leur a permis de gagner un grade (M = 1.67 ; ET= 0.14) sur l'échelle d'expertise (de *débutant* à *en développement*) relative à avoir une démarche assurée. Pour les participants du groupe contrôle *en absence d'enseignement* par simulation clinique l'on note un gain de 0.43 (ET= 0.15).

Figure 17

Moyennes marginales estimées de Démarches Calme Assurée

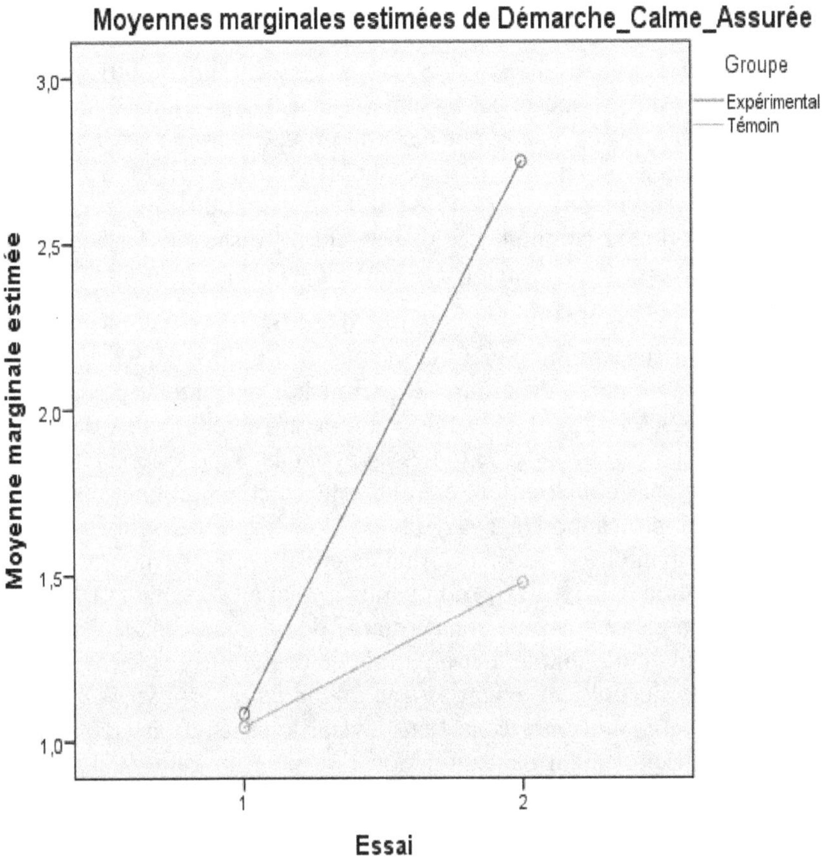

Communiquer Clairement

La vérification expérimentale à travers une comparaison des groupes à l'essai 1 ($M_{Expérimental} = 1.38$; $M_{Contrôle} = 1.22$), montre que les groupes étaient équivalents relativement à la capacité à *communiquer clairement* : $T(47) = 1.18, p = .25$.

L'analyse de variance mixte a montré d'abord un effet principal du groupe sur *communiquer clairement* : $F\ (1.45) = 24.02$, $p <.0001$, $\eta^2 = .35$. Les participants du groupe expérimental ($M = 2.03$; $ET = 0.49$) sont plus aptes à *communiquer clairement* que ceux du groupe contrôle ($M = 1.48$; $ET = 0.59$). L'analyse a ensuite montré un effet principal de l'essai sur communiquer clairement : $F\ (1.45) = 60.56$, $p <.0001$, $\eta^2 = .57$. Les participants ont mieux communiqué clairement à l'essai 2 ($M = 2.21$; $ET = 0.78$) comparativement à l'essai 1 ($M = 1.30$ $ET = 0.46$).

Enfin, l'analyse a montré un effet d'interactions entre le groupe et l'essai sur communiquer clairement : $F\ (1.45) = 10.92$, $p <.0001$, $\eta^2 = .20$. Les participants du groupe expérimental ont obtenu de meilleurs scores à l'essai 2 ($M = 2.67$; $ET = 0.48$) comparativement à ceux du groupe contrôle ($M = 1.74$; $ET = 0.75$). Les apprenants exposés à la méthode d'enseignement par simulation ont été plus aptes à communiquer clairement au second essai par rapport à ceux qui ne l'ont pas été (figure 18). Une analyse complémentaire à partir de l'indicateur de progrès montre que les premiers ($M = 46.53$; $ET = 22.51$) comparativement aux seconds ($M = 15.94$ ET = 46.19) enregistrent la plus grande marge de progression : $T(47) = 2.87$, $p <.01$. La simulation clinique leur a permis de gagner un grade (M = 1.29 ; ET= 0.14) sur l'échelle d'expertise (de *débutant* à *en développement*) relative à *communiquer clairement*. Pour les participants du groupe contrôle en absence d'enseignement par simulation l'on note un gain de 0.52 (ET= 0.19).

Figure 18

Moyennes marginales estimées de communiquer clairement

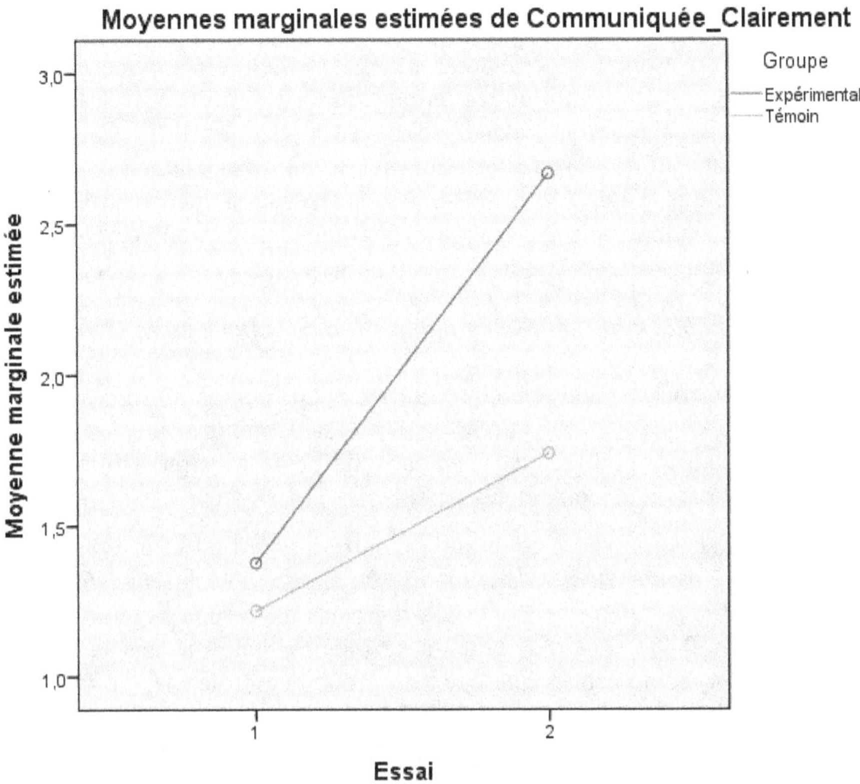

Une Intervention bien planifiée/de la flexibilité

Pour la modalité *une intervention bien planifiée/de la flexibilité*, nous avons commencé par une vérification expérimentale pour s'assurer que nos groupes étaient équivalents à travers la comparaison des scores à l'essai 1. Les résultats montrent que l'aptitude à mener une intervention bien planifiée / de la flexibilité entre le groupe expérimental (M = 37.5 ET = 28.76) et le groupe contrôle (M = 16.67 ET = 45.23) au premier essai est différente : $T(47) = 1.88$ $p = .07$. Cela signifie que malgré les précautions prises pour équilibrer les groupes, le groupe expérimental était supérieur par rapport à *mener une intervention bien planifiée/de la flexibilité* que le groupe contrôle dès le départ. Pour statuer sur l'effet de la simulation clinique en dépit de cette différence, nous nous appuierons sur l'indicateur de progrès tel que suggéré par Beddie et al. (2000) et Follenfant et al. (2005) : [(Essai2 –

Essai1)/Essai2 × 100]. Cet indicateur a le mérite de neutraliser les fluctuations interindividuelles.

L'analyse des résultats du *T* de Student à partir des indicateurs de progrès montre qu'il n'y a pas d'effet du groupe sur l'aptitude des apprenants à mener une intervention bien planifiée/de la flexibilité. La progression du groupe expérimental est égale à celle du groupe contrôle : $T(47) = 1.88$, $p = .07$. En d'autres termes, de l'essai 1 à l'essai 2, l'on note une progression similaire des deux groupes ($M_{Expérimental} = 1$; $M_{contrôle} = 0.48$). Ce résultat atteste que la méthode d'enseignement par simulation clinique n'a pas amélioré l'aptitude à mener une intervention bien planifiée/de la flexibilité des apprenants du groupe expérimental comparativement à ceux du groupe contrôle. .Cela voudrait dire que l'hypothèse est infirmée.

Se montrer habile dans la mise en application de compétences

La vérification expérimentale à travers une comparaison des groupes à l'essai 1 ($M_{Expérimental} = 1.08$; $M_{Contrôle} = 1.13$), montre que les groupes étaient équivalents relativement à la capacité de se montrer habile dans la mise en application de compétences : $T(47) = .514$, $p = .61$.

L'analyse de variance mixte a montré d'abord un effet principal du groupe sur *se monter habile dans la mise en application de compétences* : F (1.45) = 11.05, $p < .01$, $\eta^2 = .20$. Les participants du groupe expérimental ($M = 1.83$; $ET = 0.47$) sont plus aptes à se montrer habiles dans la mise en application de compétences que ceux du groupe contrôle ($M = 1.46$; $ET = 0.67$). L'analyse a ensuite montré un effet principal de l'essai sur se montrer habile dans la mise en application de compétences : F (1.45) = 115.38, $p < .0001$, $\eta^2 = .72$. Les participants se sont montrés plus habiles dans la mise en application des compétences à l'essai 2 ($M = 2.19$; $ET = 0.77$) comparativement à l'essai 1 ($M = 1.11$ $ET = 0.31$).

Enfin, l'analyse a montré un effet d'interactions entre le groupe et l'essai sur se montrer habile dans la mise en application de compétences : F (1.45) = 17.91 $p < .0001$, $\eta^2 = .29$. Les participants du groupe expérimental ont obtenu de meilleurs scores à l'essai 2 ($M = 2.58$; $ET = 0.65$) comparativement à ceux du groupe contrôle ($M = 1.78$; $ET = 0.67$). Les apprenants exposés à la méthode d'enseignement par simulation ont été plus aptes à se montrer habiles dans la mise en application de compétences au second essai par rapport à ceux qui ne l'ont pas été (figure 19). Une analyse complémentaire à partir de l'indicateur de progrès montre que les premiers ($M = 54.86$; $ET = 18.70$) comparativement aux seconds ($M = 28.26$ ET = 28.17) enregistrent la plus grande marge de progression : $T(47) = 3.80$, $p < .001$. La simulation leur a permis de gagner un grade (M = 1.50 ; ET=

0.13) sur l'échelle d'expertise (de débutant à en développement) relative à se montrer habile en application de compétences. Pour les participants du groupe contrôle en absence d'enseignement par simulation clinique l'on note un gain de 0.65 (ET= 0.15).

Figure 19

Moyenne marginale estimée de se montrer habile dans la mise en application des compétences

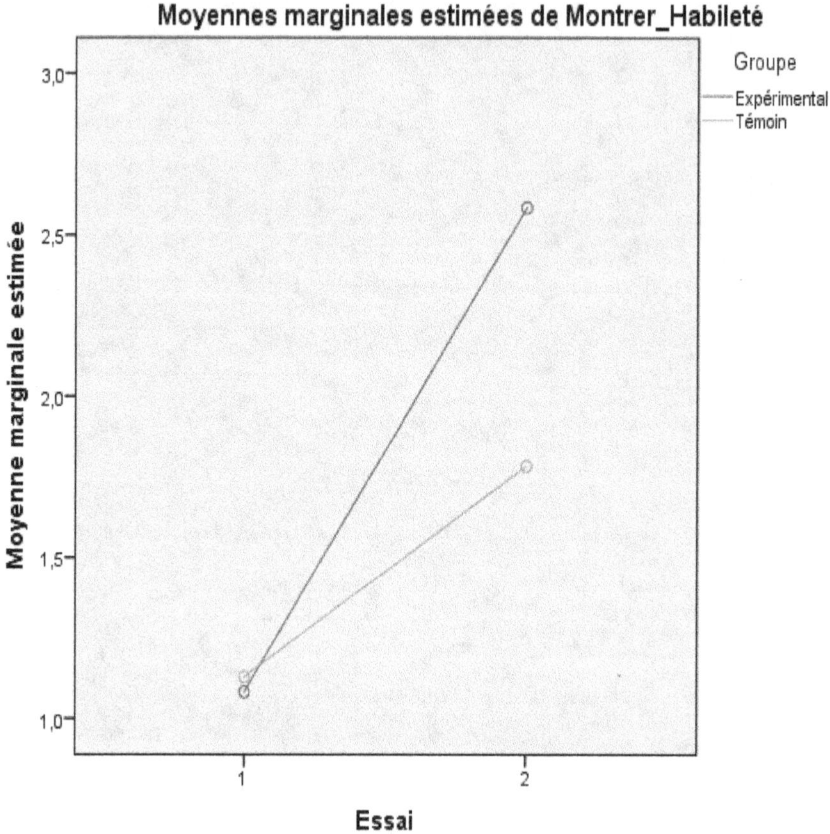

Le comportement du groupe expérimental et du groupe contrôle en absence ou en présence de la méthode d'enseignement : simulation sur le développement du jugement clinique des participants à l'étude vient d'être examiné dans les articulations précédentes. Pour ce faire des analyses ont été effectuées sur la troisième dimension, *réagir efficacement*, du modèle du jugement clinique de Lasater (2017). Celles-ci se sont aussi bien intéressées à la dimension réagir qu'aux quatre modalités qui la constitue : *une démarche calme et assurée, communiquer clairement, une intervention bien planifiée/de la flexibilité, se montrer habile dans la mise en application des compétences.* Les résultats montrent que pour cette dimension ainsi que pour ses trois modalités, le groupe expérimental a une meilleure performance sur la capacité à *réagir efficacement* par rapport au groupe contrôle. Seule l'hypothèse en rapport avec la conduite d'une intervention bien planifiée/de la flexibilité est infirmée. Les prochains paragraphes présentent les résultats concernant le comportement des participants de chacun des groupes sur la quatrième dimension du modèle du jugement clinique de Lasater (2017): Réfléchir.

VII-7/ Réfléchir efficacement

La vérification expérimentale à travers une comparaison des groupes à l'essai 1, montre que les groupes n'étaient pas équivalents relativement à la capacité de réfléchir: $T(47) = -2.47$, $p = .02$. Le groupe contrôle ($M = 1.11$ $ET = 0.21$) est supérieur au groupe expérimental ($M = 1$ $ET = 0.0$). Malgré cet état de choses la comparaison des groupes n'est pas remise en question dans la mesure où nous évaluons si l'intervention augmente la capacité de réfléchir du groupe expérimental par rapport à celle du groupe témoin.

L'analyse de variance mixte a montré d'abord un effet principal du groupe sur *réfléchir* : F (1.45) = 19.53, $p <.01$, $\eta^2 = .30$. Les participants du groupe expérimental ($M = 1.59$; $ET = 0.31$) sont plus aptes à réfléchir que ceux du groupe contrôle ($M = 1.21$; $ET = 0.39$). L'analyse a ensuite montré un effet principal de l'essai sur *réfléchir* : F (1.45) = 58.53, $p <.0001$, $\eta^2 = .57$. Les participants se sont montrés plus habiles à réfléchir à l'essai 2 ($M = 1.75$; $ET = 0.74$) comparativement à l'essai 1 ($M = 1.05$ $ET = 0.16$).

Enfin, l'analyse a montré un effet d'interactions entre le groupe et l'essai sur réfléchir : F (1.45) = 30.09 $p <.0001$, $\eta^2 = .40$. Les participants du groupe expérimental ont obtenu de meilleurs scores à l'essai 2 ($M = 2.19$; $ET = 0.62$) comparativement à ceux du groupe contrôle ($M = 1.30$; $ET = 0.56$). Les apprenants exposés à la méthode d'enseignement par simulation ont été plus aptes à réfléchir au second essai par rapport à ceux qui ne l'ont pas été (figure 20). Une analyse complémentaire à partir de l'indicateur de progrès montre que les premiers ($M = 48.89$; $ET = 20.90$) comparativement aux seconds ($M = 3.99$ $ET = 33.51$ enregistrent la plus grande marge de progression : $T(47) = 5.54$, $p <.0001$. La simulation clinique leur a permis de gagner un grade (M = 1.19 ; ET= 0.13) sur l'échelle d'expertise (de débutant à en développement) relative à *réfléchir*. Pour les participants du groupe contrôle en l'absence d'enseignement par simulation clinique l'on note un gain de 0.20 (ET= 0.13).

Figure 20

Moyennes marginales estimées de Réfléchir

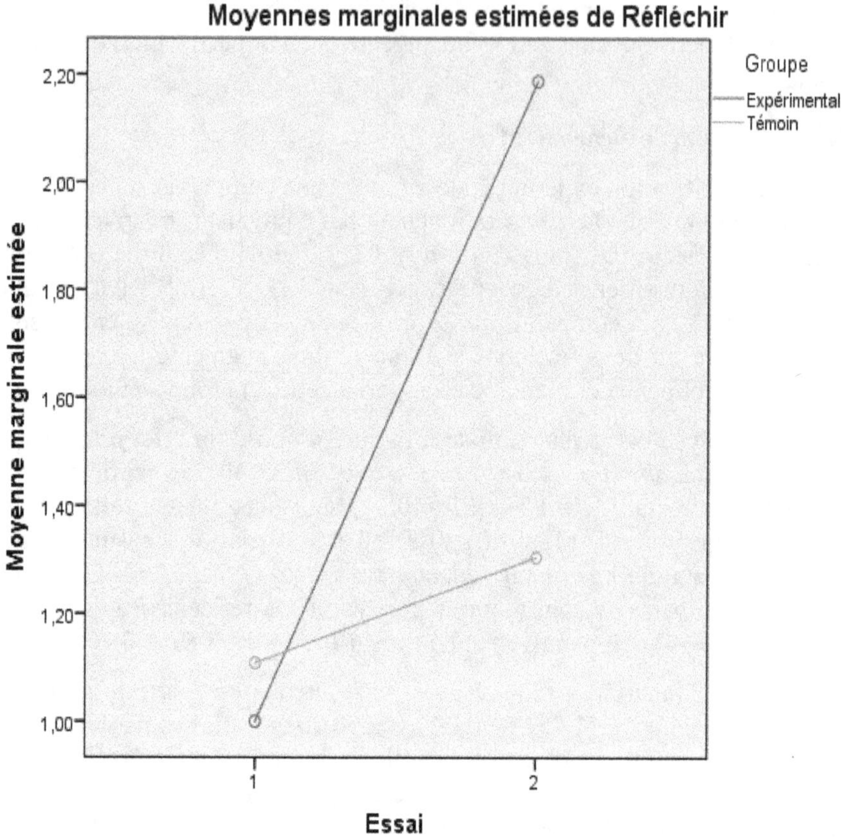

La dimension *réfléchir* est la dernière dimension du modèle du jugement clinique de Lasater (2017). Les résultats sur cette dimension sont en faveur de l'utilisation de la simulation comme méthode d'enseignement pour développer le jugement clinique des apprenants, de manière générale. Lasater (2017) estime que pour réfléchir efficacement, il faut : évaluer/ s'analyser ainsi que s'engager à l'égard de l'amélioration. Les articulations suivantes vont donc s'atteler à montrer si la présence ou l'absence de la simulation contribue ou pas à évaluer/ s'analyser ainsi que s'engager à l'égard de l'amélioration dans le groupe expérimental et le groupe contrôle.

Evaluer/s'analyser

La vérification expérimentale à travers une comparaison des groupes à l'essai 1 montre que les groupes étaient équivalents relativement à la capacité *d'évaluer/s'analyser* : $T(47) = 1.00, p = .33$.

L'analyse de variance mixte a montré d'abord un effet principal du groupe sur *évaluer/s'analyser* : F (1.45) = 18.14, p <.01, η^2 = .29. Les participants du groupe expérimental (M = 1.63; ET = 0.40) sont plus aptes à évaluer/s'analyser que ceux du groupe contrôle (M = 1.17 ; ET = 0.38). L'analyse a ensuite montré un effet principal de l'essai sur évaluer/s'analyser : F (1.45) = 57.63, p <.0001, η^2 = .56. Les participants ont mieux évalué /s'analyser à l'essai 2 (M = 1.79; ET = 0.83) comparativement à l'essai 1 (M = 1.02 ET = 0.15).

Enfin, l'analyse a montré un effet d'interactions entre le groupe et l'essai sur évaluer/s'analyser : F (1.45) = 24.7, p <.0001, η^2 = .35. Les participants du groupe expérimental ont obtenu de meilleurs scores à l'essai 2 (M = 2.25 ; ET = 0.79) comparativement à ceux du groupe contrôle (M = 1.30 ; ET = 0.56). Les apprenants exposés à la méthode d'enseignement par simulation clinique ont été plus aptes à évaluer/s'analyser au second essai par rapport à ceux/celles qui ne l'ont pas été (figure 21). Une analyse complémentaire à partir de l'indicateur de progrès montre que les premiers (M = 47.22; ET = 25.85) comparativement aux seconds (M = 11.59 ET = 22.72) enregistrent la plus grande marge de progression : $T(47)$ = 5.01, p <.0001. La simulation clinique leur a permis de gagner un grade (M = 1.25 ET = 0.16) sur l'échelle d'expertise (de débutant à en développement) relative à évaluer/s'analyser. Pour les participants du groupe contrôle *en absence d'enseignement par simulation clinique* l'on note un gain de 0.26 (ET= 0.11).

Figure 21

Moyennes marginales estimées d'évaluer/ s'analyser

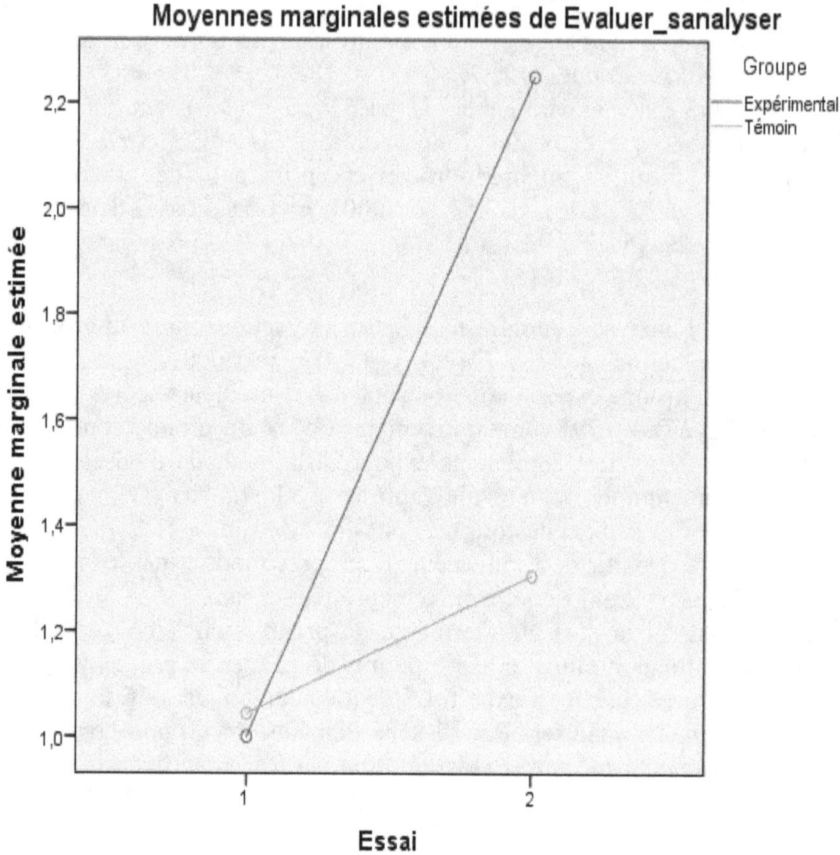

S'engager à l'égard de l'amélioration

La vérification expérimentale à travers une comparaison des groupes à l'essai 1 montre que les groupes n'étaient pas équivalents relativement à la capacité à s'engager à l'égard de l'amélioration : $T(47) = -2.15$, $p = .04$. Le groupe contrôle ($M = 1.17$ $ET = 0.39$) est supérieur au groupe expérimental ($M = 1$ $ET = 0.0$). Malgré cet état de choses la comparaison des groupes n'est pas remise en question dans la mesure où nous évaluons si l'intervention augmente la capacité de s'engager à l'égard de l'amélioration du groupe expérimental par rapport à celle du groupe témoin.

L'analyse de variance mixte a montré d'abord un effet principal du groupe sur *s'engager à l'égard de l'amélioration* : F (1.45) = 13.50, p <.001, η^2 = 23. Les participants du groupe expérimental (M = 1.56; ET = 0.31) sont plus aptes à s'engager à l'égard de l'amélioration que ceux du groupe contrôle (M = 1.24 ; ET = 0.47). L'analyse a ensuite montré un effet principal de l'essai sur s'engager à l'égard de l'amélioration : F (1.45) = 39.23, p <.0001, η^2 = .47. Les participants se sont montrés plus habiles à s'engager à l'égard de l'amélioration à l'essai 2 (M = 1.72; ET = 0.71) comparativement à l'essai 1 (M = 1.09 ET = 0.28).

Enfin, l'analyse a montré un effet d'interactions entre le groupe et l'essai à s'engager à l'égard de l'amélioration : F (1.45) = 24.62, p <.0001, η^2 = .35. Les participants du groupe expérimental ont obtenu de meilleurs scores à l'essai 2 (M = 2.13 ; ET = 0.61) comparativement à ceux du groupe contrôle (M = 1.30 ; ET = 0.56). Les apprenants exposés à la méthode d'enseignement par simulation clinique ont été plus aptes à s'engager à l'égard de l'amélioration au second essai par rapport à ceux qui ne l'ont pas été (figure 22). Une analyse complémentaire à partir de l'indicateur de progrès montre que les premiers (M = 47.92 ; ET = 19.85) comparativement aux seconds (M = 3.62 ET = 50.74) enregistrent la plus grande marge de progression : T(47) = 4.55, p <.0001. La simulation clinique leur a permis de gagner un grade (M = 1.13 ET = 0.13) sur l'échelle d'expertise (de débutant à en développement) relative à s'engager à l'égard de l'amélioration. Pour les participants du groupe contrôle en l'absence d'enseignement par simulation clinique l'on note un gain de 0.13 (ET= 0.16).

Figure 22

Moyennes marginales estimées de s'engager à l'égard de l'amélioration

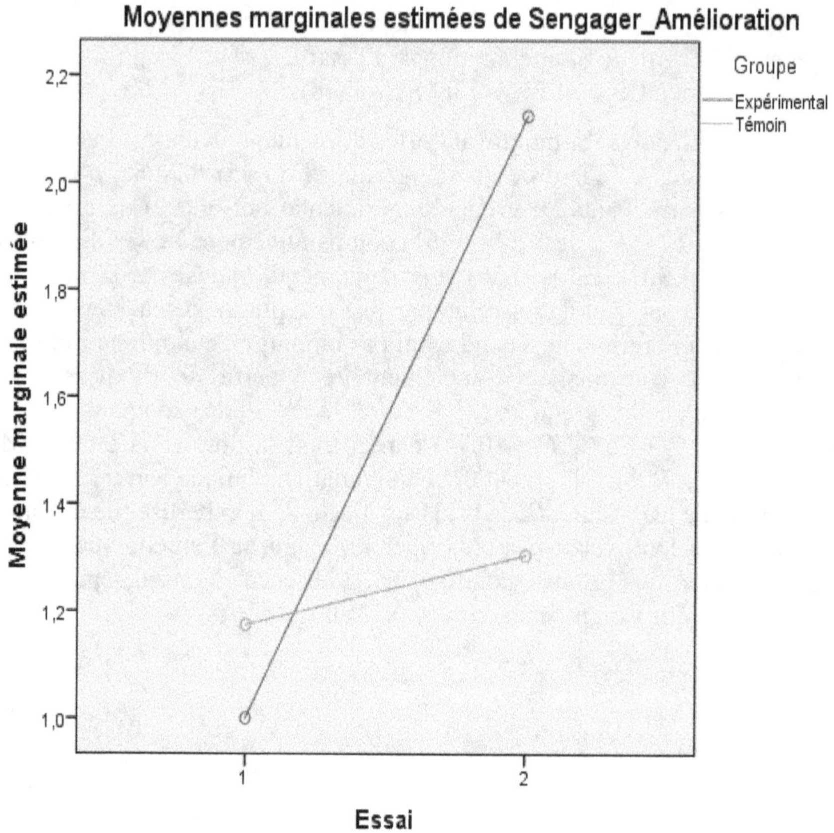

Les articulations précédentes ont examiné le comportement du groupe expérimental et du groupe contrôle en l'absence ou en présence de la méthode d'enseignement : simulation sur le développement du jugement clinique des participants. Pour ce faire, des analyses ont été particulièrement effectuées sur la quatrième dimension *réfléchir efficacement*, du modèle du jugement clinique de Lasater (2017). Celles-ci se sont aussi bien intéressées à la dimension *réfléchir* qu'aux deux modalités qui la constituent : *évaluer/s'analyser et s'engager à l'égard de l'amélioration.* Les résultats montrent, pour la dimension et pour ses deux modalités que le groupe expérimental a une meilleure performance sur la capacité à *réfléchir efficacement* par rapport au groupe contrôle. La prochaine articulation présente les résultats concernant le comportement des groupes sur le jugement clinique.

VIII/ Jugement clinique

La vérification expérimentale à travers une comparaison des groupes à l'essai 1 montre que les groupes étaient équivalents relativement à la capacité d'émettre un jugement clinique : $T(47) = 1.13$, $p = .27$.

L'analyse de variance mixte a montré d'abord un effet principal du groupe sur émettre un jugement clinique : $F\ (1.45) = 46.66$, $p < .001$, $\eta^2 = .51$. Les participants du groupe expérimental ($M = 1.97$; $ET = 0.33$) sont plus aptes à émettre un jugement clinique que ceux du groupe contrôle ($M = 1.26$; $ET = 0.30$). L'analyse a ensuite montré un effet principal de l'essai sur émettre le jugement clinique : $F\ (1.45) = 96.60$, $p < .0001$, $\eta^2 = .47$. Les participants ont mieux émis un jugement clinique à l'essai 2 ($M = 1.89$; $ET = 0.70$) comparativement à l'essai 1 ($M = 1.14$ $ET = 0.14$).

Enfin, l'analyse a montré un effet d'interactions entre le groupe et l'essai sur le jugement clinique : $F\ (1.45) = 37.37$, $p < .0001$, $\eta^2 = .45$. Les participants du groupe expérimental ont obtenu de meilleurs scores à l'essai 2 ($M = 2.37$; $ET = 0.54$) comparativement à ceux du groupe contrôle ($M = 1.39$; $ET = 0.45$). Les apprenants exposés à la méthode d'enseignement par simulation ont été plus aptes à émettre des jugements cliniques au second essai par rapport à ceux qui ne l'ont pas été (figure 23). Une analyse complémentaire à partir de l'indicateur de progrès montre que les premiers ($M = 47.29$; $ET = 19.57$) comparativement aux seconds ($M = 14.11$ $ET = 23.56$) enregistrent la plus grande marge de progression : $T(47) = 5.26$, $p < .0001$. La simulation clinique leur a permis de gagner un grade ($M = 1.21$ $ET = 0.11$) sur l'échelle d'expertise (de débutant à en développement) relative à *émettre un jugement clinique*. Pour les participants du groupe contrôle *en l'absence d'enseignement par simulation clinique*, l'on note un gain de 0.28 ($ET = 0.10$).

Figure 23

Moyennes marginales estimées de jugement clinique

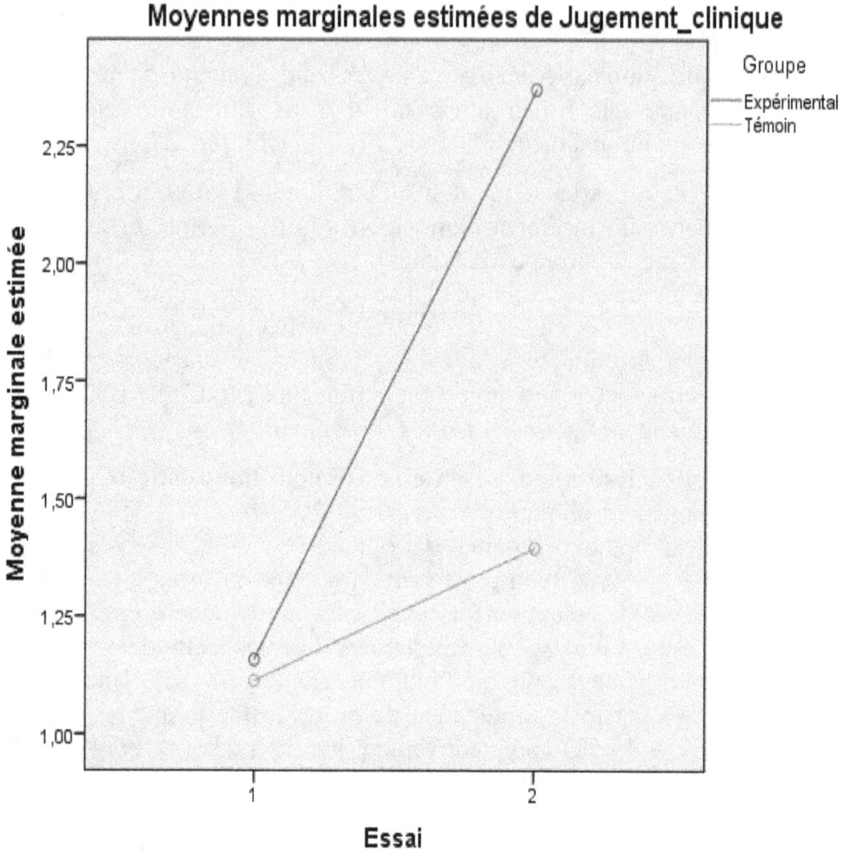

Tout comme les quatre dimensions qui constituent le modèle théorique de jugement clinique de Lasater (2017), l'analyse des résultats en rapport avec la performance des groupes montre que le groupe expérimental a acquis une meilleure aptitude à développer son jugement clinique par rapport au groupe contrôle.

Jugement clinique et sexe

Cette section a pour intention de montrer si le sexe a une influence sur la capacité à mieux développer le jugement clinique en présence ou en l'absence de la simulation clinique. L'analyse de variance mixte a montré un effet principal du groupe T (45) = -0.85, *p* <.4. Les participants de sexe masculin (*M* = 40.86 ; *ET* = 25.18) ne sont pas plus aptes à émettre un jugement clinique que ceux du sexe féminin (*M* = 29.88; *ET* = 27.44), et vice-versa.

Il sera très important de terminer ce travail par une bonne discussion de ces résultats qui semblent intéressants et exploitables.

IX/ Discussion des résultats de la phase 3

Dans une méta-analyse portant sur 619 études, Cook et al. (2011) ont démontré que la méthode d'enseignement par simulation clinique comparativement aux autres méthodes d'enseignement qualifié de traditionnelles était inconditionnellement associée à une augmentation des connaissances, des compétences techniques et non-techniques des apprenants en sciences de la santé. Certes plusieurs autres recherches se sont intéressées à l'apport de la simulation clinique dans le développement des compétences de l'agir professionnel des apprenants en science infirmière. Mais, peu d'entre elles se sont appesanties sur les apports de la simulation clinique dans le développement du jugement clini que des apprenants en science infirmière au regard des onze modalités qui constitue le « Lasater Clinical Jugement Rubric » (Lasater, 2017).

Le modèle théorique du jugement clinique de Lasater relève quatre stades d'évolution de l'apprenant dans l'acquisition de cette compétence : de *débutant*, à *en développement*, à *accompli* et à *exemplaire*. La présente articulation, a donc pour intention, de montrer à travers les résultats de notre étude quasi-expérimentale avec groupe contrôle et groupe expérimental, comment la simulation clinique permettrait à l'apprenants de partir du niveau débutant vers le niveau exemplaire au regard des modalités du jugement clinique de Lasater que sont : *remarquer efficacement, interpréter efficacement, réagir efficacement, réfléchir efficacement.* Cependant, dans un premier moment, nous allons analyser si la capacité à développer le jugement clinique est influencée par le sexe des apprenants en science infirmière.

IX-1/ Sexe et développement du jugement clinique

La présente articulation a pour intention de faire une analyse des résultats de l'étude concernant une influence du sexe sur la capacité à mieux développer le jugement clinique en présence ou en l'absence de la simulation clinique. L'analyse de variance mixte a montré un effet principal du groupe

T (45) = -0.85, $p < .4$. Les participants du sexe masculin ($M = 40.86$; $ET = 25.18$) ne sont pas plus aptes à développer leur jugement clinique que ceux du sexe féminin ($M = 29.88$; $ET = 27.44$), et vice-versa. Ces résultats sont conformes aux précédentes études, notamment celles de Yang et al. (2019). Les résultats de leurs travaux ont montré que le sexe, la classe et l'âge n'ont eu aucun effet significatif sur les sous-domaines ou leurs indicateurs dans le modèle théorique de Lasater en présence ou en l'absence de la simulation clinique. Les prochaines articulations sont consacrées à l'analyse des résultats de l'influence de la simulation clinique sur le développement du jugement clinique au regard des dimensions du jugement clinique de Lasater (2017).

IX-2/ Simulation clinique et remarquer efficacement

Nous avons formulé l'hypothèse spécifique selon laquelle « la présence de la simulation clinique dans la formation des apprenants en science infirmière développe leurs capacités à remarquer efficacement ». Autrement dit, les participants qui seront formés par la simulation clinique développeront plus leurs capacités à remarquer efficacement comparativement à ceux n'ayant subi aucune formation par la simulation clinique. Dans remarquer efficacement, il va s'agir pour les apprenants formés par la simulation clinique de mieux faire des observations ciblées, de mieux cerner les écarts par rapport aux tendances prévues et mieux rechercher l'information par rapport aux apprenants qui n'ont pas été formés par la simulation.

Les résultats de l'étude montrent que cette hypothèse a été au 2/3 validée. En fait des trois modalités qui constituent la dimension *remarquer* du jugement clinique, les apprenants du groupe expérimental n'ont pas obtenu un meilleur score que ceux du groupe témoin concernant l'aptitude à *rechercher l'information*. Pour la dimension *remarquer* de manière globale, les apprenants du groupe expérimental par rapport au groupe contrôle ont mieux développé leur aptitude à *remarquer efficacement* par rapport à ceux du groupe témoin. En effet, l'analyse des résultats du *T* de Student à partir des indicateurs de progrès montre un effet principal du groupe sur l'aptitude des apprenants à remarquer. La progression du groupe expérimental est supérieure à celle du groupe contrôle : $T(47) = 3.20$, $p = .003$. En d'autres termes, de l'essai 1 à l'essai 2, l'on note certes une progression des deux groupes, mais celle du groupe expérimental est plus importante que celle du groupe témoin. Ces résultats vont dans le même sens que ceux de l'étude deYang et al. (2019) concernant la validation du Lasater clinical Jugement Rubric (LCJR) en Chine (C-LCJR) par la simulation clinique. Les apprenants du groupe expérimental qui ont participé à cette recherche ont obtenu de meilleurs résultats que ceux du groupe contrôle dans le sous-domaine *remarquer* de C-LCJR (γ= 0,14, p< 0,05, IC [0,02, 0,29]). Nos résultats sont aussi conformes à ceux de Johnson et al. (2012) où après l'expérience de simulation dans un service de gériatrie, les apprenants des groupes de traitement (expérimental) et de contrôle étaient *d'accord* à *fortement d'accord* que l'expérience de simulation était utile pour *apprendre à remarquer*.

Cette progression du groupe expérimental par rapport au groupe contrôle est aussi similaire quant à la modalité faire des observations ciblées. L'analyse des résultats montre que les participants du groupe expérimental (*M* = 2.12; *ET* = 0.61) sont plus aptes à faire des observations ciblées que ceux du groupe contrôle (*M* = 1.31; *ET* = 0.51). Une analyse complémentaire à partir de l'indicateur de progrès montre que les participants du groupe expérimental enregistrent la plus grande marge de progression : *T*(47) = 5.01, *p* <.0001 par rapport au groupe témoin. La simulation clinique leur a permis de gagner un grade sur l'échelle d'expertise (de débutant à en développement) relative aux observations ciblées (*M* = 1.04; *ET* = 0.86). Pour les participants du groupe contrôle, en l'absence d'enseignement par simulation clinique, l'on note une régression (*M* = -0.08; *ET* = 0.67). Il en est de même de la modalité *cerner les écarts* par rapport aux tendances prévues. Les participants du groupe expérimental (*M* = 1.75; *ET* = 0.55) sont plus aptes à cerner les écarts par rapport aux tendances prévues que ceux du groupe contrôle (*M* = 1.15; *ET* = 0.38). L'analyse complémentaire à partir de l'indicateur de progrès montre que les participants du groupe expérimental (*M* = 46.53; *ET* = 24.07) comparativement aux participants du groupe témoin (*M* = 7.25 ET =32.50) enregistrent la plus grande marge de progression : *T*(47) = 4.72, *p* <.0001. La simulation clinique a permis au groupe expérimental de gagner un grade (M = 1.25 ; ET= 0.15) sur l'échelle d'expertise (de débutant à en développement) relative à l'aptitude à cerner les écarts par rapport aux tendances prévues.

La lecture que nous faisons de ces résultats est que la simulation clinique a favorisé le développement des aptitudes des apprenants du groupe expérimental par rapport au groupe contrôle dans leurs capacités à mieux faire une synthèse des informations recueillies chez le patient. En effet, quand l'infirmier recueille des informations, il doit être capable d'en faire une synthèse et retenir les plus pertinentes pour la prise en soins du patient. Cela ne peut être possible que s'il est capable de faire des observations ciblées et de cerner les écarts entre ce qu'il a observé et ce qui doit être. Ces résultats sont conformes avec ceux des travaux de Sandelowski (2000) où les nouveaux infirmiers ont expliqué comment la simulation clinique les avaient aidés dans la synthèse d'informations dans une situation réaliste et avait encouragé une approche plus globale dans la prise en soins du patient simulé ou standardisé. Par ailleurs, Lasater (2007) a mis en exergue la présence de mécanismes servant à définir les éléments constitutifs du Modèle du Jugement clinique (MJC) qui précise les comportements attendus que l'apprenant doit connaître et mettre en œuvre. Grâce à celle-ci, les enseignants peuvent ainsi déterminer quels aspects du processus de prise de décision clinique un apprenant doit maîtriser ainsi que les aspects à améliorer (Dickison et al., 2019). Ce mécanisme permet de déterminer comment les apprenants débutants commencent à comprendre, à appliquer le processus infirmier (raisonnement clinique) et à développer les compétences nécessaires pour penser comme une infirmière (Tanner, 2006). Ces résultats indiquent une forte tendance au développement, comme en témoigne le passage des gammes de confiance en soi et de compétences cliniques «débutantes» et « développantes » à des gammes «accomplies» et «exemplaires» (Lasater). Les résultats de l'étude de Lasater montrent une évolution dans l'acquisition des compétences des apprenants, ainsi qu'une augmentation de la confiance en soi. Leurs compétences passeraient donc d'un niveau qualifié de *débutant*, puis à *en développement*, ensuite *accompli* à *exemplaire*. Ce qui a été observé dans cette étude. Les apprenants du groupe expérimental ont évolué après la séance de simulation et sont quittés du niveau d'expertise de débutant au niveau en développement. Or avant la séance de simulation les apprenants des groupes contrôle et expérimental étaient au même niveau.

Seule la modalité *rechercher l'information* de la dimension *remarquer* n'a pas été validée. Certes, dès le départ de l'expérimentation à l'essai 1, le groupe expérimental avait un score plus élevé sur l'aptitude à *rechercher les informations* par rapport au groupe contrôle $T(47) = 2.38$ $p =$ .02. Mais après l'expérimentation, l'analyse des résultats du T de Student à partir de l'indicateur de progrès montre qu'il n'y a pas un effet principal du groupe sur l'aptitude des apprenants à *rechercher l'information.* La progression du groupe expérimental est égale à celle du groupe contrôle : $T(47) = 0.88$, $p = .38$.

En d'autres termes, de l'essai 1 à l'essai 2, l'on note une progression similaire des deux groupes. Ce résultat atteste que la méthode d'enseignement par simulation clinique n'a pas amélioré l'aptitude à rechercher l'information des apprenants du groupe expérimental comparativement à ceux du groupe contrôle. Ce résultat peut se comprendre au regard du contexte de formation de la population d'étude. En effet, cette population a été confrontée dès sa première année de formation à la recherche d'informations auprès de la personne soignée. Leur programme de formation du niveau 1 de Licence en Science Infirmière concernant l'enseignement sur le raisonnement clinique est prévu sur une période de 30 heures de cours donc 10 heures consacrées aux travaux dirigés (ESS, 2021).

Par ailleurs, ces apprenants doivent effectuer quatre immersions professionnelles au cours de leur année académique où il est principalement question pour eux de collecter les données, donc de rechercher l'information. Cet accent mis sur la recherche d'informations est conforme aux propos de Phaneuf (2008) qui affirme que la collecte des données ou recherche d'informations permet la réussite du processus de soins infirmiers à 80%. Après la recherche d'informations, le soignant doit être capable de leur donner un sens, une signification : c'est l'interprétation des données.

IX-3/ Simulation clinique et Interpréter efficacement

La deuxième hypothèse spécifique de cette étude était : *la présence de la simulation clinique dans la formation des apprenants en Science Infirmière développe leur capacité à interpréter efficacement.* Autrement dit, les participants qui seront formés par la simulation clinique développeront plus leurs capacités à *interpréter efficacement* comparativement à ceux n'ayant subi aucune formation par la simulation clinique. D'après le modèle du jugement clinique de Lasater (2017), pour interpréter efficacement, il faut : prioriser les données et comprendre les données. Les résultats de l'étude montrent que cette hypothèse a été complètement validée F (1.45) = 49.66, p <.0001, η^2 = .52. Les participants du groupe expérimental (M = 1.66; ET = 0.43) sont plus aptes à interpréter que ceux du groupe contrôle (M = 1.; ET = 0.19). En effet, Les participants du groupe expérimental ont obtenu de meilleurs scores à l'essai 2 (M = 2.25; ET = 0.68) comparativement à ceux du groupe contrôle (M = 1.2 ; ET = 0.39). Les apprenants exposés à la méthode d'enseignement par simulation clinique ont été plus aptes à interpréter au second essai par rapport à ceux qui ne l'ont pas été.

Une analyse complémentaire à partir de l'indicateur de progrès montre que les participants du groupe expérimental (M = 46.37; ET = 26.76) comparativement à ceux du groupe contrôle (M = 10.58 ; ET =19.03) enregistrent la plus grande marge de progression : T(47) = 4.72, p <.0001. La simulation clinique a permis aux participants du groupe expérimental de gagner un grade sur l'échelle d'expertise de *débutant* à *en développement* relative à la capacité d'interpréter. Pour qu'un infirmier interprète les données qu'il a collectées, ou au sens de Lasater, qu'il a *remarqué efficacement*, il faut que celui-ci utilise des processus mentaux qui le conduiset à émettre des jugements cliniques. Ces processus mentaux perpétuels qui caractérisent cette phase, qui sont par exemple liés à l'observation, sont des processus intellectuels, dont la mémorisation, raisonnement, l'établissement des liens, la discrimination, le jugement. La capacité que le soignant a de mobiliser peut se résumer à ce que l'on peut appeler la pensée critique infirmière. Les résultats de l'étude montrent que les apprenants exposés à l'enseignement par la simulation clinique ont eu de meilleures aptitudes à développer leur pensée critique. Ces résultats sont conformes aux précédentes études où par exemple Cant et Cooper (2010) ; Harder (2010) ; Lapkin et al. (2010) relèvent que l'utilisation de la simulation clinique comme stratégie d'enseignement pour la formation du raisonnement clinique /jugement clinique permet l'obtention de résultats en faveur d'une amélioration de la pensée critique des apprenants et de leurs compétences générales.

Les résultats de l'étude vont également dans le même sens que ceux de l'étude réalisée par Kardong-Edgren et al. (2008) ; Szpark & Kameg (2013) où les apprenants ont été interrogées sur leur perception de l'amélioration de leur pensée critique. Il ressort que les apprenants ont tendance à penser que la simulation les aide à stimuler leur pensée critique (Szpark & Kameg). Ceux qui ont participé à l'étude prospective et longitudinale de Kardong-Edgren et al. précisent que la pratique répétitive associée à la simulation aide à enraciner leur raisonnement clinique ainsi que leur pensée critique. Les travaux de Yang et al. (2019) concernant la validation du Lasater clinical Jugement Rubric (LCJR) en Chine (C-LCJR) par la simulation clinique permettent encore de corroborer ces résultats. En effet, les apprenants du groupe expérimental qui ont participé à cette recherche, ont obtenu de meilleurs résultats que ceux du groupe contrôle dans le sous-domaine *interpréter* de C-LCJR (γ=0,19, p<, 05, IC [0,03, 0,36]).

Pour interpréter efficacement, Lasater (2017) stipule qu'il faut *prioriser les données*. Il a donc été question de vérifier si les participants du groupe expérimental sont plus aptes à prioriser les données que ceux du groupe contrôle. Les résultats montrent que cette sous hypothèse d'interpréter a également été validée. En effet, les participants du groupe expérimental (*M* = 1.63; *ET* = 0.52) sont plus aptes à prioriser les données que ceux du groupe contrôle (*M* = 1.04; *ET* = 0.14). Les participants du groupe expérimental ont obtenu de meilleurs scores à l'essai 2 (*M* = 2.21; *ET* = 0.83) comparativement à ceux du groupe contrôle (*M* = 1.09 ; *ET* = 0.29). C'est-à-dire que les apprenants exposés à la méthode d'enseignement par simulation clinique ont été plus aptes à prioriser les données au second essai par rapport à ceux qui ne l'ont pas été.

Une analyse complémentaire à partir de l'indicateur de progrès montre que les premiers (*M* = 42.01; *ET* = 38.34) comparativement aux seconds (*M* = 4.35 ET = 14.41) enregistrent la plus grande marge de progression : $T(47) = 4.49$, $p < .0001$. La simulation clinique leur a permis de gagner un grade (M = 1.17 ; ET= 0.19) sur l'échelle d'expertise de *débutant* à *en développement* relative *à prioriser les données*. Ces résultats sont en conformité avec ceux de Sandelowski (2000) où des participantes ont révélé comment la simulation permettait aux apprenants d'hiérarchiser des problèmes multiples, de l'état physique du patiente ou encore des problèmes de sécurité. D'autres encore dans la même recherche ont attribué aux expériences de la simulation leur aptitude ultérieure à hiérarchiser et à organiser les soins. La priorisation qui conduit à une hiérarchisation des données est une activité fondamentale dans le processus de prise en soins d'un patient. En fait, pendant la collecte des données au sens de Phaneuf (2008) ou dans *l'aptitude à remarquer efficacement* de Lasater (2017), l'infirmier recueille un grand nombre d'informations qu'il doit ensuite analyser et retenir les plus pertinentes. Par ailleurs, ces informations proviennent d'une multitude de sources, ce qui amène l'infirmier à les réunir toutes et en retenir les plus importantes pour l'analyse. Suite à cela, il doit à travers les mêmes processus comprendre les données.

Après avoir priorisé les données dans *l'aptitude à interpréter efficacement*, il faut les comprendre. L'analyse des résultats de l'étude, montre cette sous-hypothèse relative à la capacité à comprendre les données a également été validée. Autrement dit, les participants du groupe expérimental (M = 1.69; ET = 0.49) sont plus aptes à comprendre les données que ceux du groupe contrôle (M = 1.15 ; ET = 0.28). En effet, les participants du groupe expérimental ont obtenu de meilleurs scores à l'essai 2 (M = 2.29; ET = 0.69) comparativement à ceux du groupe contrôle (M = 1.30 ; ET = 0.60). C'est que les apprenants exposés à la méthode d'enseignement par simulation clinique ont été plus aptes à comprendre les données au second essai par rapport à ceux qui ne l'ont pas été. Une analyse complémentaire à partir de l'indicateur de progrès montre que les apprenants du groupe expérimental (M = 47.22; ET = 23.40) comparativement ceux du groupe contrôle (M = 13.77 ET = 4.99) enregistrent la plus grande marge de progression : $T(47) = 4.85$, $p < .0001$. La simulation clinique leur a permis de gagner un grade (M = 1.20 ; ET= 0.15) sur l'échelle d'expertise de *débutant* à *en développement* relative à comprendre les données.

Ces résultats demeurent en adéquation avec des études préalables où il est notifié que la simulation permet d'augmenter significativement la capacité d'une infirmière à reconnaître des signes de détérioration auprès des patients, ce qui contribue à améliorer leur survie (Ozekcin, 2015). Or, la reconnaissance de ces signes par l'infirmier montre qu'il les a compris et leur a donné une interprétation, c'est-à-dire un sens. Les études présentées dans la recension, qui, elles, ont utilisé des mesures subjectives, permettent dans le même sens, de faire le constat d'une grande satisfaction des apprenans, d'une amélioration de leur niveau de confiance, d'un meilleur jugement clinique et de pensée critique grâce à la simulation clinique.

Autrement dit, la simulation clinique favorise le développement de la pensée critique particulièrement dans ce cas, en ce qui concerne la reconnaissance de problèmes (Hayden et al., 2014). Pour Hayden et al., la simulation n'affecte pas nécessairement l'acquisition des connaissances, mais elle favorise le développement de la pensée critique, en particulier la reconnaissance de problèmes qui elle, permet la capacité à émettre un jugement clinique.

IX-4/ Simulation clinique et Réagir efficacement

La troisième hypothèse de l'étude a consisté à vérifier si la présence de la simulation clinique dans la formation des apprenants en science infirmière développe leur capacité à réagir efficacement. Autrement dit, les participants qui seront formés par la simulation clinique développeront plus leurs capacités à réagir efficacement comparativement à ceux n'ayant subi aucune formation par la simulation clinique. Les résultats de recherche révèlent que cette hypothèse comme les précédentes a été vérifiée. En effet, les participants du groupe expérimental ($M = 1.85$; $ET = 0.35$) sont plus aptes à réagir que ceux du groupe contrôle ($M = 1.14$; $ET = 0.39$). Autrement dit les participants du groupe expérimental ont obtenu de meilleurs scores à l'essai 2 ($M = 2.53$; $ET = 0.51$) comparativement à ceux du groupe contrôle ($M = 1.66$; $ET = 0.55$). C'est-à-dire que les apprenants exposés à la méthode d'enseignement par simulation clinique ont été plus aptes à réagir au second essai par rapport à ceux qui ne l'ont pas été.

Une analyse complémentaire à partir de l'indicateur de progrès montre que les apprenants du groupe expérimental ($M = 51.75$; $ET = 13.51$) comparativement aux participants du groupe contrôle ($M = 25.12$ ET = 23.45) enregistrent la plus grande marge de progression : $T(47) = 4.75$, $p < .0001$. La simulation clinique leur a permis de gagner un grade (M = 1.36 ; ET= 0.11) sur l'échelle d'expertise de débutant à en développement relative à réagir. Nos résultats sont concordants avec les travaux de Johnson et al. (2012) qui ont travaillé sur l'utilisation de la simulation pour la formation des apprenants anglais et américains en gériatrie : modélisation des rôles et effet de jugement clinique.

Les apprenants des groupes expérimental et contrôle de cette recherche étaient d'accord à *fortement d'accord* que l'expérience de simulation était utile pour *apprendre à remarquer* et *à réagir* aux symptômes des patients, à *relier les concepts* de la salle de classe à un environnement clinique et à *améliorer la confiance* dans la capacité à s'occuper de ce type de malade (les patients en gériatrie). Par ailleurs, les travaux de Yang et al. (2019) concernant la validation du Lasater clinical Jugement Rubric (LCJR) en Chine (C-LCJR) par la simulation clinique ont montré que les apprenants du groupe expérimental ont obtenu de meilleurs résultats que ceux du groupe contrôle dans le sous-domaine *réagir* de C-LCJR (γ= 0,16, p< 0,05, IC [0,01, 0,31]).

Pour *réagir efficacement* d'après Lasater (2017) l'infirmier doit effectuer une démarche calme et assurée, communiquer clairement, mener une intervention bien planifiée/de la flexibilité, se montrer habile dans la mise en application des compétences. Les résultats de l'étude montrent que ces sous-hypothèses de *réagir efficacement* ont été également vérifiées sauf pour mener une intervention bien planifiée/de la flexibilité.

En ce qui concerne l'effectivité d'une démarche calme et assurée, les résultats montrent que les participants du groupe expérimental (*M* = 1.92; *ET* = 0.45) sont plus aptes à avoir une démarche calme et assurée que ceux du groupe contrôle (*M* = 1.26 ; *ET* = 0.44). Autrement dit, les apprenants du groupe expérimental ont obtenu de meilleurs scores à l'essai 2 (*M* = 2.75; *ET* = 0.61) comparativement à ceux du groupe contrôle (*M* = 1.48 ; *ET* = 0.67). C'est-à-dire que les apprenants exposés à la méthode d'enseignement par simulation clinique ont été plus aptes à avoir une démarche calme et assurée au second essai par rapport à ceux/celles qui ne l'ont pas été. Une analyse complémentaire à partir de l'indicateur de progrès montre que les participants du groupe expérimental (*M* = 65.72; *ET* = 26.68) comparativement aux participants du groupe contrôle (*M* = 19.71 ET = 34.81) enregistrent la plus grande marge de progression : *T*(47) = 5.07, *p* <.0001. La simulation clinique leur a permis de gagner un grade (M = 1.67 ; ET= 0.14) sur l'échelle d'expertise de *débutant* à *en développement* relative à avoir une démarche assurée. Ce qui est conforme à la littérature.

Dans l'étude de Yang et al. (2019) les résultats montrent que les apprenants du groupe expérimental ont obtenu de meilleurs résultats que ceux du groupe témoin dans tous les sous-domaines du LCJR. Par ailleurs, pour effectuer une démarche calme et assurée, l'apprenant doit être en mesure de mobiliser et de transférer dans la pratique ce qu'il a appris en théorie. Ce qui a été le cas dans cette recherche où les apprenants du groupe expérimental ont eu de meilleurs scores que ceux du groupe contrôle. Ce résultat reflète ceux de Yuan et al. (2014) d'où il ressort que l'utilisation des patients stimulés dans la simulation clinique a permis aux apprenants en soins infirmiers d'utiliser les informations et les compétences théoriques présentées en classe et dans leur pratique clinique, et a spécifiquement amélioré leur sens du jugement clinique.

Il en est de même des résultats de la recherche de Lindsey et Jenkins (2013). Dans leurs travaux, il a été question d'examiner l'influence d'une nouvelle stratégie d'apprentissage sur le jugement clinique des apprenants dans un contexte de prise en soins en urgence d'un patient. La nouvelle stratégie d'apprentissage dont il est question ici est la simulation clinique. Des mesures pré et post test ont été effectuées sur un groupe témoin et expérimental. À l'issue de l'étude, le *t* test a révélé que les apprenants qui ont reçu la formation grâce à la nouvelle stratégie d'apprentissage avaient des scores significatifs en post test plus élevés que ceux qui n'avaient pas reçu la formation avec la simulation clinique. Les résultats de cette étude démontrent que la simulation clinique est efficace pour améliorer les connaissances et le jugement clinique des apprenants concernant la prise en soins des patients en contexte d'urgence (Lindsey & Jenkins 2013). Sachant que dans tous les contextes de soins cliniques et particulièrement aux urgences, il est fondamental que l'infirmier ait une démarche calme et assurée. Avoir une démarche calme et assurée garantit une prise en soins efficiente pour le patient en ce sens où l'infirmier a de meilleures aptitudes pour évaluer son état et être plus précis dans l'organisation des soins qu'il administrera. Les précédentes études comme celles Mc Caughey & Traynor (2010) et la nôtre révèlent concernant l'aptitude de l'infirmier à avoir une démarche calme et assurée que la simulation favorise une prise de conscience des apprenants de leurs habiletés à évaluer l'état de santé d'un patient (96,8%) ; à organiser les soins (82,8%) ainsi qu'à se faire confiance dans l'exercice du jugement clinique (92.5%) (Mc Caughey & Traynor).

Pour ce qui est de *communiquer clairement*, les résultats sont similaires. En ce sens qu'ils montrent que les participants du groupe expérimental (M = 2.03; ET = 0.49) sont plus aptes à communiquer clairement que ceux du groupe contrôle (M = 1.48 ; ET = 0.59). Autrement dit, les participants du groupe expérimental ont obtenu de meilleurs scores à l'essai 2 (M = 2.67 ; ET = 0.48) comparativement à ceux du groupe contrôle (M = 1.74; ET = 0.75). C'est-à-dire que les apprenants exposés à la méthode d'enseignement par simulation clinique ont été plus aptes à communiquer clairement au second essai par rapport à ceux qui ne l'ont pas été.

Une analyse complémentaire à partir de l'indicateur de progrès montre que les apprenants du groupe expérimental (M = 46.53; ET = 22.51) comparativement aux apprenants du groupe contrôle (M = 15.94 ET = 46.19) enregistrent la plus grande marge de progression : $T(47)$ = 2 .87, p <.01. La simulation clinique leur a permis de gagner un grade (M = 1.29 ; ET= 0.14) sur l'échelle d'expertise de *débutant* à *en développement* relative à *communiquer clairement*. Communiquer clairement suppose avoir la capacité ou l'aptitude d'expliquer ses interventions, d'échanger avec les membres de l'équipe, donner parfois des orientations et des directives claires, de vérifier la compréhension, d'échanger avec le patient ou des membres de la famille, d'avoir une attitude bienveillante (Lasater, 2017). Or, pour ce faire, le soignant a besoin d'une qualité première : la confiance en soi.

Les résultats de l'étude montrent que les apprenants formés par la simulation clinique enregistrent une plus grande marge de progression que ceux qui ne l'ont pas été concernant *l'aptitude à communiquer*. Cela voudrait dire que la simulation clinique leur a donné la possibilité d'avoir plus confiance en eux, donc de mieux communiquer. Plusieurs articles vont dans le même sens que ces résultats. Notamment ceux de Blum et al. (2010) ; Cant et Cooper (2010) ; Harder (2010) ; Lapkin et al. (2010) ; Lewis et Ciak (2011) ; Macura et Diaz (2013) ; Mc Caughey et Traynor (2010) ; Sinclair et Ferguson (2009) sont tous d'accord en faveur d'un impact de la simulation clinique sur l'augmentation de la confiance en soi des apprenants.

Cette confiance en soi est traduite par la confiance en leurs habiletés techniques et non-techniques, relationnelles et communicationnelles, ainsi que des compétences cliniques à apporter des solutions aux problèmes de santé des patients dont elles ont la charge. Toujours dans le même ordre d'idées, Harder (2010) a émis le postulat selon lequel il y aurait un lien bidirectionnel entre la performance clinique et la confiance en soi des apprenants. Ce postulat stipule que quand une apprenante a confiance en elle, elle est davantage portée à s'affirmer et à mettre de l'avant ses compétences et connaissances. La communication pour la ou le soignant(e) n'est pas seulement un moyen d'échange avec les collègues, avec l'entourage, mais elle est par excellence le canal qui permet de soigner le patient, notamment pour des problématiques en rapport avec l'anxiété. Une étude quasi-expérimentale réalisée en Pennsylvanie par Kameg et al. (2010) sur un échantillon de 38 apprenant-e-s avec présence de deux groupes, témoin et expérimental a porté sur la prise en soin de la dépression et l'anxiété. Pendant qu'un groupe a effectué deux simulations, l'autre groupe a effectué des lectures traditionnelles. Les résultats de l'étude, relevés à travers une évaluation faite sur une échelle visuelle analogue, montrent que la simulation a un effet significatif sur l'auto-efficacité de la communication. Les apprenant-e-s ayant participées à l'étude où l'on a fait usage de la simulation ont été capable d'effectuer la prise en soin des patient-e-s ayant des signes de dépression et d'anxiété.

Pour ce qui est de mener une intervention bien planifiée/de la flexibilité, l'analyse des résultats du *t* de Student à partir des indicateurs de progrès montre qu'il n'y a pas d'effet du groupe sur l'aptitude des apprenant-e-s à mener une intervention bien planifiée/de la flexibilité. La progression du groupe expérimental est égale à celle du groupe contrôle : $T(47) = 1.88$, $p = .07$. En d'autres termes, de l'essai 1 à l'essai 2, l'on note une progression similaire des deux groupes, malgré le fait que le groupe expérimental avait un meilleur score à l'essai 1 que le groupe contrôle. Ce résultat atteste que la méthode d'enseignement par simulation clinique n'a pas amélioré l'aptitude à mener une intervention bien planifiée/de la flexibilité des apprenants du groupe expérimental comparativement à ceux du groupe contrôle. Cela voudrait dire que l'hypothèse est infirmée. Ces résultats qui ne sont pas conformes à la théorie puisque cette dernière stipule en tous points que la simulation contribue au développement du jugement clinique des apprenants formés par cette méthode d'enseignement. Or ici, les apprenants du groupe expérimental n'ont pas plus développé leur aptitude à mener des interventions planifiées que ceux du groupe contrôle. Cela pourrait trouver une explication dans le fait que ces apprenants dès l'orée de leur formation pratique (immersion professionnelle) ont vu et ont planifié des interventions. Les résultats ne montrent pas vraiment une progression dans l'échelle d'expertise de débutant à exemplaire, certes la progression est similaire dans les deux groupes, mais les apprenants se contentent de se concentrer sur l'élaboration d'une seule intervention liée à une solution probable. Cette dernière pouvant être vague porter à confusion ou être incomplète avec ou pas de la surveillance, car pendant leurs immersions professionnelles, la pratique clinique observée et vécue dans les structures hospitalières en matière intervention concerne uniquement la planification des interventions de collaboration pratiquement sans surveillance, ni réajustement en fonction des réactions du patient (résultats étude1). Cet état de chose, fait que les apprenants des deux groupes de l'étude peuvent planifier, mais sûrement manquer de flexibilité dans cette planification d'intervention. Plusieurs séances de simulations pourraient assurément permettre d'évaluer l'apport de la simulation dans la capacité du groupe expérimental de développer cette aptitude de mener des interventions planifiées dans de la flexibilité par rapport au groupe contrôle.

Pour la dernière modalité de réagir efficacement, il va s'agir pour l'infirmier de se montrer habile dans la mise en application de compétences. Les résultats de la recherche montrent que cette sous hypothèse de réagir efficacement a été validée. Autrement dit les participant-e-s du groupe expérimental ont obtenu de meilleur score à l'essai 2 ($M = 2.58$; $ET = 0.65$) comparativement à ceux/celles du groupe contrôle ($M = 1.78$; $ET = 0.67$). C'est-à-dire que les apprenants exposés à la méthode d'enseignement par simulation clinique ont été plus aptes à se montrer habile dans la mise en application de compétences au second essai par rapport à ceux/celles qui ne l'ont pas été. Une analyse complémentaire à partir de l'indicateur de progrès montre que les apprenants du groupe expérimental ($M = 54.86$; $ET = 18.70$) comparativement aux apprenants du groupe contrôle ($M = 28.26$ ET = 28.17) enregistrent la plus grande marge de progression : $T(47) = 3.80$, $p < .001$. La simulation clinique leur a permis de gagner un grade (M = 1.50 ; ET= 0.13) sur l'échelle d'expertise de débutant à en développement relative à se montrer habile en application de compétences. Ces résultats sont en lien avec les précédents travaux concernant l'acquisition des savoirs, des compétences. Une étude quasi-expérimentale, réalisée en 2009 par Ackerman a évalué les différences dans l'acquisition et la rétention de savoirs en comparant la simulation clinique et la méthode traditionnelle d'enseignement de la réanimation cardio-respiratoire. Les comparaisons ont été faites à deux périodes, immédiatement après la séance de simulation et trois mois après. Les résultats montrent que, que ce soit immédiatement après la simulation ou trois mois après, les apprenants ayant participées à l'étude dans le groupe formé par la simulation ont acquis plus de connaissances et compétences et ont été capables de démontrer un niveau de maîtrise des habiletés de réanimation cardio-respiratoire plus élevé que ceux et celles formés par les méthodes traditionnelles. Les revues de la littérature de Cant et Cooper (2010), ainsi que celle de Lapkin et al. 2010 indiquent que 50% des études recensées sont en faveur d'un gain de connaissances et de compétences chez les apprenants après la simulation. Plus l'apprenants acquiert des connaissances ou développe ses compétences, plus il a de l'adresse dans la mise en œuvre de celles-ci.

IX-5/ Simulation clinique et Réfléchir efficacement

La quatrième et dernière hypothèse de cette étude était : la présence de la simulation clinique dans la formation des apprenants en Science Infirmière développe leur capacité réfléchir efficacement. Autrement dit, les participants qui seront formés par la simulation clinique développeront plus leur capacité à réfléchir comparativement à ceux n'ayant subi aucune formation par la simulation clinique. Cette dernière hypothèse de l'étude a été également validée. En effet, les participants du groupe expérimental (M = 1.59; ET = 0.31) sont plus aptes à réfléchir que ceux du groupe contrôle (M = 1.21 ; ET = 0.39), ceci malgré le fait que dès le départ le groupe contrôle avait un meilleur score que le groupe expérimental sur la capacité à réfléchir efficacement. Autrement dit, les participants du groupe expérimental ont obtenu de meilleur score à l'essai 2 (M = 2.19 ; ET = 0.62) comparativement à ceux/celles du groupe contrôle (M = 1.30 ; ET = 0.56). Les apprenants exposés à la méthode d'enseignement par simulation clinique ont été plus aptes à réfléchir au second essai par rapport à ceux/celles qui ne l'ont pas été. Une analyse complémentaire à partir de l'indicateur de progrès montre que les apprenant-e-s du groupe expérimental (M = 48.89 ; ET = 20.90) comparativement aux apprenant-e-s du groupe contrôle (M = 3.99 ET = 33.51 enregistrent la plus grande marge de progression : $T(47) = 5.54$, p <.0001. La simulation clinique leur a permis de gagner un grade (M = 1.19 ; ET= 0.13) sur l'échelle d'expertise de débutant à en développement relative à réfléchir. Tout comme les autres résultats de l'étude, celui-ci est aussi en conformité avec les résultats de précédentes études. Les résultats de l'étude de Yang et al. (2019) qui ont travaillé sur la validation du Lasater clinical

Jugement Rubric (LCJR) en Chine (C-LCJR) par la simulation clinique a montré que les apprenants du groupe expérimental ont obtenu de meilleurs résultats que ceux du groupe contrôle dans le sous-domaine « réfléchir » de C-LCJR (γ=0,17, p< 0,05, IC [0,02, 0,33]). En fait, pour réfléchir efficacement, il est question de se questionner sur ses habiletés, ses compétences, de s'évaluer et d'envisager à s'améliorer. Des chercheurs ont examiné la satisfaction des apprenants (Fountain & Alfred, 2009) et la perception qu'ont les apprenant-e-s de l'apprentissage dans un environnement simulé (Ogilvie et al., 2011). Leur étude a vérifié s'il s'effectuait des changements dans les connaissances et le jugement clinique chez les apprenants après la mise en œuvre de la simulation clinique comme méthode d'enseignement. Les participants ont reconnu des gains post-intervention dans les questions qui évaluaient leurs connaissances et les questions qui portaient sur l'évaluation du jugement clinique. Ces résultats soutiennent l'utilisation de la simulation clinique comme une stratégie d'apprentissage efficace pour améliorer les connaissances et le jugement clinique des apprenants. La simulation permet par ailleurs aux apprenants de réfléchir honnêtement et d'auto-évaluer leurs performances au laboratoire de simulation grâce à l'usage d'exemples pour appuyer leur évaluation (Lasater, 2007).

Pour réfléchir efficacement, l'infirmier doit évaluer et s'analyser, elle doit par ailleurs, s'engager à l'égard de l'amélioration (Lasater, 2017). Les résultats de l'étude montrent que tout comme l'hypothèse réfléchir efficacement, les sous hypothèses qui constituent cette dimension ont toute également été validés.

Pour ce qui est d'évaluer et s'analyser, les participant-e-s du groupe expérimental (*M* = 1.63; *ET* = 0.40) sont plus aptes à évaluer/s'analyser que ceux du groupe contrôle (*M* = 1.17 ; *ET* = 0.38). Autrement dit, les participant-e-s du groupe expérimental ont obtenu de meilleur score à l'essai 2 (*M* = 2.25 ; *ET* = 0.79) comparativement à ceux/celles du groupe contrôle (*M* = 1.30 ; *ET* = 0.56). Les apprenants exposés à la méthode d'enseignement par simulation clinique ont été plus aptes à évaluer/s'analyser au second essai par rapport à ceux/celles qui ne l'ont pas été. Une analyse complémentaire à partir de l'indicateur de progrès montre que les apprenants du groupe expérimental (*M* = 47.22; *ET* = 25.85) comparativement aux apprenant-e-s (*M* = 11.59 *ET* = 22.72) enregistrent la plus grande marge de progression : $T(47) = 5.01$, $p < .0001$. La simulation clinique leur a permis de gagner un grade (*M* = 1.25 *ET* = 0.16) sur l'échelle d'expertise de débutant à en développement relative à évaluer/s'analyser. Cette modalité du jugement clinique stipule que le soignant doit être capable de se questionner sur ses pratiques et en faire une analyse. Les résultats de l'étude nous ont montré que les apprenants du groupe expérimental ont pu commencer ce processus de développement, car ils sont quittés du niveau d'expertise de débutant à celui en développement. Contrairement, à ceux du groupe contrôle, qui même avec du soutien restent au niveau débutant où ils ne font que des évaluations brèves et superficielles, qui ne servent pas à améliorer leur rendement. Ils ne sont pas capables de justifier leur décision clinique, ni de les évaluer. Ces résultats ne sont pas contraires aux résultats des précédentes recherches où la simulation est vue comme une stratégie d'enseignement qui favorise l'amélioration de la pensée critique des apprenants. Cant & Cooper (2010) ; Harder (2010) ; Lapkin et al. (2010) relèvent que l'utilisation de la simulation clinique comme stratégie d'enseignement pour la formation du raisonnement clinique /jugement clinique, permet l'obtention de résultats en faveur d'une amélioration de la pensée critique des apprenants et de leurs compétences générales. Ces résultats vont également dans le sens de ceux de l'étude réalisée par Kardong-Edgren et al. (2008) ; Szpark et Kameg (2013) où les apprenants ont été interrogées sur leur perception de l'amélioration de leur pensée critique. Il ressort que les apprenants ont tendance à penser que la simulation les aide à stimuler leur pensée critique (Szpark & Kameg). Celles qui ont participé à l'étude prospective et longitudinale de Kardong-Edgren et al. précisent que la pratique répétitive associée à la simulation aide à enraciner leur raisonnement clinique ainsi que leur pensée critique.

Concernant la modalité, s'engager à l'égard de l'amélioration, les résultats montrent que les participants du groupe expérimental ($M = 1.56$; $ET = 0.31$) sont plus aptes à s'engager à l'égard de l'amélioration que ceux du groupe contrôle ($M = 1.24$; $ET = 0.47$), ceci malgré le fait qu'au départ les apprenants du groupe contrôle avaient un meilleur score par rapport au groupe expérimental. En effet, les participant-e-s du groupe expérimental ont obtenu de meilleur score à l'essai 2 ($M = 2.13$; $ET = 0.61$) comparativement à ceux/celles du groupe contrôle ($M = 1.30$; $ET = 0.56$). Les apprenants exposés à la méthode d'enseignement par simulation clinique ont été plus aptes à s'engager à l'égard de l'amélioration au second essai par rapport à ceux/celles qui ne l'ont pas été. Une analyse complémentaire à partir de l'indicateur de progrès montre que les apprenants du groupe expérimental ($M = 47.92$; $ET = 19.85$) comparativement aux apprenants du groupe contrôle ($M = 3.62$ $ET = 50.74$) enregistrent la plus grande marge de progression : $T(47) = 4.55, p < .0001$. La simulation clinique leur a permis de gagner un grade ($M = 1.13$ $ET = 0.13$) sur l'échelle d'expertise de débutant à en développement relative à s'engager à l'égard de l'amélioration. Ces résultats stipulent que les apprenants du groupe expérimental grâce au débrieffing font preuve d'une conscientisation à l'égard du besoin d'amélioration continue et déploie un certain effort pour apprendre par l'expérience et améliorer leur rendement (Lasater, 2017). Ce qui est conforme à la littérature. 92.5% des apprenantes participantes à l'étude Mc Caughey & Traynor (2010) stipulent qu'elles se sentiraient plus confiantes dans leur capacité d'agir correctement si la même situation se présentait cliniquement (Mc Caughey & Traynor). Une recension d'écrits révèle par ailleurs que, la simulation pourrait être une meilleure stratégie d'enseignement quant au sentiment d'auto-efficacité des apprenants puisque des études expérimentales montrent un niveau élevé d'auto-efficacité en comparaison à d'autres approches de formation (Cant & Cooper, 2017). Notons également qu'il s'agisse des études de Buckey et Gordon (2011) ; Harder (2010) ; Lakpin et al. (2010) ainsi que celle de Mc Caughey et Traynor (2010) et autres, toutes montrent que la simulation clinique aide au développement et à l'évaluation des habiletés d'évaluation de l'état de santé d'un patient, contribue à l'amélioration des habiletés des apprenants, à leur donner la capacité de référer les problèmes qui dépassent leurs compétences et à effectuer les soins autonomes ou de collaborations de façon plus efficaces et efficients.

Conclusion Partielle

Ce sixième chapitre a permis de démontrer l'efficacité de la simulation clinique dans le développement du jugement clinique des apprenants en Science Infirmière. Les résultats de l'étude quasi-expérimentale ont révélé des améliorations significatives dans toutes les dimensions du modèle de Lasater (2017) : remarquer, interpréter, réagir et réfléchir. L'analyse des données a établi que les participants du groupe expérimental, exposés à la simulation clinique, ont développé des performances supérieures à celles du groupe contrôle, indépendamment de variables comme le sexe. Ces résultats empiriques confirment la valeur pédagogique de la simulation clinique, même dans un contexte de ressources limitées comme celui de l'Afrique Centrale. La pertinence de cette approche est d'autant plus remarquable qu'une seule séance a suffi pour générer des améliorations mesurables, laissant entrevoir le potentiel d'un programme plus complet.

Toutefois, la mise en évidence de l'efficacité de la simulation clinique soulève maintenant de nouvelles questions d'ordre pratique. Comment intégrer cette méthode dans les programmes existants ? Quels sont les prérequis organisationnels et pédagogiques à sa mise en œuvre efficace ? Comment former les enseignants à cette approche ? Et surtout, quelles transformations plus larges de la formation infirmière pourrait-elle engendrer? C'est à ces questions essentielles que s'attache la partie suivante. En nous appuyant sur l'ensemble des résultats de notre recherche, nous explorerons les implications concrètes de nos découvertes pour l'avenir de la formation infirmière, particulièrement dans le contexte africain. Cette synthèse nous permettra de formuler des recommandations pratiques pour transformer l'enseignement du jugement clinique et, plus largement, la préparation des futurs professionnels aux défis complexes des soins de santé contemporains.

Nous sommes partis du constat que, les infirmiers rencontrés en clinique semblent se passer de l'utilisation du raisonnement clinique infirmier, qui les conduit à émettre des jugements cliniques pour une prise en soin de qualité des bénéficiaires de soin. En effet, grâce à une enquête exploratoire réalisée dans deux hôpitaux fars de la pyramide Sanitaire du Cameroun, nous avons fait le constat d'une rareté de la présence de jugement clinique dans les dossiers des patients. Ce constat, nous a conduit à nous questionner sur la formation des apprenants au jugement clinique puisque des études précédentes, notamment celle concernant l'inutilisation du plan de soin avaient relevé que les déterminants psychosociaux n'étaient pas toujours en cause (Moudio et al., 2013). Nous avons donc envisagé, que cette rareté de jugement clinique dans les dossiers des patients pouvait être due à l'utilisation de stratégies d'enseignement au jugement clinique insuffisamment efficace pour le développement du jugement clinique des apprenants en Science Infirmière. Nous avons ainsi envisagé d'identifier une stratégie d'enseignement facilitant le développement du jugement clinique des apprenants en Science Infirmière. Nous sommes partis du postulat selon lequel le développement du jugement clinique des apprenants en Science Infirmière passe par la mise en place d'une stratégie d'enseignement. Atteindre l'objectif de recherche de cette étude nous a conduit à réaliser une recherche en trois phases donc les résultats vont pour la plupart dans le sens de la théorie.

Pour identifier une stratégie d'enseignement facilitant le développement du jugement clinique, il a été tout d'abord question de commencer par l'identification de celles qui sont utilisées dans notre environnement. Des huit entretiens eux avec les apprenants inscrits en Licence Spéciale Science Infirmière et Master Science Infirmière, il ressort que cinq méthodes d'enseignement sont les plus utilisées dans l'enseignement pour le développement du jugement clinique des apprenant-e-s en Science infirmière dans la sous-région Afrique Centrale. Il s'agit des cours magistraux, travaux dirigés, étude de cas, travaux de groupe, des stages (phase 1). Ces différentes méthodes d'enseignement usuelles dans notre contexte sont quelque peu en adéquation avec ce qui s'effectue dans d'autre région mondiale. Il faut toutefois relever que les stratégies d'enseignement qui y semblent plus utilisées mettent l'apprenant au centre de son processus de développement. La littérature relève des stratégies d'enseignement comme l'utilisation de carte conceptuelle, ou encore la pratique réflexive, des jeux de rôle, l'apprentissage par les pairs, le E-learning etc (Bartlett et al., 2008; Gerdemann et al., 2013 ; Glynn, 2012). Or, l'analyse des verbatims relève que malgré le fait qu'on retrouve aussi quelques stratégies qui favorisent aussi le développement des compétences en plaçant l'apprenants au centre de ce processus comme les travaux de groupes, l'étude de cas ou le stage, c'est le cours magistral qui reste la méthode d'enseignement la plus prisée par les enseignants et la plus répandue dans la formation initiale des infirmiers dans la sous-région Afrique Centrale. Les résultats ont par ailleurs relevé qu'après avoir reçu leur formation sur le jugement clinique, par l'usage de l'enseignement magistral; les participants estiment que cette méthode n'a pas facilité le développement de leur jugement clinque. Cet état de chose est confirmé par l'analyse des résultats qui relèvent les difficultés des participants dans l'appropriation des concepts de raisonnement clinique et jugement clinique. Ils recommandent tous l'utilisation de la simulation clinique comme méthode d'enseignement pour l'enseignement au jugement clinique, car pensent-ils qu'elle est la meilleure méthode d'enseignement pour permettre ou favoriser le développement du jugement clinique des apprenants en Science Infirmière.

L'identification des stratégies et méthodes d'enseignement usuelles et plébiscité dans notre contexte par les apprenants permet la poursuite de notre quête par la recherche de la méthode d'enseignement qui aurait le meilleur prédicteur pour développer le jugement clinique des apprenants en Science Infirmière (phase 2). Cette phase 2, avait pour objectif, d'étudier le lien entre les méthodes d'enseignement relevées à l'étude 1 et le développement du jugement clinique des infirmiers. Elle a été réalisée auprès de 99 participants infirmiers également en formation de Licence spéciale et de Master Science Infirmière de l'École des Sciences de la Santé. Les caractéristiques socioprofessionnelles des participants à cette étude, que sont l'âge, le sexe semblent influencer le développement du jugement clinique lorsqu'on se réfère à l'analyse descriptive. Mais, lorsque l'on compare ces moyennes par le biais d'un test de student ou une ANOVA, l'on se rend compte que les différences observées ne sont pas significatives. Ce qui nous amène à conclure que le sexe, l'âge n'influencent pas le développement du jugement clinique. Ce qui est conforme à la littérature, où nous n'avons pas rencontré de travaux qui présentent un lien significatif entre l'une de ces caractéristiques socioprofessionnelles et le développement du jugement clinique. L'étude d'Adamson (2016) qui s'est intéressée à l'étude de l'effet d'un biais ethnique sur les performances des apprenants en simulation au regard de la rubrique du jugement clinique de Lasater est conforme à nos résultats. Adamson n'a aussi trouvé aucun lien significatif dans l'analyse inférentielle concernant l'ethnie, l'âge et le sexe des participants à l'étude en lien avec leur performance sur chaque rubrique du jugement clinique de Lasater (2017). A contrario des caractéristiques socioprofessionnelles que sont le niveau d'instruction et l'ancienneté qui ont montré une influence au niveau de l'analyse descriptive, mais pas au niveau de l'analyse inférentielle, ce qui est contraire à la littérature qui relève que le développement du jugement clinique se bonifie avec l'expérience (Phaneuf, 2008). Ces résultats peuvent s'expliquer par l'analyse du contexte de formation de ces professionnels. Au regard de l'organisation des enseignements et des stratégies d'enseignement utilisées dans les institutions des formations, un accent semble davantage être mis sur l'appropriation des connaissances et non sur le développement des compétences. Or le jugement clinique est une compétence à acquérir. En outre, ces résultats viennent confirmer les analyses faites à la première phase de l'étude où les participants à l'étude indifféremment de leur niveau académique ont montré des difficultés avec l'appréhension des concepts de raisonnement clinique et jugement clinique. Ce qui montre que malgré les années d'ancienneté dans l'exercice professionnelle, malgré l'évolution de leur niveau académique, l'acquisition de la compétence « émettre un jugement clinique » demeure un problème. Concernant, l'hypothèse générale de cette deuxième étude qui était : des stratégies d'enseignement favorisent le développement du jugement clinique des infirmiers. Nous pouvons dire qu'elle a été partiellement validée. En effet, des six sous-hypothèses qui la constituent, seule trois ont été corrélées au développement du jugement, en présentant un modèle de prédiction pertinent, plus particulièrement pour la dimension interpréter et à postériori pour les dimensions réagir et réfléchir du jugement clinique de Lasater (2017). Il s'agit des méthodes d'enseignement : étude de cas, groupes de recherches, observations du terrain. Nous faisons la remarque que ces méthodes d'enseignement appartiennent respectivement aux stratégies d'enseignement centrées sur l'apprenant ; aux stratégies d'enseignement qui sont basées sur les discussions et le partage entre apprenant d'une part et les formateurs et apprenants d'autre-part et à l'apprentissage expérientiel ou apprentissage par l'expérience qui est lui, axé sur l'apprenant et les activités. Ces stratégies permettent à l'apprenant d'avoir une attitude de formation active. Pendant que certaines mettent l'accent sur le processus d'apprentissage, d'autres permettent à l'apprenant d'acquérir des connaissances par leurs pairs et les enseignants et d'autres encore permettent à l'apprenant de développer l'organisation du contenu, le raisonnement déductif et inductif, l'expérience personnelle et les aptitudes à la discussion en groupe, favorisant ainsi, la créativité et le développement des compétences dans le domaine des relations personnelles. Ce qui est conforme avec les différents travaux rencontrés dans la littérature notamment ceux de Chamberland et al (2003); Deschênes et al (2016); Stone et al (2013); Tarradas et Achim (2016); Tilly (2014); Vachon (2018).

Les méthodes d'enseignement en lien avec les cours magistraux et les travaux dirigés sont les méthodes d'enseignement qui ont certes montré une corrélation avec le développement du jugement clinique pour la dimension interpréter, mais dont le modèle de prédiction proposé n'a pas été pertinent. Ce qui a amené à conclure que ces méthodes d'enseignement ne favorisent pas le développement du jugement clinique. L'on pourrait expliquer ces résultats, dans la mesure où ces méthodes appartiennent aux stratégies d'enseignement direct (Marie, 2017; Moutault et al., 2006). L'apprenant, ici, est plus passif et l'enseignement est centré sur l'enseignant ce qui n'est pas favorable au développement de compétence mais plutôt à l'acquisition de connaissances (Bonneau et Legault, 2016). Toutefois cette stratégie reste intéressante, car elle permet à l'apprenant l'appropriation des connaissances qui lui sont nécessaires dans le développement de la dimension interpréter du jugement clinique de Lasater (2017).

La seule sous hypothèse qui n'a pas été complètement validée à l'étude 2 est celle en lien avec la simulation clinique. En effet, les données du terrain n'ont pas permis de corréler la simulation clinique au développement du jugement clinique dans cette étude. Ce qui est contraire à la littérature. Non seulement, la simulation clinique s'inscrit dans les stratégies d'enseignement expérientiels qui favorisent le développement des compétences par l'accent mis sur le processus d'apprentissage et non sur le produit ou le résultat (Granry & Moll, 2012); mais aussi tous les travaux rencontrés comme ceux de Betz et al., 2014; Lasater, 2017, Simoneau et al., 2012 sont en accord avec le fait que la simulation clinique favorisent le développement du jugement clinique des apprenants formés par la simulation. Les résultats concernant cette sous hypothèse de l'étude 2 qui vont dans le sens contraire de la littérature pourraient trouver un justificatif dans le fait que la simulation clinique est une méthode d'enseignement non connue, ou très peu connue, donc pas utilisée dans l'environnement de l'étude. Nous avons pensé que, malgré le fait que cette sous-hypothèse reste invalidée, il serait toutefois, intéressant d'étudier l'effet de la simulation clinique sur le développement du jugement clinique des apprenants en Science infirmière dans la sous-région Afrique Centrale. Trois raisons ont par ailleurs motivé ce choix. La première est en lien avec le fait que, les résultats de l'étude 2 relèvent que les méthodes d'enseignement dites traditionnelles n'ont pas pu toutes montré de prédicteurs pertinents pour le développement du jugement clinique sur l'ensemble des dimensions du jugement clinique de Lasater (2017). En deuxième lieu, l'analyse des résultats de l'étude 1 et de l'étude 2 laissent transparaître que les infirmiers qui participent à ces études ont du mal à développer leur jugement clinique, alors qu'ils ont été formé par les méthodes d'enseignement dites traditionnelles. En troisième lieu, nous n'avons quasiment pas rencontré des travaux qui ont mesuré par une analyse inférentielle, l'effet de la simulation clinique sur le développement du jugement clinique des apprenants en Science infirmière, au regard de chaque modalité des dimensions du jugement clinique de Lasater. Pousuivre notre quête d'identifier sur la stratégie d'enseignement la plus efficace pour développer le jugement clinique des apprenants en science infirmière dans notre contexte a donc justifier l'étude de l'effet de la simulation clinique sur le développement du jugement clinique de ces apprenant-e-s en Science infirmière dans notre contexte (phase 3).

Ainsi, pour étudier l'effet de la simulation clinique sur le développement du jugement clinique des apprenants en science infirmière, nous avons effectué une étude quasi-expérimentale avec groupe expérimental et groupe contrôle, auprès de 47 participants apprenants en Science Infirmière (phase 3). Ces derniers étaient inscrits en troisième année de Licence Science Infirmière de l'École des Sciences de la Santé de l'Université Catholique d'Afrique Centrale. Les résultats relèvent que la simulation clinique n'améliore pas plus le développement du jugement clinique des participants de sexe féminin par rapport à ceux du sexe masculin et vice versa. Ce qui est conforme à la littérature. En effet, ces résultats sont conformes aux précédentes études, notamment celles de Yang et al. (2019). Les résultats de leurs travaux ont montré que le sexe n'ont eu aucun effet significatif sur les sous-domaines ou leurs indicateurs dans le modèle théorique de Lasater en présence ou en absence de la simulation clinique. Par ailleurs, l'hypothèse de départ qui était : la simulation clinique améliore le développement du jugement clinique des apprenant-e-s en Science infirmière a été validée. En effet, les résultats montrent que pour toutes les dimensions du jugement clinique de Lasater (2017) le groupe expérimental à une meilleure performance par rapport au groupe contrôle. Ce qui est conforme à la littérature notamment aux études de Cant et Cooper (2010) ; Harder (2010) ; Lapkin et al. (2010) qui relèvent que l'utilisation de la simulation clinique comme stratégie d'enseignement pour la formation du raisonnement clinique /jugement clinique, permet l'obtention de résultats en faveur d'une amélioration de la pensée critique des apprenants et de leurs compétences générales. Les résultats de la troisième phase de cette étude vont également dans le même sens que ceux de l'étude réalisée par Kardong-Edgren et al. (2008) ; Szpark & Kameg (2013) où les apprenants ont été interrogés sur leur perception de l'amélioration de leur pensée critique. Il ressort que les apprenants ont tendance à penser que la simulation les aide à stimuler leur pensée critique (Szpark & Kameg, 2013). Ce qui conduit à préconiser la simulation clinique comme méthode d'enseignement à mettre en place pour le développement du jugement clinique des apprenants en Science Infirmière, même dans l'environnement de l'étude.

CONCLUSION GÉNÉRALE

Au terme de cet ouvrage consacré à l'enseignement du jugement clinique infirmier par la simulation, il convient de synthétiser les principales découvertes et leurs implications pour la formation des professionnels de santé. Notre démarche a été guidée par une hypothèse centrale : le développement du jugement clinique des apprenants en science infirmière nécessite des stratégies d'enseignement adaptées, parmi lesquelles la simulation clinique occupe une place prépondérante. L'exploration rigoureuse de cette hypothèse, à travers une étude mixte séquentielle en trois phases, offre aujourd'hui des perspectives concrètes pour transformer l'enseignement en science infirmière, particulièrement dans le contexte africain.

La première partie de notre recherche a mis en lumière les stratégies d'enseignement couramment utilisées en Afrique Centrale pour développer le jugement clinique des apprenants. Les entretiens menés auprès d'infirmiers en formation supérieure ont révélé que l'organisation des enseignements dans cette région ne favorise pas pleinement l'acquisition de cette compétence essentielle. L'analyse des programmes de formation a mis en évidence une prédominance de cinq méthodes d'enseignement : les cours magistraux, les études de cas, les travaux de groupe, les observations sur le terrain et les travaux dirigés. L'évaluation de l'efficacité de ces méthodes traditionnelles, menée dans la deuxième phase de notre recherche, a produit des résultats nuancés. Contrairement aux attentes, notre étude n'a pas démontré d'influence significative du niveau d'instruction et de l'ancienneté sur le développement du jugement clinique au niveau inférentiel. Ce constat paradoxal s'explique probablement par une formation qui privilégie l'acquisition de connaissances au détriment du développement des compétences. Parmi les méthodes traditionnelles, trois se sont révélées particulièrement efficaces pour favoriser certaines dimensions du jugement clinique : les études de cas, les groupes de recherche et les observations sur le terrain. Ces approches ont en commun de placer l'apprenant dans une posture active, soit par une pédagogie centrée sur l'étudiant, soit par des stratégies fondées sur les interactions et le partage, soit par l'apprentissage expérientiel. En revanche, les cours magistraux et les travaux dirigés n'ont pas démontré d'impact significatif sur le développement global du jugement clinique, bien qu'ils contribuent à l'acquisition des connaissances nécessaires à la dimension "interpréter" de cette compétence.

Le cœur de notre ouvrage a porté sur l'évaluation rigoureuse de la simulation clinique comme méthode d'enseignement du jugement clinique infirmier. Notre étude quasi-expérimentale a démontré sans ambiguïté l'efficacité de cette approche. Les résultats établissent clairement que les participants ayant bénéficié de la simulation clinique ont développé de meilleures performances sur toutes les dimensions du jugement clinique définies par Lasater (2017) : remarquer, interpréter, réagir et réfléchir. Cette amélioration significative s'observe indépendamment du sexe des participants, la simulation clinique bénéficiant de manière équivalente aux hommes et aux femmes. Ce résultat est d'autant plus remarquable que notre expérimentation n'a comporté qu'une seule séance de simulation, suggérant qu'un programme plus complet pourrait générer des bénéfices encore plus substantiels. Ces résultats nous amènent à préconiser l'intégration systématique de la simulation clinique dans les programmes de formation en science infirmière, y compris dans le contexte africain où les ressources peuvent être limitées. Il ne s'agit pas de remplacer entièrement les méthodes d'enseignement traditionnelles, mais de les compléter judicieusement par cette approche expérientielle qui permet d'intégrer les connaissances théoriques dans un contexte clinique réaliste, tout en préparant les apprenants au travail en équipe soignante, sans risque pour la sécurité des patients.

Pour une mise en œuvre optimale, la simulation clinique devrait être introduite dès le début du cursus et faire l'objet d'une intégration progressive dans les programmes, notamment dans les institutions qui aspirent à l'excellence. Une clarification des objectifs pédagogiques associés à chaque séance de simulation permettrait aux apprenants de mieux articuler théorie et pratique, favorisant ainsi le développement du jugement clinique plutôt que la simple mémorisation de protocoles. Notre recherche a déjà suscité des évolutions concrètes dans la formation des infirmiers à l'École des Sciences de la Santé de l'Université Catholique d'Afrique Centrale (ESS-UCAC). La révision des intitulés de cours a clarifié l'enseignement du raisonnement clinique, et l'introduction de séances de simulation pour les étudiants de Licence en Science Infirmière a reçu un accueil très favorable. Les retours des étudiants après leur première immersion professionnelle confirment les bénéfices de cette expérience, notamment pour le développement de leurs capacités d'évaluation clinique en situation réelle. Notre travail ouvre également de nouvelles perspectives pour la formation infirmière. D'autres recherches inspirées par notre approche suggèrent que la simulation clinique serait bénéfique pour la formation dans des domaines spécialisés comme l'anesthésie-réanimation ou la médecine d'urgence. Ces études soulignent l'importance d'un meilleur alignement entre les besoins du terrain et la formation initiale des infirmiers.

Pour que la simulation clinique puisse être déployée efficacement dans le contexte africain, plusieurs conditions essentielles doivent être réunies : la formation des enseignants aux principes et techniques de la simulation, la création de centres de simulation clinique adaptés aux ressources locales, l'élaboration de scénarios pertinents pour le contexte épidémiologique régional, et l'intégration cohérente de la simulation dans le curriculum global. Au-delà de son impact sur la formation initiale, la simulation clinique pourrait également contribuer au développement professionnel continu des infirmiers en exercice, permettant ainsi d'améliorer progressivement la qualité des soins à l'échelle des systèmes de santé.

En conclusion, cet ouvrage démontre que l'enseignement du jugement clinique infirmier par la simulation constitue une avancée pédagogique majeure, particulièrement adaptée aux défis de la formation en Afrique. Face aux enjeux de qualité et de sécurité des soins, le développement du jugement clinique représente une priorité que les institutions de formation doivent placer au cœur de leurs programmes. La simulation clinique, en complément des méthodes traditionnelles, apparaît comme une méthode d'enseignement privilégiée pour relever ce défi, même dans un contexte de ressources limitées. Il appartient désormais aux responsables de formation, aux enseignants et aux décideurs de s'approprier ces résultats pour transformer la pédagogie infirmière. L'objectif ultime demeure la formation de professionnels capables d'un jugement clinique éclairé, au bénéfice des patients et des systèmes de santé africains et mondiaux.

RÉFÉRENCES

damson, K. (2016). Rater Bias in Simulation Performance Assessment: Examining the Effect of Participant Race/Ethnicity. *Nursing education perspectives*, *37*(2), 78–82.

ggarwal, R., Mytton, O. T., Derbrew, M., Hananel, D., Heydenburg, M., Issenberg, B., MacAulay, C., Mancini, M. E., Morimoto, T., Soper, N., Ziv, A., & Reznick, R. (2010).

linier, G., Hunt, B., Gordon, R., & Harwood, C. (2006). Effectiveness of intermediate-fidelity simulation training technology in undergraduate nursing education. *Journal of Advanced Nursing, 54*(3), 359-69.

lwihda Info. (2020, 17 Novembre). Simulation de soins de santé : un centre médical africain récompensé par le plus grand organisme d'accréditation. https://www.alwihdainfo.com/Simulation-de-soins-de-sante-un-centre-medical-africain-recompense-par-le-plus-grand-organisme-d-accreditation_a96752.html

mmirati, C., Amsallem, C., Gignon, M., Bertrand, C., & Pellecia, T. (2011). Les techniques modernes en pédagogie appliquée aux gestes et soins d'urgence. *SFMU, 61,* 693-707.

afeh, J. M., Hansen, S. S., & Nichols, A. (2010). Debriefing in simulated-based learning: facilitating a reflective discussion. *J Perinat Neonatal Nurs, 24*(4), 302-9.

énilla, L., Gossot, B., Rolland M.C., & Roussel, M.P. (2002). *Dictionnaire de pédagogie*. Bordas.

mstrong, T. (2009). *Multiple intelligence in the classroom* (3e éd.). ASCD.

sociation des infirmières et infirmiers du Canada (AIIC). (2004). *Atteindre l'excellence dans l'exercice de la profession : Guide sur le préceptorat et le mentorat*. AIIC.

riac-Peyronnet, E. (2004). Pensée réflexive et habiletés argumentatives. Dans R. Pallascio, M.-F. Daniel, & L. Lafontaine (Éds.), *Pensée et réflexivité : Théories et pratiques* (pp. 151-182). Presses de l'Université du Québec.

chelard, G. (1936/2004). *La formation de l'esprit scientifique : Contribution à une psychanalyse de la connaissance objective*. Vrin

Bambini, D., Washburn, J., & Perkins, R. (2009). Outcomes of clinical simulation for novice nursing students: Communication, confidence, clinical judgment. *Nursing Education Perspectives, 30*, 79-82. http://dx.doi.org/10.3928/00220124-20100503-03

Bandura, A. (1977). Self-efficacy: Toward a unifying theory of behavioral change. *Psychological Review, 84*, 191-215. Bandura, A. (1977). *Social learning theory*. Prentice-Hall.

Bandura, A. (1986). *Social foundations of thought and action*. Prentice-Hall.

Bandura, A. (2011). Social cognitive theory. Dans P.A.M. van Lange, A.W. Kruglanski, & E.T. Higgins (Eds.), *Handbook of social psychological theories* (pp. 349-373). Sage.

Barrows, H. S. (1993). An overview of the uses of standardized patients for teaching and evaluating clinical skills. *AAMC. Acad Med J Assoc Am Med Coll., 68*(6), 443-53.

Barrows, H.S., & Tamblyn, R.M. (1980). *Problem based learning: An approach to medical education*. Springer.

Bartlett, R., Bland, A., Rossen, E., Kautz, D., Benfield, S., & Carnevale, T. (2008). Evaluation of the Outcome-Present State test Model as a Way to Teach Clinical Reasoning. *Journal of Nursing Education, 47* (8), 337-344.

Beaud, J.P. (2009). L'échantillonnage. Dans B. Gauthier, *Recherche sociale, de la problématique à la collecte des données* (pp. 251-283). Presses de L'Université du Québec.

Bédard, D. (2008a). *L'apprentissage par problèmes en enseignement supérieur et le rôle du tuteur*. Document inédit, Université de Sherbrooke, Canada.

Bédard, D. (2008b). *L'apprentissage par problèmes en enseignement supérieur et les situations problèmes*. Document inédit, Université de Sherbrooke, Canada.

Bédard, D., Frenay, M., Turgeon, J., & Paquay, L. (2000). Les fondements de dispositifs pédagogiques visant à favoriser le transfert de de connaissances : les perspectives de l'apprentissage et de l'enseignement contextualisés authentiques. *Ares academica, 18*(1-2), 21-46.

ʒédard, D., Turgeon, J., Tardif, J., & Des Marchais, J. E. (1995). *L'apprentissage par problèmes à l'ordre universitaire : Fondements, résultats obtenus et limites*. Document inédit, Université de Sherbrooke.

ʒeedie, C. J., Terry, P. C., & Lane, A. M. (2000). The profile of mood states and athletic performance: Two meta-analyses. *Journal of Applied Sport Psychology, 12*(1), 49–68. https://doi.org/10.1080/10413200008404213

ʒelpaume, C. (2009). Accompagner l'apprentissage du raisonnement clinique en soins infirmiers. *Recherche en soins infirmiers, 99,* 43-74.

ʒenner, P. (1984). *From Novice to Expert: Excellence and Power in Clinical Nursing Practice*. Addison-Wesley.

ʒenner, P., Tanner, C., & Chesla, C. (1992). From beginner to expert: Gaining a differentiated clinical world in critical care nursing. *Advances In Nursing Science, 14*(3), 13-28.

erragan, L. (2011) Simulation: An effective pedagogical approach for nursing? *Nurse Education Today, 31*, 660.

eckers, J. (2007). L'acquisition des savoirs et des compétences : fondements et conséquences méthodologiques. Dans J. Beckers, *Compétences et identité Profesionnelle : l'enseignement et autres métiers del'interaction humaine* (chap. 3, pp. 85-140). De Boeck Supérieur.

ʒetz, R., Ghuysen, A., & D'Orio, V. (2014). Simulation en pédagogie médicale : état des lieux. *Rev Med Liège , 69*(3), 132-138.

eyer, D. A. (2012). Effectiveness of Human Patient Simulator as A Classroom Teaching Strategy. *Clinical Simulation in Nursing, 8*(7), e301-e305. https://doi.org/10.1016/j.ecns.2011.01.005

land, A. J., Topping, A., & Wood, B. (2011). A concept analysis of simulation as a learning strategy in the education of undergraduate nursing students. *Nurse Education Today, 31*(7), 664-670.

loom, B. S. (1956). *Taxonomy of educational objectives: the classification of educational goals. Handbook I, cognitive domain*. Longman.

um, C.A., Borglund, S., & Parcells, D. (2010) High-Fidelity Nursing Simulation Impact on Student Self-Confidence and Clinical Competence. *International Journal of Nursing Education Scholarship, 7*, 1-14. http://dx.doi.org/10.2202/1548-923X.2035

Boet, S., & Savoldelli, G. (2013). Simulation et compétences non techniques. Dans S. Boet, G. Savoldelli, & J-C. Granry (Eds.), *La simulation en santé : De la théorie à la pratique* (pp. 151-160). Springer.

Boet, S., Bould, D., Sharma, B., Revees, S., Naik, V. N., Triby, E., & Grantcharov, T. (2013). Within-Team Debriefing versus Instructor- Debriefing for Simulation-based Education: A Randomized Controlled Trial. *Ann Surg., 258*(1), 53-8. doi: 10.1097/SLA.0b013e31829659e4

Boet, S., Bould, M. D., Bruppacher, H. R., Desjardins, F., Chandra, D. B., & Naik, V. N. (2011). Looking in the mirror: Self-debriefing versus instructor debriefing for simulated crises. *Crit Care Med, 39*(6), 1377. doi: 10.1097/CCM.0b013e31820eb8be

Boet, S., Collange, O., & Mahoudeau, G. (2010). Hybrid simulation: a new concept for new learning goals. *Ann Fr Anesth Reanim, 29,* 407-8.

Boet, S., Granry, J.-C., & Savoldelli, G. (2016). *La simulation en santé : De la théorie à la pratique*. Médecine sciences.

Boileau-Despréaux, N. (1815). L'art poétique. Ed. Aug. Delalain.

Bokken, L., Linssen, T., Scherpbier, A., van der Vleuten, C., & Rethans, J. J. (2009). Feedback by simulated patients in undergraduate medical education: a systematic review of the literature. *Med Educ, 43*(3), 202.

Bonneau, J., & Legault, A. (2016). Stratégies d'enseignement/apprentissage de l'éthique afin d'améliorer la qualité de la formation offerte aux étudiants de premier cycle en sciences infirmières. *L'infirmière clinicienne, 13*(1), 39-50.

Boucheix, J-M., & Rouet, J-F. (2011). Les animations interactives multimédias sont-elles efficaces pour l'apprentissage ? *Revue française de pédagogie, 160*, 133-156. doi : https://doi.org/10.4000/rfp.832

Boulet, J. R. (2008). Summative assessment in Medicine: the promise of simulation for highstakes evaluation. *Acad Emerg Med, 15,* 1017.

Bradley, P. (2006). The history of simulation in medical education and possible future directions. *Medical Education, 40*, 254-262

Bremner, M. N., Aduddell, K., Bennet, D. N., & Van Geest, J. B. (2006). The use of human patient simulators: best practices with novice nursing students. *Nurse Education, 31*(4), 170.

ridges, D. R., Davidson, R. A., Odegard, P. S., Maki, I. V., & Tomkowiak, J. (2011). Interprofessional collaboration: three best practice models of interprofessional education. *Medical Education Online, 16,* 6035.

rien, R., & Dorval, E. (1984). *Le Choix des méthodes d'enseignement : guide pratique*. Forma.

ristol Medical Simulation Centre. (n.d.). *Worldwide Sim Database.* http://www.bmsc.co.uk/sim_database/centres_europe.htm

rown, A. M. (2015). Simulation in undergraduate mental health nursing education: A literature review. *Clinical Simulation in Nursing, 11*(10), 445-449.

rown, J. S., Collins, A., & Duguid, P. (*1989*). Situated cognition and the culture of learning. *Educational Researcher, 18*(1), 32-42.

runet, Y. M. (2017). *Simulation clinique en Soins infirmiers : Débreffage et développement du jugement clinique des étudiantes.* http://www.proweb.ca/publications/

uckley, T., & Gordon, C. (2011). The effectiv eness of high fidelity simulation on medical-
surgical registered nurses' ability to recognise and respond to clinical emergencies. *Nurse Education Today, 31*, 716-721. doi: 10.1016/j.nedt.2010.04.004

ant, R.P. & Cooper, S.J. (2010). Simulated-based learning in nurse education: systematic review. *Journal of Advanced Nursing, 66*(1), 3-1

ntrell, M. A. (2008). The importance of debriefing in clinical simulations. *Clinical Simulation in Nursing, 4*(2), 19-23.

rron, P. N., Trueb, L., & Yersin, B. (2011). High-fidelity simulation in the nonmedical domain: practices and potential transferable competencies for the medical field. *Adv Med Ed Prac, 2*, 149-155.

amberland, G., Lavoie, L., & Marquis, D. (2003). *20 Formules pédagogiques*. Presses de l'Université du Québec.

an, J. C. K., Fong, D. Y. T., Tang, J. J., Pui Gay, K., & Hui, J. (2015). The Chinese Student Satisfaction and Self-Confidence Scale is reliable and valid. *Clinical Simulation in Nursing, 11*(5), e278-e283

Chapados, C., Audétat, M-C., & Laurin, S. (2013). Le raisonnement clinique de l'infirmière. *Perspect Infirm. 11*(1), 37–40.

Charlin, B., Bordage, G., & Van Der Vleuten, C. (2003). L'évaluation du raisonnement clinique. *Pédagogie Médicale, 4*, 42-52.

Chickering, A. W., & Gamson, Z. F. (1987). Seven principles of good practice in undergraduate education. *AAHE Bulletin, 39*(7), 5-10.

Chickering, A. W., & Gamson, Z. F. (1999). Development and adaptations of the seven principles for good practice in undergraduate education. *New Direction for Teaching and Learning, 80*, 73-83

Cicourel, A. V. (2002). *Le raisonnement médical : Une approche socio-cognitive.* Seuil.

Cloutier, L., Brûlé, M., & Doyon, O. (2002). Les éléments de l'examen clinique. Dans M. Brûlé & L. Cloutier (dir.), *L'examen Clinique dans la Pratique Infirmière* (pp. 43-56). Montréal : Editions du renouveau pédagogique inc.

Coles, C. (2002). Developing professional judgment. *Journal of Continuing Education in the Health Professions, 22*, 3-10.

Collange, O., & McKenna, J. (2013). Éthique et simulation en santé. Dans S. Boet, G. Savoldelli, & J-C. Granry (Eds.), *La simulation en santé : De la théorie à la pratique* (pp. 177-183). Springer.

Collière, M.F. (1996). *Soigner, Le premier art de la vie*. InterEditions.

Collins, A. (1991). Cognitive apprenticeship and instructional technology. Dans L. Idol, & B. F. Jones (Eds), *Educational values and cognitive instruction: Implication for reform*. Lawrence Erlbaum Associates Publishers.

Collins, A. (1996). Design issues for learning environments. Dans S. Vosniadou, E. De Corte, R. Glaser, & H. Mandl (Eds), *International perpectives on the design of technology-supported learning environments* (pp. 347-361). Lawrence Erlbaum Associates Publishers.

Collins, A., Brown, J. S., & Holum, A. (1991). Cognitive apprenticeship: Making thinking visible. *American Educator, 15*(3), 6-11.

Collins, A., Brown, J. S., & Newman, S. E. (1989). Cognitive apprenticeship: Teaching the crafts of reading, writing, and mathematics. Dans L. B. Resnick (Ed.), *Knowing, Learning, and Instruction* (pp. 453-494). Lawrence Erlbaum Associates Publishers.

ook DA, Hatala R, Brydges R, et al. (2011) Technology-enhanced simulation for health professions education: a systematic review and meta-analysis. JAMA 306(9): 978-88

orcoran-Perry, S., & Narayan, S. (2000). Teaching clinical reasoning in nursing education. Dans J. Higgs, & M. Jones (Eds.), *Clinical Reasoning in the Health Professions* (pp.250-260). Butterworth Heinemann.

ôté, S., & St-Cyr Tribble, D. (2012). Le raisonnement clinique des infirmières : analyse de concept. *Recherche en soins infirmiers, 111*(4), 13-21.

urry, J. I. (2011). See one, practise on a simulator, do one: The mantra of the modern surgeon. *S Afr J Surg, 49,* 4-6.

utcliffe, J. R., & Mckenna, H. P. (2005). *The essential concepts of nursing.* Elsevier.

a Silva Bastos Cerullo, J., & De Almeida Lopes Monteiro Da Cruz, D. (2010). Clinical reasoning and critical thinking. *Revista Latino Americana De Enfermagem, 18*(1), 124-129.

ıbrion, M. (2011). *Raisonnement et démarche clinique infirmière : Enseignement et apprentissage*. Estem.

allaire, C. (2008). *Le savoir infirmier : Au cœur de la discipline et de la profession*. G. Morin.

allaire, C., & Dallaire, M. (2008). Le savoir infirmier dans les fonctions infirmières. Dans C. Dallaire (Ed.), *Le savoir infirmier : Au cœur de la profession* (Chap. 11). Chenelière Education.

: Peretti, A. (1999). Préface. Dans M. Mauduit-Pallanca, & F. Martini *Pédagogie de l'alternance : analyse de situations de travail et travail formateur* (pp. 5-9). Hachette éducation.

an, J. M. (1986). GasMan. *MD Comput, 3*, 53-7.

cker, S., Sportsman, S., Puetz L., & Billings, L. (2008). The evolution of simulation and its contribution to competency. *J Contin Educ Nurs, 39*(2), 78.

lhomme, P., & Meyer, T. (2002). *La recherche en psychologie sociale : Projets, méthodes et techniques* (2e éd.) Armand Colin.

Depover, C., & Marchand, L. (2002). *E-learning et formation des adultes en contexte professionnel*. De Boeck-Université.

Depover, C., Karsenti, T., & Komis, V. (2010). *Enseigner avec les technologies.* Presses de l'Université du Québec.

Deschênes, M-F., Fournier, V., & St-Julien, A. (2016). Le développement du jugement en situation authentique : l'apprentissage expérientiel dans un contexte de simulation pour une pratique professionnelle sécuritaire. *Pédagogie collégiale, 30*(1), 14-22. https://eduq.info/xmlui/bitstream/handle/11515/34642/deschenes-fournier-st-julien-30-1-2016.pdf?sequence=2&isAllowed=y

Désilets, M., & Tardif, J. (1993). Un modèle pédagogique pour le développement des compétences. *Pédagogie collégiale, 7*(2), 19-23

Dewey, J. (1933). *Logique : une théorie de l'enquête*. PUF.

Dewolfe, J.A., Perkin, C.A., Harrisson, M. B., Laschinger, S., Oakley, P., & Peterson, J. (2010). Strategies to prepare and support preceptors and students for preceptorship. *Nurse Educator, 35*(3), 98-100.

Dickison, P., Haerling, K., & Lasater, K. (2019). Integrating the National Council State Boards of Nursing-Clinical Judgment Model (NCSBN-CJM) into Nursing Educational Frameworks. *Journal of Nursing Education, 58*(2), 72-8.

Dieckmann, P., Gaba, D., & Rall, M. (2007). Deepening the theoretical foundations of patient simulation as social practice. *Simul Healthc, 2*(3), 183-93.

Dieckmann, P., Molin Friis, S., Lippert, A., & Ostergaard, D. (2009). The art and science of debriefing in simulation: Ideal and practice. *Med Teach, 31*(7), e287-94.

Dismukes, R. K., Gaba, D. M., & Howard, S. K. (2006). So many roads: facilitated debriefing in healthcare. *Simul Healthc, 1*(1), 23-5.

Donaldson, S. K., & Crowley, D. M. (1978). The discipline of nursing. *Nursing Outlook, 26*(2), 113-120.

Donalson, S. K. (2000). Breakthroughs in scientific research. The discipline of nursing : 1960-1999. *Annual Review of Nursing Research, 18*, 247-311.

Donalson, S. K. (2002). Nursing Science defined in less than 10 words. *Journal of professional Nursing, 18*(2), 61-112.

)oureradjam, R., & Dorsaz, S. (2013). Simulation et formation dans le domaine des soins infirmiers. Dans S. Boet, G. Savoldelli, & J-C. Granry (Eds.), *La simulation en santé De la théorie à la pratique* (pp. 99-107). Springer.

)reifuerst, K. T., Horton-Deutsch, S. L., & Henao, H. (2014). Meaningful debreifing and other approaches. Dans P. R. Jeffries (éd.), *Clinical simulation in nursing education: Advanced concepts, trends, and opportunities*. National League for Nursing.

)u, S., Liu, Z., Liu, S., Yin, H., Xu, G., Zhang, H., & Wang, A. (2013). Web-based distance learning for nurse education: a systematic review. *International Nursing Review, 60,* 167-177.

)uffy, T. M., & Kirkley, J. R. (2004). *Learner centered theory and practice in distance education: Cases from higher education.* Lowrence Erlboum Associates.

)upuis, A., & Lefebvre, M. (1993). *Le jugement clinique en soins infirmiers*. Inter-Édition.

)uvivier, R. J., van Dalen, J., Muijtjens, A. M., Moulaert, V. R. M. P., Van der Vleuten, C. P. M., & Scherpbier, A. J. J. A. (2011). The role of deliberate practice in acquisition of clinical skills. *BMC Medical Education, 11*, 1011.

cole des Sciences de la santé. (2021). *Document Pédagogique Opérationnel 2021* [document de travail inédit]. ESS-UCAC.

dwards, S. (2001). Philosophy of Nursing: a New Vision for Health Care. *Nursing philosophy, 2*(2), 187-189. doi.org/10.1046/j.1466-769X.2001.0056a.x

ngebretson, J. (1997). A multiparadigm approach to nursing. *Advances in Nursing Science, 20*, 21-33.

ppich, W. J. (2011, août). *An introduction to simulation and basics of debriefing competent simulation instructors are the key to successful simulation-based training (SBT)* [Conference]. IMSH ' 11: Essentials of simulation-based education, San Diego, CA, United States.

icsson, K. A. (2004). Deliberate practice and the acquisition and maintenance of expert performance in medicine and related domains. *Academic Medicine, 79*(10), 70-81.

icsson, K. A., Charness, N., Feltovich, P., & Hoffman, R. R. (Eds). (2006). *Cambridge handbook of expertise and expert performance*. Cambridge University Press.

Eymard, C. (2003). *Initiation à la recherche en soins et santé.* Lamarre.

Faculté des sciences infirmières. (2010). *Référentiel des compétences de la préceptrice/Monitrice de stage*. Université de Montréal.

Fanning, R. M., & Gaba, D. M. (2007). The Role of Debriefing in Simulation-Based Learning. *Simulation in Healthcare, 2*(2), 115-125.

Fawcett, J. (1999). The state of nursing science: Hallmarks of the 20th and 21st centuries. *Nursing Science Quarterly, 12*(4), 311-318.

Feng, J., Chang, Y., Chang, H., Scott Erdley, W. Lin, C. & Chang, Y. (2013). Systematic Review of Effectiveness of Situated E-Learning on Medical and Nursing Education. *Worldviews on Evidence-Based Nursing, 10*(3), 174-183.

Flin, R. H., Martin, L., Goeters, K., Hormann, H. J., Amalberti, R., Valot, C., & Nijhuis, H. (2003). Development of the NOTECHS (non-technical skills) system for assessing pilots' CRM skills. *Human factors and aerospace safety, 3*(2), 97-119.

Flin, R., O'Connor, P., & Crichton, M. (2008). *Safety at the Sharp End: A Guide to Non-Technical Skills*. Ashgate Publishing.

Folefack, E. (2016). L'architecture du système universitaire Camerounais : évolution historique et dynamique actuelle. Dans L. Ngwé, & H. de Prince Pokam (Eds.), *L'enseignement supérieur au Cameroun depuis la réforme de 1993 : dynamiques et perspectives.* Codesria.

Follenfant, A., Légal, J-B., Marie Dit Dinard, F., & Meyer, T. (2005). Effet de l'activation de stéréotypes sur le comportement : Une application en contexte sportif. *Revue Européenne de Psychologie Appliquée, 55*(2), 121-129. Doi :10.1016/j.erap.2005.02.002

Fonteyn, M. E., & Fisher, A. (1995). An innovatrice methodological approach for examining nurses' heuristic use in clinical practice. *Journal of scholarly inquiry, 9*, 263-276.

Fonteyn, M. E., & Ritter, B. J. (2018). Clinical reasoning in nursing. Dans J. Higgs, G. Jensen, S. Loftus, & N. Christensen (Eds.), *Clinical reasoning in the health professions* (4th ed., pp. 235-243). Elsevier Health Sciences.

Fonteyn, M. E., &, Ritter B. (2000). Clinical reasoning in nursing. Dans, J. Higgs, M. A. Jones (Eds.), *Clinical reasoning in the health professions* (2nd ed., pp. 110-128). Butterworth-Heinemann.

'oozieh, R., Esmat. N., Sakineh, S., & Nahid D.-N. (2017). Cooping strategies of nursing student for dealing with stress in clinical sitting: a qualitative study. Electron physician, 9 (12), 6120-28.

'oronda, C., Liu, S., & Bauman, E. B. (2013). Evaluation of simulation in undergraduate nurse education: An integrative review. *Clinical Simulation in Nursing, 9*(10), e409-e416.

orsberg, E., Georg, C., Ziegert, K., & Fors, U. (2010). Virtual patients for assessment of clinical reasoning in nursing: A pilot study. *Nurse Education Today, 31,* 757-62.

ortin, M.-F., & Gagnon, J. (2016). *Fondements et étapes du processus de recherche : Méthodes quantitatives et qualitatives* (3e éd.). Chenelière éducation.

ountain, R., & Alfred, D. (2009). Student satisfaction with high-fidelity simulation: Does it correlate with learning? *Nursing Education Perspectives, 30*(2), 96-98.

ourgous, J-M. (2011). *Réussir à l'école avec le numérique*. Odile Jacob.

ournier, J-P., & Vanpee, D. (2011). *Simulation et formation initiale, le concept du peer to peer : Place de la simulation dans les nouveaux enjeux de santé.* Société Française d'Editions Médicales.

ox-Robichaud, A. E., & Nimmo, G. R. (2007). Education and simulation techniques for improving reliability of care. *Curr Opin Crit Care, 13*(6), 737-41.

'éger, S. (2014). *L'apprentissage autonome et différencié des élèves par l'intermédiaire et au sein de l'Espace Numérique de Travail de l'établissement*. ESPE de l'Académie de Nantes.

enay, M., & Bédard, D. (2004). Des dispositifs de formation universitaire s'inscrivant dans la perspective d'un apprentissage et d'un enseignement contextualisé pour favoriser la construction de connaissances et leur transfert. Dans A. Presseau, & M. Frenay (Eds.), *Le transfert des apprentissages* (pp. 241-268). Presses de l'Université Laval.

aba, D. M. (2004). The future vision of simulation in health care. *Qual Saf Health Care, 13*(Suppl 1), i2-10.

aba, D. M., Fish, K. J., & Howard, S. K. (1994). Basic principles of crisis management. Dans D. M. Gaba, K. J. Fish, & S. K. Howard (Eds.),

Anesthesiology, Crisis Management in Anesthesiology. Churchill Livingstone.

Gagnon, M., & Hébert, D. (2000). *En quête de science : Introduction à l'épistémologie*. Fides.

Garrett, K. J (1998). Cooperative learning in social work research courses: Helping students help one another. *Journal of Social Work Education, 34*(2), 237-246.

Gerdeman, J.L., Lux, K., & Jacko, J. (2013). Using concept mapping to build clinical judgement skills. *Nurse Education in Practice, 13*, 11-17.

Gingras, Y. (2003). Idées d'universités : enseignement, recherche et innovation. *Actes de la Recherche en Sciences Sociales, 148*, 3-7.

Glickman, C. (1991). Pretending not to know what we know. *Educational Leadership, 48*(8), 4-10

Glynn, D. M. (2012). Clinical judgment development using structured classroom reflective practice: a qualitative study. *Journal of Nursing Education, 51*(3), 134-139.

Goldsworthy, S., & Graham, L. (2013). *Simulation scenarios: A practical handbook for nurse educators*. Wolters Kluwer.

Gonzalez, L., & Kardong-Edgren, S. (2017). Deliberate practice for mastery learning in nursing. *Clinical Simulation in Nursing, 13*(1), 10-14.

Gordon, M., Murphy, C. P., Candee, D., & Hiltunen, E. (1994). Clinical judgment: An integrated model. *ANS Adv Nurs Sci 16*(4), 55-70. doi: 10.1097/00012272-199406000-00007. PMID: 8092813.

Gore, T., & Thomson, W. (2016). Use of simulation in undergrate and graduate education. *AACN Adv.crit.Care, 27(*1), 86-95

Goulet, O. (1999). L'autonomie professionnelle et la pratique infirmière. Dans O. Goulet & C. Dallaire (Éds), *Soins infirmiers et Société* (pp.135-158). Gaëtan Morin.

Goulet, O. (2002). Une formation infirmière à renouveler. Dans O. Goulet, & C. Dallaire (Éds), *Les soins infirmiers : Vers de nouvelles perspectives* (Chap.18, pp. 365-382). Gaëtan Morin.

raber, M. (2010, août). Épreuves significatives de la formation en soins infirmiers vécues par les étudiants d'Afrique subsaharienne. Dans *Pratiques interculturelles-Pratiques plurilingues? : Recherches et expériences de terrain* [Colloque]. Colloque de l'ARIC 2010, Fribourg, Suisse. http://www.montoya-romani-intercultural.ch/wp-content/uploads/2011/06/1008-ResumInterv.pdf

ranry, J-C., & Moll, M-C. (2012, janvier). *Rapport de mission : État de l'art (national et international) en matière de pratiques de simulation dans le domaine de la santé. Dans le cadre du développement professionnel continu (DPC) et de la prévention des risques associés aux soins.* HAS. https://www.has-sante.fr/portail/upload/docs/application/pdf/2012-01/simulation_en_sante_-_rapport.pdf

room, J. A., Henderson, D., & Sittner, B. J. (2014). National League for Nursing – Jeffries Simulation Framework State of the Science Project: Simulation design characteristics. *Clinical Simulation in Nursing, 10*(7), e337-e344.

uillemette, F., & Leblanc, C. (2012). *Formation à la pédagogie de l'enseignement supérieur.* UQTR.

uitard, H., & Michaud, C. (2011). L'expérience d'élévation Clinique par des infirmières de chirurgie lors de l'implantation de pratiques exemplaires. *Recherche en soins infirmiers, 104.*

allmark, B. F., Thomas, C. M., & Gantt, L. T. (2014). The educational practices construct of the National League for Nursing-Jeffries Simulation Framework: State of the science *Clinical Simulation in Nursing, 10*(7), 345-352

arder, B. N. (2010). Use of simulation in teaching and learning in health sciences: a systematic review. *The Journal of nursing education, 49*(1), 23–28. https://doi.org/10.3928/01484834-20090828-08

aute Autorité de Santé (HAS). (2004). *Hémorragies du post-partum immédiat : Recommandations pour la pratique clinique.* HAS-Santé.

aute Autorité de Santé (HAS). (2012). *Guide de bonnes pratiques en matière de simulation en santé.* HAS-Santé.

ayden, J., Smiley, R., Alexander, M. A., Kardong-Edgren, S., & Jeffries, P. (2014). The NCSBN National Simulation Study: A longitudinal, randomized, controlled study replacing clinical hours with simulation in prelicensure nursing education. *Journal of Nursing Regulation, 5*(2), S3-S40.

Henderson, V. (1978). The concepts of Nursing. *Journal of Advanced Nursing, 3*, 24-31.

Hiestand, W. C. (2000). Think different: inventions and innovations by nurses, 1850 to 1950. *Am J Nurs 100*(10), 72-7.

Higgs, J., & Jones, M. (1995). Clinical reasoning. Dans J. Higgs, & M. Jones (Eds.), *Clinical reasoning in the health professions* (pp. 3-23). Butterworth-Heinemann.

Higgs, J., & Jones, M. (2000). Clinical reasoning in the health professions. Dans J. Higgs & M. Jones (Eds.), *Clinical reasoning in the health professions* (2nd ed., pp. 3-14). Butterworth-Heinemann.

Higgs, J., Jones, M., Loftus, S., & Christensen, N. (2008). *Clinical reasoning in the health professions* (3e éd.). Butterworth-Heinemann.

Hodges, B. D. (2013). Préface. Dans S. Boet, J-C. Granry, & G. Savoldelli (Eds.), *La simulation en santé : De la théorie à la pratique* (pp. xi). Springer-Verlag.

Hunter, J. L., & Krantz, S. (2010). Constructivism in cultural competence education. *J Nurs Educ, 49,* 207-14.

Hupcey, J. E., Morse, J. M., Lenz, E. R., & Tason, M. C. (1996). Wilsonnain methods of concept analysis: a critique. *Scholarly Inquiry for Nursing Practice, 10*(3), 185-210.

Institute of Medecine National Reasearch Council (IMNRC). (2010). *The future of nursing: Leading change, advancing health* [rapport de 2010]. IMNRC.

Jeffries P. R. (2005). A framework for designing, implementing, and evaluating simulations used as teaching strategies in nursing. *Nursing education perspectives*, *26*(2), 96–103.

Jeffries, P. R. (2007). *Simulation in nursing education: From conceptualization to evaluation*. National League for Nursing.

Jeffries, P. R. (2011). State of nursing science in simulation: The simulation framework. Dans The International Nursing Association for Clinical Simulation and Learning (INACSL), *10th Annual International Nursing Simulation/Learning Resource Center Conference, 15-18* [Conference]. Orlando, Fl, United States. https://docplayer.net/1421244-10-th-annual-international-nursing-simulation-learning-resource-center-conference.html effries, P. R. (2013). *Clinical Simulation in Nursing Education: Advanced Concepts, Trends and Opportunities.* Lippincott Williams & Wilkins.

effries, P. R. (Ed.). (2012). *Simulation in nursing education. From conceptualization to evaluation* (2nd ed.). National League for Nursing.

effries, P. R., & Rogers, K. J. (2012). Theoretical framework for simulation design. Dans P. R. Jeffries (Ed.), *Simulation in nursing education: From conceptualization to evaluation* (2nd ed., pp. 25-41). National League for Nursing.

effries, P.R., & Rizzolo, M.A. (2006). *Designing and Implementing Models for the Innovative Use of Simulation to Teach Nursing Care of Ill Adults and Children: A National, Multi-Site, Multi-Method Study.* National League for Nursing and Laerdal Medical, New York.

ohnson, D. W., & Johnson, R. T. (1989). *Cooperation and competition: Theory and research.* Interaction Book Company.

ones, A. L., Reese, C. E., & Shelton, D. P. (2014). National League for Nursing-Jeffries Simulation Framework State of the Science Project: The teacher construct. *Clinical Simulation in Nursing, 10(*7), 353-362.

ones, M., Jensen, G., & Edwards, I. (2000). Clinical reasoning in physiotherapy. Dans J. Higgs & M. Jones (Eds.), *Clinical reasoning in the health professions* (2nd ed., pp. 120-123). Butterworth-Heinemann.

ouquan, J. (2011). Comment rendre compte de la "valeur" ou de la "qualité" d'un dispositif de formation en science de la santé ? *XXIV Colloque national des CESU au palais des congrès de Strasbourg du 30 novembre au 2 décembre 2011*. CESU: Centre d'Enseignement des Soins d'Urgence, Strasbourg.

ouquan, J., & Bail, P. (2003). A quoi s'engage-t-on en basculant du paradigme d'enseignement vers le paradigme d'apprentissage ? : Exemple d'une révision curriculaire conduite en résidanat de médecine générale. *Pédagogie médicale,* *4*(3), 163-175. https://www.pedagogie-medicale.org/articles/pmed/pdf/2003/03/pmed20034p163.pdf

yce, B., Weil, M., & Calhoun, E. (2015). *Models of teaching* (9th ed.). Allyn and Bacon.

ameg, K., Howard, V.M., Clochesy, J., Mitchell, A.M. and Suresky, J.M. (2010) The impact of high fidelity human simulation on self-efficacy of communication skills. *Issues in Mental Health Nursing, 31*, 315-323. doi :10.3109/01612840903420331

Kapala, F. (1998). Apprendre par la simulation (Jeux de simulation, EXAO...). http:// iufm.univ-fcomte.fr/ecolete/ateliers/atelie_8.htm

Kardong-Edgren, S. E., Starkweather, A. R., & Ward, L. D. (2008). The integration of simulation into a clinical foundations of nursing course: student and faculty perspectives. *International journal of nursing education scholarship, 5*, Article26. https://doi.org/10.2202/1548-923X.1603

Kenneth, J. O. (2011). Using problem-based learning n the clinical setting to improve nursing students' critical thinking: an evidence review. *J Nurs Educ 50*, 145-51.

Khaldi, M. (2011). *Modèles, stratégies, méthodes et techniques d'enseignement* [Master EMT, ENS Tétouang]. https://doczz.fr/doc/5320313/mod%C3%A8les--strat%C3%A9gies--m%C3%A9thodes-et-te chniques-d-enseignement

King, L., & Macleod, C. J. (2002). Intuition and the Development of Expertise in Surgical Ward and Intensive Care Nurses. *Journal of Advanced Nursing, 37*, 322-329. https://doi.org/10.1046/j.1365-2648.2002.02105.x

Kirkpatrick, D. L., & Kirkpatrick, J. D. (2006). *Evaluating training programs, the four levels* (3rd ed.). Berrett-Koehler Publishers.

Knowles, M. S., Holton, E. F., & Swanson, R. A. (1998). *The Adult learner: The definitive classic in adult education and human resource development*. Elsevier.

Kohn, L. T., Corrigan, J. M., & Donaldson, M. S. (Eds.). (2000). *To Err is Human : Building a Safer Health System*. National Academies Press.

Kuhn, T. S. (2008). *La structure des résolutions scientifiques*. Champ Sciences Flammarion.

Kuiper, R., Heinrich, C., Matthias, A., Graham, M. J., & Bell-Kotwall, L. (2008). Debriefing with the OPT model of clinical reasoning during high fidelity patient simulation. *Int J Nurs Educ Scholarsh, 5*. doi: 10.2202/1548-923X.1466Knowles, M. S., Holton III, E., & Swanson, R. (1998). *The Adult learner: The Definitive Classic in Adult Education and Human Resource Development*. Elsevier.

L'Her, E. (2002). Révision de la troisième Conférence de consensus en réanimation et médecine d'Urgence de 1988 : Prise en charge des crises d'asthme aiguës graves de l'adulte et de l'enfant (à l'exclusion du nourrisson). *Réanimation, 11*, 1-9.

.afont, P., Marchand, C., & Crozet, C. (2012). Stratégies d'apprentissage et cours dématérialisés en formation infirmière. *Recherche en soins infirmiers, 111*, 81-100.

.alande, A. (2006). *Vocabulaire technique et critique de la philosophie*. Presses universitaires de France.

.angevin, L. (2007). *Formation et soutien à l'enseignement universitaire : des constats et des exemples pour inspirer l'action*. Presses de l'Université du Québec.

.apkin, S., & Levett-Jones, T. (2011). A cost-utility analysis of medium vs. high-fidelity human patient simulation manikins in nursing education. *J Clin Nurs, 20*, 3543-52.

.apkin, S., Levett-Jones, T., Bellchambers, H., & Fernandez, R. (2010). Effectiveness of patient simulation manikins in teaching clinical reasoning skills to undergraduate nursing students: A systematic review. *Clinical Simulation in Nursing, 6*(6), 207-222. doi:10.11124/01938924-201008160-00001

.asater, K. (2007). High-Fidelity Simulation and the Development of Clinical Judgment: Students' Experience. *Journal of Nursing Education, 46*(6), 269-276.

.asater, K. B., Germack, H. D., Small, D. S., & McHugh, M. D. (2016). Hospitals Known for Nursing Excellence Perform Better on Value Based Purchasing Measures. *Policy, politics & nursing practice, 17*(4), 177–186. https://doi.org/10.1177/1527154417698144

.asater, K., & Nielsen, A. (2009a). Reflective Journaling for Clinical Judgement Development and Evaluation. *Journal of Nursing Education, 48*(1), 40-44.

.asater, K., & Nielsen, A. (2009b). The influence of Concept-Based Learning Activities on Students'Clinical Judgement Development. *Journal of Nursing Education, 48*(8), 441-446.

.sater, K., Holloway, K., Lapkin, S., Kelly, M., McGrath, B., Nielsen, A., Stoyles, S., Dieckmann, N. F., & Campbell, M. (2019). Do prelicensure nursing students'backgrounds impact what they notice and interpret about patients? *Nurse Education Today, 78*, 37–43. https://doi.org/10.1016/j.nedt.2019.03.013

Lasdon, L., & Liebman, J. S. (1998). The teachers' forum: Teaching nonlinear programming using cooperative active learning. *Interfaces, 28*(4), 119-132.

Lave, J. (1988). *Cognition in practice: Mind, mathematics, and culture in everyday life*. Cambridge University Press.

Lave, J., & Wenger, E. (1991). *Situated learning: Legitimate peripheral participation*. Cambridge University Press.

Lawrence, K., Messias, D. A. K. H., & Cason, M. L. (2018). L'influence des expériences de simulation sur le jugement clinique des nouvelles infirmières. *Simulation clinique en soins infirmiers, 25*(C), 22-27. doi.org/ 10.1016 / j.ecns.2018.10.008

Le Boterf, G. (2008). *Ingénierie et évaluations des compétences*. Eyrolles.

Le Boterf, G. (2011). *Construire les compétences individuelles et collectives* (5e éd.). Eyrolles / Editions d'Organisation.

Le petit Larousse illustré. (2018). Larousse.

Leduc, D., Ménard, L., & Le Coguiec, E. (2014). Formation initiale et modèles d'enseignement de nouveaux enseignants au collégial. *Revue internationale de pédagogie de l'enseignement supérieur, 30*(3), 1-19. http://journals.openedition.org/ripes/855

Legendre, R. (2005). *Dictionnaire actuel de l'éducation* (3e éd.). Editions Guerin eska.

Lemay, C., & Desrochers, A. (2018). *Guide de préparation à l'examen professionnel de l'Ordre des infirmières et infirmiers du Québec* (5e éd.). OIIQ.

Levett-Jones, T., & Lapkin, S. (2014). A systematic review of the effectiveness of simulation debriefing in health professional education. *Nurse education today, 34*(6), e58-e63.

Lewis, D.Y., & Ciak, A.D. (2011) The Impact of a Simulation Lab Experience for Nursing Students. *Nursing Education Perspectives, 32*, 256-258.

Lindsey, P. L., & Jenkins, S. (2013). Nursing Students' Clinical Judgment Regarding Rapid Response: The Influence of a Clinical Simulation Education Intervention. *Nursing Forum, 48*(1), 61-70. https://doi.org/10.1111/nuf.12002

iquète, V., & Maury, Y. (2007). *Le travail autonome : comment aider les élèves à l'acquisition de l'autonomie ?* Armand Colin.

oiselle, C., Profetto-McGrath, J., Polit, Tatano Beck, C. (2007). *Méthodes de recherche en sciences infirmières : Approches quantitatives et qualitatives.* ERPI.

Iahoudeau, G., & Berton, J. (2013). Séance de simulation avec un mannequin haute-fidélité. Construire un scénario. Dans S. Boët, J.-C. Granry, & G. Savoldelli (Eds.), *La simulation en santé : de la théorie à la pratique* (pp. 289-299). Springer-Verlag.

Ianias, E., Aitken, R., & Dunning, T. (2004). Decision-making models used by 'graduate nurses' managing patients' medications. *Journal of Advanced Nursing, 47*(3), 270-278.

.ann, K. V. (2004). The role of educational theory in continuing medical education: Has it helped us? *J Cont in Educ Health Prof, 24*, S22-S30.

ann, K. V. (2011). Theoretical Perspectives in medical education: past experience and futures possibilities. *Med Educ, 45,* 60-8.

arie, J. E. W. (2017). *Une étude comparative des performances scolaires en anglais et en français des apprenant-e-s mauriciens issus du CPE et en 1ère année du secondaire* [Thèse de Doctorat, Université de la Réunion]. https://tel.archives-ouvertes.fr/tel-02316145/document

arleau, D. (2014). *Portrait de la relève infirmière 2013-2014.* Ordre des infirmières et infirmiers du Québec. http://www.oiiq.org/sites/default/files/293Sportrait-releve-20 13-20 14.pdf

artin, J. (1983). *Mastering instruction.* Allyn and Bacon.

artin, O. (2017). L'analyse quantitative des données

atteson, P., & Hawkins, J. (1990). Concept analysis of decision making. *Nursing Forum, 25*(2), 4-10.

callister L., & Rose, R. (2000). Speech-language pathology students: learning clinical reasoning. Dans J. Higgs, M. A Jones, S. Loftus, & N. Christensen (Eds.), *Clinical reasoning in the health professions* (pp. 22-205). Butterworth-Heinemann.

McCarthy, J., & Cooper, J. B. (2007). Malpractice insurance carrier provides premium Incentive for simulation-based training and believes it has made a difference. *Anesthesia Patient Safety Foundation Newsletter, 22.*

McCaughey, C. S., & Traynor, M. K. (2010). The Role of Simulation in Nursing Education. *Nurse Education Today, 30*, 827-832.

McMillan, J. H., & Schumacher, S. (2006) *Research in education: Evidence-based inquiry* (6e éd.). Pearson.

Meleis, A. (2005). *Theoretical nursing: Development and progress.* Lippincott.

Ministère de l'Education de la Saskatchewan. (1988). *Introduction aux apprentissages essentiels communs Manuel de l'enseignant.* https://www.k12.gov.sk.ca/docs/francais/tronc/apprent/index.html

Ministère de l'Education de la Saskatchewan. (2015). *Approches pédagogiques : infrastructure pour la pratique de l'enseignement.* https://publication.gov.sk.ca/documents/11/99074.Inclusive%2520Education_FINAL_FR.pdf

Ministère de la Santé Publique, Cameroun. (2016a). *Recensement général des personnels du secteur de la santé du Cameroun, 2011.* http://www.nada.stat.cm/index.php/catalog/76/overview

Ministère de la Santé Publique, Cameroun. (2016b). *Stratégie sectorielle de santé 2016-2027.* Ministère de la santé Publique.

Ministère de la santé Publique, République du Tchad. (2014). *Programme de formation des agents Sanitaires et Sociaux.* Ministère de la santé Publique.

Ministère des Affaires Sociales et de la Santé. (2013). *Instruction Dgos/Pf2/2013/383 du 19 novembre 2013 relative au développement de la simulation en santé.* https://www.legifrance.gouv.fr/circulaire/id/37665

Moncet, M.- C., (2015). *Démarche clinique, Projet de soins infirmiers, Organisation du travail.* Vuibert.

Moudio, A.-M., Nkoum, B. A., & Mvessomba, A. E. (2013). Résistance à l'utilisation du Plan de soins par le personnel infirmier dans certains hôpitaux de la région du Centre. *Tropique Santé, 2,* 145-160.

Moudio, A.-M., St-Pierre, L., & Mvessomba, A. E. (2022). Stratégies d'apprentissage et développement du jugement clinique chez les apprenants en Science Infirmière. Dans B.A. Nkoum (Dir), *Analyse critique des travaux scientifiques en santé : Perspectives Epistémologiques* (vol. 1, pp. 201-217). PUCAC.

Morse, J. M., Hupcey, J. E., Mitccham, C., & Lenz, E.R. (1996). Concept analysis in nursing research: A critical appraisal. *Scholarly inquiry for nursing pratice, 10*(3), 253-277.

Moule, P., Wilford, A., Sales, R., Haycock, L., & Lockyer, L. (2006). *Can the use of simulation support pre-registration nursing students in familiarising themselves with clinical skills before consolidating them in practice?* [Projet Report, University of the West of England]. https://uwe-repository.worktribe.com/output/1035875/can-the-use-of-simulation-support-pre-registration-nursing-students-in-familiarising-themselves-with-clinical-skills-before-consolidating-them-in-practice

Moutault, S., Senpau-Roca, J., & Klein, J-O. (2006). TD: travaux dirigés ? - Non ! Tableau dévissé ! Dans *Actes du colloque de l'AIPU*, Monastir, Tunisie. https://www.researchgate.net/profile/Jacques-Olivier-Klein/publication/268397762_TD_travaux_diriges_-Non_Tableau_devisse/links/5563014208ae8c0cab3349d5/TD-travaux-diriges-Non-Tableau-devisse.pdf

Murphy, J. I. (2004). Using focused reflection and articulation to promote clinical reasoning;
An evidence based teaching strategy. *Nurse Educ Perspect, 5,* 226-231.

Murray, C., Grant, M. J., Howarth, M. L., & Leigh, J. (2008). The Use of Simulation as a Teaching and Learning Approach to Support Practice Learning. *Nurse Education in Practice, 8*(1), 5-8.

Mvessomba, E. A. (2010). *Éléments de psychologie sociale pour l'analyse des relations inter-groupes: Influence et représentations sociales.* Presses universitaires de Yaoundé.

Mvessomba, E. A. (2013). *Guide de Méthodologie pour une initiation à la méthode expérimentale en psychologie et à la diffusion de la recherche en Sciences Sociales*. Éd. Groupe Inter Presse.

Nagels, M. (2017). Le jugement clinique est un schème. Propositions conceptuelles et perspectives en formation. *Rech Soins Infirm., 129,* 6-17.

Nanda International. (2010). *Diagnostics infirmiers : Définitions et classifications 2009-2011* (10e éd.). Elsevier Masson.

Nehring, W. M., & Lashley, F. R. (2010). *High-Fidelity Patient Simulation in Nursing Education*. Jones and Bartlett Publishers

Nendaz MR, Gut AM, Louis-Simonet MI (2011) Bringing Explicit Insight into Cognitive Psychology Features during Clinical Reasoning Seminars: A Prospective, Controlled Study. Education for health (Abingdon, England) 24: 496

Nestel, D., Tabak, D., Tierney, T., Layat-Burn, C., Robb, A., Clark, S., Morrison, T., Jones, N., Ellis, R., Smith, C., McNaughton, N., Knickle, K., Higham, J., & Kneebone, R. (2011). Key challenges in simulated patient programs: an international comparative case study. *BMC Med Educ, 11*, 69. doi.org/10.1186/1472-6920-11-69

Nielsen, A., Stragnell, S., & Jester, P. (2007). Guide for Reflection Using the Clinical Judgment Model. *Journal of Nursing Education, 46*, 513-516.

Nkoum, B. A. (2005). *Initiation à la recherche : Une nécessité professionnelle*. Presses de l'Université Catholique d'Afrique Centrale.

Nkoum, B. A. (2010). *De l'évaluation scolaire à l'évaluation des pratiques professionnelles en santé*. Presses de l'Université Catholique d'Afrique Centrale.

Nkoum, B. A. (2017a). *Fondements pédagogiques dans la formation en santé*. Presses de l'Université Catholique d'Afrique Centrale.

Nkoum, B. A. (2017b). *Initiation à la recherche : Une nécessité professionnelle* (5e éd.). Presses de l'Université Catholique d'Afrique Centrale.

Nkoum, B. A. (2020). *Penser, réfléchir et agir : Vers une perspective conceptuelle et épistémologique*. Monange.

Noël-de-Tilly, M. (2014). *Moyens didactiques pour favoriser le développement du jugement clinique chez les étudiants-e-s au bachelor en science infirmière : une revue de littérature* [travail de fin d'étude du diplôme en enseignement supérieur et technologie de l'Université de Fribourg, Suisse, Centre de didactique universitaire]. https://docplayer.fr/1416589-Moyens-didactiques-pour-favoriser-le-developpement-du-jugement-clinique-chez-les-etudiant-e-s-au-bachelor-en-science.html

Norman, G. R. (2005). Research in clinical reasoning: Past history and current trends. *Med Educ., 39*, 418-427.

Norman, J. (2012). A Systematic Review of the Literature on Simulation in Nursing Education. *ABNF Journal, 23*(2), 24-28.

Nyssen, A-S. (2005). Simulateurs dans le domaine de l'anesthésie. Études et réflexions sur les notions de validité et de fidélité. Dans P. Pastré (Ed.), *Apprendre par la simulation* (p. 269). Octares,

O'Donnell, J. M., Goode, J. S. Jr., Henker, R. A., Kelsey, S., Bircher, N., Peele, P., & Sutton-Tyrrell, K. (2012) An Ergonomic Protocol for Patient Transfer That Can Be Successfully Taught Using Simulation Methods. *Clinical Simulation in Nursing, 8*, 3-14.

Ogilvie, C. R. (2011). Step by Step: Social Skills Instruction for Students with Autism Spectrum Disorder Using Video Models and Peer Mentors. *TEACHING Exceptional Children,* 43(6):20-26. doi:10.1177/004005991104300602

Orem, D. E. (1991). *Nursing: Concepts of practice* (4th ed.). Mosby-Year Book.

Ozekcin, L. R., Tuite, P., Willner, K., & Hravnak, M. (2015) Early Identification of Patient Physiologic Deterioration by Acute Care Nurses. *Clinical Nurse Specialist, 29*(3), 166-73. https://doi.org/10.1097/NUR.0000000000000123

Packard, S. A., & Polifroni, E. C. (1991). The Dilemma of Nursing Science: Current Quandaries and Lack of Direction. *Nursing Science Quarterly, 4*(1), 7-13. doi: 10.1177/089431849100400105

Page-Cutrara, K. (2015). Prebriefing in nursing simulation: A concept analysis. *Clinical Simulation in Nursing, 11*(7), 335-340.

Paige, J. B., & Morin, K. H. (2013). Simulation fidelity and cueing: A systematic review of the literature. *Clinical Simulation in Nursing, 9*(11), 481-489.

Pallascio, R., Daniel , M-F., & Lafortune, L. (Eds.). (2004). *Pensée et réflexivité : Théories et pratiques.* Presses de l'Université du Québec.

Parker, R. A., McNeill, J., & Howard, J. (2015). Comparing pediatric simulation and traditional clinical experience: Student perceptions, learning outcomes, and lessons for faculty. *Clinical Simulation in Nursing, 11*(3), 188-193.

Parse, R. R. (1981). *Man-Living-Health; Atheory of Nursing.* John Wiley & Sons.

Parsh, B. (2010). Characteristics of effective simulated experience instructors: Interviews with undergraduated students. *Journal of Nursing Education, 49*(10), 569-572.

Pastré, P. (1992). La conceptualisation dans l'action : Bilan et nouvelles perspectives. *Éducation permanente, 139*, 13-35.

Pastré, P. (2005). Apprendre par la résolution de problèmes : le rôle de la simulation. Dans P. Pastré (Ed.), *Apprendre par la simulation : de l'analyse du travail aux apprentissages professionnels* (pp. 17-40). Octarès éditions.

Pelaccia, T., & Triby, E. (2011). La pédagogie médicale est-elle une discipline ? *Pédagogie Médicale, 12*, 121-32.

Perreault, M., & Saillant, F. (1996). Sciences infirmières et sciences sociales : dialogue et fécondation mutuelle (Présentation). *Sciences Sociales et Santé, 14*(3), 7-16.

Pfeiffer, J., & Jones, J. (Eds) (1979). *Annual handbook for group facilitator.* University Associates.

Phaneuf, M. (1998). *Guide d'apprentissage de la démarche de soins*. Masson.

Phaneuf, M. (2006). *L'apprentissage/Enseignement en Milieu Clinique.* http://www.prendresoin.org/wp-content/uploads/2013/01/Apprentissage-enseignement_clinique.pdf

Phaneuf, M. (2008). *Clinical judgement: an essential tool in the nursing profession*. http://www.Infiressources.Ca./fer/Depotdocument_anglais/clinical judgement.

Phaneuf, M. (2013). *Le jugement clinique, cet outil professionnel d'importance.* http://www.prendresoin.org/wp-content/uploads/2013/02/Le_jugement_clinique-cet_outil_professionnel_dimportance.pdf

Phrampus, P. E., & O'Donnell, J. M. (2013). Debriefing using a structured and supported approach. Dans A. I. Levine, Jr. S. DeMaria, A. D. Schwartz, & A. J. Sim (Eds.), *The comprehensive textbook of healthcare simulation* (pp. 73-84). Springer.

Piaget, J. (1970). *Psychologie et épistémologie*. Denoël.

Piaget, J. (1974). *La prise de conscience*. PUF.

Piaget. J. (1939). *La naissance de l'intelligence chez l'Enfant*. Delachaux et Niestlé.

ilote, B., Simoneau, I. L., & Lemieux, S. (2019). *Pertinence pédagogique de la simulation clinique par réalité virtuelle dans la formation collégiale soins préhospitaliers d'urgence 181.A0 : Rapport de recherche*. Cégep de Sherbrook.

siuk, T. (2010). Du raisonnement clinique à la pratique infirmière. *Soins, 12,* 1-20.

siuk, T. (2019). *L'apprentissage du raisonnement clinique : Concepts fondamentaux - Contexte et processus d'apprentissage* (2e éd.). De Boeck Supérieur.

avert, P. (2002). An integrative review of computer-based simulation in the education process. *CIN: Computer Informatics Nursing, 20*(5), 203-8.

avert, P., & McAfooes, J. (2014). NLN/Jeffries Simulation Framework: State of the science summary. *Clinical Simulation in Nursing, 10*(7), 335-336.

aymond, L., Parent, R., Desmarais, L, & Leclerc, L (2009). *Occupational Health and Safety Knowledge tranfer Toolkit*. Laboratoire de recherche sur la dynamique du transfert de connaissance, Université de Sherbrooke

aynal, F., & Rieunier, A. (2012). *Pédagogie, dictionnaire des concepts clés. Apprentissage, formation, psychologie cognitive*. ESF éditeur.

amer, D., Anderson, M., Cheng, A., Fanning, R., Nadkarni, V., & Savoldelli, G. L. (2011). Research regarding debriefing as part of the learning process. *Simulation in Healthcare, 6*, 52-57.

odes, M., & Curran, C. (2005). Use of the human patient simulator to teach clinical judgment skills in a baccalaureate nursing program. *CIN: Computers, informatics, Nursing, 23*(5), 256-264.

odgers, B.L. (2000). « Concept analysis: An evolutionary view», dans B. L. Rodgers & K. A. Knafl (Eds.), *Concept Developpment in Nursing* (2e éd., pp. 77-117). W.B. Saunders Company..

gers, C. R. (1961). *Le développement de la personne*. Dunod.

h, Y. S. (2014). Effects of high-fidelity patient simulation on nursing students' resuscitation-specific self-efficacy. *CIN: Computers, Informatics, Nursing, 32*(2), 84-89.

sen, K. R. (2008). The history of medical simulation. *J Crit Care, 23*, 157-166.

Rosen, K. R., McBride, J. M., & Drake, R. L. (2009). The use of simulation in medical education to enhance students' understanding of basic sciences. *Med Teach, 31*, 842-6.

Round, A. (2001). Introduction to clinical reasoning. *J Eval Clin Pract, 7*, 109-117.

Rudolph, J. W., Simon, R., Dufresne, R. L., & Raemer, D. (2006). There's No Such Thing as "Non-Judgmental" Debriefing: A Theory and Method for Debriefing with Good Judgment. *Simul Healthcare, 1*(1), 49-55.

Rudolph, J. W., Simon, R., Raemer, D. B., & Eppich, W. J. (2008). Debriefing as formative assessment: closing performance gaps in medical education. *Acad Emerg Med, 15*(11), 1010-6.

Rudolph, J. W., Simon, R., Rivard, P., Dufresne, R. L., & Raemer, D. B. (2007). Debriefing with good judgment: combining rigorous feedback with genuine inquiry. *Anesthesiol Clin, 25*(2), 361-76.

Rushforth, H. E. (2007) Objective Structured Clinical Examination (OSCE): Review of Literature and Implications for Nursing Education. *Nurse Education Today, 27*, 481-490. http://dx.doi.org/10.1016/j.nedt.2006.08.009

Rutherford-Hemming, T. (2012). Simulation Methodology in Nursing Education and Adult Learning Theory. *Adult Learning, 23*(3), 129-137.

Salas, E., Klein, C., King, H., Salisbury, M., Augenstein, J. S., Birnbach, D. J., Robinson, D. W., & Upshaw, C. (2008). Debriefing medical teams: 12 evidence-based best practices and tips. *Jt Comm J Qual Patient Saf, 34*(9), 518-27. doi: 10.1016/s1553-7250(08)34066-5

Sandelowski, M. (2000). Whatever happened to qualitative description? *Research in Nursing & Health, 23*(4), 334-340. https://doi.org/10.1002/1098-240X(200008)23:4<334::AID-NUR9>3.0.CO;2-G

Saranto, K., Kinnunen, U. M., Kivekas, E., Lappalainen, A. M., Liljamo, P., Rajalahti, E., & Hypponen, H. (2014). Impacts of structuring nursing records: A systematic review. *Scandinavian Journal of Caring Sciences, 28*(4), 629–647. https://doi.org/10.1111/scs.12094

Savoldelli, G. L. (2005). Barriers to use of simulation-based education. *Can J Anaesth, 52*(9), 944-50.

Savoldelli, G. L., Naik, V. N., Park, J., Joo, H. S., Chow, R., & Hamstra, S. J. (2006). Value of debriefing during simulated crisis management: oral versus video-assisted oral feedback. *Anesthesiology, 105*(2), 279-85.

Sawyer, T., Sierocka-Castaneda, A., Chan, D., Berg, B., Lustik, M., & Thompson, M. (2012). The effectiveness of video-assisted debriefing versus oral debriefing alone at improving neonatal resuscitation performance: a randomized trial. *Simul Healthc, 7*(4), 213

Schmidt, H. G., Rotgans, J. I., & Yew, E. H. J. (2011). The process of problem-based learning: what works and why. *Med Educ, 45,* 792-806.

Schön, D. A. (1983). *The reflexive practitioner*. Basics Books.

Schubert, C. R. (2012). Effect of simulation on nursing knowledge and critical thinking in failure to rescue events. *Journal of Continuing Education in Nursing, 43*(10), 467-471.

Schwartz, A., & Elstein, A. S. (2008). Clinical reasoning in medicine. Dans J. Higgs, Jones M.A., Loftus S., & N. Christensen (Eds.), *Clinical reasoning in the health professions* (pp. 223-234). Oxford, Butterworth-Heinemann.

Seaman, D., & Fellenz, R. (1989). *Effective strategies for teaching adults*. Merrill.

Seropian, M. A., Brown, K., Gavilanes, B. A., & Driggers, B. (2004). An approach to simulation program development. *J Nurs Educ, 43*(4), 170-4.

Shinnick, M. A., Woo, M. A., & Mentes, J. C. (2011). Human patient simulation: State of the science in prelicensure nursing education. *Journal of Nursing Education, 50*(2), 55-72.

Shinnick, M., & Woo, M. (2013). The effect of human patient simulation on critical thinking and its predictors in prelicensure nursing students. *Nurse Education Today, 33*, 1062-1067.

Shulman, L. S. (1986). Those who understand: Knowledge growth in teaching. *Educational Researcher, 15(*2), 4-14.

Shulman, L. S. (1987). Knowledge and teaching: Foundations of the new reform. *Harvard Educational Review, 57*(1), 1-22.

Simmons, B. (2010). Clinical reasoning: concept analysis. *Journal of Advanced Nursing, 66*(5), 1151-1158.

Simmons, B., Lanuza, D., Fonteyn, M., Hicks, F., & Holm, K. (2003). Clinical Reasoning in Experienced Nurses. *Western Journal of Nursing Research, 25*(6), 701-719.

Simon, R., Raemer, D. B., & Rudolph, J. W. (2009). *Debriefing Assessment for Simulation in Healthcare: Rater Version*. Center for Medical Simulation.

Simoneau, I. L. (1994). *L'apprentissage contextualisé et modèles cognitifs d'apprentissage* [Examen de synthèse Ph.D, Montréal, QC: Université de Montréal].

Simoneau, I. L. (1996). *Éducation pour la santé : évaluation des connaissances et détermination des connaissances erronées chez des étudiants du collégial*. Université de Montréal. Montréal.

Simoneau, I. L. (2010). Développer sa pensée critique et exercer son jugement clinique. Dans P. A. Potter, & A. G. Perry (Eds), *Soins infirmiers, fondements généraux* (3e éd., vol. 1, pp. 4-17). Chenelière Éducation.

Simoneau, I. L., & Paquette, C. (2014). *Pédagogie Par la simulation clinique haute-fidélité dans la formation collégiale en santé : Préparation clinique, interdisciplinarité et intégration au curriculum* (Rapport de recherche). Cégep de Sherbrooke.

Simoneau, I. L., Ledoux, I., & Paquette, C. (2012). *Efficacité pédagogique de la simulation clinique haute-fidélité dans le cadre de la formation collégiale en soins infirmiers* (Rapport de recherche PA2010-004). Cégep de Sherbrooke.

Sinclair, B., & Ferguson, K (2009). Integrating simulated teaching/learning strategies in undergraduate nursing education. *International Journal of Nursing Education Scholarship, 6*(1). http://ir.lib.uwo.ca/nursingpub/12

Skinner, B. F. (1969). *La révolution scientifique de l'enseignement* (5e éd.). Ed. Pierre Mardaga,

Slavin, R. E. (1995). *Cooperative Learning*. Allyn and Bacon.

Smith, S. J., & Roehrs, C. J. (2009). High-fidelity simulation: Factors correlated with nursing student satisfaction and self-confidence. *Nursing Education Perspectives, 30*(2), 74-78.

Sprawls, P. (2008). Evolving models for medical physics education and training: A global perspective. *Biomed Imaging Interv J, 4,* e16.

St Pierre, M., Hofinger, G., & Buerschaper, C. (2008). *Crisis management in acute care settings: human factors and team psychology in a high stakes environment*. Springer Verlag.

tone, R., Cooper, S., & Cant, R. (2013). The Value of Peer Learning in Undergraduate Nursing Education: A Systematic Review. *ISRN Nursing, 2013*, 930901. http://doi.org/10.1155/2013/930901

trickland, H. P., & March, A. L. (2015). Longitudinal impact of a targeted simulation experience on high-stakes examination outcomes. *Clinical Simulation in Nursing, 11*(7), 341-347.

ullivan-Mann, J., Perron, C. A., & Feliner, A. N. (2009). The effects of simulation on nursing students' critical thinking scores: A quantitative study. *Newborn and Infant Nursing Reviews, 9*(2), 111-116

zpak, J. L. & Kameg, K. M. (2013). Simulation Decreses Nursing Anxiety Prior to Communication With Mentally Ill Patients. *Clinical Simulation in Nursing, 9*(1), e13-e19.

zyld, D., & Rudolph, J. W. (2013). Debriefing with good judgment. Dans A. Levine, S. De Maria, A. D. Schwartz, & A. Sim (Eds), *The Comprehensive Textbook of Healthcare Simulation* (pp. 85-93). Springer.

anner, C. A. (2006). Thinking like a nurse: a research-based model of clinical judgment in nursing. *Journal of Nursing Education, 45*(6), 204-211.

ardif, J. (1992). *Pour un enseignement stratégique : L'apport de la psychologie cognitive*. Les Éditions Logiques.

ardif, J. (1997). *Pour un enseignement stratégique : l'apport de la psychologie cognitive* (rééd.). Les Éditions Logiques.

ardif, J. (1999). *Le transfert des apprentissages*. Les Éditions Logiques.

ardif, J. (2006). *L'évaluation des compétences*. Chenelière Education.

rpinian, A., Baranski, L., Hervé, G., & Mattéi, B. (dir.) (2007). *Ecole : changer de cap : Contribution à une éducation humaniste*. Chronique Sociale.

walbeh, L. I., & Tubaishat, A. (2014). Effect of simulation on knowledge of advanced cardiac life support, knowledge retention, and confidence of nursing students in Jordan. *Journal of Nursing Education, 53*(1), 38-44.

iger, C., & Laville, A. (1989). *Expression des travailleurs sur leurs conditions de travail », analyse de sessions de formation de délégués C.H.S.C.T. à l'analyse ergonomique du travail*. CNAM.

Terradas, M. M., & Achim, J. (2016). Apprentissage par problème et psychothérapie : lorsque la méthode d'enseignement rencontre la méthode clinique problem-based learning and psychotherapy: when teaching and clinical practice meet. *Revue québécoise de psychologie, 37*(2), 215-237.

Thomas, C. M., & Mraz, M. A. (2017). Exploration Into How Simulation Can Effect New Graduate Transition. *Clinical Simulation in Nursing, 13*(10), 465-470. doi:10.1016/j.ecns.2017.05.013

Thorne, S. (2005). Conceptualizing in nursing: what's the point? *Journal of Advanced Nursing, 51*(2), 107.

Thorne, S., Canam, C., Dahinten, S., Hall, W., Henderson, A., & Kirkham, S. R. (1998). Nursing's metaparadigm concepts: disimpacting the debates. *Journal of advanced nursing, 27*(6), 1257–1268. https://doi.org/10.1046/j.1365-2648.1998.00623.x

Truchot-Cardot, D. (2011). Place de la simulation dans les nouveaux enjeux en santé. Les nouvelles mesures incitatives en Angleterre d'Alinier. *Actualités en pédagogie médicale, 49-55.*

Tsai, S. L., Chai, S. K., Hsieh, L. F., Lin, S., Taur, F. M., Sung, W. H., & Doong, J. L. (2008). The Use of Virtual Reality Computer Simulation in Learning Port-A Cath Injection. *Advances in Health Sciences Education, 13*(1), 71-87.

Vachon, V. (2018). *Expérimentation du débreffage en stage en soins infirmiers pour favoriser le transfert des connaissances et le développement du jugement clinique infirmier* [Essai en vue de l'obtention du grade de Maitre en enseignement]. Université de Sherbrooke faculté d'éducation.

Valler-Jones, T., Meechan, R., & Jones, H. (2011). Simulated practice--a panacea for health education? *British journal of nursing (Mark Allen Publishing), 20*(10), 628–631. https://doi.org/10.12968/bjon.2011.20.10.628

Van de Ridder, J. M., Stokking, K. M., McGaghie, W. C., & Ten Cate, O. T. (2008). What is feedback in clinical education? *Med Educ, 42*(2), 189-97.

Van Heukelom, J. N., Begaz, T., & Treat, R. (2010). Comparison of postsimulation debriefing versus in-simulation debriefing in medical simulation. *Simul Healthc, 5*(2), 91-7.

Van Stappen, Y. (1989). *L'enseignement par la méthode des cas : nature et fonctions Techniques d'application Types d'apprentissage*. Cégep Joliette-De Lanaudière.

'anpee, D., & Hosmans, T. (2013). Simulation et compétences techniques. Dans S. Boet, G. Savoldelli, & J-C. Granry (Eds.), *La simulation en santé : De la théorie à la pratique* (pp. 141-150). Springer.

anpee, D., Frenay, M., Godin, V., & Bédard, D. (2009). Ce que la perspective de l'apprentissage et de l'enseignement contextualisés authentiques peut apporter pour optimaliser la qualité pédagogique des stages d'externat. *Pédagogie Médicale, 10*, 253-266. doi : 10.1051/pmed/20090330

anpee, D., Godin, V., & Lebrun, M. (2008). Améliorer l'enseignement en grands groupes à la lumière de quelques principes de pédagogie active. *Pédagogie médicale, 9*, 32-41.

idal-Gomel, C., Fauquet-Alekhine, P., & Guibert, S. (2011). *Réflexions et apports théoriques sur la pratique des formateurs et de la simulation*. Octares.

ygotski, L. (1978). *Mind in society*. Harvard University Press.

'allace, P. (2007). *Coaching Standardized Patients for Use in the Assessment of Clinical Competence*. Springer.

'alsh, C. M., Ling, S. C., Wang, C. S., & Carnahan, H. (2009). Concurrent versus terminal feedback: it may be better to wait. *Acad Med, 84*, 54.

alker, L.O., & Avant, K.C. (2005). Concept analysis.. Dans, *Strategies for Theory Construction in Nursing,* (4e éd., chap. 10). Pearson Education.

alton, J., Chute, E., & Ball, L. (2011). Negotiating the role of the professional nurse: The pedagogy of simulation: A grounded theory study. *Journal of Professional Nursing, 27*(5), 299-310.

ang, N., Hailey, D., & Yu, P. (2011). Quality of nursing documentation and approaches to its evaluation: A mixed-method systematic review. *Journal of Advanced Nursing, 67*(9), 1858–1875. https://doi.org/10.1111/j.1365-2648.2011.05634.x

axman, K. (2010). The development of evidence-based clinical simulation scenarios: Guidelines for nurse educators. *Journal of Nursing Education, 49*(1), 29-35.

eaver, A. (2015). The effect of a model demonstration during debriefing on students' clinical judgment, self-confidence, and satisfaction during a simulated learning experience. *Clinical Simulation in Nursing, 11*(1), 20-26.

Wempe, B. C. (2019, avril). Stratégies pédagogiques [Présentation]. *Africa Center For Strategies Studies*. https://africacenter.org/wp-content/uploads/2019/02/2019-02-AMEP-Instructional-Strategies-Wempe-FR.pdf

Willhaus, J. (2014). Using simulations to promote clinical decision making. Dans, P. R. Jeffries (Eds), *Clinical simulation in nursing education: Advanced concepts, trends, and opportunities* (pp. 219-227). National League for Nursing.

Yang, F., Wang, F., Yang, C., Zhou, M. H., Shu, J., Fu, B., & Hu, H. (2019). Improving clinical judgment by simulation: a randomized trial and validation of the Lasater clinical judgment rubric in Chinese. *BMC Medical Education, 19*(1), 20. https://doi.org/10.1186/s12909-019-1454-9

Young, M. F. (1993). Instructional design for situated learning. *Educational technology Research and Development, 41*(1), 43-58.

Yuan, H., Williams, B., & Fang, J. (2011). The contribution of high-fidelity simulation to nursing students' confidence and competence: A systematic review. *International Nursing Review, 59*(1), 26-33.

Yura, H., & Torrès, G. (1975). *Today's conceptual framework with the baccalaureate nursing program*. National League of Nursing.

Zigmont, J. J., Kappus, L. J., & Sudikoff, S. N. (2011). Theoretical foundations of learning through simulation. *Semin Perinatol, 35,* 47-51.

Zimmermann, R., Mousty, E., Mares, P., Letouzey, V., & Huberlant, S. (2019). E-learning et simulationen échographie focalisée pour la formation continue des sages-femmes en salle de naissance. *Gynécologie Obstétrique Fertilité & Sénologie. 47*(12), 836-840. https://doi.org/10.1016/j.gofs.2019.10.010

Ziv, A., Wolpe, P. R., Small, S. D., & Glick, S. (2006). Simulation-based medical education: an ethical imperative. Simulation in Health care. *Journal of the Society for simulation in health care*, 1(4), 252-256.

TABLE DES MATIERES

Structures éditoriales du groupe L'Harmattan

L'Harmattan Italie
Via degli Artisti, 15
10124 Torino
harmattan.italia@gmail.com

L'Harmattan Hongrie
Kossuth l. u. 14-16.
1053 Budapest
harmattan@harmattan.hu

L'Harmattan Sénégal
10 VDN SICAP AMITIE 3
BP 45034 Dakar-Fann
direction@senharmattan.com

L'Harmattan Cameroun
Tsinga/Derrière polyclinique FECAFOOT
BP 11486 Yaoundé
Jacques.koukam@harmattan.fr

L'Harmattan Burkina Faso
Villa 281, secteur 23 623, rue 14.32
Ouagadougou
zagbie@outlook.fr

L'Harmattan Guinée
Almamya, rue KA 028 OKB Agency
BP 3470 Conakry
harmattanguinee@yahoo.fr

L'Harmattan RDC
185, avenue Nyangwe
Commune de Lingwala – Kinshasa
matangilamusadila@yahoo.fr

L'Harmattan Congo
219, avenue Nelson Mandela
BP 2874 Brazzaville
deunovmikhael@gmail.com

L'Harmattan Mali
Immeuble Mgr Jean Marie Cissé
Aci Hamadallaye
BP 145 Bamako
syllaka@yahoo.fr

L'Harmattan Togo
Djidjole – Maison Amela
face EPP BATOME
02 BP 20680 Lomé
didieramela11@gmail.com

L'Harmattan Côte d'Ivoire
Résidence Karl – Cité des Arts
Abidjan-Cocody
03 BP 1588 Abidjan
harmattan.ivoire@gmail.com

L'Harmattan Bénin
Rue 604, (Immeuble à l'entrée
de la rue UCAO- Cite de Saint-Jean)
Cotonou
stepcorpus@gmail.com

Nos librairies en France

Librairie internationale
16, rue des Écoles
75005 Paris
librairie.internationale@harmattan.fr
01 40 46 79 11
www.librairieharmattan.com

Librairie des savoirs
21, rue des Écoles
75005 Paris
librairie.sh@harmattan.fr
01 46 34 13 71
www.librairieharmattansh.com

www.ingramcontent.com/pod-product-compliance
Lightning Source LLC
LaVergne TN
LVHW021150061026
849535LV00002B/413
* 9 7 8 2 3 3 6 6 0 6 3 9 2 *